科学出版社"十三五"普通高等教育本科规划教材

医学伦理学

第 5 版

主　编　杨小丽
副主编　姚莉华　马　珺
编　委　（按姓氏汉语拼音排序）

陈勇川（陆军军医大学）　　　　路绪锋（陆军军医大学）
邓　蕊（山西医科大学）　　　　马　珺（重庆医科大学）
谷雪峰（齐齐哈尔医学院）　　　严春蓉（重庆医科大学）
郭德君（重庆医科大学）　　　　杨小丽（重庆医科大学）
刘明建（重庆医科大学）　　　　姚莉华（重庆医科大学）

U0252437

科学出版社

北　京

内 容 简 介

本书是对 2015 年出版的《医学伦理学》(第 4 版)的继承和发展,本书的特色在于体例成熟、内容精炼丰富、由浅入深、可读性强。本书从医学生的自身发展和实际需要出发,以培养医学生伦理分析、伦理决策和伦理评价的能力为目标,内容涵盖医学伦理基本理论、医德基本原则、医德范畴、医学道德培育和医德行为选择等理论部分,以及医疗人际关系伦理、临床诊疗伦理、公共卫生伦理、生殖伦理、临终关怀与死亡伦理、人体器官移植伦理、医学科学研究中的伦理和医学前沿技术研究与应用伦理等实践部分,在广泛吸收国内外最新研究成果的基础上,紧密结合医改对上述内容进行了详尽的阐述和诠释,既具有哲学思辨性,又具有医德教育的工具性。

本书可供全国高等医药院校医药学各专业层次学生使用,也可作为医药工作爱好者的参阅读本。

图书在版编目(CIP)数据

医学伦理学 / 杨小丽主编. —5 版. —北京:科学出版社,2020.1
ISBN 978-7-03-063017-9

Ⅰ. ①医… Ⅱ. ①杨… Ⅲ. ①医学伦理学–医学院校–教材 Ⅳ ①R–052

中国版本图书馆 CIP 数据核字(2019)第 244558 号

责任编辑:王 颖 / 责任校对:郭瑞芝
责任印制:吴兆东 / 封面设计:陈 敬

科学出版社 出版
北京东黄城根北街 16 号
邮政编码:100717
http://www.sciencep.com
涿州市殷润文化传播有限公司印刷
科学出版社发行 各地新华书店经销
*
2002 年 8 月第 一 版 开本:787×1092 1/16
2020 年 1 月第 五 版 印张:18 1/2
2025 年 1 月第三十次印刷 字数:462 000
定价:69.80 元
(如有印装质量问题,我社负责调换)

前　言

当今医学科学技术的发展日新月异，正不断地创造出人间奇迹。人工授精、试管婴儿、克隆技术、器官移植、人类基因组计划等，虽然给人类带来福音，但是也因其对人类生命的干预带来了一系列的伦理学问题。对这些问题如果不进行哲学和伦理学反思，医学的发展就会出现偏差。医学伦理学离开哲学的反思会显得过分肤浅，哲学、伦理学脱离医学伦理学这样的三级学科又会少了些许血肉。有鉴于此，在继承和发展前四版教材的基础上，我们编写了《医学伦理学》（第 5 版）。

本书有以下特点：①历史必然与道德必然的统一。本书没有用戒律来进行说教，而是从社会历史、人际沟通和医疗活动的客观规律出发，对医学伦理原则和规范进行科学论证，从而使人们能够以伦理规范和原则为中介，迅速进入医疗活动中。②自律与他律相统一。一方面，医患个体在接受和理解本书科学论证的同时，也逐步自觉地运用伦理原则和规律，优化、善化个体行为；另一方面，本书为健全他律体系提供了理论依据和一些可以借鉴的他律方法。③系统性与工具性相统一。本书从医学伦理的基本理论和行为的选择与评价出发，以生老病死为线索，让医德关系在社会背景下展开，形成有机整体。同时又注重道德作为处理医疗情境的工具性，为医、患、管各方面人员提供了手段和方法。④本书体现了医学伦理学的学科特色，既是哲学、伦理学的三级学科，具有哲学思辨性，也是医学的分支学科，是医学模式转化的代表学科之一，是医德教育的工具。

本书由杨小丽教授担任主编，负责全书的策划、统稿和审稿，姚莉华、马珺担任副主编，负责本书部分章节的审稿。参与本书编写的编者理论基础扎实，实践经验丰富，均是长期从事医学伦理学教学和科研工作的教师，为本书的出版付出了大量的心血，在此，对全体编者给予的大力支持表示衷心的感谢。

参加本书编写的人员及其编写的章节：杨小丽：第一章、第五章、第十五章；刘明建：第二章；郭德君：第三章；马珺：第四章、第十二章第三节、第十三章；严春蓉：第六章；姚莉华：第七章、第十一章、第十二章第一节和第二节；谷雪峰：第八章；陈勇川：第九章；路绪锋：第十章；邓蕊：第十四章。

编写中我们参阅或引用了大量的文献和资料，在此谨向原作者表示真诚的感谢。由于涉及面广、种类较多，在所列参考文献中恐有个别遗漏，恳请作者原谅。由于编写者水平所限，书中难免存在问题和不足，恳请使用本书的广大师生和读者及有关专家提出宝贵意见，以便修正。

本书在编著出版过程中，得到了科学出版社的大力支持，在此深表感谢！

编　者

2019 年 9 月

目　　录

第一章 绪 论

学习目的

掌握伦理学、医学伦理学的基本概念，医学伦理学的研究对象和研究内容，学习和研究医学伦理学的意义；熟悉伦理学的分类，医学伦理学的学习方法。

近些年伦理学几乎成为一门显学。经济学家认为，市场经济蕴含着产权明晰、主体平等和契约自由等基本伦理原则；体现了人的自利与互利、经济行为自由、尊重人格独立、彰显主体价值等伦理特质。可以说，离开这些伦理因素，社会主义市场经济就不可能正常运行，伦理的缺陷会大幅度增加经济的运营成本。管理学家认为，人是管理活动的出发点和归宿点，管理理论基本都源于对人性的认识，管理中要解决的公平与效率的关系和资源分配问题都离不开伦理学的指导。法律伦理所探究的是立法程序与法律规范本身的道德性，其目标在于使伦理要求在相应的社会机制中得以实现。科学家对科学伦理的关注和强调也越来越多。可以说，目前几乎所有行业都在关注、呼唤和研究着伦理学。

然而，伦理学中发展最为迅猛、争议最为激烈的一门分支学科却是医学伦理学。珍视与保护生命的伦理学基本准则，正在现实的医疗实践中受到安乐死、辅助生殖技术、持续性植物状态等问题的挑战。生命有没有价值等级？人类胚胎是否算人？怎样给死亡下一个定义？如何实现医疗资源的公正分配？怎样让患者参与医疗决策？如何处理医生的救死扶伤职责与患者自决权间的冲突？怎样体现医患平等？这些问题已经成为当今的热点问题。

第一节 医学伦理学概述

一、伦理学的概念及分类

（一）伦理学的概念

伦理学（ethics）是以道德为研究对象的学说体系，即研究道德现象并揭示其起源、本质、作用及其发展规律的科学，是道德现象的系统化和理论化，是对道德现象的哲学思考，所以伦理学又称道德哲学。

公元前4世纪，古希腊哲学家亚里士多德对古希腊城邦社会的道德生活进行了系统的思考和研究，将这门关于人的道德品性的学问正式称为"伦理学"，并在雅典的学园里讲授伦理学。不过西方关于伦理学内容的研究，在亚里士多德时期之前就已见端倪。中国的伦理学研究，早在先秦诸子百家时就已开始，只是那时的研究并不是以伦理学学科名义展开的。

尽管伦理学的历史悠久，但人们关于伦理学的研究对象和定义却因时代不同和认识差异而有不同的看法。有的学者认为，伦理学的研究对象是德性；有的学者认为，伦理学的研究对象是"善"或"正当"等基本道德价值；有的学者认为，伦理学的研究对象是人类的道德行为；还有学者认为，伦理学的研究对象是人的自由、幸福或人生目的。这些观点，从不同角度阐明了各个学派对伦理学研究对象的不同认识，综合这些观点不难看出，伦理学界总体上把伦理学理解为研究道德的学问。

（二）伦理学的分类

伦理学学派众多，依据不同的理论体系、研究方法及研究内容，当代学者将伦理学划分为不同的类型。根据学习的需要，本书简要介绍规范伦理学、元伦理学、描述伦理学和应用伦理学四种不同的类型。

1. 规范伦理学（normative ethics） 研究是非善恶的道德标准，确立道德原则和规范，建构人类道德规范体系，约束和指导人们的道德实践，以达到规范伦理行为、协调伦理关系的目的。例如，面对身患伤寒的孕妇，医学为我们提供了"氯霉素可以治疗伤寒"和"氯霉素可以导致白细胞减少、再生障碍性贫血和灰婴综合征"的答案，提供了使用氯霉素的具体方法。但是，"该不该用氯霉素"，以及"为什么该或不该"，却需要伦理学予以解答。

2. 元伦理学（meta-ethics） 是运用逻辑和语言学的方法来分析道德概念、判断道德性质和意义的道德哲学。元伦理学只对道德进行逻辑分析，而不制定任何道德规范和价值标准，它主要研究以下三类问题：第一，事实与道德判断的关系。例如，能否根据目前尚无解决癌症患者痛苦的根本办法这一医学事实引证出允许安乐死这一伦理学结论。第二，道德判断与行为的关系。决定人们行为的究竟是理性因素还是非理性因素。第三，用什么方法来论证道德原则、规范及其与人的行动的关系。

3. 描述伦理学（descriptive ethics） 既不研究行为的善恶及其标准，也不制定行为的准则和规范，而是依据其特有的学科研究方法对道德现象作纯客观的经验描述和分析。换言之，描述伦理学的研究对象不是社会的道德价值和行为规范，而是社会的道德事实及其规律；其任务不在于提供社会道德价值目标及其标准和行为规范，而在于展现社会道德实际和揭示社会道德发展的科学规律。

4. 应用伦理学（applied ethics） 是将规范伦理学理论应用于实际的道德问题的学问。20世纪60年代，随着社会经济、政治、文化的迅速发展，人们逐步认识到运用伦理学的一般理论和原理研究实际道德问题的价值。20世纪70年代以后，应用伦理学迅速发展，出现了生物伦理学、生态伦理学、环境伦理学、医学伦理学、教育伦理学、经济伦理学、人口伦理学等应用伦理学学科，医学伦理学是其中发展最为迅速、争议最为激烈、最受人们关注的学科之一。

二、医学伦理学的概念及学科性质

（一）医学伦理学的概念

医学伦理学（medical ethics）是一门研究医学道德的科学，是运用一般伦理学原理研究医疗卫生实践和医学发展过程中的医学道德问题和医学道德现象的科学。

医学伦理学是人们在对医德的探索、沉思、争议及其沉淀中发展起来的，迄今走过了风俗习惯、职业观念及其规范、学说体系三个阶段。

自人类告别动物界以后，在长达几百万年的时间里，医学始终同生活和生产实践浑然一体，医者也没能从一般的生活和生产者身份中分化出来成为扮演专门职业角色的医生。

与这种情形相对应，此时的医德思想也只能通过风俗习惯来调整医学利益关系，顶多表现为一种敬畏生命和强烈同情的特殊的互助意识。

以职业观念及其规范形态存在的医学伦理学，是与人类进入文明社会所创立的经验医学相适应的。这时的医学已拥有丰富的科学内涵，医学生产力极大提高，医生已获得独立而明确的职业角色，医学关系也极为复杂。支撑这种医学伦理学的医德观念是生命神圣论，它以戒规、倡导等方式表述医生的道德义务与个人美德。

以学说体系存在的医学伦理学，是近现代生物医学发展的产物。此期的医学出现前所未有的技术趋势化和服务社会化特点，人们医疗保健需求的增加与医疗保健资源有限之间的冲突，医学技术上的能够做与道德上的应当做的冲突时有发生，促使医学伦理学很快步入医学舞台的中心，成为显学。当今医学伦理学的研究视野已拓展到与人的健康和疾病相关的所有实践领域，它在生命理论层面已经超越生命神圣论进入到生命质量论和生命价值论的深度；在医学目的层面从反思功利论回归到人本论和公正论的高度；在医患伦理层面已从片面的医者美德论、患者权利论走向医患和谐论的境界。

（二）医学伦理学的学科性质

医学伦理学是医学与伦理学之间的交叉学科。它根植于医学，用伦理学的立场和方法研究医学活动中的各种关系，探索以历史必然性为基础的道德必然性，并根据这种道德必然性总结出人们的行为准则和规范，协调医德关系，维护医学活动的有序性，促进人类健康。由于科学发展规律的内在推进，医学与伦理学这两个古老的学科，跨越了传统学科划分中难以逾越的鸿沟，用伦理学的立场和方法解决医学实践中的伦理难题。

第二节 医学伦理学的研究对象与内容

一、医学伦理学的研究对象

（一）医德关系

医学伦理学以医德现象和医德关系为研究对象，而医德现象总是某种医德关系的表现，因此，医学伦理学主要是研究医德关系，并揭示医德关系中医务人员个人及相应整体的利益、患者个人及相应群体的利益及他们与社会整体利益的矛盾。根据这些矛盾的性质和特点，总结出反映这种矛盾发展规律的道德理论，确定解决这种矛盾的道德原则和规范，提出道德评价及行为选择的标准、途径和方法，推动医学科学及社会文明的进步。

医患关系是最基本、最重要的医德关系，是人类对抗疾病、维护健康而结成的第一个利益联盟。恩格斯说，劳动的发展必然促使社会成员更紧密地互相结合起来，因为它使互相帮助和共同协作的场合增多了，并且使每个人都清楚地意识到这种共同协作的好处。作为劳动分工之一的医学职业与其他职业相辅相成。医者衣食住行等需求的满足，必须以全心全意为其他社会成员的健康服务为前提。医患关系只能是服务与被服务的关系。舍此，便失去了医学职业存在的必要和医务人员赖以生存的基本方式。当然，服务的形式可以多种多样。常见的医患关系模式有维奇模式、布朗斯坦模式和萨斯-荷伦德模式，其中萨斯（Szasz）-荷伦德（Hollender）模式已为医学界广泛接受。1976年美国学者萨斯和荷伦德在《医学道德问题》上发表题为《医生-病人关系的基本模型》的文章，提出医患服务的三种模型：①主动-被动型。医生是绝对权威，患者被动适应并服从医生治疗。②指导-合作型。

医生处于主导地位，仍然发挥权威作用，但患者不是被动服从，而是主动配合，可以发挥部分能动作用。③共同参与型。医患双方平等参与，互相配合，能充分发挥双方的主观能动作用，有利于生理、心理和社会的全面医疗质量的提高，也有利于双方人格的完善和医疗关系的改善。三种模型有着不同的适应对象和使用情境，应当认真研究。

医患关系不仅受医学职业的影响，而且受社会生产资料所有制关系、各阶级集团的相互作用、分配方式和交换形式等社会关系性质的影响，甚至后者的影响更明显、更重要。同时，社会文化、个人素质、认知及利益等也要影响医患关系。这样，由医学职业所确定的服务与被服务的关系必然在不同的社会条件下染上各异的色彩，单纯的医患关系必然揉进复杂的因素，理想的团结、互助、平等、友爱的医患模式必然与现实的复杂多样的医患状况存在着差距和矛盾。医患关系的发展规律是什么？当前社会主义中国处理医患关系的道德原则和规范是什么？怎样在现实条件下使医患关系最大程度地趋向和接近理想水平？这就是医学伦理学研究的重要课题。

医际关系是在医患关系基础上发展起来的第二个利益联盟。随着社会和医学的发展，医际关系的作用日渐突出。近现代医学活动是任何个人都不可能独自完成的，它必须依靠医生、护士、检验人员、管理人员及全体卫生界成员的协同工作和密切配合。医疗质量的高低不仅取决于医务人员个人的德才学识，而且取决于医际之间的合作及医疗团体的凝聚力。同时，医际关系与医务人员的身心健康和全面发展密切相关。为此，我们不能不重视对医际关系的研究。如果我们把医务人员的个性特征分为 P 型（即 parent，以父母角色、权威角色自居，乐于发号施令）、A 型（即 adult，以成人角色出现，以理智的态度对待对方和处理问题）和 C 型（即 child，无主见，少理智，无所适从，感情用事），则医际关系为 PP 型、PA 型、PC 型、AA 型、AC 型和 CC 型，其中以 AA 型最为理想。医际之间有共同的目标、共同的事业、共同的利益和共同的语言，虽然在各种复杂因素的影响下可能出现各种各样的矛盾和冲突，但是，协同和一致是必要和可能的。怎样建立合理的道德规范，进行有效的道德教育，培养医务人员的道德品质，使医际关系趋向最理想的状态是重要的研究课题。

患际关系、医社关系等也是我们的研究对象，其中涉及医药卫生资源分配的道德原则、道德冲突等问题都应该认真对待。

（二）医德关系与社会背景的关系

医德关系不是孤立的，而是在自然和社会两重背景下产生、发展和变化的。因此，医德关系同两重背景，尤其是同社会背景的关系也是医学伦理学研究的重要课题。

社会背景对医德关系的影响，首先表现为不同社会形态的社会关系对医德关系的影响。马克思在世界历史中划分出四大类型的社会关系。

第一种类型，是原始公社社会形态所固有的自然-氏族关系、血缘-部落关系。这一时期人们的行为特征是粗糙的整体性。维护人类、氏族和部落的共同利益，是这一时期的基本道德原则。共同劳动、相互关心、维持氏族内部的自由和平等，是这一时期的重要道德规范。此时的医德关系表现为互助、平等和团结。否则，就不能战胜自然灾害、抵御疾病的侵袭和外族的侵扰。

第二种类型，是人对人的直接统治和服从，即人身依附关系。这种类型形式：①简单残酷的奴隶制。人们的行为特征是畸形的个体性。奴隶主的个体性表现为对奴隶的绝对占有，甚至死后还要奴隶殉葬。奴隶失去了人的地位和尊严，他们的个体性则是反抗奴役，争取做人的基本条件。这一时期的基本道德原则是维护奴隶对奴隶主的绝对屈从和人身依附。这种屈从和依附关系在医德关系中也得到充分表现。古巴比伦《汉穆拉比法典》第218条指出，倘医生以青铜刀为自由民施行严重的手术，而致此自由民于死，或以青铜刀割自由民之眼疮，而损毁自由民之眼，则彼应断指。第219条说，倘医生以青铜刀为穆什钦努之奴隶施行严重的手术，而致之于死，则彼应以奴还奴。第220条则说，倘彼以青铜刀割其眼疮，而损毁其眼，则彼应以银赔偿此奴买价之半。该法典维护奴隶对奴隶主的屈从和依附关系的道德原则跃然纸上。当我们运用阶级分析的方法，从一定社会的经济基础和阶级关系去考察道德，充分认识阶级社会中道德的阶级性的同时，还要看到职业对道德的影响，承认与职业要求和职业活动密切相关并表现为世代相袭的稳定而连续的职业道德。

②复杂伪善的封建制。这种整体性在托马斯·阿奎纳的等级正义论中得到充分体现。阿奎纳认为，社会是上帝安排的组织，等级分化、高级事物统治低级事物是上帝的旨意。一个人要获得幸福和正义，就必须服从上帝，根据上帝的旨意，世俗权力服从宗教权力；个体利益服从国家整体利益，必要时可以牺牲个体利益。要维护封建等级制度，任何人不能改变自己的等级。这一时期的基本道德原则，就是维护封建的宗法等级关系。忠君孝亲、男尊女卑，是这一时期重要的道德规范。这些原则和规范在医德中的反映，则有"君有疾，饮药，臣先尝之；亲有疾，饮药，子先尝之。"等。对于复杂的人类社会生活中的道德，切忌简单化、公式化和庸俗化地加以理解。在封建社会的医德中，既有统治者宗法等级道德的巨大影响，又有劳动阶级反抗宗法等级的道德要求。孙思邈"普同一等"与龚信"不论贫富，施药一例"的平等思想，龚廷贤"博施济众"的人道思想，都体现了对宗法等级道德的反抗。这一时期，博大精深的中国文化对医德关系的影响极深，我们一定要认真对待，仔细研究，切不可采取民族虚无主义的态度。

第三种类型，是物的依附关系，在法律上独立自主的个人被金钱所支配。这一时期人们的行为特征是竞争的个人主义。利己主义是此期的基本道德原则。以财产为价值目标，以买卖关系贯穿一切人际关系，是此期的道德特征。在资本主义社会，利己主义导致人际关系的冷漠、对立和僵化。金钱是从人异化出来的人的劳动和存在的本质，这个外在本质却统治人、奴役人，使人向它膜拜。与所有阶级社会一样，资本主义时期的道德也充满了斗争和矛盾。这一时期的医德既丰富又复杂。它既吸收了人文主义、人道主义伦理思想的合理因素，又摆脱不了资产阶级个人主义的影响。拜金主义必然反映到医德关系之中，而完整的医德体系及其重要原则规范又反映了对利己主义和拜金主义的批判、鄙视和对抗。1847年美国医学会的《医德守则》，1948年世界医学会的《日内瓦宣言》，1975年世界医学会的《东京宣言》，1977年第六届世界精神病学大会通过的《夏威夷宣言》等，都倡导人道，尊重患者，提倡医务人员的自我牺牲，与利己主义和拜金主义的主张截然相反。我们一定要正确看待一些全人类共同遵守的道德，遵守共同的规则。

第四种类型，是联合起来的、个人的、自由的社会关系。他们共同占有生产资料，并有计划地控制社会完善和个人完善的过程。个体和群体的辩证统一，人的主体意识加强，是这一时期的行为特征。集体主义是此期的基本道德原则。有的人认为集体主义抹杀个性、否认个人利益，其实不然。马克思和恩格斯曾经明确指出：共产主义者既不拿利己主义来反对自我牺牲，也不拿自我牺牲来反对利己主义。而是要消灭造成个人利益和社会利益对立的根源——私有制。对于集体主义，应当作以下理解：①要以集体主义为基础，实现个人利益与集体利益的统一。只有在集体中，个人才能获得全面发展其才能的手段，也就是说，只有在集体中才可能有个人自由。②当个人利益与集体利益、眼前利益与长远利益、局部利益与全局利益发生冲突的时候，个人的、眼前的、局部的利益，应该服从集体的、长远的、全局的利益，甚至在必要时牺牲个人利益。③必须以最广大人民的最大利益作为出发点和归宿点。这一时期的道德与现代医学伦理学许多原则具有相容性。当代医学已从医患双方的相互合作，发展成为一项社会性事业。它的广泛性和长远性的活动与影响，已与百年以前不可同日而语。医德不仅涉及从事医疗工作的医务工作者，而且涉及卫生行政管理人员；不仅涉及个人行为，而且涉及政策制定、资金分配和管理方式。培养公共管理硕士（包括卫生事业管理硕士）的著名大学，如美国雪城大学的马克斯维尔公民与公共事务学院、哈佛大学肯尼迪政府学院、普林斯顿大学伍德罗·威尔逊公共与国际事务学院等，都把公共管理与伦理学列为必修课或核心课程。伦理学已把它的关注重点从个人行为扩大到更广泛更长远的领域。正如美国学者 Twiss 和 Jonsen 等所说，医学伦理学应是长远责任的伦理学，是为社会性事业提供的伦理学，这种伦理学坚持公益论。公益论坚持眼前利益服从长远利益，重视社会利益。它作为传统医学伦理学美德论与职责论的补充和发展，已经迅速建构起来。

社会背景对医德关系的影响，还表现在医德关系在不同的民族、地区和文化有着不同的形式。此外，自然环境的变化也对医德关系有重要的影响。一方面，环境与健康有密切的关系。环境构成及状态的任何异常变化，都会不同程度地影响人体的正常生理活动。如果这些变化超过了人类正常生理调节范围，就可能引起人体某些结构和功能的异常改变甚至病理改变。另一方面，人类自身的盲动所带来的环境污染问题已经严重威胁着人类的健康和生存。可怕的环境污染和严重的生态破坏，已经使不少生物濒临灭绝，使人类面临险境。人们越来越明确地认识到，要保护人类的健康，就必须保护人类赖以生存的环境。医患关系必须扩大到人与环境的道德关系。

人口问题是自然背景和社会背景的综合反映，对医德关系产生重大影响。由于人口发展与生产资料生产的比例不协调，从而出现了劳动力安排困难和耕地面积缺乏等问题。由于人口发展与消费资料生产的比例不协调，从而给衣食住行带来了极大的困难。面对人口问题，多数国家变鼓励生育为控制人口，我国也在一定时期内推行了计划生育政策。因此，医务界必然面临控制人口所带来的一系列道德问题，如人工流产中的生命道德问题，优生中的先天畸形儿处理问题，人工授精中婚育分离而导致的一系列伦理问题等。这些问题甚至在今后一定时期内仍然是医学伦理学研究的重点问题。

医学科学作为自然与社会两重背景与医德关系之间的一个中介，也对医德关系产生着巨大影响。在原始医学时期，处于萌芽状态的医德有两种表现形式。物质丰富时，人们对患者非常友爱，表现出朴素人道思想。物质匮乏时，却不得已而将患者遗弃、处死，甚至当作食物，表现出简单功利思想。在漫长的经验医学阶段，历代医学家在大量的医德实践中积累了极为丰富的医德经验，朴素人道主义思想逐步形成，涌现出《希波克拉底誓言》《素问·疏五过论》《备急千金要方·大医精诚》等大量医德文献。对于这一时期的医德，我国有着十分突出的贡献。在内容上，提出了贵人、尊生、爱人、平等等医学人道主义思想，总结出济世救人、正派庄重、精勤不倦、尊重同道的美德论，提炼出"欲救人学医则可，欲谋利学医则不可"及"赠医施药于贫"的义务论。在形式上，有《备急千金要方·大医精诚》式的专论，也有《国家五戒十要》式的规范。当西方医学随着中世纪资本主义的更替而进入实验医学之后，医德学逐步产生了。实验医学不仅提出了尸体解剖、人体实验等活动中的道德问题，丰富了医德内容，而且促进了医疗卫生事业的社会化，使医德从个人道德扩大到群体和社会道德。此外，文艺复兴以后蓬勃发展的人文主义、人道主义运动促成了医学人道主义体系的形成，使医德迅速规范化、系统化。《日内瓦宣言》《国际医德守则》《纽伦堡法典》《赫尔辛基宣言》等就是对一系列医德规范的总结。我国没有经历过实验医学阶段，却同世界医学一道迎来了现代医学阶段。我国与世界各国同步进入了医学伦理学和生命伦理学阶段。现代医学越来越多地干涉和改变着人的生命、健康和死亡状态，并提出了生命控制、行为控制、死亡控制、器官移植，以及近年来有关人类基因组计划及克隆等问题的一系列新的伦理问题。这些问题不仅使医学伦理学和生命伦理学的研究日益深化，而且使全世界的民众对医学伦理学更加关注，从而促进了医学伦理学的发展。同时，现代医学使医务人员的责任越来越受到重视，使医学的道德后果越来越受到重视，使卫生事业的道德问题越来越受到关注。现代医学的发展不仅丰富了医德的内容，完善了医德的形式，而且使人们认识到，仅仅描述性的医德学已经不能满足当前的需要，必须建立既有规范性，又有工具性；既有协调性，又有进取性；既广泛深刻，又系统实用的医学伦理学。

二、医学伦理学的研究内容

（一）医德的基本理论

医德基本理论是医学伦理学得以构建的基石。医德基本理论主要包括两部分内容：一是支撑整个医学伦理学体系的基础理论，如生命神圣论、生命质量论、生命价值论、医学人道论、医学功利论、医学公正论、医学美德论、患者权利论、医患和谐论等；二是医德客观规律性基本理论，如医德的产生、发展规律的理论，医德的本质、特点及社会作用的理论，医德与医学科学、医德与医学模式转变、医德与卫生事业发展相互关系的理论等。这些理论贯穿于整个医学伦理学体系，起着指导作用。

（二）医德的规范体系

医德规范是各种医德要求的总称。医德规范体系则是各种医德规范按照一定逻辑关系建构而成的相对独立的系统。医德规范体系由医德原则、医德准则和医德范畴三个层次构成。医德原则是指医德规范体系中处于主导地位的医德规范，它是某一医学发展阶段及特定社会背景下医德基本精神的集中反映，是调节各种医德关系必须遵循的最高要求。医德准则是医德原则的具体化，它是依据一定的医德理论和原则制定的，医务人员在具体医学情境中应该遵循的职业行为准则，是用以调整医学实践中各种具体人际关系、评价医学行为善恶的主要尺度。医德范畴是对医德实践的概括和总结，广义的医德范畴包括医学伦理学所使用的全部基本概念，如医德善、医德行为等；狭义的医德范畴则是指医德规范体系中全部的医德基本概念，如医德权利、医德义务等。

（三）医德难题

高新医学技术的研究和应用为人类征服疾病、延长寿命、提高生活质量带来了福祉，但同时也引发了新的伦理冲突，产生了许多新的医德难题。所谓医德难题是指在做什么或不做什么的时候已不再是简单的善恶选择，而是更为复杂的价值抉择，即进行利弊、善恶、美丑等比较，以求在诸多善果中取最大，在众多恶果中择最小。然而，由于缺乏或难以找到现成的答案，致使抉择者处于左右为难、进退失据的窘境。医德难题主要有两类：一类是医学新技术研究应用与现有医德观念之间的伦理冲突，如人类辅助生殖技术、器官移植技术、基因技术等研究与应用中的伦理难题；另一类是医药卫生体制改革的举措及其道德嬗变与传统的职业行为模式之间的伦理冲突，如经营管理与公益原则的相悖、同行竞争与相互协作的矛盾等。

（四）医德实践

实现医学道德的基本实践，就是通过医德教育、医德培养、医德修养、医德评价等方法，使社会确定的医学道德在医务人员身上得以实现，形成优良的医学美德。医学道德规范是外在的、客观的社会要求，必须转化为医务人员内在的、主观的自身信念，其价值才能得以体现。这个任务是复杂的、具体的、丰富的，主要通过医学道德实践得以完成。

第三节　研究和学习医学伦理学的意义

一、研究医学伦理学的意义

（一）协调医疗关系，保障人民健康

1. 医疗关系中存在着固有矛盾　医疗关系包括医患关系、医际关系、患际关系和医社关系。它们的协调与否与医学活动能否正常进行从而保护人民的健康有着十分密切的关系。然而，医疗关系并非绝对和谐，而是充满各种矛盾的。

（1）利益矛盾：医学科学是人类为保障个人身心健康、延续种族而进行生存斗争和生产科研实践的产物。医疗关系是人们对付有害健康的自然因素和社会因素而建立起来的利益联盟。在健康与疾病的关系面前，人们提出了"All for Health，Health for All"的口号，表现了人们利益的一致性。但是，无论是医生、护士，还是患者，他们并不只是作为人类整体利益的载体而存在，他们还作为自身个人利益，以及个人所代表的群体利益的载体而存在。正如马克思所说：对每个个人来说，出发点总是他们自己，当然是在一定历史条件和关系中的个人，而不是思想家们所理解的"纯粹的"个人。他们的个人利益和群体利益必然存在矛盾。这些矛盾主要表现为各自的健康利益、经济利益，以及相应的权利和义务的矛盾。

（2）认知矛盾：医疗关系中不仅存在着利益矛盾，而且存在着认知矛盾。认识是人们对客观事物的主观映像，是主客体相互作用的产物。虽然客观事物是认识的源泉和内容，但是认识不是对客观事物的机械摹写，两者不成线性关系。人们的认识不仅取决于客观事物，而且取决于主观加工。人们的知识经验不同、需要不同、情绪状态不同、利益和立场不同，都会影响主观加工，从而出现"仁者见仁，智者见智"的现象，出现认知矛盾。这种认知矛盾又会成为利益矛盾的催化剂。

2. 协调矛盾的必要性和可能性

（1）医疗关系必须协调：医疗关系的保健功能显而易见。首先，医务人员的角色认知和道德自律对医疗质量起着至关重要的作用。医务人员能否正确认识自己的义务、权利和职责，能否自律地以最好的服务态度和最佳的诊治手段去救治患者，是患者康复的关键条件。其次，医疗关系的协调与否与医患双方的情绪状态密切相关，由于情绪与健康有着密切的关系，因此，不良的医疗关系可以通过不良情绪而影响人的健康，甚至心理疾病；良好的医疗关系则可充分发挥心理治病的作用。再次，和谐的医际关系有助于医际合作，是提高医疗质量、医院整体效率的必要条件。此外，医疗关系对人才的成长有重要作用。人

才的发现、使用、培养和检验，离开人和的因素都是不可能的。在市场经济下，良好的医疗关系也是培育市场的基础条件。

（2）医德是协调医疗关系，保障医疗质量的重要手段：承认医疗关系中的固有矛盾，并不是否定医疗关系和谐的可能性。恰恰相反，正如赫拉克利特所说：它是从对立的东西中产生和谐，而不是从相同的东西中产生和谐。即医疗关系的和谐关系到人们的生命和健康，而其中又充满矛盾，才需要建立一个庞大的道德系统来协调医疗关系。正是医疗关系中各方的根本利益是一致的，大家都要战胜致病因素，维护人类健康，才可能通过道德的手段来协调关系。几千年来，人们都用医德协调着医疗关系，医务人员以良好的医德和精湛的技术服务于患者，并因此获得患者和社会人群的尊重和友谊，获得自己生存和发展的外部环境。"医乃仁术"，"仁"既是医的出发点和归宿点，又是协调医疗关系，保障人民健康的重要手段。

（二）当前研究医学伦理学的主要意义

1. 建立市场经济下的、科学的医德体系，促进卫生事业的改革和发展 市场经济使我国以传统医德维系的医疗关系面临亘古未有的冲击，使医德领域出现了空前的振荡和冲突，使我们不能不用科学的态度和方法来研究这些问题。首先，市场经济带来了又一次"义利之争"。市场经济有一个"经济人"的人性假设，不可能回避利益问题。我国目前低水平、多层次、不平衡的生产力发展状况，决定了以公有制为主体的多种所有制并存的局面，决定了以按劳分配为主的多种分配形式，也决定了各有分工、各具利益的多层次、多样式的经济实体长期存在。这些经济实体的经济联系和经济利益，必须通过商品交换、发展市场经济来实现。无论卫生事业的福利性有多强，它的生存和发展都离不开社会主义市场经济的大环境，都必须按经济规律办事，要讲究经济效益。这样一来，传统的"重义轻利"甚至"舍利就义"的道义论受到挑战。与此同时，西方的功利主义也不能照搬，因为它无视卫生事业为人民健康服务的本质特征，无视卫生事业的福利性。况且市场经济必须讲究游戏规则，必须有序，必须以诚信为本，这就决定了道义在市场中的重要地位和作用。那么，我们怎么来解决卫生事业的义利关系，寻求义利统一呢？其次，卫生事业的福利性要求其应当去商品化，而第三产业特征又要求它商品化，这两者的关系应当怎样处理呢？事实上，卫生事业包含公共卫生、准公共卫生和非公共卫生等多种成分，我们必须区别对待。卫生事业的改革必然带来利益的重新分配，带来新的利益矛盾，在利益的重新分配中怎样处理效率与公平的关系？怎样保护弱势群体的利益？怎样维护卫生事业的服务宗旨？怎样协调各种关系？这些问题不研究清楚，不加以解决，卫生改革就很难进行，卫生事业就很难发展。再次，医药卫生体制改革必须解决伦理价值取向问题。新中国成立初期全面追求公益目标，不以营利为目的的价值取向对改善国民的健康状况发挥了重要作用。当时卫生事业基础极差，近80%归属于私有制机构，服务能力十分薄弱，难以保证人民的卫生服务需求。为此，我国通过政府举办各级各类卫生机构及对私有化改造等多种形式，形成了农村集预防、保健和治疗于一体的三级医疗服务网和以公立医院为主体的卫生服务体系。建立了公费医疗制度、劳保医疗制度和农村合作医疗制度等医疗保障体系，人民得到了基本的医疗卫生服务。中国人均期望寿命从新中国成立前的35岁提高到1981年的67.8岁。卫生服务的公平性得到人们的广泛赞扬。改革开放以后，一方面仅仅依靠财政已经难以补偿医院日益增高的成本，另一方面旧农合、公费医疗等医疗保障制度已经不能适应市场经济的需要。此时保障不足、医疗卫生服务条件差、服务能力不足、效率不高、补偿不足和活力不够等问题已经成为必须解决的紧迫问题，因此，从 1985 年开始医药卫生体制改革的价值取向必须是"效率优先，兼顾公平"，并通过市场机制解决了上述问题。我们通过公立医院转换经营机制、医疗服务主体多元化、实行医疗机构分类管理、医院产权制度改革与法人治理等一系列改革措施，充分运用市场机制改善了医院的医疗条件，提高了医疗质量，调动了医务人员参与市场的积极性，提高了医院的服务能力和服务效率。但是卫生资源分配不公，医疗机构以利润最大化为目标而偏离公益性，医疗网底破损，医药价格虚高，以及由此带来的"看病贵、看病难"和医患关系紧张等问题又突出起来。2006 年以后的医药卫生体制改革，我们的伦理价值取向是什么呢？一要回归公益性，把为人民健康服务放在第一位而不是把经济效益放在第一位。这既是"以人为本""关注民生""为人民服务"理念的体现，也是卫生事业的根本性质所决定。二要坚持"公平优先，兼顾效率"。一方面，医疗卫生服务中的公共卫生和基本医疗服务是公共卫生产品或准公共卫生产品，必须让人民公平享有。另一方面，当前卫生不公平现象十分严重，在 2000 年世界卫生组织对其成员国卫生筹资与分配公平性的评估排序中，中国列 188 位，在 191 个成员国中倒数第 4。目前，我国已经是世界第二大经济体，我国卫生服务能力已经增强，因此，当前的医药卫生体制改革的价值取向应该公平优先于效率。三要解决医院医药卫生体制改革应该由政府主导还是市场主导，以及如何防止市场失灵和政府失误的问题。四要解决医院改革决策中程序公正与实质公正的问题，尤其要解决决策中民主机制问题。五要为树立优秀医德医风提供制度保障和组织保障。医德滑坡的主要原因之一就是转型时期的道德失范，而道德失范很重要的原因就是缺乏对优秀道德的制度保障和组织保障。此外，医药卫生体制改革中涉及的种种具体措施和政策都需要伦理学的研究和论证。

2. 研究医学伦理学，促进医学发展，确保医学为人服务　现代科学和生物技术的发展，使医务人员面临前所未有的伦理难题。首先，生物医学的进步使医者的行为能力迅速增强，以致人们可以利用医学去控制人的生殖、生命、行为和死亡。人们不能不考虑，生殖技术和生育控制技术的运用是否会导致家庭模式的改变甚至社会混乱？是否有损人的尊严？行为控制技术是否意味着有人将失去自主选择行为的能力？怎样防止科技成果的滥用？用什么道德系统和法律系统来保证医学永远对人类有利而不是有害？其次，在现代医学的刺激下，人们的需要不断扩大，有些甚至超出了医学的范围。例如，用生殖技术控制人口数量和质量的需要，用外科技术满足美容的需要等。这就使人不能不考虑，医务人员有没有能力和义务进行过多的非医学干预？医务人员对社会和对患者个人的义务发生冲突时该怎样处理？再次，新技术的采用造成医疗费用的猛增，加剧了供需矛盾。人们不能不考虑，怎样公正合理地分配卫生资源和经费？怎样公正合理地分配稀有资源（如器官）？分配的伦理原则是什么？

当前还面临文化变革的冲突，人口问题和环境问题的影响等。这些问题都迫使我们必须认真研究医学伦理的规律、原则和规范。也正是在这样的背景下，医学伦理学才迅速兴起，并成为热门学科之一。

二、学习医学伦理学的意义

要弄清楚学习医学伦理学的意义，首先要明确医学伦理学能否教给学生一些此前并不了解的知识，也就是医学伦理学是否具有专门的、不为外行人所知的知识内容；其次是医学伦理学能否使人向善，医学伦理学对人们是否具有道德上的教化作用。如今，伦理学已经日益成为哲学的核心，医学伦理学在应用伦理学中成为发展最为迅速、争议最为激烈、备受人们关注的学科，同时，医学伦理学作为医学专业基础学科，是医学的重要组成部分。从这个意义上说，医学伦理学无疑具有传授知识的功能，不但如此，医学伦理学还具有教化功能。与传授知识相比，医学伦理学更注重医德情感和医德信念的培养。当然不能期望仅仅通过医学伦理学的学习就改变学生的道德品质，但是医学伦理学的教化功能却是肯定的。医学伦理学既要论证医学伦理关系主体行为的正当性与合理性，同时也会描述什么是医务人员的美好生活，因此，医学伦理学的学习必定会对医学生的行为与品质产生影响。

医学伦理学所学的是规范、价值，还是分析问题的方法。显然，规范和价值有着很大的区别。道德规范是道德行为的依据，是评价人们行为道德与否的标准。价值则是指人们所认识到的一事物对社会、群体和个人具有一定意义的属性。毫无疑问，伦理学以价值为基础和核心，某些行为有道德合理性乃是因为这些行为对人们的生活来说是有价值的。社会用规范把这些有价值的行为固定下来，作为人们道德行为的标准。那么，医学伦理学的任务是推广这些行为标准，还是告诉人们如何论证一种行为对人们有价值？或者是这两者兼而有之？传统的医师职业道德培养基本上是以道德规范为主要内容，如《希波克拉底誓言》《迈蒙尼提斯祷文》《备急千金要方·大医精诚》等，属于医德学的内容。但规范不能体现价值，伦理学应将人们追求的价值作为前提，去说出如何获得这些价值的真理。因此，医学伦理学既要学规范，也要学价值，还要学分析伦理问题的方法。学规范是要医学生懂得如何做一个好医生，学价值是要引导医学生去接受所学的规范和使未来医师的行为更具有道德合理性，学方法则是培养医学生处理道德境遇的能力。

有人认为医学伦理学在我国已经开设了20多年，但是医务界的行业作风并未见好转，反而有世风日下的迹象。这是一种误解，主要是因为人们对医学伦理学课程存在不恰当的期望，期望通过医学伦理学这么一门课程的学习就培养出道德高尚的医师，或者通过这么一门课程的学习就改善行业作风，显然不符合规律。事实上，医学伦理学的学习只是医务人员职业道德修养中比较专门的一门课程，更多的医学品德养成是在医学实践中进行的。过高地确定医学伦理学的学科目的，只能使人感到可望而不可即，从而降低其学科价值。这就如同不能期望一个医学生学完医学课程以后就能成为一个好的医师一样。作为社会伦理一部分的医学伦理，在中国社会转型的大历史背景下，其发展受到各种社会因素的影响。通过医学伦理学的学习，使医学生能够树立正确的职业价值观、人文关爱精神，培养和锻炼医学生对医学领域道德问题进行伦理分析、伦理决策和伦理评价的能力。

第四节 医学伦理学的学习方法及与相关学科的关系

一、医学伦理学的学习方法

（一）理性思辨方法

医学伦理学中需要研究医学道德的起源、本质、演变、功能等道德本体问题。道德本体问题属于实然性问题，需要用哲学的理性思辨方法进行研究。这是一种不同于科学的、经验实证的方法，它不是从某种经验事实出发，也不依赖于对经验事实的归纳得出结论，而是通过构建一些基本的甚至是前提预制性的概念、范畴或原理去对所要研究的对象与问题进行规定、分析、解释、整合及道德推理。从伦理思想史上看，用于回答道德本体论问题的理性思辨方法有三类，即自然主义的方法、超验主义的方法和理性主义的方法。尽管这三种方法论都对道德本体论做出了回答，然而，结论却均不令人满意。只有马克思创立的历史唯物主义方法，从人的实践及其动机出发来解释道德的起源、本质、特点、类型、结构和功能，并根据实践主题的变化和社会历史条件的变化去解释道德的历史演变与进步，才能对道德本体论问题做出令人信服的回答。

（二）历史分析方法

医学伦理学以医疗实践中的医学道德现象和医学道德关系为研究对象。而医学道德现象和医学道德关系是一定历史条件下的产物，它同当时的社会经济、医学发展有着密切的联系，并受到所处的社会、政治、经济、法律、文化、宗教等社会意识形态的影响。因此，学习医学伦理学一定要坚持历史分析的方法，将医德现象和医德关系的研究同一定的社会经济、意识形态、政治法律制度、医学发展状况等联系起来，深入研究医德产生和发展的根源和条件，并对中外医学伦理学的历史遗产和现代成果进行全面分析，取其精华，去其糟粕，把有益的积极因素吸纳到医学伦理学的内容体系中来。

（三）价值分析方法

医学伦理学作为一门特殊的价值学科，价值分析方法是医学伦理学学习和研究中常用的方法。医学伦理学研究医德现象和医德关系以及与之相应的道德规范，这些问题一方面关乎医疗关系中医德行为、医德品质的善恶评价，另一方面也关乎医德规范本身的优劣评估和合理性预设，因而实质上属于价值问题的范畴，需要用价值分析的方法来进行研究。无论是对行为、品质的善恶评价，还是对医德规范本身的优劣评估与合理预设，都必须依据一定的价值标准，而如何确立科学合理的价值标准则成为问题的关键。

（四）比较研究方法

比较研究方法是探寻和论证不同事物之间的共同点和不同点的一些方法。医学伦理学研究中常采用纵比、横比、同比、异比的方法。纵比是从时间上比较古今医德观念的变迁，以批判和借鉴传统的医德观念以及与现今医德观念的渊源。横比是从空间上比较不同地域、不同风俗、不同文化背景下的医德观念的异同，并分析异同的原因。同比是对同一医德观念相同程度和性质的比较，以揭示相同背后的不同。异比是对两类截然不同的医德观念进行比较，以分析其差异并揭示其根源。

二、医学伦理学与相关学科的关系

理清医学伦理学与其他相关学科的关系，将医学生培养成为具有精深的医学专业知识和广博的相关知识是时代的客观要求。

（一）医学伦理学与医学心理学

医学心理学是研究心理因素在疾病的发生、发展、预防治疗及康复过程中的影响和作用的一门科学。医学心理学的研究成果表明，疾病的发生和发展，除了病毒、细菌等生物因素和生理因素的影响外，还与人的心理因素密切相关。心理因素既可"致病"也能"治病"，因此，医务人员在给患者提供疾病的诊断、治疗和康复的过程中，良好的医德修养、高尚的医德行为、热情的服务态度，不仅有助于减轻或消除患者的痛苦，还有助于患者大脑神经功能的恢复和身心状态的改善，同时，这也是和谐医患关系的构建和医务人员良好医德的体现。

（二）医学伦理学与医学社会学

医学社会学是运用社会学的一般原理，研究患者、医务人员和医疗保健机构间的社会关系、社会功能的一门社会学分支学科，医学社会学将医学问题作为社会学的基本问题加以研究。医学伦理学的任务主要是调整医患之间、医务人员之间及医务人员、医疗机构与社会之间的关系，以保障和维护正常的医疗秩序和和谐的医患关系。可见，维护医疗领域的正常秩序及其与社会之间的和谐关系是医学社会学与医学伦理学的共同使命。同时，随着医学高新技术的研究及其在临床上的运用，出现了许多较为复杂的社会问题，如代孕问题、安乐死问题等，这些问题的解决需要医学伦理学与医学社会学协同研究，共同解决。

（三）医学伦理学与卫生法学

医学伦理学与卫生法学都是协调医患关系保障医疗秩序的重要力量。卫生法学以医疗卫生领域的法律为主要研究对象，由国家以强制力保证执行，作用范围只限于违法者；而医学伦理学以医德为研究对象，由内心信念、社会舆论和风俗习惯等来实现其规范秩序的效力，在调整人与人之间的关系中其作用范围更广。德与法互为补充，法律是底线的道德，道德是高标准的法律，它们共同调节人们的行为维系社会的秩序。

学习思考题

1. 试述医学伦理学的研究对象。
2. 试述医学伦理学的主要研究内容。
3. 当前学习和研究医学伦理学的意义。
4. 学习和研究医学伦理学的主要方法。

（杨小丽）

第二章 医学伦理学的产生和发展

学习目的

掌握中国传统医学道德的优良传统；熟悉中外医德发展中代表性人物及其重要文献著作，生命伦理学的含义；了解医学道德的发展过程，生命伦理学产生的背景。

医学伦理学作为社会意识形态，它的起源和发展受到医疗实践活动的影响和制约，其与时代的医学科学技术发展水平相适应，随着医疗实践活动的发展而发展。医学伦理学旨在研究医学领域中的道德现象，肩负着教育培养医务人员高尚道德的重要使命。学习医学伦理学的发展历程，继承中外传统的优秀医学道德，可以更好地鉴古知今，有利于掌握医学伦理学发展的一般规律，预知医学伦理学的发展趋势，对于培养具有正确价值观的医务工作者具有十分重要的意义。通过对医学伦理学发展的历程进行梳理，医学伦理学发展到今天，大致可以分为古代医德思想、近代医学伦理学和当代生命伦理学三个阶段。

第一节 古代医德思想的形成与发展

一、中国古代医德思想的孕育和发展

中华文明历史悠久，中国传统医学源远流长、博大精深，伴随医学实践的发展形成了丰富的古代医德思想，这是我国医学宝库中宝贵的精神财富，也是社会主义医德思想的重要理论来源。纵观其发展历程，可以分为四个阶段。

（一）中国古代医德思想的起源

在远古时代，生产力发展水平极端低下，人类构木为巢或穴居野外，主要依靠采集和狩猎为生，在防御自然灾害及毒蛇猛兽的过程中难免会受到伤害。科学家通过对北京周口店人类化石研究发现，原始人至少患有外伤骨折、关节炎、胃肠疾病、口腔疾病、细菌真菌病等各种疾病。正是在同各种疾病斗争过程中，人类逐渐摸索出治疗疾病的方法和技能，如用树枝固定骨折、按压减轻疼痛、热敷抗风湿、裹敷救外伤等。正如意大利医学史学家卡斯蒂格略尼所说，医学是随着人类痛苦的最初表达和减轻这痛苦的最初愿望而诞生。身染疾病的人不仅痛苦不堪，往往生活还不能自理。在这种情况下，就需要靠他人的帮助来生存。正是在照看患者的过程中，古代医德思想得以孕育。

中国古代医德思想在远古时代已经萌生，这从流传至今的我国古代传说故事中也可以得到印证。《帝王世纪·路史》中记载："伏羲画八卦……乃尝味百药而制九针，以拯夭枉焉。"《淮南子·修务训》记载："神农……尝百草之滋味，水泉之甘苦，令民知所避就。当此之时一日而遇七十毒。"传说中的伏羲是中华民族的人文始祖，神农是农业始祖，据说他们也是中医学的最早发明者。这些美好的传说，反映了我们古代先祖为了"拯夭枉""令民知所避就"，不惜拿自己的生命做试验，以寻求治疗疾病的方法。这其实也蕴含了最朴实的医学人道主义思想。

公元前 21 世纪，夏朝建立，中国历史进入奴隶社会。殷商时期"巫风盛行"，家家"祭百神"，巫的兴起对医学产生了深远的影响，后来形成了巫医合流的局面。

到了西周时期，巫医逐渐分流，医学逐步成为一种专门的职业，社会上出现了职业医生，并且医学有了食医、疾医、疡医和畜医这样的分科划分。据《周礼·天官》记载："医师，上士二人，下士四人，府二人，史二人，徒二十人""医师掌医之政令，聚毒药以共医事。凡邦之有疾病者，疕疡者，造焉，则使医分而治之。岁终，则稽其医事，以制其食。十全为上，十失一次之，十失二次之，十失三次之，十失四为下。"这是世界上有记载的最早的医政制度，说明我国医学在周朝已经职业化。伴随医学的职业化发展，产生了与之相适应的职业道德，并制定了考核标准，规定对医生应从技术、道德、态度、作风等多方面进行考核，并以此决定医生的俸禄。

（二）中国古代医德思想的形成

春秋战国时期，我国思想领域出现了百家争鸣的局面，诸子百家代表不同阶层利益提出了各种观点学说，这些观点学说为古代医德思想体系的形成提供了理论支撑。最具代表性的儒家把"仁"作为最高的道德准则，形成了以"仁"为核心的伦理思想结构，对医家提出了"医乃仁术"的道德要求，强调医学是"救人生命""活人生命"的专门技术。这不仅体现了医学的人道主义精神，还反映了医学的社会职能和医生的职业道德特点。儒家提出的"医乃仁术"后来贯穿于中国医学道德发展的全过程之中。

到了战国时期，我国产生了最早的中医理论经典著作《黄帝内经》，该书分为《素问》和《灵枢》两部分，其中《素问》偏重人体生理、病理、疾病治疗原理，以及人与自然等基本理论；《灵枢》偏重于人体解剖、脏腑经络、腧穴针灸等。《黄帝内经》用阴阳五行理论解释了人的生命体验和医学实践，建立了独特的脏腑、经络学说，奠定了人体生理、病理、诊断及治疗的认识理论基础，成为中国医药学发展的理论源泉。

《黄帝内经》不仅构建了中医的医学理论体系，还对中国古代医学道德进行了诸多论述。在《灵枢·师传》篇专门讲了医生的责任和良心，指出医生就要"使百姓无病，上下和亲"，要利用"人之情，莫不恶死而乐生"的共同心理，对患者"告之以其败，语之以其善，导之以其所便，开之以其所苦"，以求得患者的配合，达到治病救人的目的。《素问·徵四失论》篇专门讲了医生在临床诊疗中易犯的四种失误，告诫医生，并客观分析了医生不能"十全"的原因："所以不十全者，精神不专，志意不理，外内相失，故时疑殆"，明确提出了医家失误的原因，除了和技术水平的高低有关，还取决于工作态度，并把"精神不专，志意不理"列为失误的首要原因，强调了医德的重要性。《黄帝内经》还提出了"天覆地载，万物悉备，莫贵于人"的观点，认为人的生命在天地万物之中是最宝贵的东西，医家要把尊重患者的生命视为医德的基本准则，这也蕴含了人道主义思想。

春秋战国时期，中国还诞生了一位著名的医学家扁鹊，他不仅医术高超，创造性地提出了望、闻、问、切的诊断疾病的方法，对中医药学的发展做出了特殊的贡献，并且医德高尚，深受百姓爱戴。他根据自己多年的医疗实践经验，总结出了看病行医"六不治"的医德规范：一是依仗权势，骄横跋扈的人不治；二是贪图钱财，不顾性命的人不治；三是暴饮暴食，饮食无常的人不治；四是病深不早求医的不治；五是身体虚弱不能服药的不治；六是相信巫术不相信医道的不治。这"六不治"原则为医家在医疗实践中进行伦理抉择提供了依据，丰富发展了古代医德思想。

总之，到了春秋战国时期，随着中国思想文化的发展，中国传统中医药学理论的形成，也产生了与之相适应的医学道德思想，它既继承了远古时期医家为患者谋利益的传统，又发展了医家义务论和医学人道主义思想，为后世医学道德思想进一步发展奠定了基础。

（三）中国古代医德思想的发展

秦汉时期，中国成为大统一的国家。随着社会的稳定，经济文化的繁荣，医学和医德思想也得到了更快的发展。这个时期初步建立了医事组织结构，如秦有太医令，汉有医官、医丞、女侍医等。

汉武帝在位时接受董仲舒的建议，"罢黜百家，独尊儒术"。自此儒家思想成为封建统治的正统思想，这个时期的医学道德思想也深受儒家伦理思想的影响。儒家伦理思想的核心是"仁"，医家把"仁"作为自己的职业准则，认为良心是医生美德的基础，即医生应具备恻隐之心、羞耻之心、恭敬之心、是非之心，像西汉著名的医家淳于意明确地把行医看作是践行儒家"仁爱"思想的过程。

东汉时期，战乱频繁，疫病流行，我国杰出的医学家张仲景就生活在这个时代。他总结治疗外感热病的实践经验，写成了《伤寒杂病论》一书，提出了六经辨证论治伤寒，脏腑辨证论治杂病的思想，确立了理、法、方、药全面系统的临床思维方式，奠定了中国传统医学临床治疗的理论基础。《伤寒杂病论·序言》是一篇很有价值的医学道德文献，序言对医学的性质、宗旨、医学道德、医学的发展都做了精辟的阐述，指出治病应不分贫富贵贱，"上以疗君亲之疾，下以救贫贱之厄，中以保身长全"，批判了"孜孜汲汲，惟名利是务……忘躯徇物"的医疗作风，谴责了"按寸不及尺，握手不及足""相对斯须，便处汤药"的草率行医行为。他提出的"勤求古训，博采众方"，成为后世医家奉行的治学医德格言。《伤寒杂病论》是中医的临床治疗学经典著作，其中的医学道德思想对后世中国医学道德的发展产生了重要影响。

魏晋南北朝是中国历史上最为混乱的时代，国家政权交替频繁，一直居于支配地位的儒家思想也发生动摇，玄学老庄思想受到推崇，这个时期的医学道德思想也呈现出新的特点。在玄学思想影响下，服石、炼丹、寻求不死之药促进了医药化学的发展，中医药基础理论得到进一步完善。这个时期，中央医官设置更加细化，官办医学教育开始起步。生活在这个时期的著名医家杨泉非常重视医德，他在《物理论·论医》书中提出，夫医者，非仁爱之士不可托也；非聪明理达不可任也；非廉洁淳良不可信也。其强调了要想成为好医生，关键看能否做到"仁、智、廉"，把医德看的比医术还重要。

隋唐时期是中国封建社会的巅峰时期，社会繁荣昌盛，经济文化发达，医学伦理思想也得到进一步丰富发展。这个时期最重要的医学道德思想的代表人物是著名医药学家孙思邈，著有《备急千金要方》和《千金翼方》。他的医学道德思想集中体现在《备急千金要方》中的"大医精诚"和"大医习业"这两篇文章中。他认为，"大医"要"精"，所谓"精"就是指作为医家必须不断学习提高医疗技术，具有精湛的医术；"大医"要"诚"，所谓"诚"就是指医生应具有高尚的医德，要有恻隐之心。他提出，医家对患者应一视同仁，要尊重患者，"若有疾厄来求救者，不得问其贵贱贫富，长幼妍媸，怨亲善友，华夷愚智，普同一等，皆如至亲之想"。他还强调，作为医家必须要廉洁，举止要端庄，不得"自逞俊快，邀射名誉"，不得"恃己所长，经略财物"。同时还要求，对待同行要虚心谨慎，互相尊重，不可"訾毁诸医，自矜己德"。

可见，到了唐朝时期，以孙思邈为代表的医家，不仅提出了内容更为丰富的医德准则和规范，使得医疗行为在医德伦理上有所遵循，而且积极倡导以尊重人和爱护人为目的的人道主义思想，发展了传统的"医乃仁术"的医德学说，初步形成了具有中国特色的传统医德思想体系。

（四）中国古代医德思想的完善

宋代名医张杲搜集整理了历代医家典故，汇编成《医说》一书，从医德修养和医德原则方面对孙思邈的医德思想做了补充。

明朝时期，我国传统的医德规范、医德教育、医德理论发展日趋完善。明代著名医家陈实功，在《外科正宗》中对我国古代医学道德思想做了系统总结，归纳出"医家五戒十要"。他从医生的职业素养、学习作风、言行举止、服务态度及同行关系等几个方面，提出了非常具体而实用的医德规范，要求医生戒怠慢、戒越轨、戒贪利、戒失职、戒儿戏。1978年，美国出版的《生命伦理学百科全书》，将"医家五戒十要"篇列为世界古典医药道德文献资料。

明朝另外一位著名医家龚廷贤，在著作《万病回春》中又提出了"医家十要"，对医生的道德要求、知识结构及同行间的相处做了具体规范，而且还开创性地提出了"病家十要"，对患者也提出了道德要求，具有较高的伦理价值和实际意义，进一步丰富发展了医德思想。

清代医学家在继承前人医德学说的基础上，对医德规范又做了丰富和发展。清代名医喻昌在《医门法律》中，打破过去医家用"五戒""十要"等箴言式的说教方法讲述医德原则的传统，转而用临床四诊、八纲辨证论治的法则，作为医门的"法"，以临床治病时易犯的错误作为医门的"律"，两者结合称为"医门法律"。《医门法律》提出了对临床医生的医疗行为进行评价的客观标准，开创了临床医德评价的先河，被后人称为"临床伦理学"，是对传统医德理论的突破，在中国医学道德发展史上具有重要意义。

二、中国古代医德的优良传统

我国古代医学道德在发展过程中汲取了中国传统文化的精髓，在长期的医学实践过程中形成了以"医乃仁术"为核心的优良医德，值得我们永远传承并发扬光大，具体可以概括为如下几个方面。

（一）仁爱救人，普同一等

我国历代医家都把"仁爱救人"作为行医的基本准则，强调医学是"济世活人"的职业。晋代名医杨泉在《物理论·论医》中提出：夫医者，非仁爱之士不可托也。唐代名医孙思邈强调，医者首先应先发大慈恻隐之心，誓愿普救含灵之苦，不计得失，无畏艰险，全力救死扶伤。宋代林逋《省心录·论医》中指出：无恒德者，不可以作医，人命死生之系。这些医家无不强调了仁爱精神的重要性，只有具有仁爱之心才可以从事医疗工作。传统医德的仁爱还体现在对所有患者都应一视同仁上。孙思邈认为，若有疾厄来求救者，不得问其贵贱贫富，长幼妍媸，怨亲善友，华夷愚智，普同一等。龚廷贤指出，医生当存仁义，贫富虽殊，药施无二。只有如此，方可谓苍生大医。古代医家从朴素的医学人道主义出发，认为不管什么人，只要他有病，就应该有权得到治疗，绝不能只事权贵，而看不起贫苦之民，而应一视同仁。

（二）博极医源，精勤不倦

历代医家都把精通医理、掌握高超的医术作为救世济人的一个基本条件，为医者必须刻苦学习，精心专研医术，否则就会贻误人命。孙思邈在《备急千金要方·大医精诚》中指出：学者必须博极医源，精勤不倦，不得道听途说，而言医道已了，深自误哉。古医书《医学集成》指出医之为道，非精不能明其理，非博不能致其约，并应做到无一病不穷究其因，无一方不洞悉其理，无一药不精通其性。要掌握如此精湛的医学技术，绝非一朝一夕之事，必须刻苦钻研，涉猎群书。陈实功在《医家五戒十要》对医生提出的第"一要"就写有：勤读先古明医确论之书，须旦夕手不释卷，一一参明融化机变，印之在心，慧之于目，凡临证时自无差谬矣。

（三）重义轻利，廉洁正直

医学是"活人性命"的技艺，医生当以治病救人为己任，轻名利，重医德，更不能以医术诈取钱财。古代医家深受儒家重义轻利观念的影响，主张怀着救苦救难的心情行医。孙思邈在《备急千金要方·大医精诚》中指出，医人不得恃己所长，专心经略财物，但作救苦之心。张杲认为，医者须绝驰骛利名之心，专博施救援之志。清代名医费伯雄指出，欲救人而学医则可，欲谋利而学医则不可。古代医家不贪钱财，不计报酬，扶贫济困的事例不胜枚举。被誉为"建安三神医"之一的董奉，为患者治病不计报酬，凡病愈来谢者，病轻者嘱其种杏树一棵，病重者嘱其种杏树五棵，年老之时得杏树十万株，并以杏易谷以救贫困，留下"杏林春暖"的美好佳话，至今人们还用"杏林春暖"来赞颂医德高尚的医生。明代潘文元医术高明，行医乐善好施，虽行医 30 年，但仍贫得几乎没有土地。他死后，当地百姓万人空巷为他送葬，以表示哀悼和永远怀念之情。

（四）小心谨慎，尽职尽责

"用药如用兵""用药如用神"，医学是致精致微之事，关系着患者的健康和生命安全。历代医家在医疗实践中都十分重视严谨的工作作风，强调诊治患者必须要尽职尽责，一丝不苟。在患者病情危重时，要不畏困难，勇于承担风险，救人于危险之中；在临诊时，应充分考虑疾病的复杂性，谨慎地选择治疗方案和药物。古代医书《本草类方》中有"夫用药如用刑，误即便隔死生""盖人命一死不可复生，故须如此详谨"的说法。医者必须保持严谨细致的作风，不能粗枝大叶，敷衍塞责，否则将导致患者病情加重甚至死亡。孙思邈指出，一个好的医生应该"省病诊疾，至意深心。详察形候，纤毫勿失。处判针药，无得参差"。

（五）尊重同道，行为端庄

医生是一个职业群体，在对待同行上，应谦虚待人，切忌恃才傲物，甚至诋毁别人。孙思邈在《备急千金要方·大医精诚》指出，不得自逞俊快，邀射名誉，不可訾毁诸医，自矜己德。陈实功在《医家五戒十要》中，倡导医家要互敬互让，尊重同道，凡乡井同道之士，不可生轻侮傲慢之心，切要谦和谨慎。年尊者恭敬之，有学者师事之，骄傲者逊让之，不及者荐拔之。龚廷贤在《万病回春》中的"医家十要"专列"莫嫉妒"一条告诫医生。历代医家还十分重视行业的仪表和言谈举止，要求作为医家必须仪表端庄，谈吐和蔼，举止有度，讲究礼貌。早在《黄帝内经》中就提出，医家不可谬言为道，更名自功，要入国问俗，入家问讳，上堂问礼。后来孙思邈对医家的仪表做了更全面、更详尽的规定：又到病家，纵绮罗满目，勿左右顾眄；丝竹凑耳，无得似有所娱；珍馐迭荐，食如无味；醽醁兼陈，看有若无。

三、国外古代医德思想发展概况

世界有些国家和中国同样具有悠久灿烂的历史文明，在发展过程中形成了独具特色的医疗技术。伴随着各个国家民族医药的发展，融合了国家的历史文化背景、宗教信仰、哲学观念及社会制度等，这些国家的医学道德思想同样源远流长，最具有代表性的国家有古希腊、古罗马、古阿拉伯和古印度。

（一）古希腊医德思想

古希腊是西方文明的发源地，西方医学也从这里开端。希波克拉底（Hippocrates，公元前 460—公元前 377）是西方传统医学最杰出的代表，被西方后世誉为"医学之父"，他提出了"四体液"理论，开创了西方传统医学体系。希波克拉底也确立了医学道德规范体系，是西方医学道德的奠基人。他的著作《希波克拉底文集》中《希波克拉底誓言》《论法规》和《论艺术》三篇文章集中论述了他的医德思想，文中对处理医生和患者之间、医生相互之间的行为准则，对医生的仪表和品质及诊治患者的具体行为都做了详细、系统的规定和阐述。

《希波克拉底誓言》是医学伦理学的经典文献，主要内容：第一，阐明了为患者谋利益的医学宗旨，"我愿尽余之能力与判断力所及，遵守为病家谋利益信条"；第二，强调尊师重教，"凡授我艺者，敬之如父母；作为终身同业伴侣，彼有急需我接济之，视彼儿女，犹我兄弟，如欲受业，当免费并无条件传授之"；第三，强调医生的品行修养，"无论至于何处，遇男遇女，贵人及奴婢，我之唯一目的，为病家谋幸福，并检点吾身，不做各种害人及恶劣行为，尤不做诱奸之事"；第四，强调保守医学秘密，"凡我所见所闻，无论有无业务关系，我认为应守秘密者，我愿保守秘密"。

《希波克拉底誓言》是希波克拉底学派在长期的医学实践中总结出来的道德行为准则，是历史上倡导医学道德最早、最系统、最重要的文献之一，为后来医学道德的发展起了不可磨灭的奠基作用。后来欧洲人学医要按《希波克拉底誓言》进行宣誓，以示忠于医生的职业道德。1948 年，世界医师协会在这个誓词的基础上加以修改，命名为《日内瓦宣言》，并作为国际医德规范。迄今为止，《希波克拉底誓言》还被国外不少医学院作为学生毕业时必须宣读的誓词。

（二）古罗马医德思想

古罗马医学是在继承古希腊医学的基础上发展起来的，关于医德的描述在公元前 4 世纪的《十二铜表法》中就有所体现。古罗马最著名的医学家是盖伦（Galen，129—199），他继承了希波克拉底的体液学说，发展了机体的解剖结构和器官生理概念，创立了医学和生物学的知识体系。盖伦在医德方面也很有建树，他在《最好的医生也是哲学家》一文中提出：作为医生不可能一方面赚钱，一方面从事伟大的艺术——医学；我研究医学，抛弃了娱乐，不求身外之物。他曾指责当时罗马那些把目标放在用医疗技术换取金钱的医生，主张医生应该爱人类，不应该爱金钱、地位、荣誉，要立志献身医学。这些医德思想对西方医学道德的发展起了积极的推动作用。但在古罗马时期，医学受宗教神学的影响很大，盖伦的医德思想也带有浓厚的宗教色彩，后被宗教神学利用，在西方影响了一千多年，一直到中世纪结束。

（三）古印度医德思想

印度是一个历史悠久的文明古国，医学发展得很早，医德思想也很丰富。印度古典医学的主流体系是阿输吠陀医学（也译为阿育吠陀或生命吠陀）。阿输吠陀源于 Ayur（生命）与 Veda（知识）的组合，因此阿输吠陀的基本含义是"生命之学"，其最早的医学文献出现在公元前 4500 年，是全世界有记载的最古老的医学体系。《阿输吠陀》（又译《寿命吠陀》或《生命经》）是印度最古老的医学经典。印度古典医学的成就集中体现在这两部医学著作中：一部是外科书《妙闻集》；另一部是内科书《阇罗迦集》。这是具有世界影响的两部经典医学巨著，中国的中医及希波克拉底的医疗方法，都可见到与阿输吠陀的共通之处。

公元前 5 世纪，印度外科鼻祖妙闻（Susruta）在《妙闻集》中谈到了医德思想，具体可以归纳：第一，从医疗工作的总体上对医生提出了"四德"要求，即医生要有正确的知识，广博的经验，聪敏的知觉和对患者的同情，这是对医生的四德要求；第二，在医患关系上强调，医生有一切必要的知识，要洁身自持，使患者信赖，并尽一切力量为患者服务甚至牺牲自己的生命也在所不惜；第三，强调医生要有一个好的仪表、习惯和作风；第四，强调医生要全面掌握医学知识和医学技术，只通晓手术技巧而忽略医学知识的医生，不值得尊敬，因为它危害生命；第五，在外科治疗中，他特别强调医生和助手的密切配合；第六，对军医专门提出了要求，凡遇君王征战的时候，应该有医师随行，强调军医的职责和任务。

公元前 1 世纪的印度内科鼻祖阇罗迦（Charaka），极力反对医学商业化，极端鄙视那些医学知识贫乏，只图钱财的医生，提出了为人类谋幸福的行医目的和一系列医德标准。他在医学著作《阇罗迦集》中写道：医师治病既不为己，亦不为任何利欲，纯为谋人类幸福，所以医业高于一切。《阇罗迦集》中还提出了一系列的医德准则，要求一个医生在开始接受行医培养的时候就要学习这些准则。他在《起始誓言》中指出：在白天和夜晚，无论你给谁看病，你应全身心地为病人的利益而努力，不应因自己的生活或生命的缘故而舍弃或伤害你的病人。古代印度的医德思想，表现了高尚的医学人道主义精神，对后来印度及阿拉伯地区的医德发展产生了很大的影响。

（四）阿拉伯医德思想

阿拉伯医学产生和发展于公元 6～13 世纪，主要继承了西方古希腊以来的医学，同时吸收了中国、波斯和印度的医学，是世界医学发展史上的一个重要阶段。阿拉伯医德思想主要体现在充满宗教色彩的《迈蒙尼提斯祷文》中，迈蒙尼提斯（Maimonides，1135—1204）是犹太医生，也是神学家和哲学家，他所著的《迈蒙尼提斯祷文》是医德史上的重要医学道德文献，可与《希波克拉底誓言》相媲美。祷文中列出了一系列医德规范："启我爱医术，复爱世间人""愿绝名利心，尽力为病人""无分爱与憎，不问富与贫""凡诸疾病者，一视如同仁"。祷文的主要思想是，为了人类生命与健康，医生要时刻有医德之心，不应为贪欲、虚荣、名利所干扰，而忘却为人类谋幸福的崇高目标。

第二节　近现代医学伦理学的产生和发展

一、中国近现代医学伦理学的产生和发展

（一）中国近代医学伦理学的产生和发展

1840 年鸦片战争后，中国封闭的国门被打开，中国步入近代社会，中国的传统医学也进入了一个大变革的时代。由于中国长期闭关锁国，无论是社会制度、经济、文化方面，还是科学技术方面都已远远落后于西方。随着国门的被迫打开，包括医学在内的西方先进的科学技术大规模地传入中国，对中国的传统医学产生了巨大影响。

近代西方医学在中国广泛传播，给中国医学带来了根本性的改变。一方面，介绍西方医学的书籍、刊物在中国广为流传；另一方面，西医医院遍布中国。据不完全统计，从 1569 年澳门建立第一所教会医院开始到 1937 年，中国教会医院有 300 多所、病床 21 000 多张、诊所 600 多个。中国近代医学伦理学思想就是在这样的反对帝国主义、反对封建主义的背景下形成的，具有强烈的爱国主义和革命人道主义的时代特色。在探索救国救民道路的过程中，许多具有爱国主义和民族主义思想的医务工作者为近代中国医学伦理思想的发展做出了杰出贡献。

辛亥革命后，西方医学和医学伦理学在我国产生的影响越来越大，激起我国医学界提出了"如何对待中西医学"即"中国医学如何发展"这样一个十分严肃的问题。当时主要有三派主张：一派主张全盘西化；一派主张完全尊古；一派主张中西汇通。这场争论，可以说既是医学观之争，又是医德观之争，也是场维护传统医德和发展传统医德的斗争。在这三派中，中西汇通派看到了中西医各自的长处，主张中西医相互学习，共同促进祖国医学的发展。最终，我国逐步形成了中医、西医、中西结合并存，共同造福人类健康的新局面，中国近代医德思想也步入新阶段。1926 年，《中国医学》刊载了中华医学会制定的《医学伦理学法典》，表明中国近代医学伦理学开始与国际接轨。

1933 年，我国知名医学教育家和医学伦理学奠基人宋国宾（1893—1956），鉴于当时世风日下，医德不兴，同道之争论，医病之纠纷，日充而不休的状况，深感盖为名医易，为良医难，为使医者自尊其业，撰写出版了我国第一部医学伦理学专著《医业伦理学》。该书继承了中国传统的医德思想，他在书中以"仁""义"这一传统道德观念为基础，同时吸收了西方医学伦理特色，对"医师之人格""医生与患者""医生与同道""医生与社会"的"规己之规"作了精辟的论述，强调医生必须加强医德修养，良医当勤其所学，忠其所事。《医业伦理学》由国光印书局出版后，受到社会各界特别是医务界的一致好评，被称赞为"医界之座右铭""改良社会之要书"。《医业伦理学》是我国第一部现代的医学伦理学著作，该书的出版标志着中国已由传统医德学进入现代医学伦理学发展阶段。

新民主主义革命时期，在中国共产党的领导下，红色根据地的医疗领域创建了人民医疗卫生事业，形成了亲如手足的同志式医患关系、平等合作的医护关系及医院与群众之间的鱼水关系。我国医学伦理学的发展跨入了一个崭新的历史阶段。

1931 年，毛泽东为中国工农红军军医学校（1932 年更名为中国工农红军卫生学校）制定了"培养政治坚定、技术优良的红色医生"的医学教育方针。1932 年，朱德在《怎样做一个红色医生》的报告中明确提出：红色医生必须要具有坚定的政治立场，对人民、对病员要满怀阶级感情；要有艰苦奋斗，舍己为人，救死扶伤的工作精神，同时还必须具备科学的知识和精湛的医疗技术。1939 年，毛泽东在发表的《纪念白求恩》一文中倡导"毫不利己、专门利人""对工作的极端的负责任""对同志对人民的极端的热忱"的白求恩精神。1941 年，毛泽东为由中国工农红军卫生学校更名创建的中国医科大学题词："救死扶伤，实行革命人道主义。"在这些思想指导下，生活在红色根据地的医务人员和患者共同参与到医疗活动中，建立了平等的同志式的新型医患关系。

新民主主义时期的医学道德，是在土地革命、抗日战争和解放战争的峥嵘岁月中建立和发展起来的，一方面继承了我国古代医学家的优良传统；另一方面，在长期抢救伤病员的战争中，又形成了"救死扶伤，实行革命的人道主义""一切为了救治伤病员，一切为了战争的胜利"，英勇顽强、不怕牺牲的具有战时特色的医学道德。这是一种崭新的、不同于以往的医学道德，是社会主义医学道德的雏形。

（二）中国现代医学伦理学的产生和发展

新中国成立以后，我国建立了以生产资料公有制为基础的生产关系，大力弘扬社会主义道德价值观。在继承传统优秀医德的基础上，我国逐渐形成了具有中国特色的社会主义医德观。

1949 年，第一届中国人民政治协商会议通过了《中国人民政治协商会议共同纲领》，其中第 48 条明确提出：提倡国民体育，推广医药卫生事业，并注意保护母亲、婴儿和儿童的健康。我国政府把人民的身体健康列为建国纲领中的一项重要任务。1950 年，第一届全国卫生会议在北京召开，会议确定了"面向工农兵、预防为主、团结中西医"的卫生工作方针。在 1952 年第二届全国卫生工作会议上增加了"卫生工作和群众运动相结合的原则"，从而构成了新中国卫生工作的四大基本原则。从 1950 年起，在中国共产党领导下，人民政府广泛开展了爱国卫生运动，改革医疗卫生体制，在控制传染病，如霍乱、鼠疫、性病、血吸虫病等方面，以及常见病、多发病、地方病的普查普治方面都取得了非常可喜的成绩，医疗卫生事业得到蓬勃发展。

1965 年，毛泽东进一步提出"将医疗卫生工作的重点放到农村去"的号召，农村医疗卫生队伍迅速扩大，涌现出数以百万计的被称为"赤脚医生"的亦农亦医的医疗卫生保健人员。这支遍布城乡的群众性卫生队伍，活跃在基层，实施现场初级救护，普及卫生保健知识，有力地保障和促进了广大人民群众的身体健康。在这期间，产生了农村医疗合作制度，这是世界首创。

新中国成立后的医疗卫生工作，在很短的时间内，从根本上改变了之前的贫穷落后的卫生面貌，较好地体现了公平、公正、公益的卫生政策伦理基本思想，得到国内外的高度评价。联合国妇女儿童基金会在 1980～1981 年的年报中指出，中国的"赤脚医生"制度在落后的农村地区提供了初级护理，为不发达国家提高医疗卫生水平提供了样本。世界银行和世界卫生组织把我国农村的合作医疗称为"发展中国家解决卫生经费的唯一典范"。

党的十一届三中全会以后，党和政府十分重视社会主义精神文明建设，在医疗领域加强了医学道德理论、医学道德规范建设，强调医学道德实践的研究，并积极开展与国外同行的学术交流。中国医学道德的研究向科学化、系统化、理论化发展，医学伦理学逐渐成为一门较为完整的学科。1981年6月，第一次全国医学伦理道德学术讨论会在上海召开，会上提出了我国的医德原则是：全心全意为人民服务，救死扶伤，防病治病，实行革命的人道主义。同年，卫生部颁发了《医院工作人员守则和医德规范》，对医务人员的工作提出了明确的规范要求。1983年，我国新中国成立后的第一部医学伦理学类著作《医德学概论》出版，这是我国医学伦理学发展的新起点。

20世纪80年代中期，在卫生行政部门的重视下，各地成立了医学伦理学学会，医学伦理学学科被国家教委列为医学院校的必修课程，医德教育更加系统、完善。1988年，卫生部颁布了《医务人员医德规范及其实施办法》，明确了医疗卫生服务的道德要求和标准，内容可概括：救死扶伤，人道待人；尊重病人，一视同仁；文明礼貌，关心体贴；谨言慎行，保守医密；互学互尊，奋发进取；廉洁奉公，遵纪守法。同年，《中国医学伦理学》杂志在西安医科大学创刊，这是我国第一本医学伦理学研究专刊，随后许多省市也成立了医学伦理学学会。

1992年，在党的十四大，我国决定建立社会主义市场经济体制。在市场经济的巨大浪潮冲击下，医学伦理学领域也受到很大影响，这反而使得医学伦理学理论研究更加活跃。广大医务工作者积极探讨在市场经济下，人道主义与功利主义相统一的问题，努力使传统的"患者利益模式"向社会的、公益的、保障利益的"综合利益模式"转化，构建义利统一的义利观和社会公益观，正确处理市场经济与医疗服务的关系。

为了加强医师队伍建设，提高医师的职业道德和业务素质，保障医师的合法权益，保护人民的健康。1998年6月，由中华人民共和国第九届全国人民代表大会常务委员会第三次会议修订通过了《中华人民共和国执业医师法》，规定了国家实行医师资格考试制度和实行医师执业注册制度，其中明确规定：医师不得利用职务之便，索取、非法收受患者财物或牟取其他不正当利益。《中华人民共和国执业医师法》要求医师在执业活动中履行遵守法律、法规，遵守技术操作规范；关心、爱护、尊重患者，保护患者的隐私；努力钻研业务，更新知识，提高专业水平；宣传卫生保健知识，对患者进行健康教育等义务。执业医师法的实施，标志着我国卫生事业开始步入法制化轨道，有利于从法律上保证我国医药卫生事业沿着健康方向发展，同时也为医学伦理学教育、实践、研究提供了重要的法律保障。

2011年6月，中国医师协会公布了《中国医师宣言》，郑重承诺6条医学守则：平等仁爱、患者至上、真诚守信、精进审慎、廉洁公正、终生学习。这些医学伦理规范的制定，提高了医务人员的道德水平，推动了医学伦理学的发展。现在医学伦理学研究越来越多地深入到医疗保健、卫生政策的制定、医学研究、生命科学、环境保护、动物保护等更广泛的领域，尤其是随着高新医学技术的发展和应用，价值论、公益论、人道论、义务论的冲突融合，人工辅助生殖、器官移植、行为控制及卫生资源的合理分配等人类普遍关注的敏感伦理问题的层出不穷，医学伦理学逐渐发展到生命伦理学的新阶段。

2016年8月，中国召开了全国卫生与健康大会，印发了《"健康中国2030"规划纲要》，对推进健康中国建设做出了系统部署。习近平总书记指出，没有全民健康就没有全面小康，要把人民健康放在优先发展战略地位，坚持中国特色卫生与健康发展道路，努力全方位全周期保障人民健康。长期以来，我国制定了正确的卫生与健康工作方针，以保障人民健康为中心，以"促健康、转模式、强基层、重保障"为着力点，注重预防为主和健康促进，实现发展方式由以治病为中心向以健康为中心转变。我国卫生与健康事业取得长足发展，显著提高了人民群众健康水平，居民主要健康指标总体上优于中高收入国家水平。到2020年，我国将建成覆盖城乡居民的基本医疗卫生制度，实现人人享有基本医疗卫生服务的健康中国。

二、西方近现代医学伦理学的产生和发展

文艺复兴运动推动了西方文化思想领域的繁荣，为资本主义社会的产生奠定了思想文化基础。新航路的开辟进一步发展了经济，瓦解了封建社会形态。资本主义社会的到来和自然科学的兴起，引发西方社会发生了巨变，也导致了医学形态的改变和医学道德的发展。西方近代医学伦理学发端于文艺复兴。

（一）西方近代医学伦理学的发展

中世纪的欧洲，宗教神学在社会中处于统治地位，医学和医德发展迟缓。14～16世纪，欧洲发生了文艺复兴运动，代表新兴资产阶级利益的思想家提出了人道主义的口号，倡导以人文主义为中心的新思想，赞颂人的智慧和才能，提倡人性、个性解放和个性自由，肯定人是现实生活的创造者。文艺复兴运动打破了宗教神学对人们的思想束缚，培育了自由研究的精神，引导人们去观察和研究自然和现实社会，为近代自然科学的产生特别是为医学摆脱宗教的束缚，创造了良好的思想文化条件。

随着文艺复兴运动的兴起，近代实验科学得到迅速发展，医学也逐渐开始了从传统医学向实验医学的转变。近代医学科学的发展推动了医疗卫生事业的社会化，像医院这种专门的医疗机构开始陆续出现，医疗活动的形式也从个人行医发展到以集体行医为主，医学道德由对医生个人规范发展到对集体行医中的道德要求，为近代医学伦理学的产生创造了物质条件。

18世纪，德国著名医学家胡佛兰德（Hufeland，1762—1836）发表了《医德十二箴》，提出了救死扶伤、治病救人的具有人道主义思想的医德要求，医生活着不是为自己，而是为了别人，这是职业的性质所决定的。不要追求名誉和个人利益，而要用忘我的工作来救活别人，救死扶伤，治病救人，不应怀有别的个人目的。书中对于医生从医的目的、如何处理医患关系及与同仁的关系，提出了更为明确的具体要求，系统地论述了医务人员应遵循的医德准则，即使患者病入膏肓而无药救治时，你还应该维持他的生命，尽你的义务解除其当时的痛苦。《医德十二箴》是对希波克拉底誓言的发展，它使医德规范更加条理化。

医学伦理学作为一门独立的学科，首先诞生于18世纪的英国。1772年，英国学者约翰·格里高利（Jahn Gregory，1724—1773）出版了《关于医生的职责和资格的演讲》，指出过于烦琐的成规可能导致浮夸和不真诚，对于医生的美德是有害的，医生的仁慈应来自其道德感。当然，成规仍然是有意义的，但它仅适合于指导绅士的行为，而不适合于医生，医生应该有他们特殊职业的伦理学。他强调应将对医生的道德判断建立在道德哲学的基础上。把道德情感论应用于医学伦理学，不仅为近代医学伦理学提供了道德哲学的基础，而且还提出了一个至今仍充满活力的观点，即在疾病的治疗过程中，医生理解患者的情感与医学科学的作用同样重要。因此，格里高利被认为是近代西方医学伦理学的奠基人，是现

代生命伦理学的先驱。

1791 年，英国医学家托马斯·帕茨瓦尔（Thomas Percival，1740—1804）为曼彻斯特医院起草了《医院及医务人员行动守则》。1803 年，在对该守则修订的基础上出版了世界上第一部《医学伦理学》专著，标志着医学伦理学学科的正式诞生。帕茨瓦尔的医德理论继承了格里高利的道德情感论，但更侧重于实际操作，更适合当时医学发展的需要，从而对西方医学伦理学的发展影响了一百多年。到了 1847 年，美国成立了医学会，制定颁布了《医德守则》，其主要内容来源于《医学伦理学》，具体包括：医生对患者的责任和患者对医生的义务；医生对医生及同行的责任，医务界对公众的责任；公众对医务界的义务等。1864 年，在日内瓦成立了万国红十字会，并于 1884 年订立了《万国红十字会公约》。

文艺复兴之后，西方医学道德发展迅速，一方面突出表现在医学人道主义影响的扩大，从尊重人的生命权利出发，以人道反对神道，冲破了封建神学的束缚；另一方面，还表现在医学道德的规范化、系统化上。传统医德往往只是零散的体现分布在医家的言行及著述中，大都只是对医德某一方面的规范要求，不成体系；近代医德是建立在对医疗实践活动和对古代医德总结的基础上，用医德法典、规范的形式固定下来，形成了较为完整的理论体系。

（二）西方现代医学伦理学的发展

第二次世界大战后，国外医学伦理学的发展进入现代阶段。第二次世界大战期间，纳粹医生不顾医务人员最基本的职业道德，犯下了滔天罪行，传统的人道主义医学伦理原则受到法西斯主义的粗暴践踏，其反人类的罪行震惊世界。随着战后人们对法西斯医学暴行的反思，医学技术的飞速发展，医学模式向生物-心理-社会医学模式的转变，医学道德在人类社会发展中的重要作用日益彰显，新的医德规范和法律文献相继推出，医学伦理学的发展也呈现出新的特点。

1. 世界性医学伦理学组织相继成立，形成了系统化的医德规范 第二次世界大战以后，西方国家加强了医学伦理学的研究，针对医学伦理问题，制定了相应的医学伦理规范。1946 年，在德国对纳粹医生进行审判的基础上，制定发表了著名的《纽伦堡法典》，为医学人体实验制定了国际基本原则；1947 年，在巴黎成立了世界医学会，作为代表医生的国际组织；1948 年，世界医学会制定了关于医学伦理学的《日内瓦宣言》，作为全世界医务人员共同遵守的行为准则；1949 年，世界医学会在伦敦通过《世界医学会国际医德守则》，进一步明确了医生的一般守则、医生对患者的职责、医生对医生的职责；1953 年，国际护士会议制定了《护士伦理学国际法》；1964 年，第 18 届世界医学大会通过《赫尔辛基宣言》，制定了指导人体实验研究的重要原则，强调人体实验必须知情同意；1968 年，世界医学会又制定了《悉尼宣言》，对人死亡的概念、死亡的诊断、死亡的确定和器官移植的道德要求作了原则性的规定；1975 年，第 29 届世界医学大会通过了《东京宣言》，规定了"关于对拘留犯和囚犯在给予折磨、虐待、非人道对待惩罚时医生的行为准则"；1977 年，第 6 届世界精神病学大会上通过了《夏威夷宣言》，提出了"精神病医生道德原则"；1981 年，世界医学大会通过了《里斯体病人权利宣言》，在世界范围内明确了患者的基本权利；2000 年，世界生命伦理学大会主张科技必须考虑公共利益，提出人类共享生命科学技术成果，每个人都有获得最佳医疗保健的权利，并对人类基因组研究，辅助生殖技术的应用，临终关怀，遗传食品的生产等做出了规定。这些文件从不同的方面对医务人员提出了明确的国际性医学道德原则，使医学伦理学文件和文献进一步体系化，医学伦理学又有了新的发展。

2. 世界各国加强了医学伦理学教育，医学伦理学研究进一步深化　各个国家特别是发达国家十分重视医学伦理道德的教育，经常有计划、有组织地对医学生、医务人员进行医学伦理学教育。美国、英国、日本、加拿大等国的医学院校普遍开设了医学伦理学课程。美国的一些医学院把医学伦理学课程由选修课改为必修课。为了提高医德思想教育质量，有些国家很重视师资培训，如英国医学伦理学研究会与医学院的人文科学系，为医学和护理学教师举办医学伦理学讲习班，帮助教师从多方面提高对医学伦理学的认识和思考。许多国家还十分重视对医学伦理学的研究。20世纪以来，医学伦理学研究范围不断扩展和深化，运用了多学科的理论和方法，建立了现代医学伦理学的研究方式，产生了以生命伦理学为中心的现代医学伦理学，并不断开拓新的研究领域，产生了生态伦理、健康伦理、社会医学伦理、卫生经济伦理、卫生事业管理伦理等新的研究领域。

3. 医德的核心理论由义务论向公益论转化，医德的发展对法律依赖性增强　20世纪下半叶以来，随着医学科学技术的迅猛发展，在医疗实践中出现了新的伦理问题。在传统医学伦理中，医德的核心思想是义务论，要求把患者的利益放在第一位，只注重个人的生命价值，往往不考虑社会价值、社会责任和社会后果。面对医学发展带来的新的伦理学难题，要求医务人员，不仅要对患者负责，还要对社会负责。在治疗疾病的同时，要考虑到昂贵的费用对社会经济带来的沉重负担，要使有限的卫生资源得到最合理的分配。为适应社会发展需要，医学道德理论研究的中心发生了改变，由传统的义务论向公益论转化。医德的发展和实践是涉及人们普遍利益的系统工程，医德思想的原则越来越需要用法律的形式加以体现和推行，世界上很多国家制定了医德法规和法律文件。例如，1962年日本最高法院制定了《安乐死条件》；1970年苏联颁布了《苏联和各加盟共和国卫生立法纲要》；1973年美国医院联合提出《病人权益法案》等。为了有效解决医学发展带来的诸多医德难题，越来越多的国家正在加快本国的医学法规建设。

第三节　生命伦理学的兴起和发展

现代医学科学和生物技术的迅猛发展和广泛应用，出现了卫生资源短缺、死亡定义和标准、胚胎干细胞研究、人工辅助生殖等复杂的伦理问题，以人道论和义务论作为理论基础的传统医学伦理学已很难应对新局面，在这种背景下生命伦理学应运而生。生命伦理学是运用伦理学的理论和方法，对生命科学、生物技术及医疗保健等方面的伦理问题进行系统研究，主要以功利论、人权论及公益论等作为理论基础，是对传统医学伦理学的继承和发展。

一、生命伦理学的诞生背景

20世纪下半叶以来，生物医学技术发展十分迅速，高新医学技术得到广泛应用，这不仅开启了医学临床实践的新阶段，也带来了复杂尖锐的伦理问题。例如，克隆人、胚胎干细胞、人工授精、器官移植、基因医学、人类基因组计划、变性手术、严重遗传性残疾、新生儿处置、安乐死及卫生资源分配等领域的伦理问题。随着生物医学工程的进一步发展，人们不但能更有效地诊断、治疗和预防疾病，而且还具备了操纵基因、精子或卵子、受精卵、胚胎，操纵人脑，乃至控制人的发育、行为和情绪等的能力，这也引发了人们对新的科学技术是否会被滥用问题的担忧。

传统医学伦理主张，人的生命是神圣不可侵犯的，具有至高无上的道德价值，强调任何情况下都要尊重、重视人的生命，保存人的生命。随着高技术生命支撑疗法的发展应用，提升了人类对抗病痛和死亡的生存能力，同时也使人类获得更大的自由去维持和控制自己的生命与终结。美国学者恩格尔哈特（H. T. Engelhardt, 1941—2018）早就指出，当代医学的惠泽和挑战影响着所有的人群和国家。通过医学和技术的进步，人们可以推迟死亡、避免痛苦和减轻残疾，没有一个国家未受到这种诱惑的影响。但高技术在延续人的生命的同时，生命质量的低水平存活成为客观的现实问题。这引发了关于"死亡标准"和"死亡权利"的讨论。1968 年，美国哈佛大学医学院首先提出了脑死亡的标准，引起医学界、法学界、伦理学界的普遍重视。后来，美国神经病研究所、英联邦皇家学院，以及北欧、日本、中国等又提出了不同的脑死亡标准。

在生物医学技术的研发过程中也引发了新的伦理问题，特别是临床医学人体实验中受试者的权益如何保护等问题冲击了人们的传统道德观。20 世纪 50 年代，美国成立国立卫生研究院支持临床科研，把科研引进医学教育和对患者的照顾，实验受试者数量范围扩大，涵盖了患者和健康的志愿者。1965 年，纽约 Willowbrook 州立医院发生了把肝炎疫苗注射到弱智儿童身上进行研究的事件。1966 年，犹太天主教慢性病医院，在未经患者同意的情况下，把活的癌细胞注射到老年人身上，还有发生在美国的针对黑色人种人群的欺骗性人体试验、塔斯基吉研究所所谓"针对非洲救援"的梅毒试验。这些都引发了人们对人体实验和患者权利的关注。特别是 20 世纪 60 年代从美国兴起的对低劣食物抗议的消费者权益活动，开始频繁地影响到医疗行业，患者权利问题成为公民权利运动中一个备受关注的领域。20 世纪 70 年代美国的"患者权利运动"成为更大的民事权利的一部分，最终促成美国医院联合会通过了《病人权利法案》，患者的"医疗、护理、康复、转院、知情、同意、资料、保密、试验、查账"的十大权利得到保证。

生命伦理学的兴起还与特定的社会经济文化背景息息相关。20 世纪 60、70 年代是美国历史上重要的文化和社会变革时期，以人权为核心的各种社会文化运动和伦理思潮风起云涌，公民权利运动接连不断。在这样的社会文化背景下，人们从只注重对道德术语、概念的意义和用法，道德判断的基本性质和功能等进行批判和分析的元伦理学转向规范伦理学和应用伦理学，道德哲学家重新回归现实生活，开始对现实的伦理命题进行研究和分析，生命伦理学由此获得了发展的内在动力。再加上社会经济的发展，人们对卫生保健的需求提出了更高的要求，不但要良好的身体素质，还要有良好的心理状态、社会活动能力和较高的生活质量。越来越多的人开始对自己的生存状态反思和审视，把医学作为人的文化哲学看待并加以研究成为社会发展的必然趋势。作为人们观察、处理疾病健康的基本思维方法和行为方式的医学模式也随之发生改变，由原来的生物医学模式转向生物-心理-社会医学模式。新的医学模式更加强调关心患者、关注社会、注重技术与服务的共同提高。人类保护健康和防治疾病，不只是个人的活动，而成为整个社会性活动。

正是 20 世纪下半叶以来，随着社会科学文化的发展，在美国发生的患者权利运动、医疗卫生资源分配、死亡标准的界定及新生命科学技术的广泛应用等带来的诸多新的伦理难题，已经很难用传统医学伦理学中的义务论、美德论、人道论加以研究，在这样的历史背景下，以功利论、人权论及社会公益论等作为理论基础的生命伦理学应运而生。1969年，美国成立社会伦理学和生命科学研究所；1971年，美国学者波特在著作《生命伦理学：通向未来的桥梁》中，首先使用了"生命伦理学"一词；1991年，美国医学伦理学家罗斯曼的《床边的陌生人》一书的问世，标志着这门学科走向成熟。1980年前后，生命伦理学开始传入中国；1987年，中国社会科学院教授邱仁宗出版的《生命伦理学》，首次全面系统地向国人介绍了生命伦理学，对我国生命伦理学研究发挥了积极的推动作用，中国现代医学伦理学研究步入一个新阶段。在日本、美国和欧洲一些发达国家，生命伦理学早已成为医学院校和生命科学院系的必修课程，并设立了硕士学位点、博士学位点和专门的研究机构，更重要的是生命伦理学研究已体制化，像美国、法国等都成立了国家生命伦理委员会。现在已经成立了一些国际性的生命伦理学研究机构，联合国方面组织成立了国际生命（生物）伦理学委员会。为了统一有关生命伦理学方面的政策，相关国际组织先后召开了多次会议，拟定了宣言和公约。生命伦理学作为一门新兴的交叉学科，正逐步发展成为具有重要理论意义和社会现实意义的全球性学科。

二、生命伦理学的研究内容

（一）生命伦理学的含义

生命伦理学是对传统医学伦理学的继承与发展，属于一门文理渗透、各学科交融的边缘学科，研究内容与生物学、医学、伦理学、法学、社会学、政治学、经济学和文学艺术等学科密切相关，涉及医学科学、生物技术等对于生命应用时所遇到的各种伦理问题。它不仅存在于科研、临床及医药领域，还存在于医疗卫生决策领域，集中体现为生命控制、死亡控制、行为控制、人体实验及医疗卫生资源分配等方面。

1971年，美国学者波特在著作《生命伦理学：通向未来的桥梁》中使用"生命伦理学"一词时，目的在于建立一门把生物学知识和人类价值体系知识结合起来的科学，架起自然科学和人文科学之间的桥梁，帮助人类更好的生存，维持并促进世界文明。正如波特在书中指出，生命伦理学是利用生命科学改善人们生命质量的事业，同时有助于我们确定目标，更好地理解人和世界的本质，因此它是生存科学，有助于人们对幸福和创造性的生命开出处方。

美国肯尼迪伦理学研究所编著的《生命伦理学百科全书》中，把生命伦理学定义为：对生命科学和卫生保健领域中的人类行为的系统研究，用道德价值和原则检验此范围内人的行为。随着生命伦理学的进一步发展，生命伦理学必定会呈现出新的特点，到时又可以对生命伦理学做出新的界定，因此作为发展迅速的新兴学科，生命伦理学很难形成共同认可的定义。

通常情况下，生命伦理学是指对生命诸问题的道德哲学诠释，是对人类生存过程中生命科学技术和卫生保健政策以及医疗活动中医德现象的伦理学研究，是有关人类和其他生命体生存状态和生命终极问题的交叉学科。生命伦理学包括理论生命伦理学和应用生命伦理学两部分，理论生命伦理学包括元生命伦理学（或生命伦理学理论）和文化生命伦理学；应用生命伦理学包括医务伦理学、生命与死亡伦理学、卫生经济与医疗保健政策伦理学、环境与生态伦理学四个分支。生命伦理学属于开放的研究体系，随着自然科学、人文科学及临床医学技术的发展，它的内容体系会进一步丰富和发展。

（二）生命伦理学的研究范围

生命伦理学是在应对现代医学和生命科学的发展给人类带来诸多伦理难题时逐渐发展形成的，其和现代医学伦理学相比有着独特的专业特性和更为广泛的研究内容。生命伦理学的研究范围不仅包括生物科学研究中的伦理问题，还包括环境伦理问题，也包括性、生殖、遗传、人口中的伦理问题以及各种与卫生事业相关的社会政治道德问题，如贫困、失业、歧视、暴力与迫害、犯罪与战争等对人类健康的影响等。涉及该学科的人员除医生、护士、生命科学工作者、患者、受试人员外，还有政策专家、管理人员和政府官员。生命伦理学的学术领域涉及哲学、道德神学、法学、经济学、心理学，人类学、社会学和历史学等。

就目前各国的现实研究状况而言，生命伦理学研究领域可以分为两大层面：其一为学术理论层面，研究生命伦理学学科的学术思想基础和理论框架以及论证的方式和方法；其二为实践、规范和政策层面，研究医学实践、人体实验以及所有与生命相关的伦理政策和道德规范，是生命伦理学应用研究的集中体现。

生命伦理学的研究主题处于变化之中，研究范围也在不断扩展。人类社会进入 21 世纪后，随着社会经济的发展，人们更加重视生命健康，因此健康与健康伦理不仅是医学伦理学研究的重要课题，还是全人类生存与发展的首要问题。世界卫生组织总干事布伦特兰认为：21 世纪是改革所有年龄人口生命质量的世纪，人的生命质量核心是身体健康，不仅是个人，而且要面向全体人群。这标志着医学伦理学已步入生命与健康伦理学的崭新阶段。国外也有学者把这一阶段称为"人口保健的生命伦理学"，它容纳了所有传统医学伦理学的研究内容，借用生物学、人类学、管理学等诸多学科理论与方法，对卫生保健、高新生命技术应用等多个领域的伦理难题展开研究，目标主要集中在为什么及如何解决人类平等享有医疗保健的权利上。

通过以上分析不难发现，生命伦理学的研究内容非常广泛，关注领域极为宽阔，整个体系始终处于开放态势，研究者采取的研究视角不同，研究范围划分也有所不同。目前国内有学者把生命伦理学的研究范围具体划分为五大领域。

1. 理论层面 探究生命伦理学的理论基础。例如，功利论和义务论在解决医学伦理问题中的优缺点，德性论、判例法和关怀论的地位如何，伦理原则和伦理经验各起什么样的作用等。

2. 临床层面 探究在治疗和护理患者时应采取的合乎道德的决策，医务人员每天都会面临各种医学伦理问题。例如，辅助生殖、避孕流产、器官移植、产前诊断、临终关怀等。

3. 研究层面 探究如何在人体研究中保护受试者和保护患者的决策。例如，在从事流行病学调查、临床药理试验、基因普查和分析、干预试验以及其他人体试验研究时，都会面临如何尊重和保护受试者及其亲属和相关群体的问题。

4. 政策层面 探究在解决上述范围的问题时应当制定的政策、条例、法规和法律。例如，医疗卫生改革、高新技术在生物医学中如何应用和管理，都会涉及政策、管理、法律等问题。

5. 文化层面 探究生命伦理学与历史、思想、文化和社会情境的联系。例如，是否存在普遍伦理学或全球生命伦理学，伦理学普遍主义或绝对主义及伦理学相对主义是否成立等。

三、生命伦理学的主要问题

（一）基本理论问题

生命伦理学的基本问题就是围绕人类的生死和健康而引发的生命神圣论与生命质量论和生命价值论的关系以及人道主义与功利论的关系。在对待基本问题的处理上，传统的医德观念和生命伦理学理论存在着不同价值观的冲突。在传统的医德观中生命神圣论认为人的生命具有最高道德价值，生命是神圣不可侵犯、至高无上的，只有无条件地保护生命才是道德的；而生命质量论和生命价值论认为，要根据人的自然素质的优劣及对他人和社会的效用如何采取不同的方式对待生命，抢救维持生命不是无条件的，要把生命的尊严和神圣性与生命的价值和生命的质量结合起来。传统医学伦理学思想的立足点是义务，医生对患者的绝对义务是整个伦理学的基本信条。医务人员与患者之间只有义务的关系，医务人员的高尚道德全部体现在对患者的尽职尽责上，而功利论认为应根据行为是否有利于实现最大多数人的最大幸福确定道德规范，要求医生不仅对患者负责，还要对整个社会乃至全人类负责。生命伦理学的实践就是把义务论、价值论、公益论统一起来，并使之符合不同的国情和文化背景及大多数人的心理承受能力的基础上，规范人们的行为，提升全人类的生活质量。

（二）基本应用问题

生命伦理学从 20 世纪在美国诞生后，一直在不断争论中发展。由于现代医学科学和生物技术的突飞猛进，以及文化差异和利益冲突，生命伦理学从兴起至今，差不多每个问题都伴随着激烈的争论。这些问题不仅存在于科研、临床及医药领域，而且存于卫生决策领域。正是这些需要解决尚未解决的极具争议性的问题的存在，吸引着越来越多的人的关注，使得生命伦理学成为世界上发展最为迅速、最有生命力的新兴学科，当前生命伦理学研究领域的热点问题大致可以归纳如下：

1. 克隆人问题 2018 年 1 月，体细胞克隆猴"中中"和"华华"登上学术期刊《细胞》封面，再次引发了关于克隆人的争论。因为高等哺乳动物的克隆成功，意味着人的克隆已从"不可能"变为"可能"。其实"克隆"这个词源自希腊文 clone，原意是"枝条"，指植物用扦插的方式做无性繁殖，泛指无性繁殖技术。自从 1996 年，英国科学家用一个成年羊的体细胞克隆出了多莉羊，西方国家就有少数科学家声称要用克隆技术克隆人，自此引发了国际社会上很多科学家的一致反对。2005 年 3 月，第 59 届联合国大会通过投票表决批准了《联合国关于人类克隆宣言》，呼吁成员国禁止一切形式的人类克隆，包括为研究胚胎干细胞而进行的治疗性克隆。尽管这份宣言不具有法律约束力，但是宣言传达的信息是明确的：克隆人的做法违反人类尊严和保护人的生命原则，克隆人是不人道的，也不符合伦理。显然，这场论争不会因为联合国并无约束力的一纸宣言而结束。也有人支持生殖性克隆，他们认为克隆人有助于深入认识人的生老病死，特别是对于那些无法生育和痛失亲人的人更是福音，况且伦理道德不应该也不能阻碍科学技术的发展。

2. 胚胎干细胞研究 胚胎干细胞是一种具有持久或终身具有更新能力的细胞，它能够发育成几乎所有人类的各种组织或器官，在医学上具有非常重要的研究价值与应用前景。1998 年 10 月，美国《科学》杂志发表了两项胚胎干细胞研究的突破性成果：一项是威斯康星大学汤姆森教授建立的人胚胎干细胞系；另一项是约翰霍普金斯大学的吉尔哈特教授建立的多能干细胞系。这两项成果被评为 1998 年十大科技进展之首，并迅速兴起了胚胎干细胞研究的热潮。但是胚胎干细胞研究在美国一直是一个颇具争议的领域，支持者认为这项研究有助于根治很多疑难杂症，是一种挽救生命的慈善行为，是科学进步的表现。而反对者则认为，进行胚胎干细胞研究就必须破坏胚胎，而胚胎是人尚未成形时在子宫的生命形式，如果支持进行胚胎干细胞研究就等于怂恿他人"扼杀生命"，是不道德的、违反伦理的。在一些国家，如德国和意大利是完全禁止培养胚胎干细胞的研究；另外一些国家并没有停止这项研究，如澳大利亚、新加坡、以色列、加拿大和美国等国的研究人员不久前发布报告称他们已经成功地将胚胎干细胞转化成了神经细胞、免疫细胞和心脏细胞。

3. 人类基因组计划 1990 年正式启动的人类基因组计划，经过美国、英国、法国、德国、日本和中国科学家的共同努力，已于 2003 年胜利完成。目前，鉴于基因编辑技术还存在不可控的风险一面，以及伦理、法律各层面还存在巨大争议。2015 年，中国、英国、美国三国已联合发布声明指出，只允许临床试验，禁止用于实例。2018 年 11 月，贺建奎团队宣布成功对婴儿露露和娜娜进行了基因编辑，用于抵抗艾滋病感染。事件发生后，百余位中国科学家发表联署声明，对于在现阶段不经严格伦理和安全性审查，贸然尝试做可遗传的人体胚胎基因编辑的任何尝试，表示坚决反对，并强烈谴责。贺建奎因使用安全性、有效性不确切的技术，实施国家明令禁止的以生殖为目的的人类胚胎基因编辑活动被依法依规处理。

4. 辅助生殖技术 据世界卫生组织报告，全世界育龄夫妇中有 5%～15% 的不育症患者。现在辅助生殖满足了他们生儿育女的愿望，但是在 1978 年世界上第一例试管婴儿诞生时曾引发激烈的伦理冲突。尽管现在试管婴儿已被普遍接受，但是依然存在一些具有争议的伦理问题尚待解决，如试管婴儿成年后能否允许其知晓生物学父母、多余胚胎如何处理、单身和同性恋者能否运用辅助生殖技术及精子库的建立等。每个国家对此都有一些不同的看法和做法，我国卫生部规定了有利于患者、知情同意、保护后代、保密、社会公益、严防商业化和伦理监督七项原则。随着试管婴儿技术的日益成熟，代孕已成为西方流行的一种生育方式。这种生育技术在一定程度上可以满足部分不孕妇女的生育需求。但是代孕技术的运用也产生了许多目前无法解决的伦理难题。例如，它可能人为地造成多父母家庭（遗传母亲、孕育母亲、抚养母亲等），亲属关系将出现混乱。由于目前代孕技术还存在诸多问题，我国卫生部于 2004 年 2 月发布的《人类辅助生殖技术管理办法》中规定，我国的医疗机构和医务人员不得实施任何形式的代孕技术。

5. 安乐死 "安乐死"一词源于希腊文 euthanasia，原意指"善终"或者"无痛苦"的死亡。安乐死的理论和实践都有很长的历史。斯巴达人为了保持健康，处死生来就存在病态的儿童，亚里士多德曾在其著作中表示支持这种做法；德国纳粹分子曾经在安乐死的借口下，实行种族灭绝政策。2002 年，荷兰成为第一个安乐死合法化的国家，此后比利时也通过了安乐死法案。安乐死必须有严格的条件，其中最重要的是必须出于患者自愿，必须确认是目前医学上无法治愈的临终患者，而且要履行一系列严格的法定手续。即便如此，对安乐死仍有不少争议。2005 年 3 月，美国植物人特丽·夏沃的进食管被拔除，引起轩然大波。美国国会通过紧急法案，试图挽救夏沃的生命。但法院坚持原判，3 月 31 日，夏沃终于结束了长达 15 年的植物人生命。这一案例在美国社会引发了关于安乐死的伦理争论。

从伦理方面讲，公民在遭遇非常的、不可逆的身体疾病痛苦，自愿要求结束自己生命的条件下实施安乐死，本身也是合乎道德的。但是，安乐死如果以法律形式确认下来，可能会被一些人利用，用以非法剥夺他人的生命。另外，在人类对疾病的认识还十分有限的情况下，未经法律许可而结束他人生命，有悖于生存权利的道德准则。使人无痛苦地死去的做法，是一个长期争论的伦理学、法学、社会学与人类学的问题。

学习思考题

1. 学习医德发展史有什么意义？
2. 传统优秀医德思想对当代有哪些启示？
3. 中外医德发展过程中的代表人物及其代表性的医德文献主要有哪些？
4. 如何定义生命伦理学？生命伦理学的主要内容有哪些？

（刘明建）

第三章　医学伦理学基本理论

学习目的

掌握道义论、功利论、美德论、生命论及正义论的基本观点，各基本理论在医学实践中的具体应用；熟悉道义论、功利论、美德论、生命论及正义论的评价；了解基本理论的演变、发展及面临的难题。

医学伦理学基础理论的发展在很大程度上得益于伦理学学科的不断成熟和发展。在伦理学发展过程中，形成了道义论等比较成熟的理论体系，这些理论体系和医学接轨后，又形成了具有鲜明交叉特色的医学伦理的基础理论，为医学伦理的完善和发展夯实了理论基础。其和其他单纯的理论研究有所不同，医学伦理学基础理论的针对性和指导性更强。所谓针对性是这些基础理论被限定于一定范围之内，有专门针对医疗卫生、医学科研领域的鲜明特征，虽然显现出比较明显的交叉学科特征，但其中的人文精神并未削弱。指导性强是指这些理论并非单纯理论体系内的演绎，而是对实践有较强的指导作用。另外，当下医疗卫生、医学科研领域出现的各种伦理难题远远超越了以前，在这种大趋势下，面对诸多伦理难题，医疗卫生、医学科研领域的工作人员对此必须要予以应答：我们应该如何去解决这些问题？如何行动才能使结果更优却不违背社会普遍认可的道德法则？……诸如此类的问题需要相关人员更透彻地把握医学伦理学中的基础理论，更合理地应用这些理论，这是现实生活提出的迫切要求。

第一节　道　义　论

一、道义论的基本观点

整体来看，无论从一些基本理念形成的持久性、还是从社会影响的深远性等角度而言，道义论在医学伦理学基础理论中都占据了比较突出的地位。那么道义论究竟是怎样一种理论呢？先通过案例3-1简单了解。

案例3-1　　　　哲学家之死——对道义敬畏的典型例证

苏格拉底（公元前470年—公元前399），为一个重要的思想家，他的许多经历和重要思想都是别人记录下来的，从中我们可以窥见他的道义论思想。由于苏格拉底本人就是一个道德非常高尚的人，因此，很多时候他是用行动在阐释自己的思想。苏格拉底长期在深沉地思考一些哲学问题，其中当然包括对善与恶及人本性的思考。公元前399年，苏格拉底被指控对神不虔敬，还被冠以腐蚀青年等罪名，他本可选择流放但却未离开，而是用高度的理智为自己进行了强有力的辩护。他的行为激怒了陪审团，最后得到死刑的判决，他平静地接受了这个结果，甚至未提及家人以避免打动陪审团。在之后的重大抉择面前，他显示出超乎常人的胆魄和勇气，毅然决然地拒绝了求生的机会，即使面对学生克里托的劝说也不为所动。面对死亡的威胁都能如此平静，这不是常人所能做到的。之所以能达到如此高的境界，一个重要的原因是他不能违背他所坚守的原则和坚定的人生信念。因为他相信：逃跑不是一个正确的目标，并且和雅典法规相悖。苏格拉底认为是原告而非法律和相应的审判对他的死承担责任，为了显示他对法律的尊重才服从判决的。这个伟大哲学家平静地面对死神的到来已让人敬仰不已，故事到此应该可以画上句号。但是，这个感人的故事并未结束，苏格拉底饮下毒酒后对克里托叮嘱要替他还上欠别人的公鸡，然后才平静地离开……

通过这个案例大致可了解道义论一些基本内涵，深沉的义务感可以使一位哲学家平静接受死亡，当然，他不是普通人，而是敬畏法则，将义务视为生命、终生服从自己的信仰的伟大哲学家。但是，仅仅通过这个小故事显然不能诠释道义论的基本观点和主要内涵，还需对其概念、主要构成、理论发展等作以简单介绍。

（一）道义论概念的诠释

道义论（deontology），在许多著作和资料中亦将其翻译为义务论，还有本务论等不同称谓。一般认为，道义论是围绕责任、义务等核心范畴，对行为的应当性、正当性进行深入探讨后形成的学说。要深入理解这个概念，需要追本溯源从词源角度对其本质含义进行透视。deon 源自希腊语，其含义为"应该有的"，logos 为"学说"之意，仅从词源含义来看，道义论所倡导的理念便明确显现出来了。再从对这种理论不同称谓的角度分析，道义论译称渗透出比较浓厚的中国哲学味道，即这种理论将道义视为最高原则而不论其他。义务论译称则更为直白，明确凸显出这种理论对义务的敬重。无论对其的称谓有多么不同，其本质含义事实上并未发生实质改变。可以这样理解，道义论对义务、应当视为理论的核心范畴，进而对此过程中行为主体应该进行什么样的行为等问题进行了探讨，并对行为后果的评价等问题也进行了分析。简而言之，道义论对某种行为的评价并不以其后果为依据，而是着眼于是否遵循了道德原则，或是否从正当性出发去实施某种行为。总之，在道义论中，行为后果受到了漠视，甚至认为这是实施道德行为过程中无须考虑的一个因素，因此，这种理论在有些资料中也被称之为"非后果论"，因为在道义论看来，道德行为事实上与功利性目的没有关涉，道德行为的依据是以义务为核心的。在此思维引领下，道义论凝聚其他范畴构建了一个比较完整的理论体系，在很大程度上彰显了人之所以为人的目的和意义。

（二）道义论的构成

道义论有不同构成，一般而言，道义论分为行为道义论（act deontology）和规则道义论（rule deontology）两个不同构成部分。和对 deontology 给予不同称谓的习惯相同，行为道义论也常常被称为行为义务论，它对传统规范伦理学进行了超越，认为道德行为从根本上来讲应该屈从自己的感觉、直觉、信念、良知等非理性因素，而不是源自对普遍的、绝对的道德法则的遵从。其非理性主义的特征相对明显。而规则道义论则认为有普遍的、绝对的道德规则，德国古典哲学的杰出代表人物康德就是其中一个代表，康德认为，在先验的善良意志指引下去行动，人的行为必然是道德行为。摒除这两种道义论一些具体的不同认识，在对义务的强调及对行为结果的漠视等方面，二者又成为紧密联系的统一体，从而将道义论的主要特征予以显现。

（三）道义论的代表人物与理论发展

1. 中国传统文化中呈现出的道义观 在传统儒学中，儒学家们高度推崇道义，道义一直是其理论发展的一个核心构成范畴，这使儒学渗透出较为浓厚的伦理色彩。孔子就明确提出："君子喻于义，小人喻于利"（《论语·里仁》）。在孟子与梁惠王的对话中，孟子更是明确指出义优于利的地位："王！何必曰利？亦有仁义而已矣"（《孟子·卷一·梁惠王上》）。在先秦儒学中，仁和义被置于至高位置，社会成员将其当成绝对的律令而实施某种行为，唯有如此，这种行为才是道德行为，若背离了此目的即使带来了好的结果也不能为其赋予道德的内涵。仁在《论语》中有多种解释，但其本质含义却是比较明确的，就是要有仁爱之心，由此一个人才能有责任感，也才能毫不犹豫地去实施某种道德行为。当然，综合来看，仁肯定包含更为丰富的内涵。义即宜，也就是应该，人若按义的要求去实施某种行为，必然是道德的。由此来看，正是仁和义相互交织，使先秦儒学呈现出非常明显的道义论特征。在孟子思想中，对仁和义的哲学依据进行了进一步论证，因为有"恻隐之心""羞恶之心"，因而才有仁和义。更为重要的是，孟子认为人性是善的，由此先秦儒学一系列道德法则的推论有了更为可靠的伦理基础。若撇开具体概念和理论体系而深入到其内涵中，中国儒学等传统思想中确实折射出较强的道义论色彩，而且这种道义观其实有更高的要求，从这个角度而言，儒学等传统文化中的一些思想可视为道义论的东方源头。

2. 西方的道义论　在西方，古希腊就出现了一些重要的道义论观点和事例，苏格拉底就是其中一位重要的代表，案例 3-1 已做了说明。从理论形成的角度而言，一般认为道义论是康德构建起来的。人是有理性的，因而在行动时必然思考责任问题，同时还要对道德规则的普适性和持续性等问题进行思考，在康德的伦理学世界中，他就对理性和道德之关联进行了深度分析。伦理学将善视为重要的研究对象，同时对人如何趋善等问题进行了系统而深入的研究。但是，和一些伦理学对善的理解不同，在康德的伦理学中，他认为只有善良意志才能被称为善，它之所以是善的，不是因为由其所产生的结果，或针对某个目标的效用，而是因为它自身是善的。康德之所以要如此阐释善良意志，实际是他对道德行为提出了更高要求，道德行为是根据道德律令而去实施的，因而我们不能从行为的结果对其进行道德评价。因此，非常重要的一点是，康德所言的善良意志是因责任意识、义务感而行动的，由此才出现与道德相关的律令。道德律令不同于一般的道德法则，它更绝对，更抽象，在道德律令指引下，人才不受外在因素的影响，才能在义务感的驱使下行动，他的行为才是道德的。

康德的道德律令有三条：第一，行为的普遍化。即道德行为并不是针对某一个体而言，而是对所有人都普遍适用的。例如，一个人立足自己的特定境况撒了谎，但是，如果换位思考，别人亦如此对你，你是否愿意？显然，这是不能普遍化的，因此不能成为道德行为。第二，人是目的，绝非手段。可以简单举例说明：作为医务工作者，不能因为诊治对象社会地位高，甚至有可能因为自己良好的服务给自己带来好处而尽心尽力给其诊治，这样，即使客观上带来好的效果，但从康德的观点来看，这显然不是道德行为，因为在这个过程中人被当成实现自己目的的工具。第三，道德的自律性。即道德的动机只能在道德自身之内寻找，而不能求之于外，这样的道德充分实现了自律性，因为理性的道德主体自己为自己颁布律令，人也才真正实现自由。

二、道义论的应用

由于医疗卫生行业突出的服务性特征，这对医疗卫生领域工作人员的义务感、责任心等方面提出了较高要求，因此，道义论有和医学密切结合的契机。在二者深度结合过程中，医学道义论不仅在理论上有进一步开拓的空间，而且如能在理论和现实接轨方面开展更多研究，在实践中也有可能产生更多社会功能。这再次说明，医学道义论的研究有着重要的理论意义和现实需求。由于一些医学新技术在应用过程中有可能产生新的伦理难题，并会引发一些不可预测的社会影响，因此，对医学科研工作者而言，道义论在研究工作中同样有积极的指导意义，因为在社会发展过程中，对相应研究人员的社会责任感提出了愈来愈高的要求。

由于道义论对道德行为并不是从行为的结果来评价，而是以义务为核心范畴，让个体在高度义务感驱动下去自主地实施行为，在此过程中，要摒弃一切功利性想法，道义论认为只有这样的行为才能称为道德行为。基于这样的原因，对医务工作者、医疗领域的科研工作者而言，明晰自己的责任，在高度义务感驱动下从事相应工作才能更好为患者、社会服务。虽然现在有许多医德规范，但如若没有内心的热情和积极主动性，主要依靠生硬的条文规范约束个体行为，一些医德要求也许不能得到很好的实现。因此，医学道义论给医务工作者最大的启示就是要强化道德的自律性，在高度自律意识推动下，不仅不可能违背道德法则，而且还能以高度的责任感和义务感从事本职工作，这样才能更出色地完成相应工作任务。

当然，和许多理论一样，道义论并非尽善尽美，但是，其中许多观点和理论对医学领域仍有较强的指导意义。通过学习、深度理解道义论的内涵，医务人员、医学科研工作者等医学领域的工作人员就会在自己肩负的深沉义务感驱动下深切明白自己应当做什么，怎样做才能符合社会普遍认可的道德法则，就会在一定程度上从被动服从外在规范而不断走向道德自律，也才会处于一种比较自在的道德规范状态，从而最后走向道德自觉。因此，在当下医患矛盾突出，生命科学技术不时引发一些新的伦理难题的社会背景下，医学道义论有助于相应工作人员摆脱功利论所带来的羁绊，能在更高层面上对自己所从事的工作以及肩负的责任有更为清楚的认识，从而有助于化解一些医患矛盾，也有可能防范或减少一些医学新技术所带来的伦理难题。

三、道义论的评价

（一）道义论更倡导道德实施过程中的自律性

道义论非常强调道德实施的自律性，高度强调道德自觉性。按一般理解，道德行为应该是自律和他律的统一，而道义论显然主要强调了道德的自律性，这种特征在康德的伦理学中尤为明显。虽然道义论并不以行为的结果为评价依据，但以自律意识维系的道德行为显然更为可靠，并且在现实生活中也能达到更好的效果。相对于医务人员而言，形成高度的道德自觉能更大程度地将医疗卫生行业的服务性显现出来。与此同时，恪守社会普遍遵守的法则，抱着对社会负责的高度责任感，医学科研工作者在伦理道德领域内的失范行为也有可能进一步减少。

（二）道义论高度强调义务在道德行为中的指引作用

道义论把义务视为引领力量，在此过程中并不考虑行为所带来的后果，也就是说，和一些人以投入-产出作比较后再以个人利益最大化来指导个人行为的思维模式有很大不同，道义论始终将道德义务置于最高位置，在整个行为过程中，对道德的敬畏不是被动的，而是积极主动实施道德行为，因此，道义论在源头上就排除了不道德、非道德的欲念，整个行动过程始终依靠内心纯粹道德因素的推动。不可否认，道义论确实包含了一些理想主义的倾向，但它又如此富有魅力，让人着迷，因为在人自身境界不断提升及人类社会不断发展的过程中，人不能没有理想。道义论自出现后能不断得以发展，并在伦理学中长期占据主导地位，其中一个非常重要的原因是其核心内容和现实紧密联系，能在很大程度上满足人们对真正道德生活的追求。

道义论进行入医学领域后更是彰显出重要的现实意义。在医疗卫生、医学科研领域，都是以人为服务对象，或以生命为研究对象。因此，必须要将患者和生命当成目的，而非手段，这不仅是一个认知视域转换的问题，同时也是道德境界提升的过程。唯有如此，在医疗卫生、医学科研领域的工作人员才能充分以自己理性为指导，以义务感为引领力量，面对诸多任务时才能以高度的责任感去有效地完成。

（三）道义论对当下一些道德危机的克服能起到比较积极的作用

联系现实，道义论在克服当下一些道德危机的过程中有着不可或缺的作用。尤其是在医疗卫生领域，伤害患者利益的现象曾屡禁不止，其中一个重要原因是由医疗卫生领域的道德缺失造成的。当然，解决医患关系仅仅依靠道德因素肯定是不可能的，但是，减少或克服一些医患矛盾没有道德的力量也是不行的，这些道德因素当然包括道义论。如果有道义论等道德力量做支撑，预防或化解一些医患矛盾的成本将有可能降低。

（四）道义论在实施过程中往往超越了狭隘的个人范畴

在道义论一些思想中，道德行为是依靠自己的理性行动，并接受自己意志所颁布的道德律令行事，因此，道义论超越了狭隘的个人范畴，而是有更为广阔的社会意义。必须要看到的一个现实问题：医患矛盾的出现应该从医患双方还有其后的大小环境等多方面进行深层次探源，而不能简单归结为某一方或某一个因素。所以道义论倡导的强化自律意识、敬畏义务不是仅仅针对医生、护士等医务人员，对患者同样适用。这就意味着，如果患者一方能将道义论的精神和理念融入自己的行为过程中，医闹、伤医等事件同样有可能减少。

（五）一些值得商榷的道义论的局限性

首先，道义论以动机而非结果作为评价道德行为的重要依据，这固然有一定的伦理学依据，但在现实生活中，在一些情况下可操作性并不强。尤其是在医疗卫生、医学科研领域，因为其中的工作或研究对象是生命个体或生命现象，仅仅以动机对其行为进行评价肯定是不够的，还必须将效果结合起来进行综合评价，评价的依据才更全面，结论才更客观。其次，作为正常的社会人，在医疗卫生、医学科研领域倡导为义务而工作并没有错，但也要适度、合理地将义务与权利统一起来。再次，道义论高度强调主体的自律性，前提是人是理性的，在理论演绎阶段完全可以这样论证，但生活中的人是复杂的，因此，在现实生活中，道德规范的他律体系仍然不能缺失，在医疗卫生、医学科研领域也不例外。最后，在道义论代表人物康德的伦理学中，上帝存在、灵魂不死等又得以恢复，这与其认识论中的观点是相悖的，之所以要如此，是为了使其伦理思想能得到合理的演绎和论证，但这不可避免地走向了神学。这种演绎和推理放到西方文化背景下也许可以理解，但若放到与西方文化背景相异、宗教在社会生活中并未占据主导地位的国家，有可能会出现一些不同的理解。

第二节 功 利 论

一、功利论的基本观点

生活中常听到诸如此类的评价："这个人太功利""他怎么那么功利？"……这其实是一些负面的评价。那么，伦理学中的功利论表明的是这种观点吗？若如此，它又怎么能成为伦理学中一种重要的构成呢？事实上，生活中常用的"功利"一词并不能准确表达伦理学中功利论的内涵，相反，"最大多数人的最大幸福"却能在相当程度上表明功利论的一些原则。但是，这是否又太脱离实际？其实，"最大多数人的最大幸福"并不是充满理想主义倾向无法实现的目标，在现实生活中确有这样的范例，所以这也是我们奋斗的目标。此处谨以案例 3-2 进行说明。

> **案例 3-2　　南丁格尔对"最大多数人的最大幸福"的生动诠释**
>
> 弗洛伦斯·南丁格尔（1820—1910），贵族出身，从小就充满爱心并乐于助人。之后接受良好的高等教育，知识渊博，具有优秀的品质和很好的综合素质，这为她走上护理之路奠定了坚实的根基。南丁格尔有坚定的信仰，这是她全身心投入到护理工作中的动力源泉之所在。为了提高自己的技能，她到不同的医院去学习，在之后的工作中充分展现了自己在护理工作方面的才华，并使她对护理工作有了深刻的生命体验。1853 年克里米亚战争爆发后，南丁格尔以极大的魄力和勇气奔赴战场，不顾一切地投入到护理工作中，细致入微地分析了导致伤员死亡率高的各种原因，并最大限度地对其进行了改善，伤员死亡率急剧降至 2.2%，其和原来的 42% 相比无疑是一个奇迹！战争之后她创办了几所护士学校，以极大的热情培养了许多护理人才。在她 90 年的生命历程中，她将巨大的热情和超人的精力投入到护理事业中，南丁格尔誓言与南丁格尔奖就是对她无私奉献精神的深刻诠释和永久铭记。为了纪念她，她的诞辰日成了国际护士节，这也是后人对她的永恒纪念。

案例 3-2 能在一定程度上帮助我们理解功利论的一些原则，但是，作为伦理学中重要的一种思想，仅仅通过一句话或一个案例去理解其基本思想是远远不够的，还需要对其概念、基本构成、理论发展等进行较为全面的了解才能深入理解其内涵。

（一）功利论的概念

功利论常常被称为功利主义（utilitarianism），是伦理学中非常重要的一种基础性理论。简而言之，功利论是以实际利益或功效作为道德判别依据的学说。在思维模式上，功利论和道义论走向两个相反的方向，在实施和评价道德行为的过程中，道义论不注重效果，而功利论却倚重效果。但是，作为在伦理学中长期有重要影响的一种思想，在了解其基本思想的过程中绝不能用一两句话进行望文生义、浅尝辄止式的理解。一般而言，如果要深入、准确地理解某种思想，阅读相关原著是比较合理可行的方式。这里需要说明的是不能将功利论所强调的利益仅仅视为个人经济利益，如若如此，它就不可能成为伦理学的一种重要构成思想。事实上，在发展过程中，现代功利论早已超越了狭隘的个人范畴，边沁的"最大多数人的最大幸福"对此是一个很好的说明。由此可见，进行发展以后，功利论关注点是整个社会绝大多数人的利益和幸福是否能得以保障的问题，如果再上升到一个高度，从全人类、整个人类社会持续发展的角度来阐释与其相关的利益和幸福，同样可在功利论中找到伦理依据，这就是功利论富有理论魅力的源头所在。

（二）功利论的分支

在发展过程中，功利论产生了不同分支。其中一支为行为功利主义（act utilitarianism），也有一些资料将其翻译为行动功利主义，但概念的本质并未发生变化。顾名思义，行为功利主义立足效果来判别行为的正当性，而且这种行为是个别行为，规则在此过程中并未作为重要的依据。与此相对的是规则功利主义（rule utilitarianism），也被称为准则功利主义，这种功利主义高度重视规则在道德行为中的作用，它判别行为的依据是某个普遍行为所产生的结果，而并非特殊行为带来的结果，它认为即使遇到特殊境况，也要根据规则来行动，它还将规则所带来的正负效应予以比较后对其后果进行道德性评价。从基本观点来分析，行为功利论与规则功利论确实在一些方面形成了某种对立，若用哲学思维进行深度分析，个别与一般、特殊和普遍固然是对立的范畴，但也有其统一性。在个别的行动中其实隐含着一般的指导原则，一般道德原则的指导作用在此过程中并未完全消失，而个别行为经过普遍化以后也会形成一般的道德规则。

（三）功利论的代表人物与理论发展

1. 中国传统文化中的功利论思想 在先秦思想中，就出现了功利论的一些论点，如农家许行的思想在当时并不是一个主流，与影响甚大的儒家思想相比，它不再偏执于义而不及利，而是主张在权利与义务之间达成某种平衡。显而易见，许行并不是刻意求新创造一种新理论，而是根据当时农业生产的实际提出了这些观点。功利论思想在墨家学派中得到进一步发展，从墨子对所有价值评估的依据来看，利在其中起到了主导作用，但这种利并不是个人私利，而是社会及民众的普遍利益，这正是墨子思想的可贵之处。结合普通人的正常心理和需求，在现实生活中对义和利只顾一端不及其余的应该是少数，因而在荀子思想中义利得到了兼顾。荀子的思想比较真实地反映了实际情况，使得其义利观有比较可靠的生活基础。在荀子的思想中他并未否认人对利的追求，肯定了人趋利的本能，这其实更多是对客观情况的陈述，但他没有走向极端，而是认为尚义与求利在人身上并存。总的看来，在荀子思想中，义与利做到了兼顾与平衡发展，他肯定了利，但更强调了在社会生活中义的调节作用同样不可或缺。

但是，平衡义与利的关系在先秦思想中并非一种一元主导的思想，只是表达了这样一种倾向。先秦也有偏重功利论的思想，法家学派是其中的代表。这恰好说明，义与利在理论层面是一个复杂的研究命题，在实际生活中也有不同的理解。为了深度阐释其功利论思想，法家在哲学层面坚守了人性恶的观点，其功利论思想以此为基础从而得以整体铺开，法家所提出的一些理政措施由此也有了较为充足的理论依据。从其内在的逻辑关联来分析，法家所提出的功利论思想有明显的现实指向。因为自私自利是人的本性，所以，制定与推行赏罚措施才有必要性，许多政治目的因而才能得以实现。

在以后儒学政治化的过程中，对义与利的辩论不仅仅是一个理论探讨的问题，而是与社会的整体发展、国家的长治久安有密切关系。因此，在儒学超越个人理论而上升为国家普遍指导思想的过程中，崇尚道义是一种道德理想，也是一种现实需求；与此同时，讲求功利也是实际的需要，只要是用合理的方式或在此过程中坚守了普遍遵循的道德原则。结合一些史料进行分析，这时的功利论确实也有了一些发展。例如，董仲舒所提出的义利观与儒家的主导性观点并不相悖，但是，在政治和社会生活领域，他还提出了法天而治的思想，他指出天常常以爱利人为意，故王者亦应法之而治天下，这种对统治者的至高要求在一定程度上超越了狭隘的功利论范畴。

虽然儒家思想的统治地位在一些历史时期也受到不同程度的影响，但整体看来，自汉以后，其正统地位得到不断固化。投射在义利之辩上，功利论影响甚微，这与儒家文化传统的核心追求及当时的社会背景有密切关系。但是，其中还是出现了一些不同的观点，两宋及以后的一些思想家、政治家适度强化了利在个人及社会生活中的重要性，在长期倡导道义的传统社会中，这些观点的阐发不可谓不是一抹亮色，但这些思想并不是传统社会发展中的主流思想，其影响也比较有限。总之，从理论发展的角度而言，功利论思想在中国传统文化中始终是片段化的，并未成为一个系统的理论体系，在很长的一段时期内也并未成为一种主导型社会思想。

2. 西方的功利论思想 在古希腊一些哲人的思想中就可以窥见功利论的源头。德谟克利特就是其中一位，他对幸福的认识就体现出了功利论的一些特征。他强调灵魂的愉悦，这不同于其他的快乐，因为只有在这种愉悦的状态中人的内心才能达到一种高度宁静的状态，才不为其他烦恼所困扰，德谟克利特称这种状态为幸福，他还认为懂得节制和用理性控制自己的行为及具备较高智慧和修养在获得幸福过程中的重要作用。伊壁鸠鲁的快乐论可以看作是另一源头，他告诫人们要通过自由的行动去获得幸福和快乐，而善的本质就是快乐，与生俱有的至善就是幸福的生活。因此，伊壁鸠鲁的快乐论中包含了道德的内涵。当然，他所指的快乐并非低层次的快乐，而是至高的精神愉悦，与享乐思想并无关联。由此可看出，古希腊哲人在对幸福和快乐的论述中已萌发了功利论的一些思想，这是功利论得以持续发展的重要源头。

在西方伦理学中，霍布斯的伦理学中也同样体现出功利论的特征，他在通过重要著作《利维坦》对社会契约论述过程中显示出了明显的利己主义伦理倾向。在近代哲学领域，休谟是一个举足轻重的哲学家，在伦理学中，他对道德问题的研究保持了更高的热情。他认为情感同理性一样在道德判断中不可或缺，但是，理性在伦理学中的作用不应过度提升，因为道德评价与理性并无关涉，它的实质应该在情感的范畴中得到解析。不难看出，休谟秉承的经验主义是他形成这些认识的重要工具。休谟构建了功利论非常重要的基础，即对道德行为进行评价时应该是针对它的效用性而得出结论，这使得以后功利论理论体系的发展有了非常可靠的基石。

在西方功利论思想的发展中，边沁和穆勒是其中非常重要的两位思想家，他们为功利论的系统化做出了较大贡献，确立了直到现在还有重要影响的一些功利论原则。在对道德问题进行研究时，边沁研究了其中一个重要的问题，就是评价行为的终极依据是什么？边沁认为只能是快乐和痛苦，同时它们也是行为的原动力，在此过程中，边沁强调了结果在对行为进行道德性评价过程中的绝对影响，这也是功利论的一个重要原则。边沁还指出要对快乐与痛苦进行精确测量，因为这是确定是否快乐与痛苦的重要依据，当快乐的总量超越痛苦时就会导致善，反之则为恶。边沁的功利论并未过度强调利己行为，其实更强调了利他，因为利他产生的快乐超越了利己，他所提出的"最大多数人的最大幸福"能很好地诠释他的观点，这成为功利论的一个基本原则。穆勒对边沁的思想既有继承也有发展，主要的发展是他认为对快乐除了量的差异之外，质也是必须要考虑的一个方面，它也属于经验的范畴，由此看来，穆勒认为快乐是质与量的综合，但他明显更重视质的因素。穆勒还从多个方面对功利论做了进一步的发展，他的许多重要思想体现在他的重要著作《功利主义》一书中。之后功利论的代表人物还有西季威克，他将功利论与直觉主义予以结合，对如何实现"最大多数人的最大幸福"的途径进行研究，并提出了一些重要原理。

二、功利论的应用

功利论重视行为的结果，这是对道义论高度重视行为动机的一种矫正，这在一定程度上显示出：在伦理学领域和生活世界中，现实主义伦理观与理想主义伦理观存在某种对立，当然，这里的理想主义与现实主义倾向是相对而言的。如上所述，功利论在发展过程中形成了很多引人注目的并对现实生活中的伦理困惑有深度解释的原则、原理及缜密的理论体系。更为重要的是它超越了狭隘的利己主义的范畴，高度关注他人及整个社会的和谐发展。这是功利论思想自出现以来具有比较旺盛生命力的源泉所在。联系现实，道德行为的动机固然重要，在对相关行为进行评价时将其功效纳进来进行全面考虑也是其中重要的一环。再结合不同文化背景、不同历史时期的功利论思想，其中的许多思想并未走向极端的个人主义，中国传统的功利论思想在谈及利的时候几乎都提到了义对其的约束，或是限定了范围去论述利。西方的许多功利论思想也基本在利己和利他之间达成了某种平衡，而且更强调了大多数人的利益和幸福。正是因为这样的原因，功利论有在现实生活中应用的理论基础。

相对医学领域而言，功利论也有其积极的应用价值。首先，我们倡导要用高度的责任感、义务感约束自己的行为，但是，对相应行为进行评价时也应立足该行为所产生的结果而综合进行评价。其次，医疗卫生、医学科研领域高度强调要为患者、社会奉献爱心，要发扬无私的服务精神，这种精神和境界和"最大多数人的最大幸福"确实有内在的相通性。再次，将功利论的某些原则、方法应用到实践领域，并和道义论等其他伦理思想结合起来，也有助于确立更为合理的规范，而合理的规范是促进医疗卫生机构、医学科研部门有序运行的有力手段。最后，边沁对快乐的量化研究及穆勒对快乐程度判断时将质与量的统一亦可为心理治疗等治疗措施提供一些有益的参考。总之，摒弃寻常生活中对功利论的误解，深入把握其内涵就会发现，功利论在医学领域确实有相当程度的应用空间。

三、功利论的评价

（一）功利论注重行为效果平衡了道义论对行为动机的过度强调

从道德要求角度而言，好的动机是实施道德行为的重要前提，但生活是复杂的，动机与结果之间并不存在必然的因果关系，一些不可控因素时常要参与到这个进程中来，使动机与结果之间呈现出更复杂的关系。因此，在道德生活中，道德理想和追求固然必不可少，与此同时，无论是实施道德行为或对其进行综合、全面的评价，立足现实也是重要的基础。功利论注重行为的效果在一定程度上平衡了道义论对行为动机的过度强调，这使得我们不仅在理论分析阶段，而且在实践操作层面有了更丰富、多元的伦理支撑。尤其在医疗卫生、医学科研领域面临更多伦理难题的今天，仅仅依靠一两种伦理理论显然无法解决很多现实问题，而功利论所提供的一些原则、方法和思考恰好弥补了这些缺失。

（二）功利论倡导了一种有意义、有价值的道德生活

在日常生活中，与一部分人将功利论当成只考虑自己利益的误解不同，功利论思想其实有非常丰富而深刻的内涵。首先，它所提出的快乐超越了物质享受的层面，更多指

的是精神层面的至高境界，只有达到很高境界的快乐才更为恒定、持久，才是真正的快乐。功利论对快乐程度的详尽论述不仅对承受较大工作压力和精神压力的医务人员、医学科研工作者有启发含义，而且对患者同样有启发作用。其次，功利论一些思想也提出精神的快乐是有条件的，就是要有较高的修养，要用理性指导自己的行为，这些要求同样有积极的现实意义。在当下社会生活节奏加快的社会背景下，许多人承受了更多的生活和工作压力，就是亚健康状态对很多人也带来了不少痛苦，在不同程度上影响了他们的工作和生活，更遑论真正生病的患者了。而功利论这些观点给我们的启发：在一些情况下我们自己也可以成为自己的医生，只要我们能理性地生活，学会很好地控制我们的情绪。最后，将功利论不同论点结合起来就可发现，功利论在关注自我快乐和幸福之外，更关心更多人的快乐和幸福，我们从中获得的深刻启示：只有大家快乐幸福了，自己也会快乐幸福，只要活在这个世界上，就会形成各种错综复杂的交往，我们不可能独善其身，设法给别人带来快乐本身就是一种快乐。因此，功利论其实告诉我们，过一种有道德的生活本身也是快乐的。

（三）功利论一些局限性的探讨

虽然在医学和社会其他领域，功利论有积极的现实意义，但完全立足功利论在医学领域可能会导致一些难题，尤其是在医学伦理领域，如果只偏重功利论会带来诸多伦理难题。例如，医学伦理学中经常讨论的案例就是只从效果考虑进行器官移植，虽然有好的效用性，很多时候又和我们普遍遵守的或其他一些重要的伦理原则相违背。另外，功利论对快乐的定义是在善与恶总量相比较的过程中得出的，但是，这有可能会加剧一些医学伦理难题，如果在精神层面定义快乐是不会产生很大问题的，但将其扩大化后放置医学领域，只通过简单的量的比较就做出道德抉择，在这个过程中有可能以获得更好的结果为目的而伤害一些人的合法权益，也有可能违背一些普遍遵循的道德原则。这说明在实际生活中，一方面，在一些情况下对功利论要适度和其他重要伦理学理论结合，尤其是在医学领域；另一方面，也要看具体的条件和环境而适当应用。

第三节　美　德　论

一、美德论的基本观点

中国传统医学对医德有很高的要求，一些医生身体力行，能严格按照相应道德要求行医，在传统文化相关理念长期熏陶下而自主约束自己的行为，有一些医生甚至达到了慎独的境界，如医学伦理中常常讲到的宋代何澄不欺暗室等故事就是典型的例子。中医对医德的严格要求深刻影响了当代一些医学家，他们也身体力行，使传统医学美德得以传承。特选案例3-3进行说明。

> **案例3-3**　　　　　　　　施今墨行医医德至上
> 　　施今墨（1881—1969）是当代有名的医学家，在推动中医发展方面耗尽毕生精力，尤其在推动中西医的结合方面做出了很大贡献。施今墨医术高超，同时非常重视医德，认为医德在从医治病中起到至关重要的作用，在行医过程中对所有患者都一视同仁。以前他自己开业时，无论时间有多紧张，他都一丝不苟，认真诊治，如有贫寒者则免费诊

治或以药相赠。新中国成立之初，在诊治过程中，他曾每天拿出20个号免费给患者。他自己说过："医者，医病者也，对富贵者阿谀取媚，对贫贱者横眉轻慢，小人之举也。"

美德不仅在行医治病中有重要作用，对各行各业而言莫不如此，这就是我们要关注美德论的原因所在。

（一）美德论的内涵

美德论（virtue ethics）就是主要研究什么是完美的道德及如何达到道德上完美境界的学说。和其他复杂抽象的伦理学概念不同，美德论这个概念就是用最简练的语言对其本质进行高度概括后出现的，通过字面含义就可揭示其本真内涵。在伦理学中，虽然有复杂的构成体系，但无论对其中一些概念的认识有多大差异，却始终被一个核心构成凝聚在一起，这个核心构成就是道德及与其相关的现象。因此，如何在现实生活中成为一个真正有道德的人，以及通过何种途径成为道德上完美的人，这是伦理学要研究的重要命题。

（二）中国传统思想中对美德论的倚重

在中国传统思想中，传统文化对完美道德的不懈追求。在先秦儒家思想中，完美道德主要体现在对仁的追求与实现中，这其实是一个自我道德不断超越的过程。仁虽然内涵丰富，但绝非不可界定，在孔子和子张的对话中，孔子认为能达到五点要求就可以做到"仁"了，即"恭、宽、信、敏、惠"（《论语·阳货》）。单从这番对话分析，孔子对完美品德的要求绝不是单维度的，而是有比较全面的要求，至少在待人态度、处事心态、理念行为等方面有不同要求，这也从另一个方面说明：一个人美德的形成是多方面品质的综合，需要在现实生活中不断地历练、提高。孔子所言的这些美德当然不限于仁，仁之下还包括了很多复杂而具体的要求，另外，先秦儒家所言的美德除了仁还包括了义，这也从另一个侧面反映出，要达到完美的道德境界绝不是一蹴而就的。

在提高道德修养的过程中，儒家还强调慎独。《大学》中就指出："诚其意者，毋自欺也"，而且要达到一种发自内心的安然状态，因此君子务必慎独。慎独是一种至高的道德境界，指一个人在独处不受外界力量监督之时亦能非常严格控制自己，其个人修养已达到非常高的程度，能完全依靠自身内在的精神力量指导自己的行为。实事求是地讲，这对很多人的道德水平都是一个严峻的考验，但从中确实可看出，儒家对个人修养的提高确实有很高要求。其实，慎独亦可视为一种道德修养方法，一般而言，一个人不可能直接达到很高的道德境界，而是需要各种途径不断进行提升。《大学》还讲到要正心诚意，即端正心态，并使意念真诚，这是修身的必经之途，而且也是齐家、治国、平天下的重要基础。曾子也讲到要"吾日三省吾身"（《论语·学而》）；孟子讲到"我善养吾浩然之气"（《孟子·卷三·公孙丑上》）；宋明理学复兴儒学后也对提高个人修养有不同论述。因此，在中华传统文化中，许多哲人认识到完美的道德需要后天培养，这种培养非短时间可形成，而是需要长期努力方能达到一种道德自觉，由此形成了许多至今仍有参考价值的提高个人修养的途径和方法，在当下经过合理取舍将其发扬光大仍有比较积极的现实意义。

中国传统文化中对美德的重视绝不止于儒家，综合来看，只要涉及伦理道德，许多传统思想都对道德品质予以了重点关注。因为道德品质是形成至高道德境界的重要基础，因此，中国传统文化普遍强调仁爱、孝悌、尚义、诚实、知礼等个人道德品质的培养。同时也从普遍意义上强调勤劳、节俭、谦逊等美德，所以才有"天道酬勤""业精于勤""持勤补拙"等谆谆教诲，也有"克俭于家""俭以养德"等发人深省的金玉良言。总之，从这些启人心智的理念和要求中可窥见出传统文化对美好道德的向往和不断追求。

（三）西方的美德论思想简述

西方和中国传统文化对美德的片段式研究不同，美德等德性问题在西方伦理学中一直被系统地予以研究。因为伦理学是以道德为研究对象的学科，而美德等德性亦是道德的一个重要构成，因此，从古希腊开始，美德等德性问题就是人们研究的重要命题。其实，这并非单纯的理论研究，而是有深厚的生活基础。因为在现实生活中，为了生存需要，需要经常进行生产活动，勤劳等美德因而得到普遍性认可；而彼时战争频仍，英勇、坚毅也是人们推崇的美德；在社会交往中，正直、善良亦得到人们的普遍认可；在日常生活中，节制、守信等美德也得到高度认同。当然，不能说唯有西方传统社会崇尚这些美德，东方社会亦不例外，因而人们对这些美德的崇尚是自然而然地形成的，并由此出现了关于美德的一些素朴看法。

但是，美德等德性问题真正进入伦理学是从苏格拉底开始的，他对伦理学保持了浓厚的兴趣，这其实与古希腊哲学的整体发展脉络密切相关，之前的哲学家主要关注自然，但却遇到种种研究困境，苏格拉底却开启了另外一个研究方向：对人自身进行研究，美德等德性问题在其中因此难以回避。他强调对自我的认识其实指人要关注理智或灵魂这些精神性的东西，由此方可明辨善恶，并在道德生活中成全自己。从中可看出，知识论是苏格拉底伦理学的基础，在苏格拉底的世界里，美德与知识事实上完全相等，即在认识善的概念的过程中出现了美德，美德因而体现出了绝对性的特征。与之相反，无知与恶亦相等同。无论如何对苏格拉底的伦理学进行评价，不可否认的一点：美德等德性问题在苏格拉底手中成为一个重要的命题。在柏拉图对美德的论述中，他认为智慧、勇敢、节制分别对应于理性、意志、欲望，换言之，理性是智慧的根基，当保持本真状态不为欲望所扰时就达到了其美德——智慧。意志是勇敢的根基，当得到合理控制，能用理性使力量恰当运用时就达到了其美德——勇敢。节制的根基是欲望，当欲望得到必要控制，灵魂其他部分能安得其所时就达到了情感的美德——节制。在此过程中，理性在至高位置对每部分进行合理调控，使其居于恰当位置并产生相应功能，正义将会产生，这就是第四种美德。柏拉图认为，当一个人同时具有这四种美德时才是一个有德性的人。值得注意的是，柏拉图对美德论等伦理学思想超越了个人而走向了社会、国家，这在美德论研究中同样开启了先河。亚里士多德认为，无论做何事，其终极目标都是一致的，这就是对善以及至善的不懈追求，美德和善在此同一，实现了人生目的就是美德。亚里士多德认为，美德与激情及行动密切相关，而激情可引起过度与不足，这二者都与美德不符，只有中道，即中间状态才是美德。因此，人们应该用理性对激情进行控制，以使自己的行为习惯性与美德相符，人们由此将处于中道状态。所以，人们不能让激情失去理性的控制，否则将会处于不足或过度的状态而背离了美德。就实际情况而言，并非所有的激情和行为都有中道，有些本身就是恶的，并非它未处于中道状态，诸如妒忌等激情和谋杀等行为。

西方的美德论等德性理论在古希腊开始了系统而深入的研究，这为西方美德论等德性研究奠定了重要基础。对美德论等德性研究虽有起有落，但却从未间断，从而成为西方伦理学中非常有特色的一种思想体系。值得一提的是在现代西方伦理学中，有关德性的研究又出现了复兴，代表人物是著名的伦理学家麦金太尔，他 1981 年出版的《德性之后》及 1988 年出版的《谁的理性？何种正义？》都是围绕德性问题展开的，他对当代的道德危机进行了深刻批判，他指出的道德危机不只是生活层面，也指理论层面。问题的根源在于对亚里士多德主义的德性传统的拒斥，因此，对德性传统的遗忘只能导致诸多严重的道德危机，只有德性在生活中处于比较重要的位置，才有真正意义上的道德生活可言，人类社会的发展才能出现质的飞跃。这是麦金太尔德性研究给我们的深刻启示。

二、美德论的应用

用比较的视角分析，虽然中西文化各异，但在对美德的研究中却有相通的地方，这再次显示出人们对美德的普遍关注。追本溯源，美德论的许多思想其实源自现实生活，与其相关的许多研究并非单纯理论层面的探讨，在实践中亦有广泛的应用。就医学领域而言，拥有至高的品德在很大程度上可使医护人员及医学科研工作者将自己的行为约束在道德范围之内，并能使相应行为获得良好的道德评价。

许多重要的医学美德不仅来自于对传统医学的提炼和继承，也是对现实生活经验的高度归纳和总结。目前，在大多数的《医学伦理学》教材中，一般将医学美德概括为 5 个主要方面。

1. 仁慈　医学面对的是生命个体，因而古今中外对从医人员不仅有专业方面严格要求，更有道德品质方面的至高要求。中国古代一些医学家对此就有深切认识。孙思邈在所撰《备急千金要方·大医精诚》中对此进行了深刻诠释，他指出：凡大医治病，必当安神定志，无欲无求，先发大慈恻隐之心，誓愿普救含灵之苦。龚廷贤所撰的《万病回春·云林暇笔》之"医家十要"中，第一条就指出：一存仁心，乃是良箴，博施济众，惠泽斯深。在《万病回春·云林暇笔》中又称：医道，古称仙道也，原为活人。这些论述可谓是对传统医学美德最为深刻的总结。

2. 诚挚　在中国哲学中，诚被上升到至高位置。《中庸》中就讲道：诚者，天之道也。诚之者，人之道也。对医学领域工作人员而言，诚的重要性更是不言而喻，包含了诸多方面内容，包括医疗服务领域对患者、同行的真挚；也包含了在科研领域不自欺，亦不欺人，讲求科研诚信等内容。总之，诚挚也是非常重要的医学美德。

3. 严谨　源自医学固有的科学属性，也是现实生活所提出的基本要求。无论是对医学知识的学习，还是医学技术的具体运用，严谨是必备的一种美德，要时时严谨，事事认真，将严谨培养成一种终身习惯。

4. 公正　本来就是一个可贵的品质，在医学领域更是凸显出其重要的意义和价值，拥有公正无私的美德不仅有可能更好协调医患关系，也能比较恰当地处理同事之间的关系，以及其他更为复杂的各种关系。同时，公正在合理分配卫生资源方面也体现出重要的价值。

5. 节操　是道德品质坚定性的表现。医学领域是能突出体现服务意识的领域，但是也面临着巨大的工作压力和各种诱惑和挑战，因此，具有坚定的道德品质具有非常重要的作用。

三、美德论的评价

（一）医学美德是从事医学工作的重要条件

美德论围绕道德品质进行了系统而深入的探讨，它告诉人们人的道德品德可以达到什么样的高度，从而阐释了道德生活的目标和归宿。在伦理学中，它已经成为一个重要的构成部分。在医学伦理学中，美德论更是具有重要而积极的理论和现实意义。投身医学固然需要扎实的理论知识、精湛的技能，但是同时需要高尚的道德品质，这甚至是从医的首要前提，前面在关于传统医学道德的叙述中已多有提及，陈实功在其所撰的《外科正宗》之"论医家五戒十要"中对此亦有较为详细的论述，"五戒十要"就是从警醒的角度提示医生必须要注意的问题。整体进行审视，中国一些重要的医学典籍中并未专门钻研医学知识，对医学道德同时也进行了专门论述，由此可见传统医学对医学道德的重视。当然，其中许多医学道德亦可将其视为美德，因为这需要人的不懈努力方能形成，并不是一蹴而就的。西方的《希波克拉底誓言》《迈蒙尼提斯祷文》《医德十二篇》以及在护理学界有深远影响的《南丁格尔誓言》《护士伦理学国际法》等经典文献对医学道德都进行了强调。由此可见，在东西方社会，无论何种历史时期，医学道德、医学美德在医学领域都具有非常的重要地位和作用。

（二）医学美德使医生始终能严守道德要求和规范

在中华传统医学中，认为行医的宗旨并非为了个人生存，而是应将济世救人、解除或减少患者的痛苦当成根本宗旨，医生要通过自己的良心去行医，而这恰好是医学美德的基础。在行医方面，虽然古代鲜有上升到国家和社会层面的普遍性、整体性的强制性规范，但从医人员还是通过各种途径不断提高个人修养，始终让自己的行为符合医学美德，这是行医的一项基本要求，许多医生也真正实现了此目的。在中华传统医德中，有些人始终依靠自己的良心行医，严格按照医德规范约束自己的行为，从而留下了很多医德佳话。从中可看出，正是有高尚的道德品质和至高的道德境界，即使在比较极端的境况下一些医生仍能严格约束自己的行为，以使其不背离道德要求，医学美德的作用和意义由此得到体现。

（三）医学美德论的局限性

医学美德论为人们指出医学道德的发展方向，它高度强调道德修养提高在医学道德发展和完善中的作用。但是，因每个人的具体情况不同，对医学美德认识和实践的程度而有差异，因此，将医学道德水平的提高主要放到个体身上有一定的局限性，还要适度注重外部道德规范的力量，二者合理互动，医学领域工作人员道德水平的不断提升才能有可靠的保障。

第四节 生 命 论

一、生命论的基本观点

都说生命是宝贵的，但在生活中，人们真的做到了尊重生命、敬畏生命了吗？在此引入案例3-4说明。

> **案例 3-4　　　　李时珍使"死人"复生**
> 人们都知道中医伟大的著作《本草纲目》的作者是李时珍。但是，关于李时珍用高超医术使"死人"复生的故事未必人人都知道。有一次李时珍碰见一支出丧的队伍，他看到有血从棺材里滴出，他发现这非瘀血而是鲜血，了解到棺材里边是一位难产而死的妇女，他认为此妇女应该有救，于是想办法说服人们将棺材打开，并用精湛的医术将其救活，使该妇女顺利地生下了孩子。

从这个案例可以看出，在中国古代，一些医学大家确实将救人为己任的责任感发挥到极致，有一丝希望就绝不放弃。其实，不光在医学界，在伦理学中，生命神圣论也曾产生了较大影响，此后还延伸出了生命质量论及生命价值论等不同理论，本节核心内容就是围绕这三种理论而展开。所谓生命论（theory of life）就是以生命为研究对象所形成的各种伦理学说。但是，在医学伦理学中，如果放宽视界就会发现，无论是东方，还是西方，在对生命的研究中都积累了比较丰富的资料。

（一）中国传统文化中的生命观

1. 生命起源观　在对生命现象的研究中，生命起源是一个不可回避的话题。纵观中国古代相关典籍，人们对生命起源产生了浓厚的兴趣。《周易·序卦传》中言："有天地，然后万物生焉。盈天地之间者唯万物"其中还讲到"有天地，然后有万物。有万物，然后有男女。有男女，然后有夫妇。有夫妇，然后有父子。有父子，然后有君臣。有君臣，然后有上下。有上下，然后礼义有所错"。《周易》并不是专门研究生命起源的著作，但其中附带的一些观点还是可反映出当时对生命源起的认识。这种生命观对后世有较大影响，理学大师朱熹曾讲到"命，犹令也，性，即理也。天以阴阳五行化生万物，气以成形，而理亦赋焉，犹命令也。于是人物之生，因各得其所赋之理，以为健顺五常之德，所谓性也"（《四书章句集注·中庸章句》）。朱熹在对生命起源的解释中延续了传统的一些观点，但又将"理"的范畴融入其中，使得对"性"的解释有了更多哲学依据。整体来分析，中国传统文化对生命起源的解释比较抽象，基本上是哲学层面的阐释。

2. 传统医学的生命观　中国传统文化对生命及与其相关现象从哲学层面进行研究的思维习惯深刻影响了中国古代的医学发展，中国传统医学对生命的解释更多是从哲学层面进行剖析的，也就是从阴阳五行的角度去透视。宇宙虽然很复杂，但传统哲学却将其最终归于阴阳两种对立统一因素的互动和运作，万事万物都可在这种对立统一的关系中得以说明，这种观点应该是在长期生产劳动中对自然现象变化进行高度概括后的一种抽象解释。五行说则以金、木、水、火、土五种物质对世界的本源构成要素予以涵盖，五种物质分别代表了五种不同属性，对自然界物质的基本属性同时进行了涵盖，这也是古代老百姓对万物构成的一种长期性经验总结。从物质观的角度分析，阴阳五行说其实是一种朴素唯物主义的物质观。阴阳五行说运用到中医中后，许多复杂的原理都可用其进行说明，从而构筑了非常具有特色的中国传统医学的基本理论体系，这一理论体系经过扬弃后目前仍是世界医学非常重要的构成部分。虽然以现代西医的视角来审视，中国传统医学对生命及与其相关的各种病理现象的解释未必完全符合科学主义思维方式，但是，其提供的分析视角及长期丰富的经验总结仍为当下医学研究及疾病治疗提供了诸多有价值的参考。

3. 传统的生命伦理观　中国传统文化中没有伦理学学科，因而亦没有从专业伦理学角度对生命现象进行系统阐释的著作，虽然如此，但并不缺乏从伦理学视角对生命进行的认识，这些观点聚合起来，还是形成了一种整体的对待生命的观点。将渗透于不同重要典籍及文献中零散的观点进行梳理，大致能反映出中国传统文化重视生命、尊重生命、善待生命的重要理念。例如，《黄帝内经·素问·宝命全形论篇第二十五》中言："天覆地载，万物悉备，莫贵于人，人以天地之气生，四时之法成，君王众庶，尽欲全形。"这句话阐释了生命的宝贵超越了其他万物，尽管人的社会地位千差万别，但在善待生命上却达成了一致。作为传统医学举足轻重的典籍，这种观点在很大程度上影响了以后中国医学领域的生命观。孙思邈在《备急千金要方》序中曰："人命至重，有贵千金"，由此也可看到一些医学家对生命的重视程度。中国传统文化对生命的尊重在很多著作都有提及，整体上展现了对待生命的一些基本观点，这些观点同样不是系统的，只是表达了一种基本的观点。虽然如此，其重要影响却不容忽略。

（二）西方对人生命的认识

1. 生命起源观　古希腊哲学对万事万物的起源产生了浓厚兴趣，最早对世界本源进行探索的是米利都学派的哲学家，他们的研究对象主要是自然界。在思考过程中，泰勒斯认为神灵充满于万物之中，但此处的神灵和一般意义上人们对神灵的理解并不相同，与此相似的还有"灵魂"，它也并非寻常生活中"灵魂"的含义，而是一种生命及活动的原则，万物中普遍有其存在。之后阿那克西曼德在对人种起源的解释中仍然立足于自然因素，在对生命的解释中，他认为第一批生物源自太阳蒸发的潮湿元素，在发展变化过程中，有些由水中来到陆地，并且不断适应环境，因而人由鱼发展演化而来，万物正是在轮回交替中才不断延续下去。由此可见，在西方早期对生命的研究过程中，发展变化的思想已开始出现，从中无疑可以窥见生物进化的一些思维范式。而阿那克西美尼认为万物之本源为气，人的灵魂亦是气，气是无限的，充满活力的，充斥于整个宇宙空间。总的来看，古希腊自然哲学家在研究生命时主要立足自然因素进行研究，而且不断融入发展演化的思想在其中，这对西方以后的生命研究产生了不同程度影响。而且用比较的视角分析，西方早期对生命现象的研究也呈现出与其文化背景和地域特征密切相关的特征，从而开启了对生命研究的不同模式。

2. 西医的生命观　西医的生命观与中医相比亦有很大不同，相比较而言，西医主要是立足生命本身用自然科学的思维对人体及生命现象作以阐释。无论是希波克拉底的"四体液"说，还是埃拉西斯特拉塔从"原子论"角度对人体的解释，以及盖伦完整地对人体结构的研究，无不奠定了西方医学对人体及生命现象的研究基础。西医对人体及生命的研究在发展演化过程中不断在进步，虽然受制于具体历史条件的约束，其中不可避免地出现了一些错误认识，但整体来看，每个阶段在对生命现象研究的过程中的一些重要理论在不断积聚以后极大丰富了西医对生命的认识。例如，近代西方医学在研究过程中呈现出了一定的机械论倾向，人体的复杂运动显然不能仅仅通过机械论的思维去解释，但这其中还是看到了运动在生命过程中的重要作用。而且用分析思维对人体及生命的研究进入到更细微的程度。在自然科学不断发展的背景下，以相关知识为基础，西医对人体和生命的研究迎来更大的发展空间，随着研究方法的逐步发展、新的研究工具的不断出现以及不同方法的深度融合，这使得西医对人体和生命现象的研究达到了前所未有的高度，但同时也面临着很多未解的难题。

3. 西方的生命伦理观　西方在不同时期亦有不同的生命伦理观，在长期发展过程中亦呈现出比较鲜明的特色。例如，由于基督教神学对西方社会产生了较大和长远的影响，因而在一段时间里对生命存在的解释就蒙上了较为浓厚的宗教色彩。基督教的教父哲学家奥古斯丁认为上帝预定了一切，所以，人的生命只有在上帝恩宠下方可得以拯救，肉体并不能彰显人的伟大，也非感性的冲动，真正伟大的是精神性的东西。托马斯·阿奎那也认为，肉体所带来的快乐并不能等同于幸福，人要达到最大幸福唯有去认识上帝，这样也可达到至善。因此，在较长一段时期内，西方对人生命的解释基本是置于宗教的框架体系之内的。但是，在近现代，西方对生命的解释日趋复杂，也呈现出更多个性化特征。例如，唯意志主义哲学认为人的真正存在是非理性的情感意志，而存在主义则立足于意识的意向性进行研究，更注重人不断超越自我的过程。值得一提的是，在西方，20世纪中期以后还诞生了专门对生命现象进行研究的伦理学学科——生命伦理学，生命伦理学对各种与生命关涉的现象进行了系统研究，已日渐体现出其不可忽略的学科地位和重要影响。

二、生命论的应用

无论是医疗服务领域还是医学研究，所要面对的研究或服务对象其实都是围绕生命和人展开的。基于此种原因，在医学伦理学中形成比较丰富的关于生命论的观点。概括而言，主要有以下三种。

（一）生命神圣论

生命神圣论认为生命具有至高地位，且神圣不可侵犯。当然，如果将外延扩大，生命应该泛指一切生命，但是，医学伦理学中生命神圣论所言的生命主要指的是人的生命。善待生命、敬畏生命有深厚的现实基础，其中一个重要原因就是人人所知的一个事实：生命只有一次。结合生活现实，人们将生命神圣上升到理论高度。认为生命视为神圣的，在一般情况下，首先要爱护自己的生命，《孝经·开宗明义》中云："身体发肤，受之父母，不敢毁伤，孝之始也。"但是，如果仅仅爱护自己的生命，这绝非生命神圣论原有之意。其实，生命神圣论所言的生命是从具体和普遍意义上综合来认识的，即要爱护自己的生命，同时也要爱护他人及所有人的生命。

（二）生命质量论

生命质量论主要强调生命个体身体素质、智力、能力等生存质量的高低，并关注这些因素给自己和他人、社会所带来的价值和意义。生命质量论的出现是有社会原因的，随着生产力水平的提升、医疗技术的进步，在一段时期内人口生育率不断提高，而死亡率则不断下降，由此人口大量增加，不断增加的人口压力给人类社会发展带来了一些新的挑战，一些国家和地区甚至面临着诸多由人口快速增长带来的社会问题。因此，用回溯性思维审视，生命神圣论出现的社会背景也是与相应社会背景密切相关，在生产力水平低下的社会发展阶段，诸多因素限制了人口增长，人口持续增长从而不仅是一个社会问题，也是一个历史问题。正是在这种社会和历史背景下，生命神圣论的出现有其必然性。当然，生命质量论的出现并不是弱化了生命神圣论，这其实是生命论走向不断丰富和发展的一个重要体现。生命质量论的出现与自然科学和技术尤其是医学科技的发展密切相关，这为改善生存质量提供了重要的现实依据和具体的途径。因此，在生命的每一个进程，都可积极运用相应医学科技介入相关过程，从而使人的生命质量得以改善。当然，生命质量的改善还需要社会其他环节的支撑，经济及社会的整体发展是一个重要基础。整体来看，生活水平的全面提高也是人们关注生命质量的重要原因，即人们不再简单关注是否活着，而且还关注活得怎么样，怎么才能活得更好等问题。

（三）生命价值论

一般而言，价值指的是客体对主体的效用性。从哲学角度分析，生命价值论不再只关注主体，还从主客体相互关系角度对生命的意义做出评判。从生命论的整体发展而言，生命价值论既体现了生命论的连续性，也体现出了其发展性。生命价值论所言的价值其实有更宏阔的意义，这种理论更关注个体生命存在对于他人及社会所展现出的意义。一般而言，只要涉及价值，主要是从主客体的维度进行分析，但是，生命价值论还包含了生命个体对自身而言的价值。因此，生命价值论在一定程度上超越了生命神圣论只关注生命本身存在的论点，与生命质量论一样，它也在一定程度上使生命论的内容更为丰富。也就是说，人们对生命不再仅仅注重其生物学意义，而是将其放在一个更广阔的大背景下审视其存在的意义和价值。当然，不能将生命价值论与生命神圣论和生命质量论完全割裂，在一般情况下，爱护生命、尊重生命、尽可能提高生命质量是凸显生命价值的重要基础；反过来，人也不能简单地活着，而是要尽可能通过各种途径体现自己活着的意义。总之，只要人活在这个世界上，正常情况下就不能脱离社会，就必然要处于各种复杂的关系之网中，生命价值论就是要在这种背景下对人存在的意义和价值做出评判。

三、生命论的评价

在漫长的历史过程中，东西方社会围绕生命及与其相关的问题进行诸多思考，在本节中呈现的与生命相关的问题主要有生命的起源问题、医学视域中的生命观及生命伦理观。本节并未对相关问题进行详细而系统的显现，只是简要地、有选择地陈述了一些零碎的观点，目的是粗线条地凸显不同文化背景对生命及相关问题认识的思维模式和偏好。本节重点要掌握的是关于生命论的三种基本理论，这三种理论目前已构成了《医学伦理学》中关于生命论的一个基本认识框架。

（一）对生命神圣论的评价

生命神圣论从理论角度系统阐述了生命的可贵性和至高无上性，这对医学伦理学的发展无疑奠定了重要的理论基础，生命神圣论能让从医人员从内心深处将积极救治患者以及采取一切可能手段有效维护其生命和健康内化为职业的根本指导理念，而不是将其当成谋生手段。认识到生命是神圣的，就要尽可能减轻患者痛苦，防病治病，在实际生活中，在生命神圣论的推动下，以高度的责任感和使命感通过各种途径不断发展医学科技，使生命神圣论在现实生活中不再是一个虚空的理念，而是尽可能使之真正予以落实，这无疑是医学科技发展的一个重要驱动力。但是，生命神圣论也有其局限性，不联系具体社会背景而将生命神圣论绝对化，在医学伦理领域有时会导致一些伦理难题出现。与此同时，生命神圣论对生命的关注维度比较单一，这势必会对相应的伦理决策带来不同程度的负面影响。

（二）对生命质量论的评价

生命质量论的提出丰富了人们对生命内涵的认识，它对生命质量的关注表明人们对生命的认识在不断加深，使得一些重要决策能站在国家、社会发展的高度，从人口数量与质量综合平衡的角度进行全面考虑，从而为制定一些关系到国家整体利益的大政方针提供有益的参考。从医学角度而言，着眼生命质量的提高更是促进医学科技发展的重要动力之一，只有不断提高医学科技水平，提升生命质量的想法才能真正变为现实。从医学伦理学的角度而言，生命质量论的提出丰富了医学伦理学的基础理论，从而为我们进行一些伦理决策提供了重要理论支撑。但是，过分强调生命质量而不论其他同样也会导致一些伦理难题的出现，孤立地强调生命质量而不关注生命价值，甚至可能会导致一些错误决策的出现。另外，提供更为多元的生命质量标准固然有利于丰富临床伦理决策的依据，但也有可能加大相应决策的难度。

（三）对生命价值论的评价

生命价值论也在很大程度上促进了生命论的发展。它对生命的认识超越了其生物学特征和属性，而是更强调生命存在的意义和价值，这其实在很大程度上能让人保持警醒，就是人不能只关注其生物学层面的存在，而是应将自我的存在放置到更为广阔的社会环境之中，要更关注个人存在对于他人和社会的意义和价值，这无疑使生命论的发展又上升到一个新的高度。但是，过分强调生命的价值同样在医学伦理中会使一些决策更为复杂，乃至会做出一些有悖常理的决策。

综上所述，生命神圣论、生命质量论及生命价值论都有其存在的合理意义，但是，也都不可避免地存在一些局限，如若不考虑具体环境而偏执一端，就会给相应的伦理决策带来不同程度的负面影响，甚至会出现一些比较极端的选择。因此，根据具体情况将三者密切结合就成了一种相对合理的选择。

第五节　正　义　论

一、正义论的基本观点

正义在我们生活中到底起到多大的作用？此处可通过案例3-5予以说明。

> **案例3-5　　　　　为政不可或缺的要求——公平正直**
>
> 据《贞观政要》记载：贞观二年，唐太宗在和房玄龄等的对话中对隋朝的高颎评价颇高，谓其公平正直，尤识治体，隋室安危，系其存没。深深惋惜其被隋炀帝冤枉诛杀。之后又对诸葛亮进行了很高的评价，谓其亦甚平直，并对陈寿评价，亮之为政，开诚心，布公道，尽忠益时者，虽仇必赏；犯法怠慢者，虽亲必罚。唐太宗说这番话的目的是提示房玄龄等要向这些人学习。房玄龄对曰："臣闻理国要道，在于公平正直，故《尚书》云：'无偏无党，王道荡荡。无党无偏，王道平平。'又孔子称'举直错诸枉，则民服'，今圣虑所尚，诚足以极政教之源，尽至公之要，囊括区宇，化成天下。"太宗曰："此直朕之所怀，岂有与卿等言之而不行也？"

在这番君臣对话中，君臣二人都指出了公正在为政中至关重要的作用，唐太宗指出不仅要有这种深刻认识，而且还要将其落到实处。由此可推论，之所以在唐初有贞观之治的盛世局面，与唐太宗的这番认识与身体力行不无关系。

不仅在政治社会领域，在伦理学中，公正也是非常重要的一个范畴，它常常被称为正义（justice），是对包括道德在内诸多领域的善恶、是非所进行的道德认知及价值评价。由此可推断，正义论（theory of justice）就是围绕正义进行研究的伦理学说。在伦理学中，正义包含了多重内涵。它是一种高尚的道德品质，指人正直、公平；也指具体行事过程中不偏不倚的一种处事原则和态度，当然，这肯定要与道德要求相符合，这样才能得到普遍的认可。

（一）中国传统文化中的正义观

正义、公正并非舶来品，在汉语中也是使用频率较高的词汇。《荀子·第八篇·儒效》中就有"不学问，无正义，以富利为隆，是俗人者也"，如果一个人不好学，行为与正义不符，而将追求财富与利益当成目标，这就是俗人。荀子还指出"正利而为谓之事，正义而为谓之行"（《荀子·第二十二篇·正名》），大意是，行止于利是做事，行止于义才是符合道义的行为，即和义相符的行为才是道德行为。整个来看，义在中国传统文化中确实具有非常高的地位，也是至高的道德法则。在对中国传统文化影响至深的传统儒学中，义是一个重要的范畴，除道义论部分已提及的相关论述外，孔子还讲道："君子之于天下也，无适也，无莫也，义之与比"（《论语·里仁》）。从中可看出，在日常行为法则中，义提供了原则性的指导，也就是说，做与不做是看是否符合义，只有符合义的标准，才是适宜的，也是道德规范所允许的。另外，公正一词也较早地出现于中国传统文化思想中。《荀子·第十八篇·正论》中有言："上公正则下易直矣"，即统治者公正，则老百姓也能做到正直，也就是常言的上行下效之意，荀子在这里高度强调了为政方面公正所产生的社会效应。

由上所述，在先秦思想中已出现了正义思想的源头。事实上，在中国传统社会，正义思想一直贯穿在整个社会的发展始终，《论语·颜渊》明确指出："政者，正也，子帅以正，孰敢不正？"孔子一语中的地指出，为政的核心是端正自己的行为，如果统治者能率先做到身正，别人焉敢不正？孔子还指出"其身正，不令而行；其身不正，虽令不从"（《论语·子路》），这句话同样是对为政者而言的，指出了在为政方面率先垂范的重要作用。传统社会为政方面对正义的肯定和推崇不断延续下来，在不同程度上影响了一些政治家的观念和行为，从而也影响了当时的社会发展。

（二）西方的正义论研究

在古希腊时期，赫拉克利特就对正义进行了研究。赫拉克利特在西方哲学史上的影响不仅在于他对世界本源和事物运动状态有更为深刻的认识，同时他对正义等道德现象也进行了研究，这是一种发展和进步，因为他不仅关注自然界，而且关注人，正义作为人的道德生活中一个重要的范畴被思考，联系到当时的社会背景，他对正义的关注尤为难能可贵。根据他留下的一些著作残片，就可窥见他的部分观点。赫拉克利特将斗争与正义相等同，而且认为这是事物发展的源泉，他对正义的研究显然不是系统深入的研究，只是格言式的解读，尽管如此，他无疑引发了人们对正义研究的兴趣，之后的思想家在此基础上对正义进行了持续研究。

在柏拉图的伦理学中，正义更是占据了突出地位，他认为正义只有在理性主导下，灵魂的三个构成部分处于高度融洽的状态时方能产生。更为重要的是柏拉图将理念论融入他的社会理想中，使得其政治、伦理思想密切交融，通过其著作一些内容不难窥见他的理想城邦国家就有坚实的哲学及政治伦理基础，这就是正义。柏拉图认为正义是构建理想城邦国家的伦理原则。理想的城邦国家具有智慧、勇敢、节制及正义四种美德，在其中，正义是最根本的伦理基础，因为其他三种智慧要受其主导，国家的安定靠其维护，所以它是国家走向善的最重要的因素。亚里士多德对生活中的伦理现象进行高度概括后凝练成普遍观点，这是他伦理学思想的重要来源，同时这也是解决相关现实问题的钥匙。总的来看，亚里士多德的伦理学很有生活气息，更容易对生活产生指导作用。在以往研究的基础上，他研究了勇敢、自制、正义和友爱。与柏拉图相同，亚里士多德也认为无论是在个人道德生活中还是在城邦社会生活中，正义都凸显了其主导乃至统摄作用。亚里士多德对正义的内涵进行了解释，指出它的基本内涵为守法与公平，由此也存在两种不同的形式。亚士多德对正义的研究无疑是对前人研究的深化，通过他的研究，进一步夯实了正义论研究的理论基础，而且为后续乃至现当代伦理学的研究提供了重要的启示。

在古希腊对正义的研究中，正义愈来愈被赋予了更为丰富的内涵。在伊壁鸠鲁的伦理学中，正义论是一个重要的构成部分。他认为正义为自然的正义，他立足于个体的安全与幸福来阐释正义的内涵，他认为正义是为了使个体安全得以保障而在约定中自然产生的。它在社会形成与国家建立的过程中起到了基础性作用，也是一种基本的伦理原则，透视其本质，这事实上是一种蕴含了社会契约论萌芽的正义观。中世纪对正义是在神学框架中予以解释的，因为以善、恶为主题的古希腊伦理学在此期间发生了重要转向，其主题转化为罪罚问题。奥古斯丁通过追溯罪罚的根源又提出了自由意志，然后才有正义、非正义等伦理问题，因而他对正义的解读蒙上了浓厚的宗教色彩。在中世纪，正义是一个伦理问题，但从根本来讲，它变成了一个宗教问题。

经过漫长的中世纪以后，人文精神复苏，这极大地推动了当时思想的发展，在这种背景下，斯宾诺莎等思想家对正义从不同视角进行了深入思考，不断为其赋予了新的内涵。正是在长期的积累过程中，西方对正义论的研究走向现代时期。其中一个代表人物就是罗尔斯。他长期关注正义，发表了一系列与之相关的文章，经过潜心研究和数次修改，于1971年出版了《正义论》，在学术界引起了巨大反响。其实，这并不奇怪，因为正义问题一直是人们持续关注的话题，而且与每个人利益和社会整体发展高度相关。而人类的社会发展也并非一帆风顺的，当社会动荡不安时，尤其会引发人们对正义的高度关注。罗尔斯对正义等问题的研究为克服当时的社会危机提供了非常有价值的参考，他以非常严谨的思维和谨慎的态度构筑起缜密的伦理体系，其理论巨大的容纳空间使得持不同观点的人都可从中获得启发，并受益匪浅。罗尔斯研究正义时视角比较独特，他从社会基本结构入手研究正义，因为政治、经济及其他原初不平等因素给人带来综合影响，罗尔斯就聚焦这些因素进行了对正义的研究。他高度抽象且具有思辨性的社会契约其实是一种假设，其目的就是使人随时能进入其中。罗尔斯在此提出了"无知之幕"（the veil of ignorance），其中的参与者都处于"无知之幕"之后，个人及所处社会的许多信息无从知晓，但他们拥有一般的关于社会理论的知识。在这种境况下，罗尔斯提出了两个著名的原则：第一，每个人对与其他人所拥有的最广泛的基本自由体系相容的类似自由体系都应有一种平等的权利。这条表达的主要意思是：在完备的制度体系下每个人享有的权利与他人一样。第二，社会的和经济的不平等应这样安排，使它们①被合理地期望适合于每一个人的利益；并且②依系于地位和职务向所有人开放。这条表达的主要意思是：社会和经济不平等应这样安排，这种不平等应有利于满足每一个人的利益，而且对每个人而言机会都是均等的。按照罗尔斯的解释，第一条原则比第二条原则具有优先性，不仅如此，在第二原则中，②较之①具有优先性。这两条原则所要表达出的核心含义：在初始条件公平的状况下达成的契约，其结果也要公平。

另一位重量级人物诺奇克也对正义进行了研究，他的代表作《无政府、国家与乌托邦》于 1974 年出版，其中就研究了正义问题。在对正义的研究方面，他和罗尔斯的观点不同，他提出了权利理论，其中的原则为持有正义原则，以此来反驳罗尔斯的一些观点。其实，二人之间的矛盾背景可以归结为自由与平等之争，他们聚焦于此，分别形成了自己的正义观点。再准确一点来讲，在对平等的看法上二人有较大分歧。在罗尔斯的正义论中，他非常关注弱势群体；诺奇克则不然，在他的正义论中，利益的分配等必须要以尊重自由和权利为基础，他的正义理论因而被称为持有正义理论。简而言之，诺齐克是在持有权利的基础上阐释其正义理论的，即一个人通过获取、转让或矫正的正义原则对其持有享有资格和权利，其持有即为正义的。如若每个人的持有皆为正义的，社会持有之总体也为正义的。总之，罗尔斯和诺奇克对正义的深入研究让我们看到随着社会的飞速发展，对正义问题的研究同样在深入，因为这是人类社会发展过程中非常重要的伦理法则，也是人们不竭的追求。

二、正义论的应用

在第一部分的叙述过程中可看出，正义论能得到持续关注和不断发展，因为无论文化背景差异有多大，抑或处于何种历史发展阶段，人们对正义都有迫切的现实需求。而从正义论的理论发展来看，正义论的一些思想虽然源自现实，但同时相关理论对社会生活有不同程度的影响。相同的原因，在医学领域，正义论也有重要的应用价值。

（一）对医患关系调整的指导

对医患矛盾的解决目前已经有非常多的研究视角，也提出了诸多应对措施。要切实地解决医患矛盾，需要对其中很多问题进行追本溯源式的分析，在这些问题中，有一个原因就是医患地位的不平等。这种不平等在不同时空条件下有不同表现。基于这样的原因，正义论一些观点对医患关系的调整确实有积极的指导作用。具体而言，要从这几个方面入手。首先，要将公平的理念和原则贯彻到医疗服务过程中，医务人员对患者要一视同仁，患者的地位是平等的，不能因身份、地位的差异而区别对待。从这点而言，这与道义论确实有相通的地方。其次，一段时期内医闹频频发生，伤医乃至杀医恶性事件也不时出现，在这种情况下，患者也不能完全将医生视为医疗服务的提供者而提出一些非分要求，而是应在合法、合理，符合道德要求的前提下维护自己的各项权利。最后，在医患矛盾突出的社会背景下，要多管齐下，用多种方式协调医患关系，其中非常重要的一点就是要积极运用医学伦理等各种手段确保医生与患者的合法权益，使双方处于平等的地位，这对于缓解和解决医患矛盾有非常重要的意义。

（二）对医疗服务供给的指导

在目前社会的主要矛盾中，人民日益增长的美好生活需要和不平衡、不充分的发展之间的矛盾也影响到医疗卫生领域。因此，医疗服务的供给尤其是优质医疗服务的供给要考虑城乡之间、不同地区之间、某一地区内部之间的各种平衡，这是医疗服务公平性的一个重要体现。因为我国目前还是一个发展中国家，医疗服务供给背后还涉及有限医疗卫生资源如何合理配置的问题，基于这样的社会发展背景，在医疗卫生资源配置过程中，公平、公正等理念指导作用的重要意义由此体现出来了。不仅要从宏观上考虑国家的整体发展需求，在医学研究及技术开发方面要投入足够的资源，也要尽可能满足基层医疗保健领域的需求，总之，二者要达到适度的平衡。

（三）对一些医学伦理难题抉择的指导

在现实生活中，常常面临许多医学伦理难题，一些伦理难题有境况的特殊性，从而会产生一些具体的问题；还有不同基础理论在应用过程中可能会导致严重的冲突，使相应问题的解决更趋复杂；一些难题涉及更复杂的群体和更多元的利益，其中的矛盾错综复杂；一些难题涉及代际利益冲突，甚至影响到未来的发展……面对这些复杂的问题，将正义理念渗入其中，并将其作为一种指导原则，在此基础上再采取一些切实可行的措施可在一定程度上弱化相应的矛盾。

三、正义论的评价

在人类社会发展过程中，对正义的追求始终没有间断过。在不同社会发展阶段，一些思想家从不同视角切入，在对正义的研究过程中不断融入了新的思考，使其内涵愈加丰富。虽然在不同历史时期，思想家们对正义的理解有所不同，但都涉及公平、正直等诸多内涵，整体来看，它是个人的美德，也是组织、社会所坚守或追求的重要原则。因此，正义与每个人的生活都密切相关，涉及政治、经济等诸多领域，医学领域当然也不例外。从实际情况来看，正义论在医学领域确有比较积极的指导作用和应用价值，但是，医学领域对正义的践行显然不是一个短期行为，同时也不是某个人、某个组织坚守或竭力追求就可以解决相应问题的，而是需要系统的合力。

学习思考题

1. 康德道义论的基本观点是什么？
2. 结合生活实践，谈谈你对"最大多数人的最大幸福"的认识。
3. 在医学领域美德论有何重要意义？
4. 生命神圣论、生命质量论及生命价值论在医学伦理中的应用价值分别是什么？
5. 在医学伦理领域倡导公平公正有何重要意义？

（郭德君）

第四章 医德基本原则

　　医德基本原则，简称医德原则，是由医者职业决定的，医务人员应该自觉遵守的最基本的医德准则和根本要求，它是调整各种医疗关系的根本指导原则，也是衡量医务人员医德水平的最基本的标准。在医学伦理学的基本理论中，医德原则的核心是医者与其职业对象的关系问题。医德原则是医德体系的灵魂，体现着医德的实质和方向。

第一节 医学伦理的指导原则

　　我国传统的医德原则集中体现为"志怀救济，普同一等"。1981 年，第一届全国医学伦理学学术会议在上海召开，提出"防病治病，救死扶伤，实行革命的人道主义，全心全意为人民服务"的医德原则。20 世纪 80 年代中期，为使表述更加科学严谨，突出医学服务的特点，经医学伦理学专家进一步讨论，将上述提法修订为"防病治病，救死扶伤，实行社会主义人道主义，全心全意为人民身心健康服务"。医德原则的提出和确立对于我国当代医学伦理学建设具有划时代的意义，它体现了医学道德对医务人员的最高层次要求和我国医学道德的先进性，也体现了医学道德不同层次的要求，蕴含着人道、服务、公正、优化等丰厚的伦理内涵，是指导当代医者言行的基本伦理原则。

一、医学人道主义原则

（一）医学人道主义的形成与发展

　　远古时代，原始人在抗击外来氏族的突袭、抵御自然灾害的侵扰、减轻氏族成员的伤痛等共同活动中逐步形成了互助意识、萌生了同类之爱，道德从此开始萌芽成长。殷周时代，周人提出"敬德保民"，认为"夫民，神之主也""天道远，人道迩，非所及也"。春秋战国时期，儒家提出"仁"，认为人"最为天下贵也"；墨家主张"兼爱""非攻"；老庄崇尚人的自然本性，希冀返璞归真。人的地位逐步确立起来。在西方，古希腊罗马时期，荷马史诗的《奥德修记》中高度宣扬智谋是人神共有的德目，把人和神相提并论。古希腊历史学家修昔底德曾说：人是第一重要的，其他一切都是人的劳动成果。智者普罗泰戈拉明确提出"人是万物的尺度"的著名命题。人道思想冲破神道思想的重重迷雾，为医学人道主义营酿了良好的文化氛围。

　　《黄帝内经》提出"医乃仁术"的宝贵思想。孙思邈指出："人命至重，有贵千金"，主张对病人应"普同一等，皆如至亲之想"。西医鼻祖希波克拉底立誓道："无论至于何处，遇男遇女，贵人奴婢，我之唯一目的，为病家谋幸福，并检点吾身，不做各种害人及恶劣行为"。医学人道主义思想逐步形成。

自文艺复兴始，以达·芬奇、薄伽丘、莎士比亚为代表的人文主义者，以伏尔泰、卢梭、孟德斯鸠为代表的人道主义者，以费尔巴哈、柏格森、尼采、弗罗姆为代表的人本主义者，给宗教神学以致命的猛烈冲击，推动医学人道主义进一步丰富、发展。同时，自然科学的进步，人体结构、形态、功能的研究，实验医学的开拓，麻醉防腐法的发明，生物-心理-社会医学模式的提出，生命科学的日新月异，大大解放了人们的思想，开阔了人们的眼界，促成了一系列医德规范和医德宣言相继面世：1948 年的《日内瓦宣言》、1966 年的《医道纲领》、1968 年的《悉尼宣言》、1975 年的《东京宣言》、1977 年的《夏威夷宣言》等。医学人道主义以海纳百川之势，日臻完善。

我国革命战争年代，毛泽东提出了"革命的人道主义"，把医学人道主义推进到无产阶级人道主义的新阶段。改革开放，社会转型，"社会主义的人道主义"应运而生。社会主义人道主义是一种作为伦理原则和道德规范的人道主义。它是生活在社会主义制度下的人们处理人和人关系时应该遵循的一项道德行为规范。我国社会主义人道主义的基本内容和要求主要有三个方面：关心、热爱、尊重全体社会主义劳动者；关心、热爱、同情、尊重老、弱、病、残和还没有劳动能力的少年儿童；同一切有悖人道的言行做斗争。社会主义人道主义把医学人道主义从关心、同情、爱护、尊重人的生命，升华到主动为人类健康服务，为人民谋幸福的新高度。1998 年签发的《中华人民共和国执业医师法》总则第三条规定："医师应当具备良好的职业道德和医疗执业水平，发扬人道主义精神，履行防病治病、救死扶伤、保护人民健康的神圣职责。"由此将医学人道主义纳入了法制化、规范化的运行轨道。

（二）医学人道主义的主要内容

医学人道主义是指在医学活动中，特别是在医患关系中表现出来的同情、关心患者，尊重患者的人格与权利，维护患者利益，珍视人的生命价值和质量的伦理思想及理论。

医学人道主义是一般人道主义在医学领域内的具体体现和发展。二者都强调尊重人的尊严、价值、权利和人格。它们的区别：①适用的领域不同。医学人道主义适用于医学范围的实践；一般人道主义适用于社会领域。②产生的时代背景不同。医学人道主义是随着医学职业的产生而在医疗实践中诞生发展的；一般人道主义是在中世纪文艺复兴时期，资产阶级反对宗教神学和封建专制的政治斗争中提出的。③追求的目标不同。医学人道主义追求的唯一目标是道德目标，具有共同性、普遍性、全人类性，是普世伦理的重要内容；而一般人道主义追求的主要是政治目标，具有鲜明的阶级性、特殊性、民族性，属于政治伦理的范畴。

医学人道主义作为一种传统的医德观念，贯穿医学伦理学发展的始终。它强调维护人的权利和尊严、生命的价值和质量以及整个人类的集体利益，主张在疾病的诊断、治疗和预防中采取各种措施，同时还应认识到医学研究、医学技术的发展和应用都必须服务于这种目的的实现而不能与之相悖。医学人道主义可具体体现在以下三个方面。

1. 贵人　我国奴隶制前中期，特别是欧洲中世纪的黑暗时代，神学占据统治地位。神至高无上，主宰万物。人是手段，神是目的，取悦上帝，乃至高之善。我国奴隶制转向封建制时代和欧洲文艺复兴时期，神的权威遭到空前挑战，人在宇宙中的主体地位日益凸现，一个贵人轻神的新时代终于到来了。《黄帝内经》说："天覆地载，万物悉备，莫贵于人。"

《孝经》中提出"天地之性人为贵"。荀子认为，人有气有生有知，亦且有义，故最为天下贵也。文艺复兴的先哲们，勇敢公开地与神对抗。他们引用拉丁诗人特伦斯的诗：我是人，凡是人的一切特性，我无不具有。意大利的人文主义之父彼得拉克也公然宣称：我不想变成上帝……我自己是凡人，我只要求凡人的幸福。卢梭、康德、黑格尔、费尔巴哈、柏格森等极力倡导生命价值。康德宣称人是目的，主张建立人的道德宗教以取代信仰宗教。尼采则勇敢地宣布上帝死了。马克思主义的诞生，把神连同唯心主义一起从社会历史领域里驱逐出去。贵人思想是人的主体意识觉悟和科学社会发展的必然产物，它肯定了天下万物之中人的主体地位，尊重人的人格意志和权利，为医学伦理学确立了道德主体，奠定了理论根基。贵人思想在医学伦理领域具体体现在，《国际护士条例》规定："尊重人的尊严和权利是护士的天职""护士首先要对患者负责，尊重患者的信仰、人格与风俗习惯"。

2. 尊生 既然人是宇宙之主，自然要尊重人的生命和价值。人的生命不可逆转，生命对于任何人来说只有一次，因此生命是神圣的，治病救人是医生的天职。《黄帝内经》认为"人之情莫不恶死而乐生"。孙思邈强调"人命至重，有贵千金，一方济之，德逾于此"。明代医生万全坚持"以活人为心，不记宿怨"。李时珍痛斥一杀子祭神者"乃愚昧之徒……违道伤生，莫此为甚"。传统医德充分肯定人的生命价值，尊重人的生命权利，与残害生命的罪恶行径作坚决斗争的尊生思想在现代医学伦理中得到充分发展。《日本齿科医疗伦理章程》指出：人的生命最为宝贵，这是医道之根本。1981年，我国颁发的《中华人民共和国工作人员守则和医德规范》明确规定：为挽救病人生命，要有一种坚韧不拔的意志和不畏艰难，不辞劳苦的精神。就是对病势垂危的病人，哪怕只有百分之一的希望，也是付出百分之百的努力去挽救。

3. 爱人 尊生的思想必然表现为爱人。爱人，指关心、理解、热爱、帮助患者。中国儒家的"仁"集中体现了"爱人"精神。孔子说："夫仁者，己欲立而立人，己欲达而达人""己所不欲，勿施于人"。孟子进一步要求："老吾老以及人之老，幼吾幼以及人之幼"。范仲淹在《岳阳楼记》中把"仁"提到"先天下之忧而忧，后天下之乐而乐"的高度。在西方，亚里士多德主张"友爱"。费尔巴哈要求自爱且爱人。人本主义伦理学家弗罗姆在《爱的艺术》中提出"爱的理性"的新理念。"爱人"在医德中占有特殊的重要地位。孙思邈在《备急千金要方·大医精诚》中要求"凡大医治病，必当安神定志，无欲无求，先发大慈恻隐之心，誓愿普救含灵之苦，若有疾厄来求救者，不得问其贵贱贫富，长幼妍媸，怨亲善友，华夷愚智，普同一等，皆如至亲之想"。李梴在《医学入门》中讲到"如病家赤贫，一毫不取，尤见其仁且廉也"。陈实功在《医家五戒十要》中阐述"倘若再遇贫难者，当量力微赠，方为仁术，不然有药而无伙食，命亦难保也"。这些都是中国传统医学中对于医学道德、医学伦理最经典的表述，也是中医文化最为宝贵的精神财富，是中华医学文化的精神源泉。西方医学的经典文献《希波克拉底誓言》明确了医生的职业操守，劝导医生"志愿以纯洁与神圣的精神终身行医"，以天地诸神的名义，赐予医者无上光荣，惩戒不义之行，彰显医学的庄严和神圣。胡弗兰德《十二医德箴言》的第一条就强调："医生活着不是为了自己，而是为了他人，这是职业性质所决定的"。《迈蒙尼提斯祷文》中写道："愿绝名利心，服务一念诚；神清求体健，尽力医病人；无分爱与恨，不问富与穷；凡诸疾病者，一视如同仁""启我爱医术，复爱世间人"。传统医德的爱人思想奠定了医学伦理的理论基础。作为医务人员应急患者所急，想患者所想，帮患者所需，同情、理解、关心、体贴患者，真情待患，增强患者抗争疾病的信心，全心全意为患者身心健康服务。

二、全心全意为人民服务的原则

（一）全心全意为人民服务是医业的根本属性

医学伦理学的服务原则是全心全意为人民服务思想在医业领域内的具体体现，是医业职业道德建设的核心要求。防病治病，救死扶伤，提高生命质量，全心全意为人民身心健康服务是医生职业存在的根据和本质特点，也是医学伦理学基本原则中的最高要求和理想人格，为人民身心健康服务是医学道德的核心内容。医学从诞生之时起，就始终把"解除病痛，维持功能，恢复健康，保护生命"作为己任、作为目的。希波克拉底在《希波克拉底誓言》中说："我之唯一目的，为病家谋幸福。"北宋医学家唐慎微说："于人不以贵贱，有所召必往，寒暑雨雪不避也。"这一目的本身就是对医学的追求，它要求医学工作者的医学行为必须"向善""趋善""至善"，否则，医学就失去它存在的意义。现代医学站在理性自觉的高度更为重视服务原则，世界医学会《国际医德守则》规定：一个医生必须对病人付出全部忠心和全部科学知识。《护士伦理学国际法》指出：为人类服务是护士首要的职能，也是护士职业存在的理由。为人民健康服务的内容应该是全方位的，也就是说，医学服务既要认真看病，更要真诚关照患者；既要给予生物学方面的救助，更要给予心理学、社会学方面的照顾，从而满足人民大众不断增长的健康需求，使他们在医学的帮助下，尽可能地恢复、保持和改善生理、心理、社会、道德诸方面的良好适应能力和状态。为人民健康服务的要求应该是分层次的，也就是说，它是先进性与层次性的统一，其最高境界是全心全意为人民身心健康服务。

（二）服务的内容及其推论

新的医学技术、医疗设备不断问世，生命科学正在大踏步前进。器官移植、无性生殖、骨髓移植、基因组计划、克隆技术等一系列造福人类的尖端生命科学技术将不断获得新的成果。为适应大卫生观的要求，适应生物-心理-社会医学模式的转变及时代要求，服务的内容已从传统走向了现代，从防病治病、救死扶伤扩展到美容、养身、医疗保健以及延长有限的生命，从迎接新生命的到来到临终关怀、安乐死直至安慰家属、服务社会。

服务原则有两个基本推论。其一，服务对象第一。如何体现服务对象第一，就涉及如何对待医务人员的利益问题。一方面，当医务人员的利益和服务对象的利益发生冲突时，如何正确处理，这是医学伦理首先要面对的一个实质性问题。单位、社会和国家应充分肯定和保证医务人员的正当利益，不能片面地只要求他们奉献牺牲；另一方面，服务对象是医业存在的根据，随着医疗改革的深入，他们的利益和需要也直接和医院及医务人员的利益密切相关，当服务对象的利益和医者利益发生冲突时，应把服务对象的利益置于医者个人利益之上，坚持服务对象第一的原则。其二，精研医学、发展医学。工欲善其事，必先利其器。首枚白求恩奖章获得者赵雪芳医生说："光靠热情、笑脸和耐心是救不了病人命的，治病救人最终要靠高度的责任感和精湛的医疗技术。"一方面，医道精深，学海无涯，医务人员要博极医源，精勤不倦，精益求精，总结经验，不断提高；另一方面，医学的生命在于创新，医务人员还要积极投身于科研工作，瞄准国际尖端医学课题，埋头苦干，敢于拼搏，把医学科学不断推向前进。

三、公平公正原则

（一）公正原则及其内容

公正（justice）与公平、公道、正义等属于同一序列的概念。中国典籍中，汉朝班固编的《白虎通义》中说："公之为言，公正无私也。"在西方，公正源于古希腊文"orthos"，表示置于直线上的东西，引申为真实、公平、正义的东西。公正、正义是一种社会秩序达到平衡的状态，是一种社会利益和资源经过特定方式分配后产生的社会秩序形态。罗尔斯认为：正义的主要问题是社会的基本结构，或者更准确地说，是社会主要制度分配基本权利和义务，决定由社会合作产生的利益之划分的方式。社会秩序的核心问题就是公正的问题。公正即公平和正义的意思，是指每个人应获得其应有的报偿，或公平、公正地分配社会的资源。

古往今来，围绕公正问题，仁者见仁，智者见智，大致有五种代表性的公正观。①平均主义公正观，口号是"均贫富、等贵贱""杀尽不平方太平""不患寡而患不均"，要么同富，要么共贫。它以和谐团结为价值取向，却压抑了强者的进取和开拓。②报复主义公正观，主张"以命偿命，以眼还眼，以牙还牙，以手还手""人不犯我，我不犯人，人若犯我，我必犯人"。这种公正观注重人格尊严，但易于滥加报复，造成更多更大的不公和伤害。③等级主义公正观，认为人各有命，富贵在天，应恪守尊卑等级，各安其分，不得僭越，不准反抗。这种公正观倾向于稳定安宁，却以牺牲广大被压迫阶级的利益为代价。④功利主义公正观，主张论功行赏，按劳分配，不劳动者不得食。它注重效率利益，却忽视了弱者的人格尊严。⑤人道主义公正观，认为人生而平等，人人应平等地享有政治、经济、教育、就业、医疗卫生等的权利。它肯定了人的价值和幸福，有利于保护弱者，如老弱病残，但也会给强者造成不良影响。每种公正观都各有优劣，绝对的公正，至少在现阶段是不可能的。我们尽力做到"公平与效率兼顾"。医乃仁术，人是医业的服务对象，人道是医德的首要原则，人道主义公正观自然便是医学伦理的最佳选择。

公正原则作为医学伦理原则，是现代医学服务高度社会化的集中反映和体现，其价值主要在于合理协调日趋复杂的医患关系，合理解决日趋尖锐的健康利益分配的基本矛盾。在现代社会中，医疗公正的伦理学依据主要有：患者与医师在社会地位、人格尊严上是平等的；患者虽有千差万别，但人人享有平等的生命健康权和医疗保健权，患者处于医患交往双方中的弱势地位，理应得到医学所给予的公平、正义的关怀。这些因素决定了医疗公正的必然性与合理性。

（二）正确对待平等

平等是公正原则的重要内容之一。平等思想大致有三种历史形态：平均主义平等观，自由主义平等观和马克思主义平等观。

《礼记》描绘了大同世界的理想社会，均贫富是人们孜孜以求的平等要求。康有为曾著《大同书》主张取消家庭和私有制，建立一个"天下为公"、一切平等的神仙天堂。太平天国提出"天下总一家，凡间皆兄弟""有田同耕，有饭同食，有衣同穿，有钱同使，无处不均匀，无人不饱暖"。近代英法三大空想社会主义者圣西门、傅里叶、欧文都提出了平均主义的平等思想，并在实践中遭到惨败。平均主义平等观只注重终点和分配均等，漠视起点和机会的平等。它有利于社会稳定，但却容易造成吃大锅饭的局面。

卢梭作为资产阶级代表首先提出自由主义的平等观，他说："每个人对其他人所拥有的最广泛的基本自由体系相容的类似自由体系都应有一种平等的权利。"认为平等是指维护生命和维护自由的权利平等。当代著名美国哲学家罗尔斯在《正义论》中明确指出：每个人都有平等的权利，具有同他人同样的自由和谐共存的最广泛的基本自由。这种思想也体现于医德之中，《美国医师会医学伦理原则》说："医师必须尊重患者的权利、共事医师和其他保健专业专家的权利""医师除了急救时对患者提供适当护理外，对其共事伙伴和医疗环境有自由选择的权利"。自由主义平等观侧重权利、机会平等，主张人人有平等竞争的起点，对终点的平等未予关注。它有利于激发个人的积极性，却不利于社会的稳定。

马克思主义认为，平等是受经济政治制度决定的，有不同的阶级内容，它归根到底是由生产力决定的一种意识形态。实现平等最终要靠生产力的发展。列宁说："在货币消灭之前，平等始终只是口头上的、宪法上的。"绝对平等通过相对平等表现出来，相对平等包含着绝对平等。同时，不平等正是人们追求平等的动力。平等就是通过不断消除不平等来实现的。没有了不平等，平等观念便归于消逝，而升华为另一至高的境：至善或仁爱。这便是平等的辩证法。

平均主义平等观或自由主义平等观皆有其局限性，现实中我们要尽量兼顾起点、过程、结果的平等，从而更大程度地实现平等。起点平等要求给予智力、教育文化程度及劳动能力基本处于同一水平的行为主体同等的占有和使用劳动资料、生产资料的机会。过程平等指社会各行为主体在劳动过程中，严格遵守已制定或约定俗成的规范、制度、法律等规则，平等竞争，即规则公平。结果平等并非平均分配，而是做到劳动付出和劳动所得之间的均衡与合理。需要指出的是，对丧失劳动力的老弱病残者的抚恤、资助等社会福利事业或个人无私奉献的行为是一种超越了平等的更高境界的"仁爱"，是一种高于平等的道德价值的善，它是不平等的另一种表现。我们主张以平等为主，提倡"仁爱"的道德实践理性，因为这更加符合社会的现状和历史的事实。

就医学伦理而言，平等的内涵具体化为两个层次。其一，平等待医。国家社会单位适当加大医疗投资，深化改革卫生医疗制度，加强医疗卫生法的制定与执行力度，严格按《中华人民共和国执业医师法》等相关法规办事，择优汰劣，平等竞争，给医务人员以与之劳动付出相适合的应得待遇，绝不能仅仅给予精神上、口头上的表扬鼓励而漠视他们应得的正当利益；同时，医务人员之间也要不偏不向、平等相待。其二，平等待患。在资源配置上注重平等，实现人人公平享有基本医疗卫生服务。医务人员对服务对象必须不分高低贵贱，一视同仁，保证他们平等地享有医疗保健的正当权利，依法行医，以德服务，树立文明高尚的医德医风。

四、优 化 原 则

（一）整体优化

系统论的创立为优化原则提供了理论基础和方法论依据。系统方法要求从整体出发，从整体与部分、整体与环境之间的相互联系、相互制约中，综合考察对象，立足整体、统筹全局，择优选取总体上最好的方案，以达到最佳地处理问题的目的。

首先，整体优化要求将服务对象置于所处的自然环境和社会环境的整体中综合考察。整体优化是优化原则的要求之一，是传统医学一以贯之的思想基础。《黄帝内经·素问·四气调神大论》中指出：故阴阳四时者，万物之始终也，死生之本也。逆之则灾害生，从之则苛疾不起。《医学源流论》也指出：人禀天地之气以生，故其气体随地不同。西北之人，气深而厚，凡受风寒，难于透出，宜用疏通重剂；东南之人，气浮而薄，凡遇风寒，易于疏泄，宜用疏通轻剂。可见人是一个开放系统，不断与其生存环境进行物质、能量和信息交换，人的自然禀赋、疾病的发生、转归、诊治与环境息息相关，诊治患者必须考虑其环境背景。正如《医学阶梯》所言：凡疗疾病必须体认南北，细察长幼禀赋，毋得拘方土而抑禀赋，亦不得泥禀赋而浑方土。此外，风俗传统、社会制度、信念、信仰、社会关系等都会对患者产生影响。《黄帝内经·灵枢·师传篇》要求诊病时"人国问俗，人家问讳，上堂问礼，临病人问所便。"在生物医学模式转向生物-心理-社会医学模式和倡导大卫生观的新时代，整体优化的医德原则更加重要。

其次，整体优化要求把服务对象作为一个整体考虑。人的自然禀赋对服务需求有不同的影响，"膏粱之体，表虚里实；藜藿之体，表实里虚"。同时，还要考虑人的社会属性。兴趣爱好、文化素质、社会地位、道德修养、家庭角色、审美倾向、宗教信仰、经济收入等都会不同程度地影响到其服务需求之中，并曲折微妙地得以表现。《黄帝内经·素问·疏五过论》就曾指出：诊有三常，必问贵贱，封君败伤，及欲侯王，故贵脱势，虽不中邪，精神内伤，身必败亡。祖国医学在两千年前就揭示了病理和心理之间的关系，把人的情志活动归结为喜、怒、哀、思、悲、恐、惊"七情"，并将情志和五脏六腑的生理、病理相联系，提出了"内伤七情"。随着时代的进步，人们的社会属性更加复杂微妙，尤其有由物质追求向精神追求转向的趋势，并且医学心理学的兴起，心理因素对服务对象的影响得到了科学的阐述，从而帮助我们更好更全面地为人民卫生事业服务。

最后，还要从整体的角度看待疾病和服务需求。从病因看，生物、物理、化学、饮食、气候、社会环境等外因，与神经、内分泌、免疫、遗传等内因交互影响，互为条件；从病理看，局部病变与整体反应相互制约，相互影响；从表征看，真象与假象、一般与特殊、稳定与变化，总是交替出现，错综复杂。对美容、保健、养生等非疾病性的服务要了解分析其动机、目的、背景等，不能只顾经济利益而忽视社会效益。总之，要全面收集资料，辩证有机地分析诊断，务求整体最佳效果。

（二）最大善果与最小恶果

在医疗卫生实践中，整体优化必须坚持两个基本的具体选择原则：一是积极优化，即最大善果；二是消极优化，即最小恶果。

1. 最大善果 是指在若干非负值的医疗方案或服务措施中选择最大正值的医疗方案或措施的伦理价值取向，在若干善果中取得最优的结果，所谓诸善择其大。确诊疾病后，选择治疗方案就成为决定因素。同病可以异治，异病可以同治；可用医学手段治疗患者，也可利用患者自身能力促其自愈；可对因治疗，亦可对果治疗；可全身治疗，亦可局部治疗；可治标，亦可治本；可去邪，亦可扶正；可摄养于无病之先，亦可救治于患病之后。多种多样的治疗方案的价值各异，且治病和致病也是辩证统一的。最道德的选择，要慎重比较、全面分析、科学论证后，选择疗效最优、康复最快、痛苦最小、风险最小、副损伤最小，最经济方便的医疗方案。这些标准若不能兼顾，弃其价值小者选其价值大者而从之。

2. 最小恶果 是指在若干负值的医疗方案或服务措施中，全面权衡利弊得失之后，选择最小负值的医疗方案或服务措施，所谓诸恶择其小。

最小恶果是优化原则的一种特殊形式。由于医疗技术、医学水平、疾病情况、社会环境、服务要求等主客观条件的种种限制，在医疗实践中不能达到绝对自由的程度，从而无法实现最大善果的选择。在现实医疗活动中，在处理某些病情或服务对象时，常常会无奈地面对这样的一些尴尬困境：①几种可供选择的方案都不可能获得理想效果，都可能给患者带来不同损害；②手段的有效性和道德性发生冲突，欲达道德目的，必用非道德手段。因此，我们只能实行某种道德妥协，牺牲最小的道德价值，换取可能条件下的最高价值，尽最大努力把恶果限制在最小范围之内。在进行医疗行为选择时，一切以有利于患者为根本原则。

此外，在临床中，可能出现这样的情况：对服务对象来说是最大善果或最小恶果，对他人、集体、社会则会带来恶大于善的结果。此时要全面比较服务对象与他人、集体、社会的利弊得失，综合考虑近远期善恶差异，以最小范围的最小代价保证最大范围的最大善果。此特殊的优化选择，是与公益道德原则相一致的。

人道、服务、公正、优化是一个由抽象上升到具体的有机整体，不可机械片面地强调某一原则而忽略其他原则。人道主义原则是核心灵魂，贯穿始终，服务原则、公正原则、优化原则是人道主义原则的具体体现，它们从不同侧面丰富体现着人道主义原则的深刻蕴涵。我们要全面辩证地理解运用这四个原则，指导我们的卫生事业，不可只顾经济利益而忽视社会效益。对于克隆技术、基因组计划、安乐死、器官移植、变性手术、人工流产等争议较大、问题较多的领域更要慎之又慎，辩证运用医德原则，做出最优的选择。

第二节　医德基本原则

生命伦理学发起和兴起在 20 世纪五六十年代的美国，后于 20 世纪 80 年代传入我国。生命伦理学中提出了体现其基本精神的生命伦理原则，其中由美国学者比彻姆、查尔斯所提出的生命伦理四原则被作为伦理决策的首选，即自主原则、不伤害原则、行善原则、公正原则。生命伦理四原则传入我国后略有修改，自主原则被改称为尊重原则，行善原则被改称为有利原则，即四原则为尊重原则、不伤害原则、有利原则、公正原则。

一、尊　重　原　则

尊重原则指医务人员尊重患者的伦理原则，它承认患者享有作为人的尊严和权利，对于具有自主性的患者，凡涉及其利益的医疗行为，都应事先获得患者的许可才能进行。尊重原则是现代生物-心理-社会医学模式和医学人道主义原则的必然要求和具体体现，实现尊重原则是保障患者根本权益和建立和谐医患关系的必要条件和可靠基础。尊重原则的内容包括尊重患者的生命和生命价值，尊重患者的人格和尊严，尊重患者的隐私，尊重患者的自主权等。

（一）尊重患者的生命和生命质量

生命是人存在的基础，是人的根本利益所在。尊重患者的生命首先体现为尽力救治患者，维护其生命的存在；并且，还要通过良好的医疗护理来提高患者的生命质量，以维护其生命价值。尊重患者的生命和生命质量是医学人道主义的最根本要求，也是医德的基础。

（二）尊重患者的人格和尊严

人格是指一个人的尊严、价值和道德品质的总和，是一个人在一定的社会中的地位和作用的统一。尊严是指对个人或社会集团的社会价值和道德价值的认识和自我肯定，承认人的生命价值的存在是最基本的尊严。人格权是一个人生下来即享有并应该得到肯定和保护的权利。患者享有人格权是尊重原则具有道德合理性并能够成立的基础。尊重患者的人格尊严即要求医务人员要平等地对待患者，一视同仁，尊重患者的身体、情感、习惯、信仰等，尽力满足患者的正当要求，不能对患者有任何的歧视，也不能高高在上、爱答不理、敷衍了事。

（三）尊重患者的隐私

隐私是指个人享有的与他人和社会公共利益无关的纯属个人的私人信息。隐私权是指使自己的个人隐私得到保护、不受他人侵犯的权利。尊重患者的隐私主要包括两个方面的内容：一是身体不被随意观察，即医务人员在为患者实施检查或治疗的时候有义务保护患者的身体不被他人随意观察。二是个人的私密信息不被泄露，即医务人员不向他人泄露会造成不良医疗后果的有关患者疾病的隐私，其中，"有关患者疾病的隐私"是指有关个人生活、行为、生理、心理等方面的信息，"不向他人泄露"指不向医生或治疗小组的医务人员以外的其他人员泄露患者隐私，"造成不良医疗后果"是指泄露患者隐私会直接或间接损害患者的身心健康、人格、尊严和声誉等。

（四）尊重患者的自主权

自主是指自我选择、自由行动或依照个人的意愿进行自我管理和自我决策。患者的自主权是指具有行为能力并处于医疗关系中的患者，在医患充分交流之后，经过深思熟虑，就有关自己疾病和健康的问题所做出的合乎理性的决定，并据此采取负责的行为。尊重患者的自主性即是治疗或研究不仅应当尊重患者或受试者的人格和尊严，并且治疗方案或实验研究应该在患者或受试者知情并同意的基础上才能进行，而不能欺骗、强迫或利诱他们。

尊重患者自主权的实现要求患者有正常自主的能力、患者的自主选择和决定是经过本人或家属深思熟虑的，且患者的自主选择和决定不会与他人或社会发生严重冲突。尊重患者自主权的实现要求医务人员要为患者提供真实、适量并且患者能够理解的医疗护理信息，主动提供适宜的环境和必要的条件以保证患者能够行使自主权，尊重患者及其家属的自主选择和决定，保证患者能自主选择医务人员，并且治疗要经患者知情同意。

尊重患者的自主权需要正确处理好患者自主和医生做主之间的关系。医生做主指医务人员替患者做主，其在实行时分为全权做主和半权做主。医生全权做主是指在选择重大医疗决策时，事先不征求（不能征求或不宜征求）患者意见，而由医生全权代替患者做决定；医生半权做主是指在选择重大医疗决策时，先征得患者或其家属同意，或者先征得患者或家属授权，然后由医方代替患者做出原则性决定。在强调患者自主权的同时绝不意味着医生放弃或减少自己的道德责任，也绝不意味着医生完全听命于患者的不合理或不正确的意愿、决定和要求，这便涉及医生权利中的特殊干涉权问题。

二、不伤害原则

不伤害原则，在医疗领域中指医务人员在整个医疗行为中不使患者的身心受到不应有的伤害。不伤害原则是底线原则，是对医务人员的最基本要求。医疗伤害可分为以下几种类型：①有意伤害与无意伤害。有意伤害指医方出于打击报复心理或极其不负责任，拒绝给患者以必要的临床诊治或急诊抢救，或出于增加收入等狭隘目的，为患者滥施不必要的诊治手段等所直接造成的故意伤害。无意伤害指不是医方出于故意而是实施正常诊治所带来的间接伤害。②可知伤害与不可知伤害。可知伤害是指医方可以预先知晓也应该知晓的对患者的伤害。不可知伤害是指医方无法预先知晓的对患者的伤害。③可控伤害与不可控伤害。可控伤害是指医方通过努力可以也应该降低其损伤程度，甚至可以杜绝的伤害。不可控伤害则是指超出了医方控制能力的伤害。④责任伤害与非责任伤害。责任伤害是指医方有意伤害以及虽然无意但属可知、可控而未加认真预测与控制，任其出现的伤害。意外伤害虽可知但不可控，属于非责任伤害。

临床诊疗中的许多手段都存在双重效应。所谓双重效应，指某一诊治行为既有预期的积极效果，也伴有非预期的消极效果，即利弊的双重性。故医疗伤害带有一定的必然性，如临床检查或诊疗中的痛苦、药物的不良反应、手术的创伤等。因而不伤害原则不是绝对的。不伤害原则的真正意义不在于消除任何医疗伤害（这既不现实也不公平），而在于培养医务人员对患者高度负责、保护患者健康和生命的医学伦理理念和作风，正确对待医疗伤害现象，在实践中努力使患者免受不应有的医疗伤害，包括身体上、精神上的伤害及经济上的损失。

为了实现医疗上的不伤害原则，对医方的具体要求可体现：①培养和强化为患者的健康和利益着想的动机和意识，杜绝有意和责任伤害；②忠于职责，恪尽职守，千方百计防范意外伤害的发生，不给患者造成本可避免的身体上、精神上的伤害和经济上的损失；③提供应有的最佳医疗和护理，并在实施中尽最大努力，把不可避免但可控的伤害控制在最低范围内；④对于有危险或有伤害的医疗措施，经过风险/治疗、伤害/受益的比较评价，按照"两害相权取其轻"的原则，选择利益大于危险或伤害的措施。

三、有利原则

有利原则指把有利于患者健康放在第一位并切实为其谋利益的伦理原则。有利原则与不伤害原则有着密切关系，但有利原则比不伤害原则更广泛。有利由两个层次构成，低层次原则是不伤害病人，高层次原则是为患者谋利益。有利包含不伤害，不伤害是有利的起码要求和体现。有利原则要求所采取的行动能够预防伤害、消除伤害并确有助益。

有利原则对医务人员的具体要求体现：①树立全面的利益观，真诚关心患者的以生命和健康为核心的客观利益（止痛、康复、治愈、救死扶伤、节省医疗费用等）和主观利益（正当心理学需求和社会学需求的满足等）；②提供最优化服务，努力使患者受益，即解除由疾病引起的疼痛和不幸，照料和治愈有病的人、照料那些不能治愈的人，避免早死、追求安详死亡，预防疾病和损伤、促进和维持健康；③努力预防或减少难以避免的伤害；④对利害得失全面权衡，选择受益最大、伤害最小的医学决策；⑤坚持公益原则，将有利于患者同有利于社会健康公益有机地统一起来。

四、公正原则

生命伦理中的公正原则指根据生命权的要求，按合理的道德原则给予每个人所应得到的医疗资源和医疗服务。对于公正或正义，罗尔斯提出了著名的两个正义原则。第一个正义原则：每个人对与所有人所拥有的最广泛平等的基本自由体系相类似的自由体系都应有一种平等的权利（平等自由原则）；第二个正义原则：社会的和经济的不平等应这样安排，使它们在与正义的诸项原则一致的情况下，适合于最少受惠者的最大利益（差别原则），在机会公平平等的条件下职务和地位向所有人开放（机会的公平原则）。这两个原则受到人们的广泛关注。依据罗尔斯的两个正义原则，在医疗卫生领域则体现：①基本健康权完全平等，即在基本医疗保健需求上保证绝对公正，人人都能公平公正地享有基本医疗；②非基本健康权合理差别，即在特殊医疗保健需求上保证相对公正，可以依据需要的迫切程度、社会价值、先来后到、经济支付能力等因素来分配医疗资源，允许存在一定的差异。

此外，公正包含实质公正与程序公正。实质公正指明了相关特性或准则，人们能够在这些区别和标准基础上进行分配；程序公正是分配的原则和过程。实质公正注重公正的结果；与之相应程序公正注重过程、规则的公正。实质的公正和程序公正相辅相成、密不可分。一方面，公正是社会成员所认可的最基本分配准则。关于公正的标准是由社会成员通过某些对话机制所达成的，公开的讨论及民主的决策是这些对话机制的重要内容。另一方面，分配包括分配过程和分配结果两个方面，分配过程是保障个人权利、法治及社会效率的必要条件。程序在实施中需要以统一的原则为指导，这个原则必须体现社会的善，程序公正目的是获得公正的结果即实质公正。也就是说，实质公正是程序公正的目的和基础，程序公正是实现实质公正的必要条件。因此，在医疗卫生政策的制定和实施中，要兼顾程序公正和实质公正，通过程序公正来实现医疗卫生资源分配和享有上的实质公正。

第三节 医德基本准则

一、医德基本准则概述

医德基本准则是指构成医德规范体系主体部分的具体医德规范，简称医德准则。医德准则是医德原则的具体体现和补充，它是依据一定的医德理论和原则制定的，医务人员在具体、典型的医学情境中应该遵守的职业行为准则，是用以调整医学实践中各种具体人际关系、直接评价医学行为是非善恶的主要尺度。医德准则不仅包括普遍适用于医疗活动的一般准则，也包括专门适用于不同科室、不同专业的特殊准则。医德准则以"什么应该做、什么不应该做"为内容，多采用简明扼要且易于记忆、理解和接受的"戒律""誓言""法典""守则"等形式来规定医务人员的道德义务，如《黄帝内经·素问·疏五过论》《希波克拉底誓言》《中华人民共和国医学生誓词》《纽伦堡法典》《病人权利法案》等。

医德基本原则、医德基本准则、医德基本范畴三者共同构成了医德规范体系，在这个体系中，医德基本准则明确而具体地规定了医务人员在医学活动中应该做什么、不应该做什么，帮助医务人员决定如何选择行为。医德基本准则是医德原则在实践中的具体化，是医德范畴的直接指导者。并且，医德基本准则是进行医德评价的直接标准和尺度，即用医德准则来衡量医学行为的善恶。再者，医德基本准则是医院实施科学管理的重要依据，只有充分遵循和运用医德基本准则，结合具体情况制定切实可行的医德要求及其完备的实施细则，并与其管理手段相互协调与配合，才能使医院的整个工作正常运行。此外，医德基本准则是养成医学伦理学素质的关键环节，只有熟悉、认同医德准则并将其内化为职业理念，在实践中以此指导和检验自身言行，医务人员才能真正提高和完善医德修养和医德素质。

二、医德基本准则析要

（一）以人为本，救死扶伤

以人为本、救死扶伤是最基本的医德准则。以人为本是医学伦理精神的集中体现，即是要在医疗活动中尊重患者的价值，强调患者的中心地位。救死扶伤是医学服务的最高宗旨，是医务人员应该承担的基本职责。

（二）严谨求实，精益求精

严谨求实、精益求精是医务人员在学风方面应该遵守的医德准则。医学发展日新月异，广大人民对健康的需求越来越高，这就需要医务人员终身学习，培养全面高超且与时俱进的专业素质。

（三）平等待患，一视同仁

平等待患、一视同仁是医务人员在处理医患关系时应该遵守的重要医德准则之一。平等待患是指医患双方平等相处，医务人员对患者的权利、尊严的尊重和关心，体现为双方在社会地位和人格尊严上的平等。一视同仁是指医务人员对所有患者同等对待，即在任何时间、任何场合、任何情况，无论患者的男女老幼、美丑愚智、种族国籍、地位高低、权力大小、财富多寡、关系亲疏等，都要给予同样的尊重、同情，尽职尽责，积极救治，切不可厚此薄彼，区别对待。

（四）诚实守信，保守医密

诚实守信、保守医密是处理医患关系的重要医德准则之一。诚实守信是医务人员对待患者的一条普遍要求。保守医密包括两个方面：一是保守患者的秘密，即保守患者不愿公开透露的信息；二是对患者保守秘密，包括不良诊断、进展、预后及在治疗过程中出现的一些问题，以免不良信息影响患者的救治，给患者带来伤害。

（五）互尊互学，团结协作

互尊互学、团结协作是医务人员正确处理医际关系的医德准则。这一准则要求医务人员互相尊重，互相学习，互相支持和帮助，互相协作和监督，彼此信任，团结合作，保证高质量地完成医疗活动。

（六）乐于奉献，热心公益

乐于奉献、热心公益是医务人员在处理与社会的关系时的医德准则。这一准则要求医务人员在认真完成本职工作的前提下，积极参加政府安排的抗灾救灾、应对突发性卫生事件等医疗任务以及扶贫、义诊、助残、支农、援外等社会公益性医疗活动，主动开展公共健康教育及社区保健服务，促进和改善人民群众的健康状况。

（七）廉洁行医，遵纪守法

廉洁行医、遵纪守法是医务人员正确对待职业行为规范、不允许突破的医德底线准则，是医务人员应该高度重视和始终坚持的医德操守。尤其在利益格局调整和思想观念变化的情况下，医务人员更应该恪守廉洁行医、遵纪守法的准则，绝不收受患者或患者家属任何形式的利益贿赂，绝不突破法律底线及道德底线。

（八）举止稳重，言行文明

举止稳重、言行文明是医务人员应该普遍遵守的医德准则。这一准则要求医务人员着装整洁、朴素、大方，态度和蔼，行为端庄，遇到紧急情况也能沉着冷静，有条不紊，使用语言文明而礼貌，注意语言的艺术。

学习思考题

1. 医学伦理的指导原则是什么？
2. 生命伦理的四原则是什么？
3. 如何公平公正地分配医疗卫生资源？
4. 如何正确对待患者的自主权？
5. 医德基本准则是什么？

（马　珺）

第五章 医德范畴

学习目的

掌握患者的权利与义务、医生的权利与义务；熟悉功利与道义、理智与情欲、他律与自律的辩证关系；掌握良心、他律、胆识与审慎的概念。

范畴是人们在认识客观世界的方面和关系的实践活动中，所形成的反映客观事物本质联系和发展规律的最基本概念。医德范畴是人们对社会主义医学道德现象的总结和概括，是医学领域中医德现象和关系的基本概念。正确认识和研究医德范畴，有助于人们自觉调整医德关系，有利于正确指导医疗活动，使医德原则和规范转化为人们的内心信念，增强道德责任感，提高道德的自我评价能力。

第一节 权利与义务

一、权利与义务的关系

权利和义务是一对对立统一的范畴。要享受权利，必须履行相应的义务。同样，谁履行了自己的义务，就可以享受相应的权利。正如马克思所说："没有无义务的权利，也没有无权利的义务。"在道德领域，我们承认权利与义务是对等的，但是更强调义务不以权利为前提。如果把权利看成是义务的条件，把得到某种权利作为尽义务的前提，就不是在真正履行义务，也就不可能达到道德义务和权利的统一。尤其是医疗行业，不仅伦理学要求医务人员要无条件履行义务，而且从法律的角度也存在着强制缔约义务。所谓强制缔约义务，是指法律对于某些特殊的行业，强制地赋予业者在相对人为利用其服务行业而发出要约时，有为承诺意思表示而缔结合同的义务。在许多公共性的行业，为了公共利益的需要，法律可以赋予业者以强制缔约的义务，如公共交通运输、酒店服务、邮政服务、电信服务等行业，如无正当理由，业者不得拒绝提供服务。医疗服务关系到大众健康和患者的生命，因此当患者前往医疗机构就诊时，医疗机构无正当理由，不得拒绝患者的就诊请求。患者虽有选择医生的自由，但医生却不能选择患者，即其选择患者的自由几乎完全被限制。我国《中华人民共和国执业医师法》第 24 条规定，对危急患者，医师应当采取紧急措施进行诊治，不得拒绝急诊处置。《医疗机构管理条例》第 31 条也规定，对于危重患者，医疗机构应当立即抢救，对限于设备或者技术条件不能诊治的患者，医疗机构应当及时转诊。日本《医师法》第 19 条第一项规定，从事诊疗之医师，在诊察治疗之请求存在的场合，若无正当事由，不得拒绝该请求。这些法律规范都体现了强制缔约义务。由于医护人员承担着救死扶伤的社会职责，因此其所承担的强制缔约义务，是医学伦理法律化的结果，或者说将伦理规范法律化以加强其强制性质。因此，在处理权利和义务的关系上，不能把权利与义务的对等关系绝对化、简单化。不能有权利就尽义务，无权利就放弃责任。医学伦理学中的权利和义务，是指医患之间、个体与医疗团体之间，以及个体与社会在健康道德范围的权利和义务，它是建立在医患（含广义的服务对象）双方共同的目标——保护人民身心健康基础上的，二者是不可分割的一对范畴。医学伦理学的权利和义务，包括以下两个方面：第一，患者在医疗卫生服务中享受的权利和利益，及其应尽的义务。第二，医务人员在医疗服务中享受的权利和利益，及其承担的义务。

二、权　　利

（一）患者的权利

权利指主体依法或作为道德权利者基于一定的道德原则、道德理想而享有的能使其利益得到维护的地位、自由和要求。主要包含法律权利（已有之权）和道德权利（应有之权）两个部分。法律权利早在罗马法中就有涉及，由于几千年来伦理学更多关注的是义务而非权利，因此道德权利直至近代才真正进入伦理学的视野。正如辛格（M. G. Singer）在《伦理学的最新趋势与未来展望》中所说，近现代伦理学的十一项变化中，"权利"概念进入伦理学的中心议题就是重要的变化之一。道德权利是一种文化认同的"习惯"权利，是以正当性为基础的应有的理想权利，是以"良心"为基础而可以获得的权利。

患者作为道德权利的主体也是近代以来才越来越受到重视。患者的权利是公民健康权利的一种，因此具有人权的基本特征。从 18 世纪"天赋人权"的提出到近代的"消费者权利运动"和"病人权利运动"，都视患者的权利为基本人权。1948 年世界医学会制定了《日内瓦宣言》，要求医师从人体妊娠的时候开始，保持对人类生命最大的尊重；1949 年世界医学会第三届全体大会制定的《医学伦理国际守则》，则在《日内瓦宣言》的基础上对医师与患者之间的关系做了更明确的界定，要求"医生须尊重患者、同业及其他专业医务人员的权益，并须将患者资料保密""医生在提供可能对患者身心状况有不良影响的治疗时，必须以患者利益为依归"；1964 年世界医学会第十八届全体大会通过的《赫尔辛基宣言》，则强调医师所为之临床试验，应获得受试者自愿给予的知情同意书，肯定了知情同意权。此后，知情同意权从人体试验的领域进一步扩展到一般医疗的领域。美国医院协会于 1973 年发表了《病人权利典章》，由此带动了美国各州患者权利的立法活动；法国在 1974 年公布了《病人权利宪章》；欧洲共同体医院委员会于 1979 年通过《患者宪章》；世界医学会第三十四届全体大会于 1981 年提出《里斯本病人权利宣言》。患者权利越来越普遍的得到认同，并逐步在各国的立法工作中体现出来。美国全国于 1991 年率先实施《患者自我决定权法案》，强调患者对于将接受的医疗照护方式与程度有选择与决定的权力，患者可以选择接受或拒绝特定的医疗照护，患者也可以指定医疗上的法律代理人，以便因故无法实施或不具备条件实施自我决定权时，仍能按照事发当时的意愿决定。在美国之后，芬兰、荷兰、以色列、立陶宛、冰岛、匈牙利、丹麦、挪威等国则相继立法以保护患者的权利。近几年，我国也对患者的权利作了大量的研究，并在《中华人民共和国宪法》的 45 条，《中华人民共和国民法通则》的 95 条等有关的法规中规定了患者的权利问题。

患者的主要权利有哪些呢？

1. 人格和尊严得到尊重的权利　尊重患者的人格权，就是保护与人身不可分离的民事主体依法享有的权利：姓名权、肖像权、名誉权、隐私权等。这是医学人道主义的重要内容，是基本人权的主要内容，也是患者作为公民的一项基本权利。没有谁愿意生病，不能对患者进行人格侮辱和道德评价。它既是道德的要求，也受到法律的保护。

2. 享有必要的和相应的医疗与护理的权利　患者享有必要的和相应的医疗与护理的

权利。"人命至重，有贵千金"。生命不可复制、不可再生，具有唯一性。联合国 1948 年通过的《世界人权宣言》中宣称：每个人有权使生活达到一定的水准，保证他自己及其家庭的健康和幸福。包括食物、衣着、住所、医疗和必要的社会服务。美国医学会宣言，享有适宜的医疗保健是每个公民的基本权利。人们的终极追求是幸福，健康是幸福的基础。患者的健康权，指患者有得到社会的医疗照顾，从而恢复、维护和增进健康的权利。一切人权皆以生命权和健康权为依托。因此，任何患者都有权享有必要的、合理的诊断、治疗与护理。医务人员应对任何患者一视同仁，不能因患者地位高低、收入多少等而报以不同的态度。

3. 对疾病认知的权利 即获得个人病情信息的权利。患者对自己所患病的性质、严重程度、治疗情况及预后有知悉或了解的权利。医生在不损害患者利益和不影响治疗效果的前提下，应提供有关疾病的信息。如果由于医疗原因而不能告诉患者本人，则应告诉患者的代理人。

4. 对诊疗及人体实验知情同意的权利 患者对医生的诊治手段（包括人体实验）有权知道其作用、成功率或可能发生的并发症及危险。任何诊疗手段，只有在患者同意后方可实施。

5. 享有保守个人秘密的权利或诊疗秘密被保守的权利 患者有权要求医务人员对自己的隐私保密，医务人员不能将患者的隐私当作笑料取笑患者，或随意透露给他人。泄露患者的隐私，既违反道德，又违背法律。

6. 享有因病免除一定社会责任和义务的权利 患者生病、住院而获得医疗机构的证明后，有权根据病情的轻重，暂时或长期地免除部分或全部社会责任和义务。正如美国社会学家帕森斯（T. Parsons）从社会学的角度提出患者的"两种权利与两种义务论"。两种权利：患者有免除原先社会角色扮演之权利、免于因病被责难之权利。而社会负有协助其恢复健康之义务，尤其医疗工作人员更应以恢复患者健康为职责。

7. 诉讼权和赔偿权 患者及其家属若有足够理由有权对医生诊治及结果提出质疑，有权向卫生行政部门和法律部门提出诉讼。因医务人员过失行为导致的医疗差错、事故，患者及家属有权提出一次性经济补偿的要求。

此外，患者还有监督权、请求回避权、身体权、自由选择医疗方式的权利、自主决定的权利、获得卫生教育的权利等。

但是，某些特殊主体的道德权利至今还在研究之中，如胎儿的道德权利问题就是一个十分复杂却又不得不面对的问题。由于人工流产、干细胞研究中胎儿供体等问题涉及胎儿道德地位或法律主体资格问题，即胎儿是不是人？胎儿有没有资格享有道德或法律的权利？如果不弄清胎儿的主体资格问题，很多问题都将无法处理。在这个问题上，有人认为胎儿是人而享有完全的人的权利，有人认为胎儿不是人而将其排斥在权利主体的范畴之外，也有人认为胎儿是自然之人而非社会人，他所享有的权利应该低于人而高于其他生物。还有学者通过现代人权发展趋势分析，认为一些特殊主体的权益也应该保护，这些特殊人权主体主要包括：弱者主体（或言"类主体"）、公权力主体和边缘主体。"边缘"是指"其是否具有人权主体的资格尚存颇多争议，处于'是'与'非'的边缘"。胎儿就属于边缘主体，因此也应该保护。此外，怎么看待胎儿的权利能力？主体的权利能力是其成为民法主体和道德主体的基础。因此，主流观点认为，权利能力的设计是民法上胎儿权利享有和受保护的逻辑前提和伦理依据。要论证胎儿的权利，就必须把胎儿权利的论证纳入权利能力的理论框架下进行，用权利能力的理论去解决胎儿利益的保护问题。此外，如何看待胎儿的权利与其他主体的权利冲突及胎儿的权利限度问题？还有代孕所引发的伦理问题，这些都需要我们认真研究。

（二）医者的权利

医务人员的权利是指医务人员为维护患者的健康，保护患者医疗权利的实现，独立行使医疗行为的权利。医生的权利是一种职业特权，是受法律保护的。

1. 诊疗权 医务人员有维护和保证患者身心健康、保证患者医疗权实现的权利。维护和保证患者的健康，是医务人员的天职，也是医务人员的权利。正如第二十九届世界医学大会所采纳的《东京宣言·序》中所说：实行人道主义而行医，一视同仁地保护和恢复人体和精神的健康，解除病人的痛苦是医师的特有的权利。从这一权利出发，自然演绎出医生的疾病调查权、自主诊断权、医学处方权、医学处置权，也就是医生的诊疗权。

2. 医疗自主权 医生在保证患者恢复健康或有利于病情缓解的情况下，有医疗自主权。在临床活动中，根据患者的病情，医务人员决定保守治疗或是手术治疗、住院治疗或是门诊治疗、服用哪种药物等，都是医务人员的权利。患者及其家属、部门领导乃至整个社会都应尊重医生根据科学做出的诊疗决策。

3. 医疗保密权 为了维护患者和社会利益，医务人员有权对某些病情和医情保密。保守医疗秘密包括两个方面：一是对患者为了医疗需要而提供的各种个人秘密不应随意泄露，更不能宣扬；二是在一定情况下，出于保护性医疗的要求，凡不利于稳定患者情绪的事，或对患者有可能产生不良后果的事，应予以保密。保守医疗秘密，对于患者在治疗中保持良好的精神状况；对于建立医患之间的信赖关系，避免医患矛盾和医疗纠纷是很有必要的。

4. 特殊干涉权 一般而言，医师的一般权利应当服从于患者权利。但在特定情形下，医生需要限制患者的自主权利，以达到完成医师对患者应尽的义务和对患者利益负责的目的，这种权利称为医师的特殊干预权。

特殊干涉权适应范围：①自杀未遂、精神病患者拒绝治疗时，医生可以强迫治疗或采取措施控制其行为；②人体试验性治疗时，虽然患者已知情并同意，但一些高难度、高风险的试验，医生也可以运用干涉权，不予进行；③当患者了解诊治情况及预后有可能对治疗过程或效果造成不良影响时，医生隐瞒真相是一种道德的、正当的行为。

此外，医生还有医学研究权和医疗费用支付请求权等。

三、义　务

（一）医者的义务

医者的义务就是医者在行医过程中必须履行的职责。世界医学会 1948 年通过的《日内瓦宣言》，要求医师"吾必本良心与尊严而行医""吾最关心者，为病人之健康。"1964年的《赫尔辛基宣言》也将"保卫人民之健康"作为医师的使命。

1. 诊治的义务 医务人员行医利民、治病救人是由其职业特点决定的。一旦选择了这份职业，就得把解除患者的痛苦、恢复患者的健康作为自己的天职。任何见死不救、置生命于不顾的行为，都是有悖于医德义务的。任何政治的、社会的、个人的非医疗理由都不应限制或中断医生对患者的治疗。从法律上讲，这种义务称为主给付义务。

2. 有解释、说明病情和医疗保密的义务 医生有义务向患者说明病情、诊治、预后等情况。这种说明应以尊重患者的自主权利为基础，以取得患者的合作，最终达到促进患者健康为目的。保密是医务人员的一种美德。早在两千年前，西方医学之父希波克拉底就曾说过：凡我所见所闻无论有无业务关系，我认为应守秘密者，我愿保守秘密。《中华人民共和国执业医师法》第 22 条也规定，医师在执业过程中应关心爱护尊重患者，履行保护患者隐私的义务。

3. 医生的社会责任和义务 医生不仅为患者个体尽义务，还要对他人、社会尽义务。当两者矛盾时，医生要以社会利益为重，并努力使患者的个人要求服从社会利益。但是绝不能以社会利益的名义随便牺牲患者利益。

4. 宣传、普及医学科学知识、承担医疗咨询的义务 世界卫生组织提出的"健康不仅仅是不生病，而且是身体上、心理上和社会适应上的完好状态"的概念已经被人们所接受。随着医学模式从单纯生物学模式转向生物-心理-社会医学的模式，医务人员在救死扶伤的同时，还要承担起对社会群体进行预防和保健的责任。此外，医生要为公共福利事业贡献自己的技术，努力支持建立必要的社会保险和社会保障制度。

5. 发展医学科学技术的义务 医学科学的研究和发展，关系到整个人类的生命健康。医学科学技术是医务人员维护人民健康的主要手段。医务工作者应积极投身医学科学事业，贡献自己的力量。医学科学作为对医学客体对象研究的结果，表现为理论化、系统化的知识结构。这一知识结构是在近代自然科学兴起的背景下，医学家根据社会的需要不断探索，并把理论和实践相结合而建立起来的。医学技术是医学科学和其他科学知识应用于医学实践的产物，是人类为了认识、调整、控制人自身及其生存环境的物质手段、技巧、能力和方法的体系。医务人员应不断地去发展它们，并利用它们为人类的健康服务。

此外，医务人员还有制作保管病历的义务、尊重患者的决定权、转诊义务及其他被法律上认定的从给付义务。

（二）患者的义务

患者在享有上述权利的同时，也应履行一定的道德义务，以对自身的健康、对他人和对社会负责。

1. 积极配合诊疗的义务 患者应相信医生、相信科学，积极配合医生与自身疾病做斗争，如实陈述病情，配合医疗机构和医务人员进行一切检查治疗。消极对待自己的疾病，不配合，甚至拒绝治疗的人，是对自己、他人和社会不负责的表现。在体检、诊断和治疗中，不要隐瞒病史和病症，并遵守医嘱。特殊疾病还应承担不扩散、不传播、接受隔离的义务。

2. 保持和恢复健康的责任 预防比治疗更重要，因此一个人不但在患病后要积极配合医生治疗，而且平时有责任选择合理的生活方式，养成良好的生活习惯，保持和促进健康，减少疾病的发生。经科学研究证明，良好的生活方式对于生存、死亡及预期寿命有至关重要的作用。美国卫生部的调查揭示，心血管疾病、恶性肿瘤和意外事故的致病因素中，生活方式和不良行为 48.9%，而直接因人类生物因素致病的仅占 23.2%。随着医学模式的转变、社会经济文化的发展、新健康概念的提出，自我保健成为卫生保健的一种重要形式已经越来越为人们所重视，并成为医学发展的新趋势。作为健康主体的自我，不应单纯被动的依赖医疗技术服务，而应更多地发挥主体能动作用，进行自我保健。

3. 遵守医院各种规章制度的义务 要保证医院正常的医疗秩序，提高医护的质量，医院必须要有各种规章制度。患者应自觉遵守医院的各种规章制度，维护医院正常的工作秩序，促进患者的康复。

4. 支持医学科学发展的义务 为了提高医学科学水平，医务人员总是不断地对各种疾病的预防、治疗及疾病发生、发展的规律进行研究。很多研究活动都需要患者或健康受试者的理解和支持。

第二节　功利与道义

一、历史上的义利之辩

功利和道义是对立统一的一对范畴。

义利之辩由来已久。中国古代，义利之辩其实就是道德和利益的争论，作为道德现象的基本范畴。春秋战国时期，儒家重义轻利，但并非不讲利、否定利益，而是肯定利的客观存在。孔子认为："富与贵，人之所欲也。"不过，他存在"生死有命，富贵在天"的思想，所以"罕言利"，更注重"义"。因此，孔子说："君子喻于义，小人喻于利。"孔子曾赞颜回"贤哉回也！一箪食，一瓢饮，在陋巷，人不堪其忧，回也不改其乐。"强调重义轻利、对物质淡泊的态度。孟子继承了孔子的思想，认为"王何必曰利，亦有仁义而已矣。"但是，在义利发生冲突时，孟子果断地选择了义。"鱼，我所欲也，熊掌，亦我所欲也，二者不可得兼，舍鱼而取熊掌者也。生，亦我所欲也，义，亦我所欲也，二者不可得兼，舍生而取义者也。"强调义的重要性，为了义，连生命都可舍去，更何况一己私利。荀子认为："欲利"和"好义"是人的固定不变的两种本性，但他也认为义是第一位的，利是第二位的。

墨家义利并重，反对亏人自利，主张"交相利"，说"义，利也。"道家提倡"无为寡欲"，主张"绝仁弃义""绝巧弃利"。早期的法家兼重仁义，管仲认为"仓廪实则而知礼节"，后期法家的韩非子，反对空谈仁义，主张功利，强调政治强制与强烈的"计算之心"。西汉的董仲舒提出"正其谊（义）不谋其利，明其道不计其功"，超越功利，保持仁义。宋代理学家二程（程颢、程颐）和朱熹强调仁义，也都反对谈利。二程认为：大凡出义则入利，出利则入义。朱熹以为分辨义利，"乃儒家第一义"，宣扬不谋利，不计功，在义利选择上，必以仁义为先，而不是以功利为急。利在义后，选择义。而宋朝的陈亮、叶适，明清之际的王夫之、颜元等都强调义利并重，叶适指出：既无功利，则道义者乃无用之虚语耳。王夫之指出：生以载义，生可贵，义以立生，生可舍，为义舍生，是对孟子"舍生取义"的继承。颜元提出"正其谊（义）以谋其利，明其道而计其功"的主张。

西方对义利之辩也是针锋相对的。古希腊时期并没有明确的义利之争，以居勒尼学派和伊壁鸠鲁学派的快乐主义以感觉论为基础，主张人生目的、人的行为动机归于追求快乐。这一思想影响了后来的功利主义者。近代西方一些思想家明确提出了利益是人们行为的道德标准。爱尔维修发展了伊壁鸠鲁、霍布斯、洛克等的观点，形成了自己功利主义的伦理学体系。他把个人利益看作人的道德行为的主要动机。英国的功利主义者边沁（J. Bentham）和密尔（J. S. Mill）的伦理学进一步发展了爱尔维修的伦理学说，他们认为行为的功利是衡量行为的道德标准。宗教是西方不得不提的一个话题，基督教的道德是重义轻利。其基本原则"爱上帝"。信仰、希望、热爱称为基督教的三主德。只有具备了这三种美德,才是真正幸福和完善的人。

二、辩证统一的义与利

义利之辩是先秦诸子伦理思想的一个基本理论问题。"义"就是君子应当履行的道德义务,亦是行为的准则。"利",一般指功利、利益。故义利关系,也可以是道德义务与个人利益的关系。马克思主义认为,人们为之奋斗的一切,都同他们的利益有关。利益是道德的基础,功利与道义是密切联系的。正如毛泽东同志《在延安文艺座谈会上的讲话》所说:世界上没有什么超功利主义,在阶级社会里,不是这一阶级的功利主义,就是那一阶级的功利主义。我们是无产阶级的革命的功利主义者,我们是以占全人口百分之九十以上的最广大群众的目前利益和将来利益的统一为出发点,所以我们是以最广和最远为目标的功利主义者,而不是只看到局部和目前的狭隘的功利主义者。马克思主义反对剥削阶级的功利主义,主张革命的功利主义。基于革命的功利主义的要求,我们强调个体利益与集体利益的统一。当两者矛盾时,小利应服从大义,个人利益应服从社会利益,局部利益应服从全局利益,短期利益要服从长远利益。根据义利统一的思想,我们医务工作者也要坚持经济效益与社会效益统一,并把社会效益放在首位的原则。

第三节 理智与情欲

一、历史上的理欲之辩

在中国伦理思想史上一直存在着理欲之辩。《礼记·乐运》中就已经把"天理"与"人欲"作为一对道德范畴提了出来。唯心主义者常常把情欲与理智对立起来。老子、宋尹学派、王弼等道家和玄学家,都极力鼓吹"无欲"思想。老子主张:常使民无知无欲。唐朝李翱在《复性书》中提出:"性善情恶"论,认为情欲全是恶,主张把情欲排除在人性之外。南北朝和隋唐时代的佛学思想家也不同程度地表现出宗教禁欲主义思想。宋明时期的"理欲"之辩尤为激烈。程朱理学提出:存天理,灭人欲。二程认为,人心私欲,故危殆;道心天理,故精微。灭私欲,则天理明矣。南宋朱熹集儒学之大成,认为天理与人欲势不两立。他说:人之一心,天理存,则人欲亡;人欲胜,则天理灭。主张"革尽人欲,复尽天理。"在宋明以前的封建社会,关于"理"和"欲"的问题的讨论中,荀子、王充、裴顾、傅玄等唯物主义家,除商鞅、韩非等非道德主义者之外,基本上都承认"理存于欲"的观点,他们强调"以理节欲"。与禁欲主义相反的是纵欲主义。魏晋时代流传的《列子·杨朱篇》提出了纵欲主义的人生哲学,认为人生唯一的价值就在于满足享乐的欲望。资产阶级伦理学家吴稚晖认为人生的意义就是吃饭、生小孩和招呼朋友三件大事。

西方也有理性主义与非理性主义之分。从柏拉图和亚里士多德到文艺复兴以来的欧洲近代哲学,理性主义一直占上风。其中古希腊的柏拉图也主张禁欲,认为灵魂是理智、意志、欲望三个要素结合而成。灵魂学说的实质就是要以理智控制情欲,宣扬的是一种以理性为基础的"和谐"的人生观,认为人只有发挥理性的职能,克制情欲,摆脱肉体的桎梏,追求至善的观念,才是幸福的。与此相反,非理性主义强调人的情感意志、本能冲动等非理性的活动在人的整个精神和物质存在中的决定作用,批判传统理性主义对人的个性、创造性和生命本能的扼杀和压抑以及造成人的异化，以非理性的情感、意志等活动和倾向取代传统理性主义的实体而作为哲学的出发点。叔本华、克尔凯郭尔、尼采等人是非理性主义的代表人物，他们的影响至今不可忽视。

对传统医德影响较大的是重理智轻情欲的思想，如孙思邈的《备急千金要方·大医精诚》中的"无欲无求，先发大慈恻隐之心"，《迈蒙尼提斯祷文》中的"愿绝名利心，服务一念诚"都反映了这种思想。

二、辩证统一的理与欲

情欲和理智是辩证统一的关系，既肯定理智，又肯定情欲。首先，情欲是客观存在的。作为自然的人，就必须有衣、食、住、行的生活条件，就必然产生追求物质需要、生理需要的情欲。正如《礼记·礼运》所说："饮食男女，人之大欲存焉。"作为社会的人，就必然有社交需要，有追求真善美的需要，就必然产生高级的情感。对此，美国著名心理学家马斯洛作了较好的说明。他将人的需要分为五个层次：生理需要、安全需要、社交需要、尊重需要和自我实现的需要。后来他又在第四、五层次之间增加了审美和求知需要，从而形成具有七个层次的需要理论。生理需要、低层次需要产生情绪，社会需要、高层次需要产生高级的情感。其次，情欲和理智不是绝对对立，而是互相渗透，互相影响的。一方面，情欲影响理智，人们在认识过程中对信息进行选择和加工时，情欲作为一种恒常的心理背景或一时的心理状态，对信息起着选择、组织、协调的作用。另一方面，情欲的产生、极向和强度，又与认知因素密切相关，与人们对事件的评价密切相关。更重要的是，理智使人和动物得以区别，社会性才是人之所以为人而区别于其他一切动物的本质属性。同时，理智使人看到长远的普遍的利益，看到"一个人的发展取决于和他直接或间接进行交往的其他一切人的发展。"从而使人适度抑制自己的情欲，正确处理好国家、集体、个人的关系，把自己的利益与国家和集体的利益统一起来，把个人目标融入组织目标之中。

医患双方都必须正确对待情欲与理智。我们承认医务人员有正常的生理需要和情欲，但必须通过合法手段去满足正当的需要。

维护患者利益，保障人民健康，是医务人员赖以生存的条件，是医务人员的根本职责。在医疗活动中，医务人员必须抑制自己的不良情绪，以免影响操作或影响患者的情绪和身心健康。同时，医务人员必须培养高尚的医德情感、医务美感和医学理智感。并把这些情感建立在患者的健康需要之上，全心全意为人民的健康服务，达到"不谋其利，不计其功"的医德境界。医务人员还必须了解患者的情欲，以便有针对性地、有效地、适度地满足患者的情欲，促进患者康复。

第四节　自律与他律

一、维持道德规范的两种力量

规范性是道德的本质特征。这种特征就在于它是用善恶来认识、评价和把握社会生活中人和人之间的关系，并且表现在道德现象的各个方面。道德是把握世界的一种特殊方式，这种特殊性就是不论在道德意识、道德行为中，还是道德评价、道德教育和道德修养中，都要求人们按照一定的规范去行动。良好的道德生活应该是人的主体客体化与客体主体化相统一的过程。而他律（外界制约）和自律（良心）正好体现了这种统一，并成为促使人们遵守规范的两种力量。

所谓"自律"，是相对"他律"而言，强调从道德主体的内部世界寻找道德的约束力和推动力。"他律"是指通过规章制度，还有体现为宗教、礼仪、典籍文化和宗法制度等非正式制度等外部环境的作用而形成的约束力和强制力。自律和他律是密切联系的，自律是基础，他律是保证，并且相互转化。一方面，他律向自律转化，他律的约束转化为主体内在的约束，他律的外在要求转化为主体内在的心理需要，从而提高主体道德行为的自觉性与主动性。另一方面，自律中创造的高尚道德行为和思想又可以转化为道德规范，丰富道德范畴，从而成为社会普遍适用的他律的内容。

二、良 心

（一）良心的含义

在中外伦理学思想史上，对良心有过各种各样的解释。良心，儒家名词，就是被现实社会普遍认可并被自己所认同的行为规范和价值标准。良心是道德情感的基本形式，是个人自律的突出表现。《孟子·告子上》曾指出：虽存乎人者，岂无仁义之心哉？其所以放其良心者，亦犹斧斤之于木也。西方伦理学史上，主观唯物主义认为良心是天然的情感，客观唯物主义认为良心是上帝的意志或绝对精神的体现，旧唯物主义肯定环境和教育与良心的关系，但是他们的认识却是以抽象的人性论为基础的。19世纪德国哲学大师黑格尔说"良心是希求自在自为的善和义务这种自我规定"，把良心本质规定同义务联系起来，说出了非常深刻的道理。

马克思主义认为：良心是人们在履行对他人和对社会的义务过程中所形成的道德责任感和自我评价能力，是一定的道德认知、道德情感和道德意志在个人意识中的统一。良心是主体自律性的集中表现，是主体对自身道德责任和道德义务的一种自觉意识和情感体验，以及以此为基础而形成的对于道德自我、道德活动进行评价与调控的心理机制。医务人员的医德良心，就是医务人员在对患者和对社会的关系上，对自己的职业行为负有的责任感和自我评价能力。良心具有时代性和阶级性。它和义务是密切联系的，如果说义务是人对社会应尽的道德责任的话，那么良心就是道德责任的自我意识。在中外医学史上，有因高尚良心的激励舍生取义、弃官行医的人，也有受良心的谴责而悔不容生的人。这种自我约束力之所以强大，就是因为它来自行为主体的意志、理性和情感，是自我克制。良心对个体行为的支配，有着法律、社会舆论所不能起到的作用，在社会舆论监督不到的地方，良心可以使人做到"慎独"。

（二）医德良心的作用

医德良心在医务行为过程中起着选择、监督、评价的作用。

首先，医德良心在医务人员的道德生活中起着选择的作用。在医德良心的驱使下，医务人员总要对行为动机进行自我检查，对符合内心道德要求的动机给以肯定，对不符合内心道德要求的动机进行抑制或否定，从而确立正确的动机。

其次，医德良心对医务人员的行为起监督保证作用。在行为过程中，良心对符合医德要求的情感、意志、信念及行为方式和手段会给予激励和强化，对不符合医德要求的情感、欲念或冲动等则予以纠正和克服。

再次，医德良心对医务人员的医疗行为后果的评价作用。良心可以自发评价医务人员的医疗行为，可以使他们对自己的行为后果做出肯定或否定的恰当的评价。

最后，良心在医务人员的道德生活中具有重要的作用，它支配着医务人员的道德意识的各个方面，贯彻于医疗行为的各个阶段，是他们思想和情操的主要精神支柱，是医德情感的深化。

三、他律及其形式

外界制约是保证道德规范效能的重要手段，也是构成道德规范的重要结构之一。外界制约的必要性：道德规范是一定社会对人们行为和关系的基本要求的概括，而不是人们先天就有的观念。人们对道德规范的接受，必须有一个内化的过程。当道德规范还没有被人们内化为自身的信念时，离开外界制约，就不能保证社会秩序的正常运转。外界制约的形式很多，如社会舆论、风俗习惯、社会榜样的激励、社会的表彰或制裁等。社会舆论是指一定的社会集体或一定数量的群众依据一定的道德观念、道德准则或传统习俗，对某些人的行为或某些组织的活动施加精神影响的道德评价手段，以表明社会对行为者的行为所持的倾向性态度。社会舆论可分为两大类：一类是非正式的社会舆论。它是人们直接凭借传统和经验在一定范围内自发流传和表达的评价性看法和倾向态度。这种舆论传播范围不大，影响往往也不大。另一类是正式的社会舆论。它是有组织、有领导地形成的，并往往通过国家或组织掌握的舆论工具加以传播，如书籍、电视、广播、报刊等传播工具。其特点是代表一定组织、团体或阶级的意志、要求和愿望，它的权威性强、覆盖面广、信息量大、传播速度快。医德规范的外界制约方式也是多种多样，如把履行医德规范的好坏与用人制度、工资制度、晋升职称等结合起来，将医德规范的内容融于各种卫生法规、医院规章制度和纪律、各类医务人员的职责及管理条例之中，使医务人员形成医德习惯，把医德规范内化为自身的信念和行为。

第五节　胆识与审慎

一、胆　　识

胆识，即胆量和见识。胆量，就是不怕危险的勇气，为了正义而表现出来的胆量称为勇敢。见识，是指接触事物要扩大所见所闻。医务人员的胆识，就是要有敢于承担风险的勇气。一是敢于承担科研中的风险，为了探索真理，敢于怀疑权威，敢于提出自己的创新性见解；二是在诊治患者的时候，为了患者的安全和健康，敢于承担医疗风险和责任。勇敢以卓识为基础，卓识以勇敢为表现，二者密切相关，相辅相成。首先，勇敢不是蛮干，不是粗鲁和盲动。勇敢总是与正义相关。见义勇为的关键在于"见义"，"见义不为，无勇也。"只有远见卓识，才能分清义与不义，正当与不当，才能产生献身于正义、献身于真理的大无畏精神。其次，只有卓识才能把握勇敢行为的方式和程度。有远大卓识的人才有远大理想和志向，才能始终不一地坚持真理。而且，只有卓识之人，才能在一定的环境中恰当选择"为"或"不为"、"进"或"退"等不同方式而始终坚持真理。医务人员的果断医疗行为，也取决于卓识，取决于正确的诊断和见解。

二、审 慎

审慎，即周密而谨慎。审慎指人们在行为之前的周密思考与行为过程中的谨慎认真。医务人员是否具有审慎的道德修养，与患者的身心健康至关重要，它既是医务人员内心信念和良心的具体表现，也是医务人员对患者和社会履行道德义务高度责任感和同情心的总体表现。审慎，作为医德范畴，它要求所有的医务人员应审慎对待自己的医疗行为，关心、重视患者的生命，避免由于诊疗过程中的疏忽大意而给患者带来痛苦和危险。医疗行业是一个高风险行业，稍有不慎，就会对患者、社会和自己带来极大的伤害。历代医药学者对医务人员的审慎，曾作了许多深刻的论述。孙思邈在《备急千金要方》中说：人命至重，贵于千金，一方济之，德逾于此。《本草类方》中说：夫用药如用刑，误即便隔生死……盖人命一死不可复生，故须如此详谨，用药亦然。这一基本思想，应当继承和发扬。

三、辩证统一的胆识与审慎

胆识与审慎是相辅相成的，在医疗活动中缺一不可。胆欲大而心欲细，知欲圆而行欲方，这充分论证了胆识与审慎的辩证关系。

在医疗过程中，审慎主要表现在以下三方面。首先，诊断要审慎。临床诊断是医疗过程中的重要环节，是治疗患者的基础。只有诊断正确，才能对症下药，使患者症状缓解，疾病消除，康复迅速。所以，医务人员在诊断时，一定要有高度的医疗责任心、认真、仔细、全面地了解病史，收集材料，检查体征，及其他必要的辅助检查，经过严密周详的思考分析，从而才能得出正确的诊断结论。其次，治疗要审慎。正确的诊断是医治患者的前提。但由于患者的病情千变万化，不同的患者有不同的耐受力，患者近前的治疗效果和预后的好坏也可能不一样。因此，细心观察，严密思考，科学分析，审慎地选择治疗方式方法，是治疗的关键。最后，语言要审慎。语言是人际间进行交流的重要工具，在医学行为中起着多方面的作用。中医诊断疾病，把望闻问切称为四诊，其中闻问二诊，都与语言直接相关。在诊断和治疗过程中，医者要不时向患者传达有关诊治的医疗信息，通过语言交流指导患者的行为，患者也不时会向医者提出有关生理和心理的一些问题，反映诊断和治疗过程中主体的感觉与变化，反映自己对康复的建议和期望。语言在医疗全过程中，无论是医者间的相互配合，还是医患间的心理互动，都起着重要的作用。语言运用得好，可治病救人，相反，可致病害人。

强调审慎，并不否定胆识。恰恰相反，心细还需胆大，尤其是对危重患者的抢救，必须当机立断，临危不惧，才能救人一命。为争取时间，挽救生命，必要时可以打破常规，遇到抢救危急患者时，一切都必须服从抢救患者生命的需要。不应该拘泥于一些临床常规及原则，如给窒息患者做人工心脏按压前，为抓紧时间便无须做常规的皮肤消毒。正如《时病论》所说："至若垂危之重证，必须大胆""胆大而不细心，所谓暴虎冯河者，误事也；细心而不大胆，所谓狐疑鼠首者，亦误事也"。在危重患者的抢救工作中，医务人员应注意三点。第一，面对突然来诊或发病的急危重患者，医院或科室领导能否迅速组织起一个精干的抢救小组，而且分工明确，紧密配合，及时、高效地投入抢救工作，这是对医院领导和工作人员的道德情操、道德责任和业务技术的严峻考验。第二，医务人员是否具有强烈的时间观念,这也是医务人员道德水准高低的反映。危急患者的病情变化很快,有时可以出现突然危及患者生命的情况,医务人员要及时做出处理。第三,危重患者病情复杂、疑难,这要求医务人员不怕担风险,要把患者的利益放在首位,敏捷、果断地进行抢救。力争对患者做到风险最小、损伤最轻、安全、有效的结果。

学习思考题

1. 从权利与义务的关系,思考当代医务人员的权利与义务发生了哪些变化?
2. 结合社会现实,思考医务人员应如何处理功利与道义的关系。
3. 结合自身实际,思考自律与他律在维系个人道德品质中的作用。
4. 结合社会现实,思考医务人员在医疗实践中应如何处理好胆识与审慎的关系。

(杨小丽)

第六章 医学道德培育

学习目的

掌握医学道德教育的含义和特点，医学道德教育的过程，医学道德教育的方法；了解医学道德修养的含义和意义，医学道德修养的目标和境界，医学道德修养的途径和方法；熟悉医学道德评价的含义和标准，医学道德评价的依据，医学道德评价的方法。

一个优秀的医务工作者除了具备精湛的医学技术，还需要具有崇高的医德素养。医德，是医学道德的简称，即医务人员的职业道德，以善恶为评价标准，主要依靠社会舆论、传统习俗和内心信念来调整医务人员与服务对象之间、医务人员与医务人员之间、医务人员与社会之间基于医疗关系和服务而产生的各种关系的行为准则和规范的总和。作为一种特殊的社会现象，医学道德的获得并非人天生就有，主要依靠后天的教育和实践习得。医学道德教育、医学道德修养、医学道德评价是医学道德培育的重要组成部分，同属于医学道德实践的范畴，三者相互作用、相互影响。医学道德教育是一种他予的教育活动，即在一定的环境要求下而被动接受的教育活动。医学道德修养则是在他予形式的医学道德教育基础上形成的自予修炼活动，即个体内心的自觉要求。医学道德教育重在从外在培养医务人员的医德品质，而医学道德修养则是主体医德品质的自我培养和自我锻炼过程。医德评价则是依据一定的道德标准和指标体系，对医学道德教育和医学道德修养的效果——医德行为和态度进行善恶、优劣的判断和评估。科学合理的医德评价是医德培育的重要环节，对医学道德教育和医学道德修养具有推动和促进作用。

第一节 医学道德教育

一、医学道德教育的含义及特点

（一）医学道德教育的含义

道德是社会文明的核心，是社会调整各种利益关系的内在手段，人类需要道德。利益的冲突与调整是道德存在与发展的基础，道德并不否定利益。对于医学来说，医学道德一直伴随着医疗行业的发展而发展，是医学发展的重要组成部分，也是衡量医疗水平高低的重要尺度。医学道德是调整医学利益关系冲突的一种手段，是一种实践精神。这种实践精神的获得主要靠后天的培养和训练。因此，医学道德教育，即医德教育，是指一定的阶级或社会通过有目的、有计划、有组织地对医务人员进行系统的医学道德基础理论、基本原则和行为规范的教育，以培养和提高医务人员的医学道德品质和医学道德修养的实践活动。

要理解医德教育的含义，需要注意三点。其一，医德教育是一种特殊的职业道德教育，是职业道德教育在医学领域的具体体现。医德教育要紧扣医学事业的职业特色和医学人才的培养教育规律，才能达到预期的效果和目的。其二，医德教育的对象，有广义和狭义之分。广义的医德教育对象是指一切与医疗、生命、医学发展相关的主体，既包括医学生、医务工作者也包括与医疗领域密切相关的其他主体。狭义的医德教育对象仅指在校医学生，也就是医疗事业的有生力量和后备军，特指接受系统医学伦理道德教育的主体。纵观社会发展，我们发现医德教育不能仅仅停留在学校教育的层面，也不能仅仅停留在医务工作者的范围，还应该扩大到与医学事业密切相关的各个范围和群体。所以，我们所谈的医德教育对象是广义层面的主体。当然，医学生依然是医德教育的主要群体。其三，医德教育与医学科学教育密切相关。我们强调医德教育的重要性，并不排斥或否认医学科学教育的重要性。相反而，医德教育要结合医学科学教育才更具有针对性和实效性。

（二）医学道德教育的特点

从本质上而言，医德教育是一种他律的教育形式，作为医德培育的起点，也是医务人员全面养成医德素质的基点。医务人员只有在积极参与、接受医德教育的过程中才能习得这些素质。参与医德教育是医务人员提高医德修养水平不可缺少的重要环节。医德教育受到一定社会的经济基础的制约，受社会主流意识形态的影响，同时又受到教育对象思想素质等各方面的影响。因而，医德教育具有以下的特点。

1. 理论性与实践性相统一 医德教育以医学道德基本理论、原则和行为规范为主要内容。作为教育的一种形式，医德教育具有浓厚的理论色彩，重在对医学伦理道德基本知识的传授和讲解，使医务工作者在认知上明确医学道德的基本标准、规范和原则，在理论上明辨是非善恶。理论是行动的先导。理论最终要运用到实践中去，并在实践中得到检验和升华。所以，离开实践的医德教育是空洞乏力的。医德教育要结合医学生的思想实际，结合社会热点问题，结合医学领域的著名案例进行深入全面地剖析，才能取得良好的效果。单纯地理论宣教容易引发学生的反感和厌恶。医德教育在教学理念、教学内容、教学方法、教育途径等方面都离不开对实践的关注。因此，医德教育应坚持理论性和实践性的统一。

2. 目的性和过程性的统一 医德教育的过程不能偏离医德教育的最终目的，要以目标为指向；医德教育目标的实现也离不开医德教育过程的开展。医德教育的最终目的在于全面提升医务工作者的医学道德素质，进而促进医学事业科学而良性地发展。但是，医学道德素质的提高并非一蹴而就的，它必须经过由浅入深、由片面到全面，不断积累、不断升华、不断完善的过程。这个过程并非一帆风顺的，可能要经过各种考验，甚至挫折、倒退，但最终的目标却不能偏离。目标的实现是阶段性过程的开展。医德教育目标的实现，是知、情、意、信、行的一个过程。因此，医德教育的开展必须坚持目标性和过程性的统一。

3. 客体性与主体性的统一 主客体关系是哲学领域的一对基本范畴。主体是指在事物发展中处于主导地位的事物。客体是指在事物发展过程中处于从属地位的事物。教育是一个教学相长的过程，具有明显的主客体属性。在某种程度上，医德教育活动是一种他律性的教育活动，医务工作者在其中主要是接受教育的一方，处于客体地位。但是，作为主体性的人，却是有思想、有主见、有意识的个体，并不是一味地只知道接受他人的观念和想法。因此，医务人员在参与医德教育活动中，应注意调整好自己参与医德教育活动的伦理角色，把自己定位于既是医德教育的接受者，又是医德建设的主人翁，改变完全被动的局面；注重循序渐进，谬见一点点克服，素质一点点提高，矢志不渝地坚持进取精神，在参与医德教育的过程中不断提升自己的医德境界；注重实效性，功夫下在内化上，无论是参与理论教育活动，还是参加实践教育活动，都力争实实在在地有所收获，逐步提高医德辨识能力、评价能力、行为选择能力、医德建设能力。

二、医学道德教育的过程

一个人的品德是由思想品德的知、情、意、信、行五个要素构成，德育就是知、情、意、信、行的过程。知是情的基础，情影响知的提高，意是情的坚持，信是情的升华，行是知、情、意、信的外部表现。因此，我们在进行医德教育时，也要注重知行统一、晓之以理、动之以情、导之以行、持之以恒。

（一）提高医德认识

人是有意识的动物，人们在社会生活中，往往根据自己对客观事物的认识来采取行动。人的思想道德的形成和发展离不开一定的思想品德认识。认识是行为及习惯的先导，没有正确的认识，就难以产生正确的品德行为。同样，医德认识是指人们对一定社会或阶级关于医德的理论、原则和规范的了解和掌握，以及运用它们去进行医德判断。医德认识是医德情感和医德行动的基础。只有有了正确的认识，才会有正确的情感和行为。正确医德认知需要系统的医德教育。医德教育要采取理论讲授、主题讲座、集中学习等手段，帮助医务工作者获得正确的医德理念与道德原则，对是非善恶有清晰的判断和认知，形成较为系统的医德规范。医德认识符合社会医德规范，就是对社会医德要求的认同，它是形成良好医德品质的前提条件。反之，将形成不良医德品质，产生反社会医德要求的行为。所以，当代医务工作者必须加强医德原则和规范的学习，积极改造自己的主观世界，提高医德认识能力。

（二）培养医德情感

道德情感是人们对于社会思想道德和人们行为的爱憎、好恶等情绪态度，是进行道德判断时引发的一种内心体验。它对品德认识和品德行为起着激励和调节作用。医务工作者在社会生活中，不同的情感体验是依据一定的医德认识，对现实生活中的各种医德行为所产生的崇敬或鄙弃、赞赏或批评、喜欢或厌恶的心理体验和态度倾向，是医务工作者对善恶的情绪和态度。医德情感往往起着评价调节医德认识和医德行为，强化医德意志的作用。良好医德品质的形成与医德情感的培养分不开。人们对医德行为的态度、评判往往是通过医德情感表现出来。要形成良好的医德品质，医德教育工作者们可以通过一系列的讲座、参观、实地考察等形式，培育医学生和医务人员对医学事业深厚的情感，激发他们的责任感和使命感。只有具备了一定的医德情感，才能在实践中真正表现出忘我的精神和为患者服务的态度；才能杜绝违背医务工作者职责的行为发生，真正做到全心全意为人民服务。

（三）锻炼医德意志

意志是人们自觉克服困难的心理过程，是为了实现道德行为所做的自觉努力，是人们通过智力权衡，化解内心矛盾与支配行为的力量，是成长的重要精神保证。医德意志是医务工作者在履行义务、承担责任的过程中表现出来的，为克服各种困难和障碍而做出的行为抉择和坚韧不拔的精神。医德认识能否转化为医德行为并长期坚持下去，依赖于医务工作者个人的医德意志。没有医德意志，就不能依据医德认识对医德行为做出抉择，医德认识就不能转化为医德行为，就不可能始终保持高尚的医德情操。当前，在社会主义市场经济全面发展的进程中，人们的各种欲望被激发出来，医务工作者更是面临各种诱惑。所以，在医德教育的过程中，要强化医学生和医务人员的医德意志的培养，帮助医务人员树立正确的"三观",坚守医德底线,锲而不舍,始终不渝,不忘初心,保持人格,坚决抵御各种诱惑,成为一个医德品质高尚的新型社会主义医务工作者。

(四)树立医德信念

信念是情感和意志的升华,是驱动和指导个体行为的重要心理因素。信念一旦树立,就不会轻易发生改变。医德信念是医务工作者发自内心地对某种医德原则和规范的真诚信仰和坚定执行。信念是连接认识和行为的中心枢纽。一定的医德认识,经过人的理性认识和反复验证之后必会转化为一定的医德信念。医德信念是对医德认识的深化、医德情感的强化和医德意志的坚持,带有坚信不疑的意志成分,其最集中、最深刻地表达就是医德信仰。医德信念比医德认识、医德情感和医德意志更具有综合性、稳定性和持久性,在个体医德中居于主导地位。树立科学的医德信念之人,必能比一般的医务工作者更经得住考验、挫折和失败,更能在工作岗位上默默坚守,做出成绩,面对困难,绝不动摇。所以,在医德教育中,我们要通过各种途径和措施培养医学生的医德信念,鼓励和引导他们树立崇高的医德信仰。

(五)践行良好的医德行为和习惯

积极践行良好的医德行为和习惯是医德教育的目的,是衡量一个人医德修养水平高低的外在标志,也是医德教育重要的目标指向和最终的落脚点。医德行为是医务工作者在有多种可能选择的具体情景中,根据一定的医德准则来选择的某种行为,也是实现动机的手段。它包括目的的确立、动机的形成、手段的采取、计划的制订和实施等一系列环节。因而,医德行为是人们在行动上对他人、社会和自然所作出的行为反应,是医德认识、情感、意志、信念的具体表现或外部标志。只有把医务工作者的医德认识、情感、意志转化为医德行为时,才能判断其医德品质如何。离开医德行为,就无所谓个体的医德品质。医德行为是医德修养的归宿。所以,医德行为在体现行为者一定医德品质状况的同时,对其医德品质的形成起着巩固、增强的作用。通过医德教育,可以引导医务工作者自觉按照医德的基本理论和原则行事,自觉将良好的医德修养转化为医德行为和习惯,这也是医德教育的外化。

医德教育的过程是知、情、意、信、行五方面相互作用的过程。但是,医德教育不同于一般的社会实践活动,它必须遵循一定的教育规律,也会受到各种主客观因素的综合影响。它不是一个单纯的线性过程,而是十分复杂的社会实践活动。它有一个由内化到外化,再到内化,再到外化的反复的过程,成螺旋式不断向上向前发展。

三、医学道德教育的方法

任何教育活动都必须借助一定的方法和手段。所谓方法,就是人们在认识世界和改造世界的过程中,为达到预期目的所采取的手段或措施。医德教育的方法,就是教育者和受教育者在医德教育的过程中为达到一定的教育目的所采取的思想方法和工作方法。医德教育是一个较为复杂的过程,方法的选择必须具有针对性和实效性。

(一)理论教育与实践教育法

先进的理论体系不可能在实践中自发的形成,需要通过自觉的学习、教育、实践才能获得。医德教育的目的,在于使受教育者正确认识和接受医德教育的目的和要求,并付诸实践,做到知行合一。知是行的先导，行是知的基础和结果。要实现医德教育的目的和要求，必须要采用课堂讲授、专题报告、学术讲座等理论教育的方式，对医学生和医务人员进行系统的医学道德理论知识的灌输和熏陶，督促他们对医学道德理论、原则和规范进行理论学习、讲解、运用，进而提高他们的医学道德素质。医德教育的落脚点不仅仅是传授知识、培养能力、价值塑造，更重要的是还要引导医务工作者结合实际进行"思"与"行"的思考，并能运用所学知识指导实践，解决思想问题与实际问题。因此，只有理论认知和学习还是不够的，理论学习必须与实践教育结合起来。因为人的思维是否具有客观的真理性，这不是一个理论的问题，而是一个实践的问题。社会实践是主观见之客观的活动，具有直接现实性。人们思想的形成、发展、检验都离不开社会实践。正如王阳明在《传习录》中所说，未有知而不行者。知而不行，只是未知。知而乐行方能行远。人们只有在实践中才能真正地认识事物的本质；在实践中才能不断完善自身的道德观念，并付诸更多、更广的社会实践。思想的问题只有在实践中才能得到解决，价值的塑造也只有在实践中得到升华。所以，作为具有极强理论性和实践性的医德教育，必须坚持理论教育法与实践教育法相结合。

（二）教育与自我教育法

对于在校医学生而言，课堂教育是医德教育的主要方式。通过课堂教育的形式，医学生可以更为系统地获得医学伦理道德的基本理论，能迅速地提高他们对医学道德规范、原则的整体认知，能提高他们辨别是非、善恶的能力，知道什么是应该做的，什么是不应该做的，树立正确的价值观，从而选择正确的医学行为。但是医学是一个不断发展、创新的事业。社会、环境、制度、疾病等不断改变，要求人们的道德观念、行为意识也要与时俱进，不断完善。尤其是，走出校门的医学生，他们各自都有自己的工作岗位，接受系统学习的时间、精力有限，这就需要他们掌握自我教育的方法。苏联教育家苏霍姆里斯基曾说，只有能够激发学生进行自我教育的教育，才是真正的教育。我国教育家叶圣陶先生也同样提出：教是为了达到不需要教。医德教育是一个常议常新的话题，教育与自我教育则是其重要的教育手段。教育与自我教育法相结合，既注重发挥教育者的主导地位和作用，又注重发挥教育对象的主体能动作用。医德教育目标的形成与实现，归根到底是要靠教育对象自己的努力与奋斗，也就是要自我净化、自我完善、自我革新、自我提高。

（三）批评与自我批评法

批评和自我批评是党的优良作风，也是医务工作者医学道德教育的重要方法。要进行医德品质方面的自我教育和改造，首先，必须善于自我批评，发现自身存在的缺点，在实践中不断反省自己，找出不足，不断向先进典型学习、感受其人格魅力。医务工作者只有敢于承认自己在医德修养上的不足，时刻提醒自己、告诫自己、反省自己，才能在医德修养上有所提高。其次，必须征求和听取患者及其家属的批评意见。有些医务工作者在实践中不愿意听取患者的批评意见，一旦患者表现出不满，则对该患者采取不负责的态度。这就造成现在许多患者产生了"医务人员得罪不起"的思想和顾虑，造成医患关系紧张。为此，医务工作者只有诚心、虚心地听取患者的批评意见，抱着闻过则喜的态度。如果一听到逆耳之言就不高兴，甚至怀恨在心是不利于个体医德品质的提高，更不利于工作的完成。许多事实证明，医务工作者的医德水平高低很多时候是从医患关系表现出来，并与医疗质量紧密联系在一起。因此，医务工作者在医疗实践中要善于采取批评和自我批评的方法，提高自己的医德品质。同时，医务工作者之间也要善于本着"团结—批评—团结"的目的而相互批评，以利于共同进步。

（四）综合教育法

医德教育是一个自成系统的整体，它的对象是医学生和医务工作者。每一个对象所面临的思想问题、实际问题和困惑是不一样的。整齐划一的教育方法已无法满足每个个体的需要。随着医学技术与医学伦理的相互发展，医德教育方法也在传承传统中不断创新与发展。例如，疏导教育法、比较教育法、典型教育法、榜样示范法、激励教育法、感染教育法等。随着新媒体技术与医学的大融合，医德教育的方法也开始逐渐显现出新媒体的特性。人的思想是复杂的，社会环境的影响也是复杂的，面对的问题也是多样的，有时候采取单一的教育方法往往难以达到预期的效果，而必须采取综合的教育方法，也就是几种教育方法的相互作用、相互影响，形成教育合力。教育方法的选择要遵循教育对象受教育的基本规律，合理地选择受教育的方式和手段。

医德教育既具有医学学科的特性，也具有教育学的特性。除了上述的教育方法外，我们还可以借鉴其他学科的教育方法。

第二节　医学道德修养

一、医学道德修养的含义和意义

（一）医学道德修养的含义

"修"有修整、修治、提高之意；"养"有养成、涵养、培育之意。古人说："修犹切磋琢磨，养犹涵育熏陶"，二者结合，就构成了一个含义广泛的概念，包含情操、举止、仪表、言行、技艺等多方面的内容。《孟子·尽心上》篇中载："存其心，养其性，所以事天也。夭寿不贰，修身以俟之，所以立命也。"北宋理学家程颢第一次将"修身"和"养性"结合起来，提出了"修养"这一概念。修养主要是指修身磨砺、内心反省和道德品质上的自我提高，它主要包括四个方面的含义：一是指人们在政治、思想、文化、道德、学术等方面所进行的勤奋学习和刻苦锻炼的过程中所达到的水平和境界；二是指"修身养性"，经过长期努力所达到的一种能力；三是指用一定的道德原则和规范来反省激励自己，在实践中逐渐养成的、有涵养的待人处世的态度；四是指个人自觉将社会所倡导的道德要求和规范转化为个人内在品质的完善和实现道德人格的实践活动。

医学道德修养，即医德修养，是医务工作者的一项重要的医德实践活动，是医务人员通过自我教育、自我锻炼、自我提高、自我评价、自我约束的实践活动，把社会主义医德的基本原则和规范内化为个人品质，并形成相应的医德情操和达到的医德境界，是医务工作者的主体自觉性的个人行为。医德修养是一般道德修养的重要组成部分，是一般道德修养原则、规范在医疗卫生事业中的实践化和具体化。它有自己特殊的内容和要求，包括医德认识的提高、医德情感的培养、医德意志的锻炼、医德信念的树立、医德行为的训练和医德习惯的养成。医德修养，就是要通过对医德原则和规范的认识和实践，使医务工作者形成稳定的区别善良与丑恶、光荣与耻辱、高尚与卑微、诚实与虚伪等方面的内心信念，树立救死扶伤、以患者为中心、全心全意为人民服务的宗旨意识和服务意识，大力弘扬人道主义精神，以此来调节个人的行为，使其符合医德规范和要求，并在有人监督和无人监督的情况下，都能自觉地按照一定的医德原则行事。

（二）医学道德修养的意义

医德修养同其他道德修养一样，总是要受到一定的社会历史条件的制约。我国是社会主义国家，医德修养就必须以社会主义医德为内容，其目的：提高医务工作者的社会主义医德水平，培养社会主义医德品质，造就合格的社会主义新型医务工作者。因此，医德修养不仅对个人医德品质的形成具有促进作用，而且对整个医疗行业的医德医风建设起着推动作用。对于整个社会而言，医务工作者医德品质的优劣，直接关系到医疗卫生事业的健康发展，关系到健康中国战略的实施与实现。

1. 医德修养有助于提高医务工作者的医德素质 医德是医务工作者素质不可缺少的一个方面。医德素质不是与生俱来的，是在后天的医学实践中不断学习得来的。医德教育的效果如何，归根到底要通过个体自身的医德修养表现出来。孙思邈在《千金要方·大医精诚》中提出"大医"必须"精诚"。他提出，优秀的医生首先具有"诚"，即学医、行医是为了仁爱救人而不是为了名利。其次必须要具有"精"，即要有高明的医疗技术。这说明医德是医务工作者素质中不可缺少的方面。缺德的医务工作者，不仅不能为人类造福，反而危害人类。第二次世界大战中，日本"7·31"部队那些具有高超医术的披着"医生"外衣的战犯，把人当成试验品，制造杀人武器，被人们痛骂为"披着白衣的豺狼"。

在医德素质的形成过程中，医德教育起着外在条件的推动作用；医德修养则起着内在动因的决定作用。因此，医德素质的提高关键在于内因的影响，在于从内心深处进行自我教育，将医德意识内化为医德信念，进而转化为医德行为和习惯。医德修养正好体现了社会医德教育的意向和自身医德的追求。只有通过加强医务工作者自身的医德修养，将社会医德教育变为自身修养提高的有效方法，才能充分发挥医德教育的功能和效用。可以说，医德修养是医德教育发挥作用并形成医德素质的内在根据。社会的医德教育与个人的医德修养对个人医德素质的形成，既是外在条件和内在根据的关系，又是他律和自律的关系。社会医德教育只有通过社会舆论和传统习俗等他律方式施加于医学工作者，使其进行自我改造、自我陶冶、自我教育，才能转化为医学工作者的自律行为和习惯。

2. 医德修养有利于提高医疗服务质量 现代医学心理学和行为科学的研究表明，躯体与心理活动相互影响，躯体器官的障碍和精神活动的异常紧张紧密相关。精神因素既可致病，也可以治病。医务人员的医德状况就是一种重要的精神因素。宋代《省心录·论医》中指出：无恒德者，不可以做医。良好的情绪、积极的心理状态对保持健康、防治疾病起促进作用；相反，抑郁或焦躁的情绪则会促使病情恶化。随着现代社会的发展，医疗救治不仅局限于治病，还要求治心。大量医疗实践证明，医务工作者和医疗单位的医德医风好，有助于清除不良情绪，消除不良心理因素对患者的有害影响。其次，医德修养的提高可以更好地获得患者的信任，缓解日益紧张的医患矛盾，形成和谐的医患关系，进而提高医疗服务质量。因此，医务工作者除了对专业知识的精益求精外，还必须加强医德修养。

3. 医德修养有助于医疗卫生事业的健康发展 人类社会自有文化以来，道德修养一直是医疗技术的重要组成部分。改革开放以来，医疗卫生体制改革不断深化，医务人员的医德观念也发生了很大的变化，医务人员不同的价值理念，使医务人员与患者之间的关系更为复杂。在医务人员的共同努力之下，医德医风建设经过多年的探索、实践，已取得了明显成效；但行业不正之风、以医谋私的现象仍时有发生，爱心缺乏、感情淡漠、责任缺失的现象仍然突出。因此，为了保证医疗卫生事业改革的顺利进行，在加强以法治医的同时还要大力加强以德治医，不断提高医务人员医德修养的水平。为此，广大医务人员要自觉树立医德修养的价值观、实践观、自律观、他律观，学会用义务论、美德论、公益论和价值论的观点正确处理医学实践中个人利益与社会利益、眼前利益与长远利益、局部利益与整体利益的关系，为医学科学事业的发展，为健康中国战略的实施做出贡献。

二、医学道德修养的目标和境界

（一）医学道德修养的目标

医德修养的目标是指，医学生和医务人员在医德修养的过程中，通过提高医德认知、培养医德情感、锤炼医德意志、树立医德信念、践行良好医德行为和习惯的过程，不断提高医学伦理道德素养要达到的水平和境界，符合立德树人的根本目标。医学生和医务人员的医德修养有一个由低到高，由合格到优秀的过程。所以，我们根据医务人员道德修养水平的高低，把医德修养的目标分为两个层次：立德树人的成才目标和具备仁医风范的崇高目标。

1. 立德树人的成才目标 高等院校以立德树人为基本的教育理念。按照国家教育方针、健康中国战略的实施要求和当代医学生人才培养目标，当代医学生应该以有理想、有本领、有担当为根本要求，扎实专业基础知识，着力提升医学科学素养和医学伦理道德素质，德、智、体、美全面发展，努力成为中国医疗卫生事业发展的合格建设者和可靠的接班人，成为走在时代前列的开拓者、建设者、奉献者。我国南齐时代的《诸氏遗书》中也明确提出：夫医者，非仁爱之士不可托也，非聪明理达不可任也，非廉洁淳良不可信也。医德素养是医务人员必备的素质，作为一名合格的医务人员，不仅要具备一定的医学技术知识，还要有高尚的医德。要实现这一基本的成才目标，医学生、医务人员都要严格地要求自己，加强自身的道德修养。

2. 仁医风范的崇高目标 医德修养因社会、时代、环境、制度、个体主观方面等综合因素的影响，个体的医德修养水平有高低优劣之分。如果说立德树人是医学道德修养的基础要求，那么仁医风范则是对医务人员的较高要求，需要医务人员付出更多的努力才能达到的要求和实现的道德目标。医德修养是一个持续不断的过程，永远没有止境的那一天。仁医风范也就是一种大医风范，是一种高尚的医德人格，强调"大医精诚""仁者爱人""毫不利己专门利人的白求恩精神""医乃仁术"等道德要求，是对工作、患者极端负责任的态度，是一种奉献精神，把患者和他人的利益放在第一位，急患者之所急，想患者之所想，忠于患者、忠于医学事业，待人忠诚，处事公道，谨记时刻发扬救死扶伤的人道主义精神。我国传统文化中不乏对这类优秀医务工作者的歌颂和称赞，也涌现出无数的仁人良医，值得我们当代医务工作者学习和效仿。

现实中，医务人员怎样确定和实现自己的医德目标呢？第一，必须以科学的、正确的世界观和人生观为指导。医德人格是医务人员的世界观和人生观在医学道德修养目标上的集中体现并受其制约。剥削阶级的世界观、人生观推崇的是金钱万能，享乐至上，不可能指导医务人员形成正确的医德人格。只有科学的、正确的无产阶级世界观和人生观，才能指导医务人员树立远大的医德理想，确立崇高的医德目标。第二，确立崇高的医德修养必须从实际出发。一方面要全面地、正确地认识社会实际，根据社会和医疗卫生事业的客观需要确立并不断调整医德奋斗目标；另一方面，要正确地认识自我、剖析自我，从自身实际出发,科学评估自己的条件和潜能,选择经过努力可以达到的奋斗目标,把自己的近期、中期和远期奋斗目标结合起来,统一起来。第三,为实现崇高的医德目标而不懈奋斗。医德理想的选择和确立只是第一步,医德目标的实现需要的是长期艰苦不懈的努力。因此,广大医务人员一定要努力学习,深入实践,从现在做起,从平凡的小事做起,少说空话,多做实事。

(二)医学道德修养的境界

1. 医德境界的含义 在我国古代文献中,"境界"原是"疆界""地域"的意思。佛教传入中国以后,释家认为,每人对佛经的造诣、理解各有不同,显现为不同的境界。后来一些思想家就用"境界"一词来说明人们的精神状态和涵养所达到的程度。境界,是事物发展水平的高低或程度的深浅。所谓医德境界是指医务人员从一定的医德观念出发,在医德修养过程中所形成的医德修养水平和医德品质状况。也就是以医学伦理学为基础,在医生与患者、医生与社会等利益关系中形成的高低不同的觉悟水平,以及道德情感和情操的状况,它反映了医务人员的道德素质。

医德境界是一种复杂的医德意识现象。医务人员医德境界的高低,主要取决于以下四个方面的因素:第一,取决于医务人员的世界观和人生观。崇高的世界观和正确的人生观,是人生奋斗的准则和努力的方向。一个具备辩证唯物主义和历史唯物主义世界观,懂得为什么做人、怎样做人、如何做人的医务人员,必然会有崇高的医德情操。第二,取决于医务人员的道德观。即对一般社会道德观念,如是非、善恶、荣辱、美丑等的认识水平。一个是非不分、善恶不辨、荣辱不分、美丑颠倒的医务人员是不会有较高层次医德境界的。第三,取决于医务人员的职业观。即对医学事业的性质、特征与作用的认识,一个热爱医疗卫生事业、把医疗卫生工作作为自己毕生为之奋斗的事业的医务人员,就有可能达到崇高的医德境界。第四,取决于医务人员的文化素质和知识水平。一个医务人员思想解放、技术精湛、知识丰富、情趣高尚,就能使医德境界不断升华。我们进行医德教育,加强医德修养的根本目的,就在于把低层次的医德境界引向更高层次。

2. 医德境界的层次 孔子把达到不同道德境界的人分为小人、君子、仁人及圣人几个层次。在他看来,小人是钻营求利、耽于物欲、品德低下的人,而君子是与小人相对立的追求道义,有着关爱他人之心的人。"君子喻于义,小人喻于利。"孔子所说的仁人则是能够舍生取义、杀身成仁之人,"志士仁人无求生以害仁,有杀身以成仁。"圣人是孔子眼中最高的道德典范,具有最高的道德境界,他认为自己远远算不上是"圣人",只有尧、舜、禹、汤、文王、武王、周公等才是真正的"圣人"。

我国现代著名哲学家冯友兰先生曾把人的精神境界分为自然境界、功利境界、道德境界和天地境界。处在自然境界中的人不知道其行为的意义,得过且过,没有任何目的。处在功利境界中的人,有一定的意识和觉悟,其行为出于自己的私心,主要目的是追求个人的功名利禄。处在道德境界中的人,懂得社会与个人不可分离的关系,能够知礼行义,以给予、创造和贡献作为自己行为的目的。处在天地境界中的人,除了了解社会的整体之外,还了解宇宙的整体,他知性、知天,活着不仅要对社会有所贡献,而且要对宇宙有所贡献。这种人可与天地参同、与日月齐光,这是冯友兰先生所认为的一种最高的精神境界。

《黄帝内经》将医生分为真人、至人、圣人、贤人四种,实际上也包括对医生道德修养的考量。孙思邈被称为孙真人,因为他做到了大医精诚、德高医粹。

现阶段，依据医务人员认识和处理个人利益与社会集体利益关系的能力和水平，可以将医德境界划分为以下四个层次。

（1）自私自利的医德境界：这是低层次的医德境界，也是需要批判的医德境界。处于这种医德境界的人，处事的原则总是以个人名利为轴心，一切以是否有利于自身发展为转移，斤斤计较，得失必究。他们视私利为神圣不可侵犯，把医疗卫生事业作为获得个人名利的手段，对患者的态度取决于患者能够为自己提供多少好处，把医疗技术、听诊器、手术刀、诊断书、处方等作为谋取私利的资本和工具。处于这一医德境界之人虽为数不多，但影响很坏，严重破坏了社会主义医疗卫生事业的声誉，与社会主义医德原则和规范格格不入，必须予以高度警惕，并坚决加以纠正和抵制。

（2）先私后公的医德境界：这种医德境界处在较低的层次，迫切需要提高。处于这一层次的医务人员一般还具有人道主义思想，能考虑到集体利益和患者利益，工作上比较认真。但他们的动机和目的往往局限在追求个人利益的满足上，所信奉的道德原则是人我两惠、公私兼顾，当个人利益和集体利益或他人利益发生矛盾时，往往采取集体利益、他人利益服从个人利益的价值取向。在我国现阶段，处于这一层次的医务人员还占相当比例，他们如果不加强自身医德修养，一味追求个人实惠，将会滑向自私自利的医德境界。如能严格要求自己，不断提高医德修养的自觉性，是能够逐步达到先公后私或大公无私的医德境界的。

（3）先公后私的医德境界：就我国目前的情况来看，可以说大多数医务人员的医德品质达到了这种境界，也是占主导地位、较高层次的医德境界。处于这一层次的医务人员基本上树立了为人民服务的价值观，有明确的社会责任感和义务感；能够比较正确地处理个人与整个医疗卫生事业、个人与医疗卫生集体、个人与服务对象、个人与同行之间的关系；当个人利益与集体利益发生矛盾时，能自觉地把集体利益放在首位并做出自我牺牲；虽然也考虑和谋取一些个人利益，也不拒绝社会或集体给予的荣誉，但总是愿意多做贡献，谦逊礼让，尊重别人，严以律己，宽以待人。对处于这一层次的医务人员，应通过开展医德教育和加强医德修养，促使其不断地向更高医德境界升华，以对医疗卫生事业做出更大的贡献。

（4）大公无私的医德境界：这种医德境界，是共产主义医德品质的最高境界，也是人类有史以来的最高医学道德境界。达到这种医德境界之人，都树立了全心全意为人民身心健康服务的人生观，有远大的理想信念和抱负，有强烈的事业心和责任感，拥有"先天下之忧而忧，后天下之乐而乐"的胸怀、"悬壶济世"和"普度众生"的情怀，"毫不利己，专门利人"的奉献精神。他们对医疗卫生事业倾心热爱，对工作尽职尽责，对患者关心备至，对同志极端热忱，对技术精益求精，为了患者的利益甚至不惜自己的健康和生命。白求恩、柯棣华、傅连暲、林巧稚、李月华、吕士才、赵雪芳、吴登云、吴孟超等优秀模范人物，还有大批医疗战线上默默奉献的优秀白衣战士，就是这种医德境界的典型代表。我们要在医务人员中大力倡导这种医德境界。

上述四种医德境界，是当前医务人员不同思想境界和道德状况的反映，但它又不是静止的、一成不变的。医务人员通过医德教育和医德修养，可以由较低层次的医德境界上升为高层次的医德境界；相反，如果不注意进行医德修养，原有较高层次的医德境界也可能丧失。广大医务人员应切实加强自身医德修养，不断提高医德水平，逐步向更高层次医德境界迈进。

三、医学道德修养的途径和方法

（一）医疗实践是医学道德修养的根本途径

人的本质是一切社会关系的总和。人的道德品质是人的社会本质的一个重要内容，从根本上讲，它只能在社会实践中得到改造和提高，因而只有积极地参加社会医疗实践，在实践中自觉进行自我锻炼、自我改造，才是医德修养的根本方法。医德修养是在医疗卫生事业的社会实践活动基础上的自我完善过程，任何美妙的医德修养方法离开这一根本途径都不可能培养出优秀的医德品质和高尚的医德人格。同时，人们的医德修养水平和境界只有在社会实践中才能得到检验，用实践检验的结果反观、评价自己的思想水平和道德境界，才能使自身的医德修养达到更高的层次。

1. 在医疗实践和医德修养中提高认识和改造主观世界的水平 道德的基本问题是道德同利益的关系问题。这种利益关系，是在实践中产生和改变的，也只有在实践中才能再现出来，在本质上它是一种实践的关系。离开实践，人们行为的善恶就无从产生，也无从改变，当然就更谈不上克服自己的不道德的思想和行为，培养良好的道德品质。一个人只有在实践中才能亲身体验和感悟道德的力量，才能逐步提高道德认识、培养道德情操、锻炼道德意志、坚定道德信念，进而养成良好的道德修养。医德修养也是一样，只有在实践中，医务工作者才能认识到自己的行为是否符合医德规范。同时，医务工作者要克服和纠正自己不道德的思想行为，培养和提高医德品质，也必须联系医疗实践才能真正做到。因此，脱离医疗实践、孤立地进行修养提高是不切实际的，也无助于医德品质的加强。只有坚持理论与医学实践相结合，做到言行一致，才能更好地将改造主观世界与客观世界结合起来，促进医德修养的不断深化。

2. 坚持在医疗实践中检验自己的品质，检验自己的医德修养水平 医德修养和医德品质的提高是一个长期而曲折的过程。每一个人在生活中都面临着不断地选择，在选择中增加自身的经验。同时，社会的发展会不断地提出新的问题，人们已有的知识经验和道德水平，并不能保证人每次做出的选择都是正确的，可能存在错误、片面、肤浅，这些都将增加人们行为选择的困难。人们认识善恶同认识真理一样，都需要在实践中不断纠正、补充、丰富和深化。医德修养也是一样，医务工作者的医疗实践本身就是一个多变的过程。如果医务工作者停留在一个固定的水平上，认为已达到"完美"的境地，而不随医疗实践本身的变化而不断加强修养，是不可能真正地认识到自己医德行为上的不足，不可能真正提高社会主义医德品质。因此，医德修养需要医务工作者紧跟实践发展不断提高和巩固自我修养，完善自身。

3. 在社会发展中不断提高医德修养 医德作为一种特殊的社会意识形态，为社会存在所决定，并随着社会的发展、医学科学的发展和医疗实践活动的发展而进步。这种进步，必须赋予医德新的内容，必定要求广大医务工作者及时理解、掌握和实践这些新要求，通过履行新的医德义务来适应发展、变化了的新情况。医德的提高具有长期性。随着社会的发展，已建立的道德理念不一定适合新兴的社会发展模式，如不坚持加强自身医德修养的提高，很可能出现困惑、茫然、随波逐流甚至倒退的行为。医务工作者的职业特点要求他们必须具备高尚的人格和为患者利益着想的情操，这就显示出在社会发展的同时，医务工作者不能止步不前，而是不断完善自我的修养和品质，通过一点一滴的积累，不断进步，才不会被社会所淘汰。正所谓，实践不停止，修养不停止。

（二）医学道德修养的方法

1. 勤于学习 人之初，性本善。人在本性上是相差无几的，之所以有道德品质的差别，很大程度是因为后天教育和环境的影响。人的道德修养是与认知联系在一起的。古希腊哲学家苏格拉底认为"知识即美德"。一个人修养的高低，虽不能全凭知识深浅来衡量，但知识的丰富性对于提高修养的重要性却显而易见。因此，医务人员应把学习作为医德修养的基本方法。学习包括多方面的内容：一是理论学习。为学之道，莫先于穷理，穷理之要，必先于读书。医务人员应系统学习医学伦理学，了解和掌握医德的基本理论、原则和规范，明辨什么是善，什么是恶，并将其转化为自己的内心信念，指导自己的医疗和生活实践。此外，还要认真学习相关的人文医学知识，如医学美学、医学心理学、医学社会学等，以适应新形势的需要。二是思想学习。学习古今中外优秀的医德思想，学习同行优秀的医德品质，完善自己的人格，向医德理想境界迈进。三是榜样学习。三人行，必有我师焉。择其善者而从之，择其不善者而改之。学习先进人物的医德行为，效仿历代医家的高尚医德情操，以榜样的力量来鞭策自己，全心全意为人民的身心健康服务。理论学习、思想学习和榜样学习是紧密联系的，是一个有机的整体。因此，医务人员在学习时要做到三者协调并进，不可偏废或孤立地进行。当然，三个方面的学习都要遵循其内在规律，并同医学实践紧密结合起来。

2. 坚持内省 所谓内省，就是自己经常对自我内心世界进行反省。我国古代伦理思想家十分重视修养中的"内省"的功夫。孔子说："内省不疚，夫何忧何惧？""见贤思齐焉，见不贤而内自省也。"曾子则称：吾日三省吾身。韩愈认为：早夜以思，去其不如舜者，就其如舜者。王阳明更是强调"省察克治"的功夫。通过这种反复的自省过程，人们可使自己的行为符合道德要求，并长期坚持下去。医德修养离不开内省、检查、解剖等"自识"的修养功夫，必须通过经常地、自觉地解剖自己、评价自己、分析自己、调控自己，才能使自己的医德境界不断地向更高目标升华，并抵制社会上不良风气的影响。更何况医务人员并非完人，在工作和生活中不可避免地会存在某些弱点、缺点乃至错误。因此，经常检点、省察自己是非常必要的。内省离不开个体的高度自律，陶铸曾总结道：一个受物质支配的人，一个"物欲"很强的人，一定是缺乏理想，趣味低级，精神生活很空虚的人。每个有道德觉悟的医务人员，应有知耻之心，改过之勇，对自己的差错和过失绝不能听之任之，无动于衷，要敢于和善于内省。当然，内省绝不是脱离实践的修身养性和"闭门思过"，而是联系自身实际、患者实际和社会实际而进行的积极地自我解剖，以不断求得新的进步。

3. 慎独自律 "慎独"既是一种医德修养的方法，也是一种高尚的医德境界，更是检验一个人是否是真君子的基本标准。《礼记·中庸》中说：天命之谓性，率性之谓道，修道之谓教。道也者，不可须臾离也，可离非道也。是故君子戒慎乎其所不睹，恐惧乎其所不闻。莫见乎隐，莫显乎微。故君子慎其独也。这就是说，天所赋予人的是善性，顺着善性行事就是做人的原则、道理或道德。按照这种做人的原则、道理或道德去修养是人们一刻也不能离开的。能够离开的也就不是做人的原则、道理或道德了。所以"君子"在别人看不见的时候，总是十分谨慎的；在别人听不到的情况下，总是非常警惕的。最隐蔽的东西最能看出人的品质，最微小的东西最能显示出人的灵魂。所以，"君子"在独自一人、无人监督时，总是非常小心谨慎地不做任何违背道德的事情。这一段话既反映了孔孟的唯心主义天命论和先验主义的性善论，也包含有合理的因素：第一，它强调在道德修养过程中，坚持一定道德信念的重要性。人们只有在一定的道德信念的支配下，才能在即使别人看不见、听不到的情况下，自觉地进行修养。第二，它强调道德修养必须在"隐"和"微"的地方下功夫，认为最隐蔽的东西最能看出人的品质，最微小的事情最能显示出人的灵魂。正是在这些地方更应谨慎、警惕、主动，自觉地去磨炼。第三，它强调道德修养必须达到这种境界，即在无人监督时，能严格按道德准则行事，不是出于强迫，而是一种内心的自觉要求。

自律，就是自己对自己的严格要求和约束。医务人员要加强医德修养，提高医德品质，必须自觉进行自律观的培养。医德修养的自律，从根本上来说，就是"慎独"。自律是慎独的前提和重要手段，慎独是自律要达到的一种境界。孔子曰：为仁由己，而由仁乎哉？《小儿卫生总微论方》中指出：凡为医之道，必先正己，然后正物……凡为医者，性存温雅，志必谦恭，动须礼节，举乃和柔，无自妄尊，不可矫饰。可见，自我认识、自我教育、自我规范是医德修养的前提。当前，许多优秀的医务人员之所以能够急患者所急、想患者所想、帮患者所需、待患者如亲人，为了抢救患者，不分白天黑夜，全力以赴，连续工作，舍己为人，甚至以身殉职，关键在于他们具有高度自律性品格，具有恻隐之心、羞恶之心、恭敬之心、是非之心、仁爱之心。这种高度自律性品格，使医务人员不但能够始终按已有的医德信念支配行动，把义务约束转化为自觉行为，而且能够运用自律克服医疗实践中的各种困难和诱惑，约束可能发生的失言和不良行为，从而使自己的医疗行为有利于患者与社会，表现出高尚的医德境界。

4. 积善成德　从学习医德知识到培养医德情感、确立医德信念、养成医德习惯再到认识和把握医德规律，在实践中践行医德原则，实现道德自由，必然是一个循序渐进的过程。要成为一名称职的医务工作者必须从点点滴滴的小事做起，积小善方能成大德。荀子说：积土成山，风雨兴焉。积水成渊，蛟龙生焉。积善成德，而神明自得，圣心备焉。故不积跬步，无以至千里；不积小流，无以成江海。高尚的道德人格和道德品质，就是在不断积累的过程中形成的。勿以善小而不为，勿以恶小而为之。只有不弃于小善，才能成其大善；只有能积广善，才能有更高尚的道德修养。一个平时不检点自身、不积累善行的医务人员，不会在患者急需救治的紧急关头挺身而出的。泰山不让土壤，故能成其大；河海不择细流，故能就其深。所以，应该从实际出发、从细微处出发，大处着眼、小处着手，不仅重视"大节"，也要注重"小节"。千里之提，溃于蚁穴，忽视小节，也会酿成大祸。通过积累善行或美德，使其强化和巩固，形成优良的品德，进行提高自我医德修养。

第三节　医学道德评价

一、医学道德评价的含义及作用

（一）医学道德评价的含义

医学道德评价，简称医德评价，是人们依据一定的道德标准，对医疗行为进行道德评判，也就是对自己或他人的医疗行为在践行道德规范和体现道德品质之后进行善恶的判断，表明褒贬的态度。医德评价是医德实践活动的重要形式，是医学伦理学不可或缺的重要组成部分。医务人员的医疗行为是一种自觉的社会行为，既应合乎科学规律，又应合乎价值目的。医务人员在医学实践活动中总是自觉或不自觉地在用一定的道德标准衡量自己或他人的医疗行为，并用这样的道德标准来规范和评价自己和他人的行为。

医德评价可分为两种类型：社会评价和自我评价。社会评价是行为当事人之外的组织或个人，通过各种形式对医务人员职业行为进行评估，表明倾向性态度，或支持、赞扬和鼓励高尚道德的行为，引导、影响良好的道德意识形式；或批评、谴责和制止不道德的医疗行为。自我评价是行为者本身对自己已发生的品行，在内心深处进行的道德审判，自我"起诉"、自我"裁定"，以内疚、自责等形式反省自己的不道德行为，告诫自己不能再发生，自觉地择善而行。医学活动的特殊性质、目的，决定了医务人员的自我评价往往比社会评价更为重要、更为深刻。

（二）医学道德评价的作用

医德评价是医德实践活动的重要形式。科学合理的医德评价活动能够形成一种精神力量，对医务人员的行为进行规范，形成道德激励或谴责的有效机制，并对医院的各项工作产生重要影响，促使其不断提高医疗服务质量，并在经济效益与社会效益两方面取得和谐和统一。正确地进行医德评价，对于促进医务工作者医疗技术和医德水平的提高，促进社会主义医德医风建设，加速医学伦理学学科建设，完善医疗卫生体系政策和法规的制定，推动医疗卫生事业的健康发展都具有十分重要的作用。

1. 裁决作用 医德评价有助于提高医务人员的医德水平，对医疗行为的善恶起到裁决作用。从某种意义上来说，道德评价也就像道德法庭，评判各种医疗行为的道德与不道德的性质，而这个无形的"法庭"常常比有形的"法庭"更有震慑性和影响力，因为它触及人的灵魂和内心。

2. 规范作用 通过科学的医德评价可以调节和规范医疗从业人员的行为，可以引导医务人员明确什么该做，什么不该做。通过医德评价可以在一定程度上预防不必要的医疗过失，缓和紧张的医患关系，促进医疗服务行业的健康有序进行。

3. 参考作用 对医疗机构的管理者来说，医德评价可以揭示医疗行业管理中可能存在的医德医风问题。通过评价结果，可以为医疗管理决策提供一定的参考，从而转变管理者的工作态度和工作方法，提高管理效率。

4. 导向作用 对患者来说，医德评价可以使他们花最少的钱选择最好的医疗服务，避免在治疗过程中受到身体和心理的伤害。对于医务人员而言，可以鞭策他们不断提高自身的医道修养，激励他们向优秀的医德楷模学习。

5. 促进作用 科学地开展医德评价活动，也有利于提高医疗卫生投资的经济及社会效益，有利于我国的社会主义精神文明建设，促进医学事业的健康发展。

二、医学道德评价的标准

人的本质在于人的社会性，处于一定社会关系中的人的行为、活动，以及产生的结果总会被人们用特定的价值观念或标准去衡量并进行善与恶的评价。医务人员在医疗实践中从事各项活动同样要受到来自自身或社会的评价，以此来规范其行为。但这一切都必须以医德的可评价性为前提，即承认善恶质的区别，承认道德行为、道德主体、道德客体是客观存在的，人们有能力认识，分析和评价。

（一）医学道德的可评价性

医学行为作为人的一种社会行为具有可评价性。

1. 医学行为主体承担相应的道德责任　任何行为主体是有意识、有目的的主体,具有意志自由,但行为一旦形成,就要受到客观因素的制约,其自由具有相对性,因此,医学行为主体要受到道德规范的约束。

2. 医学行为主体实施的医学行为本身具有道德性质　医学行为事实上是针对人的一种行为,其结果必然涉及和影响到人与人、人与社会的关系,这就纳入了道德调整的范围,使之具有了道德的性质。医学行为都包含某种道德上的规定性,有善恶之分。例如,当代医学研究前沿领域的人体克隆技术在实施过程中遭到全世界的反对,因为它对当今人类的道德秩序提出了严峻的挑战。

3. 医学行为的道德性质使其具有价值大小之分　在医学活动中,人们可以借助一定的判断标准对行为的价值进行评估,评价其影响、作用、意义及结果。价值较大的医学行为将得到社会的支持与肯定,而没有价值的行为则将遭到社会的反对。

(二)医学道德评价的复杂性

由于医德评价是一个非常复杂的道德认知与实践活动,因此医德评价活动中存在着诸多的困难。

1. 行为主体方面　首先,行为是主体意志的结果,但行为方式和结果如何还取决于环境和行为客体,评价者对行为主体的评价不能简单用可见的行为方式和行为结果去认识。其次,医学手段的多样性和临床转归的多变性往往会出现同病异治、异病同治、同治异效、异治同效,这样评价者难以分析和评价行为主体的内心世界。再次,在医疗行为中表现出来的主体,只是一定环境下的“实我”,而人们要认识和评价隐蔽在深部的“真我”并非易事。最后,医疗行为虽以医疗主体为主动、主导的一方,但医疗客体同样有自由意志和行为自由,医患双方互相影响制约,这就使评价者很难从复杂的医疗行为中析取出单一的医疗主体的因素。

2. 评价者方面　①认知差异。由于评价者世界观、人生观和道德观不同,人们个人知识水平、生活经历的差异以及个性心理及情绪状态的千差万别,导致人们对同一医疗事件出现不同的认识和评价。②利益矛盾。评价者的利益是影响评价主体的重要因素。评价者作为社会的一员,作为多种角色而存在,总会不自觉站在本行业、本单位及个人的立场看问题,对于同一医疗事件,不同利益主体的成员就可能因利益的矛盾而出现评判的差异。③人际关系不同。评价者与被评价者关系的亲疏,可能使评价者在认识被评价者时带有强烈的主观偏见或情感色彩。

3. 中介环节　医德评价中会有许多相关的中介环节参与其中,对医德评价原则和标准的正确把握和实施产生影响。医疗服务市场化、医疗卫生体制改革、医院性质的变更等都会使医德评价复杂化,有时甚至出现与真实医德评价标准相违背的状况。

4. 医学科学技术的不断发展　新技术的不断出现也带来了更多新的问题,同时对医德评价的原有标准造成了冲击,如辅助生殖、基因工程、器官移植及安乐死等,医学科学技术的发展与医学伦理理论的发展不同步也使医德评价陷入了前所未有的困难境地。

当然,承认医德评价的复杂性并不是承认医德不可评价,几千年来一直没有间断的医德评价实践,是可评价最有力的证明。当医疗行为已经发生,其行为环境和行为客体是客观存在的,明确了其作用后,较为隐蔽的行为主体的因素就不难确定了,评价结论也是评价者主体和评价环境等多因素所确定的。当我们看到评价者所下的结论,并把影响主观加工的多种因素析出后，就不难留下较为客观的评价内容了。

（三）医学道德评价的标准

医德评价的标准，即在医德评价中用来衡量被评价客体时，评价主体所运用的参照体系或价值尺度。由于人们所处的地位和世界观的不同，人们对道德是非评判的标准也不同。医德评价的标准受到社会、时代、环境、民族等综合因素的影响。

在伦理思想发展史上，这是一个长期争论不休的问题。客观唯心主义把道德标准归结为上帝的意志、理念或绝对精神；主观唯心主义把道德标准归结为先天的善良意志或道德激情。唯心主义的共同之处是仅看到医德标准的主观性，否认客观性。而一些资产阶级伦理学家则用人的自然属性作为判断人们行为的永恒的道德标准。斯宾诺莎说：所谓善是指一切快乐和一切足以增进快乐的东西而言，特别是指能够满足愿望的任何东西而言。这些看法都是错误的。

辩证唯物主义认为，道德评价标准是客观存在的，其内容是主体对客观利益关系进行加工整理而形成的以道德原则和规范为表现形式的参照系统，会随经济关系和利益关系的变化而变化。它是主观和客观、相对和绝对的统一。在道德评价上，没有永恒的善恶标准，它必然随社会制度的更替，社会道德关系的变化而变化。即使在同一时代，不同国家或民族在评价同一医疗行为时，其判断也可能完全不同。例如，在器官移植、安乐死等问题，不同国家地区乃至同一个国家的不同时期，人们的认识都不一样。在道德评价中的善与恶，是人们复杂的医德关系的反映。"善"是指符合一定阶级或社会的道德原则和规范的行为，"恶"是指违反一定阶级或社会的道德原则和规范的行为。我们医疗行为评价的客观标准就应充分反映社会主义医学道德的基本原则和群众的根本利益。目前，我国医德评价的客观标准主要有以下三条。

1. 疗效标准—— 医疗行为是否有利于患者疾病的缓解与健康长寿 这是衡量医务人员医疗行为是否符合道德及道德水平高低的主要标准。如果医务人员采取某些明知对疾病的缓解和根除不利的医疗措施，不管其主客观原因如何，都是不道德的。医生对患者负责就是指对患者的生命健康负责，要做到这一点医生不能投其所好，应对症下药，严格按照医疗规定遵循科学的医治原则，尽量减少患者痛苦，缓解疾病，挽救生命，时时处处把维护患者的身心健康利益放在首位。这就要求医生业务上要精，要善于学习和掌握先进的医疗技术。目前，在市场经济条件下，医院和医生都面临竞争压力，为了追求经济效益，有些医务人员乱开药、多开药，不从患者实际病情出发，为拿取"高额药品回扣"，有的甚至夸大病情，把不该住院的患者通知其住院，以获取更大的经济效益。这些以经济利益至上不顾患者的身体健康，严重侵害其生命健康权的行为，是极端不道德的，严重的还将受到法律的制裁。当前形势下，强调这一评价原则，已成为衡量医务工作者是否合格的最起码的道德标准，它对于纠正行业不正之风，大力倡导"以患者为中心"的医风教育，有极其重要的现实意义。

2. 科学标准——医疗行为是否有利于促进医学科学的进展和社会的进步 当今科技发展日新月异，以高新技术为标志的现代科技正日益深刻而广泛地影响着我们的生活，医学科学在许多新技术的运用推广下得到很大发展，人们的健康水平普遍得到提高。但先进技术的应用，尤其在生命科学和医疗保健领域遇到了某些传统观念的抵制。例如，由于发展和应用了生命维持技术，使一些本来马上会死亡的、处于脑死亡或永久性植物状态的人可以靠呼吸器和人工喂饲维持生命。这种患者还是"人"吗？对"救死扶伤"负有天职的医务人员能撤除这种治疗吗？医生采取何种行为才是善或恶呢？我们是维护传统道德操守而阻碍或限制新技术的发展，还是去重新建立一种适应社会进步发展的新的伦理观念？在 21 世纪，生命科学技术可能面临基因工程、辅助生殖技术、克隆技术等方面的挑战。我们认为应立足人类长远发展的未来来评价医疗行为的价值，如果这种科学技术对挽救患者的生命，发展医学科学有价值，那就应该认为是道德的。医学科学技术的发展与创新不应违背社会基本伦理规范。

3. 社会标准——是否有利用于人类生存环境的保护和改善　医学事业的目标不仅关注个体健康、医治好疾病，而且从根本上讲应立足于人群整体的健康优化。因为人类的健康问题是一个整体系统工程，我们应树立可持续发展的战略思想，关注人类的整体生存质量以及与之相关的系列问题，其中特别应关注生存环境的保护和改善。医疗机构的门诊、病房、化验室、手术室以及洗衣房、厕所等地方每天都有大量的污染物排放出来，经下水道流入江河湖海；还有一些未经消毒灭菌处理与生活垃圾混杂一道的污物，也严重污染环境。如果只顾把有害物质排出医院，而不顾社会的环境卫生，这必然会危及人民群众的身体健康。因此，严格处理医院的废物，是个十分重要的问题。否则，我们前门给人治病，后门又使人致病，这是不道德的。

上述三条基本标准是一个统一的整体，其中，患者的利益是确立医德评价标准的基本点。人类的健康和幸福则是医学追求的最终目的。在医德评价中，要坚持医德评价的这三条标准，做出正确的评判。医务人员的行为如果完全符合这三项标准，可称为医德高尚；如果有些行为符合，大多数不符合，可称为医德不良；如果基本不符合这三项标准，可称为医德低劣。坚持用这三项客观标准来评判医务人员的行为，对一些争论不休的问题，也就容易做出比较确切地评价和判断。

三、医学道德评价的依据

医德评价的依据是指被评价对象，即医学行为本身提供给评价主体用以与评价标准相比较对照的依据。它是解决医德评价如何具体操作的问题。医德评价的依据是人们行为的构成要素，存在于行为之中，而相对的，评价标准则是独立于行为之外而存在的。

（一）动机论与效果论

动机是指行为主体去实施一定具体行为的主观愿望和意图。医务人员在行为之前，有不同的主观愿望，也就有不同的动机。如一个医生给患者看病，总有一定的主观愿望，或是治愈、缓解病情，或为了满足自己的私欲。动机是千差万别的，有合医学道德的动机，如救死扶伤；也有不符合道德原则的动机，如图谋私利。效果是指行为主体的行为所造成的客观后果。医疗效果，是指医务人员的医疗行为所产生的结果。效果可分为直接的和间接的、眼前的和长远的、局部的和整体的。对医务人员进行道德评价究竟是依据动机或效果，还是把二者结合起来加以评判？动机与效果问题，历来是伦理学家争论的问题。在历史上有两种相反的观点，即动机论和效果论。

动机论认为，评价一个人行为的善恶，应当以他的主观动机为依据，与行为的效果无关。德国古典哲学家康德是唯动机论的主要代表，他在《道德形而上学探本》一书中说：善良意志之所以善良，并不是因为它引起或产生好的后果，只是因为它的活动是致力于善的，它比任何别的爱好，都有着不可估量的重大价值。按照这一观点，一个医生，只要他出于救人的动机，即使因医疗意外而导致患者伤残死亡，我们也不能否认这位医生有良好的医德。动机论的错误在于单方面强调动机是道德评价的依据，否认效果在道德评价中的作用。

效果论认为，评价一个人行为的善恶，应当以他的行为的客观效果为依据，至于动机如何，可以完全不必考虑。其著名代表是19世纪英国功利主义者边沁和穆勒。边沁认为，意向的好坏，要看企图的后果来决定，一切动机都能产生善行、恶行或中性行为。因此，只有效果才是判断道德与否的依据。穆勒也认为，只要某一行为的效果是好的，那么这一行为便是道德的。效果论者只片面强调效果在道德评价中的作用，否认动机的意义。

在道德评价中，我们坚持马克思主义的动机与效果辩证统一的观点，即必须从效果上检验动机，又从动机上看待效果，并把动机与效果统一到社会实践，反对片面的动机论和效果论。动机与效果辩证统一的理论为评价医务人员的行为提供了重要依据。一般情况下，医务人员好的动机产生好的效果，不好的动机产生不好的效果，把动机与效果统一起来就能对医务人员的行为做出客观的评价。但是，由于医疗活动要受各方面条件，如客观上医学实际发展水平、物质条件等的制约，主观上医务人员的医疗水平、文化程度，还有患者自身病情的复杂多变等情况的影响，动机和效果并不总是相统一的，表现得比较复杂。常常会有这两种情况，即好的动机有时产生坏的效果，坏的动机有时反而产生好的效果。例如，治疗晚期癌症患者，由于受到技术水平的限制，未能挽救患者的生命。当好的动机产生坏的效果时，就要客观分析医务人员产生不良效果的原因，综合分析给以公正的道德评价；同样，当坏的动机产生好的结果时，就要联系动机分析效果，对这种效果做出公正的评价。如果只看到动机，把头脑的观念当作唯一的实在，就会陷入主观片面性；相反，如果片面强调效果，不但会把不道德的动机所产生的好的效果当作道德的行为，而且还会由于客观原因造成的某些不良效果看作是不道德的行为。因此，在医德评价中，离开效果，判断没有客观准绳；离开动机也必然会产生片面性，唯一正确的方法是坚持动机与效果的辩证统一。

对于医务人员来说要做到动机与效果一致，使自己的医疗行为具有道德上的善，获得患者和社会的好评，就要努力做到使自己的动机符合社会主义道德目标的要求，为患者的健康，为医学事业的发展而努力工作。要善于不断学习，苦练内功，掌握先进的医学知识，精湛的技术，只有这样，才能实现好的动机和取得好的结果的统一。

（二）目的决定论与手段决定论

目的是指医务人员在经过努力后所期望实现的目标。医学中的目的分为合道德的目的和不合道德的目的。为了防病治病、保障人民的身体健康是合道德目的的；追逐个人名利，贪图患者钱财是不合道德目的的。手段是指为实现目标所采取的措施、办法、途径等。目的与手段相互联系、相互制约。目的决定手段，手段必须服从目的，没有目的的手段是毫无意义的；同时，目的也不能脱离一定的手段，一定的目的总要通过一定的手段才能实现。因此，在进行医疗行为评价时，要从目的与手段相统一的观点出发，不但要看其是否有正确的目的，还要看其是否选择了恰当的手段，使正确的医疗目的能够得以实现。

目的决定论与手段决定论都是片面强调一方的作用而忽视了二者间的内在联系，把目的和手段分开来进行道德评价。目的决定论的代表耶稣会主义和马基雅弗利主义者认为，目的可以说明任何手段的正确性，为了达到目的，可以不考虑手段的道德性质。在行为的选择和评价中，只需评判目的，无须评判手段。手段决定论的代表抽象人道主义者们认为，手段就是一切，手段是道德的，其行为视其为善，手段是不道德的，其行为视其为恶。他们排斥任何"恶"性质的手段，如医学上的电休克疗法，人工流产等是绝对排斥的。

在医疗实践中，医务人员为了达到医学目的，总是采取一定手段。目的与手段的一致性是医德行为选择的要求。在现实生活中，医学手段一般能体现医学目的，实现二者的统一，但有时也会出现不一致的情况，大多数是因为手段选择不当，未达到理想的目的，事与愿违。从医德要求出发，选择正确的医疗手段是十分重要的，这就需要医务人员在医疗活动中遵循以下原则。

第一，有效原则。作为临床应用的一切诊疗手段，包括新技术、新设备和新药的应用，未经严格的动物实验和临床实验证明是有效的，都不能采用。

第二，最佳原则。选用的诊疗手段必须经过实践证明效果是最佳的。一是疗效最佳，在当时当地的技术水平和设备条件下疗效应是最佳的。二是安全，副作用和损伤最小。三是痛苦最少，尽可能注意减轻患者的痛苦。四是耗费少，不论自费还是公费患者，都应考虑到采用最经济实用的治疗和资源的消耗程度。

第三，一致原则。即诊疗手段的选择与病情发展程度相一致，应实事求是，对症下药。如果采用一些相反的治疗手段，大病小治会耽误患者，小病大治使患者雪上加霜，这些都是不道德的。

第四，社会原则。即诊疗手段的选择运用必须考虑社会后果，凡可能给社会带来不良后果的手段，都不宜采用，如可能造成环境污染，细菌扩散等的治疗方法。

四、医学道德评价的途径

医德评价的基本途径有社会舆论、传统习俗和内心信念。社会舆论和传统习俗是医德评价的他律形式，内心信念是医德评价的自律形式。

（一）社会舆论

社会舆论是指社会大众依据一定的道德观念对某些人的行为、某种社会现象和事件表达的看法和反映出来的态度。任何一种社会舆论，都是在一定道德观念的长期熏陶和支配下形成的，它通过对人们善行的赞扬和恶行的谴责，深刻地影响着人们的道德行为，调整着人们之间以及个人与社会之间的关系。

从形成社会舆论人群分，影响医德评价的社会舆论分为社会性舆论和医学同行舆论。社会性舆论即组织患者及其家属和社会各界对医疗卫生单位及人员的医德状况进行品评，如利用"问卷追访""征询意见簿""星级评价"等形式进行的量化评价。同行舆论，即医学领域自身的评价，它有利于撇开肤浅的表面现象，从医学科学的特点和规律出发，进行深层次地论证。

从形成社会舆论的途径，可分为自觉形成和自发形成两种。自觉的社会舆论是由一定的国家机器和社会组织通过各种方式施加有明确目的、有指向性的影响而形成的，如通过新闻媒体宣传、群众运动、学习活动、医疗文明服务活动等形成强大的社会舆论，表彰先进，揭露丑恶行为。自觉的社会舆论代表整体舆论的方向，是社会舆论的主流，影响极大。自发的社会舆论是人们依据一定的道德观念、道德原则或传统习惯而自发形成的导向性言论。这类舆论有正确与错误、先进与落后、集中与分散之分，既可起到积极作用，也可起到消极作用，应认真看待和分析。

社会舆论是医德评价中最普遍、最重要的一种方式，它是一种无形的精神力量和强大的他律因素，对医务人员或医疗单位的行为活动具有很强的约束作用。社会舆论代表着广大群众的一种意志、情感和价值取向，并能给人以荣誉感或耻辱感，因而具有特殊的权威性。社会舆论有以下特点：①认知范围具有一定群众性；②对人们行为具有约束性；③传播的幅度具有广泛性。健康的社会舆论引导人们树立正确的道德观，督促医务人员自我反省，激发医务人员积极进取，推动医德水平的提高；不健康的社会舆论则不利于正确道德观的形成，扼制人们的进取心。因此我们在医德评价中应恰当地利用正确的社会舆论来规范人们的道德行为，使之符合时代所倡导的道德准则，形成高尚的道德风尚。

在现实生活中，对某些医务人员而言，他们之所以不愿或不敢做不道德的事，在某种程度上是惧怕社会舆论的谴责，害怕在"众目睽睽"之下，成为"众矢之的"。社会舆论在医德评价中的作用即是通过社会舆论对医疗行为做出善恶的判断，表明褒贬的态度，促使医务人员按照一定的医德原则和规范指导自己的行为，坚持或改变自己的行为方向和方式。

（二）传统习俗

传统习俗，即传统习惯和风俗，它是指一个民族在长期的社会生活中逐步形成的较为稳定的社会心理特征、思维方式和行为习惯。在实际生活中，往往同民族情绪、社会心理交织在一起，它用"合俗"与"不合俗"来评价人们的行为，支配并影响人们的行为。医德传统习俗是社会传统习俗的一个组成部分，反映着医务人员在医疗实践中形成的比较稳定的、习以为常的医德信念和态度，体现着医疗职业特定的医学价值观念。它具有以下特点：形成过程的悠久性；支配人们行为的普遍性；作为衡量人们行为标准的稳定性。

医德传统对医德评价有重要影响，它一方面能够增强医德信念，形成医德方面的社会舆论；另一方面，能够促使人们以其为标准，进行善恶判断，在实际上成为医德规范的补充。应当指出，传统习俗的形成是以一定的历史条件为背景的，因而就存在着新与旧、进步与落后的冲突。随着时代发展，有些传统习俗已经落后，阻碍着新的医德医风的形成，应加以坚决抵制，如"男尊女卑""多子多福"，医生为女患者诊病时需要"隔帐诊之"或"隔帷诊之"等。对于进步的、积极的合乎现代价值观念的传统习俗应加以发扬光大，使之促进良好的医德医风的形成，如"赤诚济世""一心赴救"等。因此，对传统习俗这种医德评价方式，要辩证地具体分析，去粗取精，去伪存真，在批判继承中促进新的符合医学道德的风俗习惯的形成。

（三）内心信念

内心信念是指一个人在任何情况下都能把握自身，不可动摇的一种强有力的内在力量。医务人员的内心信念是指发自内心地对医德原则、规范、理想的笃信，以及由此而产生实现其道德义务的强烈责任感和义务感。在医务人员身上表现把道德原则内化为高度自觉的品质，形成了必然遵循和坚决维护的一种道德观念，它是医务人员进行医德选择的内在动机和构成医德品质的基本要素。它具有三个显著特点：①稳定性。内心信念是建立在个人坚信不疑的基础上，不受外界条件的影响。②深刻性。内心信念是深入到内心深处的道德意识，是精神上满足与否的切身体验。③监督性和约束性。内心信念的形成，并非一朝一夕，而是长期实践和学习的结晶，是由感性认识上升到理性认识的结果。它一旦形成，不会轻易改变，可以在一个较长的时期内影响个人的医德价值观，指导自身的医疗实践。内心信念作为一种强烈的道德责任感，推动医务人员进行善恶评价和行为选择。中外学者历来重视内心信念在道德评价中的作用，孟子强调"羞耻之心"，朱熹强调"人须知耻"，霍尔巴赫强调人们"内心对自己行为的评价"。

内心信念是医德评价的一个重要方式，在实际工作中，并不是医务人员的每一个行为都能及时得到患者和社会的监督，也不是每一个行为都能受到社会舆论的公正评价。他们往往要对自己的行为进行"内省"，即通过内心的"道德法庭"来自我审判，这种方式就是通常所说的良心发现。当自己的行为符合内心信念时，就感到满足和安慰；当自己的行为背离内心信念时，即使未被人发现或没遭到社会舆论的抨击，内心深处仍会感到惭愧和内疚，产生羞耻之心。可见良心对医务人员的行为有着自我控制、自我监督的作用，通过这种方式经常对自己的行为反省，使医德品质逐步升华。因此，内心信念在调节个人行为，主动选择有道德的行为中起着重要作用。

在医德评价中，社会舆论、传统习俗、内心信念这三种方式是相互区别又相互联系的。传统习俗的产生和发展通过社会舆论、内心信念发挥作用，而社会舆论的形成和内心信念的养成，又受传统习俗的影响。只有三种形式综合运用，才能使医德评价发挥更好的作用。

医德评价，对于促进医务工作者医疗技术和医德水平的提高，促进社会主义医德医风建设，加速医学伦理学学科建设，完善医疗卫生体系政策和法规的制定，推动医疗卫生事业的健康发展都具有十分重要的作用。但医德评价具有复杂性，在进行医德评价时要遵循疗效标准、科学标准和社会标准。医德评价的基本途径有社会舆论、传统习俗和内心信念。在具体实施评价时，应结合定性评价和定量评价。

学习思考题

1. 医德教育的过程包括哪些？
2. 医德教育的方法有哪些？
3. 什么是医德修养的目标？
4. 什么是医德修养的境界？
5. 结合自身实际，谈谈医德修养的途径与医德修养的方法？
6. 如何客观全面地开展医德评价？
7. 医德评价的途径有哪些？

（严春蓉）

第七章　医德行为的选择

道德选择是人类活动中最重要的选择形式之一，是在人与社会相互作用中进行的一种自主活动，既受到个人价值观的影响，也受到行为主体所处的特定环境的影响和制约，因此，它是自由与必然相互统一的过程。医德行为的选择是道德选择的一种，是医德实践活动的重要形式，也是医学伦理学最重要、最困难而又最引人注目的课题之一。它以独特的医德价值判断方式存在于医疗实践之中，是医德理论、医德规范和医德实践的有机统一。

第一节　客观制约与主观选择

一、医德选择的客观制约性

道德选择（moral choice）是行为主体依据一定的标准在多种道德可能性中进行的抉择，是在不同的道德价值之间、甚至在对立的价值准则之间做出的取舍，是经过人的一系列心理意识活动而达到的价值取向。因此，道德选择属于人的自由自觉活动。换言之，道德选择是行为主体根据对一定的道德原则和道德规范的认知，在多种可能的行为方案中自主、自愿地选择一种方案，以实现自己的道德意图。道德选择是人类活动中最重要的选择形式之一，在这种活动中，人的本质和特性得到了充分的发挥，道德的功能和作用也得到了充分的表现。道德选择不是凭空而生的，而是在人与社会相互作用中进行的。医德选择是道德选择的一种，其选择的主体是人，必然受到选择主体所处的特定环境的影响和制约。

首先，人作为受动的自然存在物，不可能摆脱自然条件和自然规律的制约。人必须"意识到自己的存在是在一个理性的事物秩序中被决定了的"。人也必须懂得"要命令自然就必须服从自然"，离开或排斥客观自然条件，单凭在自己主观想象中驰骋的自由意志，不管他的欲望有多么强烈，也不管他的情绪多么激动、意志多么坚强，他的愿望总是虚幻不实，并终究要归于破灭。行为选择的自由，存在于对客观必然性的认识和遵从之中。只有承认自然界及其规律的客观性，清醒而正确地认识它们，自觉地服从它们，才可能有真正的行为自由，才能保证行为的有效性。医德选择既是一种道德选择，又是一种根植于医学科学的医疗行为选择。因此，它必须尊重生命规律，尊重医学科学；必须"博极医源，精勤不倦""医学贵精，不精则害人匪细"。

其次，人作为受动的社会存在物，其行为必然受到社会历史条件和社会规律的制约。从事行为活动的主体，是生活在一定的历史时代、社会关系和社会制度下的，因而其行为总是受一定社会客观条件和历史环境的影响和制约。物质生产活动是人类最基本的实践活动。在物质生产活动中，人们总要发生一定的社会联系和社会关系，即生产关系。人们只能在生产关系中进行物质生产活动。生产关系不是个人可以自由选择的，它的状况是由一定历史发展阶段的生产力水平所决定的。生产关系的总和构成了社会经济结构，即有政治和法律的上层建筑竖立其上并有一定的社会意识形态与之相适应的现实基础。无论人们企图用何等自由的思想去支配和选择行为，这些思想总是不能脱离一定的社会意识形态，不能脱离一定的经济基础、生产力和生产关系，总是在当时历史条件下产生的。虽然在具体的选择处境中，个人可以有一定的自由，但在整体上看，个人的选择要受着社会提供的各种条件规定的可能性制约。第一，个人选择的对象是由社会产生的，个人只有在社会所能提供的可能性之间进行选择。这决定了个人选择的范围，个人只能在条件允许的范围内进行选择，而无法超出这一范围。第二，个人选择的方式要受到社会的政治、法律和道德的限制。在一定的社会时期，会产生特定的上层建筑，为了保证经济生活和其他社会生活的正常进行，为了维护一定的社会秩序，国家、法律、警察等强力机构和道德、舆论、风俗等教化手段会严格限制人的选择方式，对于超越这一界限的选择，法律往往施之以惩罚，道德施之以谴责。这样的惩罚和谴责也许是公正的，也许是专断的，但对于个人来说，都是无力改变的。第三，个人选择的能力是在社会中发展起来的。由于人生活的环境、所受的教育、个人努力的程度等方面的差异，人与人在选择能力上会有很大的不同。有的高些，在选择中表现的自由度就大些；有的低些，在选择中就会不那么得心应手。但从整体上看，个人能力的发展，一方面要依赖于社会集体。只有在集体中，个人才能获得全面发展其才能的手段，只有在集体中才可能有个人自由。另一方面，也依赖于社会发展的程度。一个人的发展取决于和他直接或间接进行交往的其他一切人的发展。离开其他人的发展，个人的发展也是不可能的。

未来的导向，现时的紧迫，无不作为时间制约的因素而存在。民族和个人历史对行为选择的影响更是不可低估。民族历史的影响有两个方面：一是历史留下的环境和物质条件对人们行为的制约作用。马克思曾说：人们自己创造自己的历史，但是他们并不是随心所欲地创造，并不是在他们自己选定的条件下创造，而是在直接碰到的、既定的、从过去承继下来的条件下创造的。二是民族历史所形成的民族文化对人们行为的影响。人的行为不可能脱离自己的民族文化背景，他总是自觉或不自觉地从民族文化中吸取外显或内隐、理性或非理性的行为指南。每一个中国的医务工作者，都应该正确对待民族文化和传统医德，以批判继承的态度弘扬民族文化和传统医德。

个人历史所形成的知识经验和个性特征对人的行为也有很大的制约作用。个性是一个人在先天生理素质的基础上，在长期的生活实践中形成的具有一定意识倾向性的、稳定的心理特征的总和。个性表现出个体对外界事物特有的动机、愿望、定势、能力和亲和力，形成个人对事、对自己的独特的行为方式。因此，一个人的行为总是受其个性制约，"仁者见仁，智者见智""君子坦荡荡，小人长戚戚"，以及个人能力对行为选择的影响都体现了这种制约。

二、医德选择的主观能动性

环境创造人、制约人；人也创造环境、改变环境。人的行为虽有被动的一面，但人之所以为人而区别于其他生物，就在于他的自主性、主动性和创造性。道德选择是人的一种自主活动，因此，道德选择必须有一定的前提，这个前提就是自由。道德选择的自由表现为社会自由和意志自由两种形式。社会自由是指道德选择的外在可能性，意志自由则是指道德选择的内在可能性。道德选择的可能性是由社会提供的，社会越发达，提供给人们选择的可能性就越丰富，选择的自由也就越大。人可以在多种可能性中根据自己的需要、信念和理想进行选择。在一定时期，社会所提供的外在自由限度是确定的，但在这些确定的条件下，每个人都可以做出自己独特的选择。丰富的可能性只是外在的自由，这种自由能否实现，还依赖于人的选择，即依赖于人的意志自由。意志自由使人获得了独立的地位和人格，使人不是屈从于外界的压力，按照别人指定的方式去生活，而是按照自己的意愿，通过选择自己的生活方式、行为方式，来造就自己的德性和价值。在道德冲突中，意志自由的作用尤为明显。它给人以思考和行动的机会，使人辨别真伪、是非和善恶，从而做出扬善弃恶的抉择。具体而言，主要表现在以下几方面。

（一）主观意向对行为选择的作用

1. 主观意向反映了人的需要　需要的指向性和选择性决定着主观意向及其行为的方向。需要的激发性和无休止性则激发行为的动机，并为行为源源不断地提供能量。需要的多层次、多能级性，则使人们必须以坚强的意志克服不良的情欲，从而保持行为的正确性和道德性。医务人员有多种需要，有多种动机，但其主导动机只能是救死扶伤。如果其他动机与这一动机发生冲突，医务人员只能超越其他动机，舍弃其他需要而坚持救死扶伤，选择维护人们健康的医德行为。

2. 主观意向的正确与否，首先取决于对客观必然性的认识是否正确　各种科学、伦理学和美学，分别以真、善、美的角度和方式来认识客观必然性，即医学伦理学中的道德必然性，正是从善的角度和方式反映了医疗活动和医学科学中的客观必然性。因此，遵守医德才能从客观必然性中获取真正的自由。

3. 主观意向的正确与否还取决于人对自己的正确认识　因为不能正确认识自己，就不能以自己的能力恰如其分地做好工作，不能摆正自己在群众中的地位和作用，不能处理好个人与集体、个人与他人的各种关系，不能正确认识自己的社会角色而恰当地履行义务、享受权利和承担责任。总而言之，就不能正确地选择行为。因此，人必须以史为鉴、以人为鉴，在患者和同行的评价中严格剖析自己、监察自己、教育自己，从而正确认识自我、完善自我。

（二）主观能力对行为选择的作用

客观条件提供了行为的可能范围和程度，主观意向反映了行为的方向和动力，然而，在一定范围和方向上，人们能否顺利完成道德行为，以及人们能否最终自我完善，却取决于人的主观能力。

行为选择的自由，存在于对历史必然性的正确认识之中，而道德必然性恰恰是历史必然性的表现形式之一。道德必然性首先表现为社会道德规范和道德价值体系对人们行为的影响。而道德规范和道德价值体系不是任何人主观意念的产物，而是从人们相对重复的行为和后果中，从历史必然的规律中总结出来，经过一代又一代的经验浓缩和传递而形成的。从表面上看，道德作为一种外在规范约束着人们的行为，限制着人们的自由。实质上，道德反映了客观规律，所以，遵守道德正是从历史必然中获取自由的重要手段。荀子所说："修道而不贰，则天不能祸。"就说的是这个道理。从另一个角度讲，人的成长过程是社会化的过程，而学会遵守社会规范正是最重要的社会化内容。因此，遵守社会规范（包含道德规范）而克制自己的冲动，正是最重要的主观能力之一。

除此之外，我们还要具备哪些主观能力呢？

首先，人要有自善的能力，即在道德生活中充分发挥主体性的能力。人绝不是像白纸一样完全被动地任人涂染的东西，人有作为真善美生成前提的能力。正如荀子所说："涂之人可以为禹，"是因为"涂之人也，皆有可以知仁义法正之质，皆有可以能仁义法正之具。"人的认识能力使个人在道德观念形成过程中始终处于主动摄取的地位。在这个形成过程中，个人是一个具有正反馈的能动的系统；道德观念正是在这个系统中不断地摄取、建构和更新的。既然人的善恶不仅取决于环境，而且受制于主动摄取的内容和程度，我们就不能不提高自善的能力，也就是古人所谓的"修养"功夫。孔子强调"修己以敬"，孟子主张善养"浩然之气"。周恩来同志曾专门自订了"修养要则"。南宋儿科医学专著《小儿卫生总微论方》中对医生提出：凡为医之道，必先正己，然后正物。正己者，谓能明理以尽术也；正物者，谓能用药以对病也。这正说明了自善能力与职业能力的相互关系。没有这种自善能力，就不能在诸多可选的行为中选择最善的行为，就不能在复杂多变的社会环境中完善自身。

其次，要有在较大幅度变化的环境中出色完成医疗任务的能力。否则，就失去了医务人员行善的条件和自善的基础。这种能力包括：第一，迅速而正确地摄取医学知识、掌握医疗技能的能力。没有博大精深的医学知识，没有熟练准确的操作技术，何以救人行善？第二，敏锐准确的观察力。希波克拉底曾对医生提出要求：要在一昼夜的不同时间，在病人清醒和睡眠时以及各种情况下去观察病人。离开客观、全面、深透、准确的观察，就不能收集到可靠的临床资料，不可能正确及时地诊断和治疗患者。第三，辩证客观的分析力。不知易，不足以谈医。医生须有辩证的头脑，否则，难以去伪存真、去粗取精、由表及里、由此及彼地抓住问题的实质。第四，灵活机动的权变能力。一方面，病情有常有变、有纯有杂、有正有反、有整有乱、有陈法不可治者、有变化不可测者，医生必须把医学知识融会贯通、根据病情灵活处理。另一方面，利弊关系变化多端，可能出现道德规范未能概括的道德实践，可能出现在道德选择的十字路口没有现成规范可循的局面。医生必须根据道德的基本原则和规律，在无所遵循的情况下创造道德规范。第五，熟练正确的操作能力。医学不仅是一门科学，更是一门技术和艺术，没有灵巧的双手是不可能实现至善的。

最后，要有抵制外来不良影响、控制自己低级需要的能力。医疗环境不是世外桃源，同样存在善恶美丑、真假虚实之间的斗争，同样存在着金钱的引诱和非正当权力的干扰。医务人员要自善，要保护患者，就必须抵制外来的不良影响。

第二节 自由度与道德责任

一、必然与自由

自由与必然的关系问题，是伦理发展史上长期争论不休的问题。从哲学观看，主要存在两种根本对立的观点：一种是绝对的意志自由论，一种是机械的必然决定论（伦理学上又称为道德宿命论）。绝对自由论认为人的意志自由是上帝赋予人的绝对自由，道德行为选择可以完全排除外界影响，不受客观必然性约束。尤其是唯意志论，十分强调人的行为的绝对自由，不受任何必然性的支配。这种观点无限夸大意志自由，认为自由就是没有任何限制，就是可以超越一切，随心所欲地选择。"不怕做不到，就怕想不到"，这都表现出唯意志论的特点。法国存在主义者萨特也主张绝对自由。他认为，"人之初，空无所有"，这时人的存在还只是一种"潜在"，是一种可能性。至于这种可能性能否成为现实，以及成为怎样的现实，就完全看个人如何设计自己、如何创造自己。沙特提出，人在事物面前，如果不能按个人意志做出自由选择，这种人就完全失去了自我，不能算真正的存在。与此相反，机械的必然决定论或宿命论则强调人的行为要受客观必然性支配，人的行为都是由外界客观环境所预先决定的，人没有也不可能有行为选择的自由。机械的必然决定论者认为，世界就是一个因果链条，一切都是由这个因果链条决定，包括人的动机、目的、情感、意志都是由客观环境造成，人本身不可能有什么意志自由。中国所谓"命中只有八合米，横走天下不满升""命里有时终须有，命中无时莫强求"等，都是这种宿命论的反映。17世纪哲学家斯宾诺莎也主张必然决定论，他认为，那些主张人有意志自由的人，就像一个获得了一定能量并向指定方向运动的石头一样。认为自己是自由的。这就是说，正像石头运动是有原因、被决定的一样，人也是被环境决定的，他的活动并不是自由的表现，而是必然性支配的结果。

马克思在深刻批判机械决定论和绝对自由论的片面理论基础上，科学阐明了自由和必然的辩证关系。马克思主义认为：必然是指自然界和社会发展存在不依人的意志为转移的客观规律；自由则是指人所获得的对规律的认识，并以此来选择和调节自己的行为。从根本上说，必然支配着人的行为，是第一性的；但是，人具有主观能动性，人们可以认识和利用必然。在人们还没有认识必然以前，人们是受必然支配的奴隶；一旦认识了这种必然，人们就成了自然界的自觉的主人，成为真正的自由人。正如恩格斯在《反杜林论》中所说，黑格尔第一个正确地叙述了自由和必然之间的关系。在他看来，自由是对必然的认识。必然只是在它没有被了解的时候才是盲目的。自由不在于幻想中摆脱自然规律而独立，而在于认识这些规律，从而能够有计划地使自然规律为一定的目的服务。这无论对外部自然界的规律，或对支配人本身的肉体存在和精神存在的规律来说，都是一样的。这两类规律，我们最多只能在观念中而不能在现实中把它们互相分开。因此，意志自由只是借助于对事物的认识来做出决定的那种能力。因此，人对一定问题的判断愈是自由，这个判断的内容所具有的必然性就愈大；而犹豫不决是以不知为基础的，它看来好像是在许多不同的和相互矛盾的可能的决定中任意进行选择，但恰好由此证明它的不自由，证明它被正好应该由它支配的对象所支配。因此，自由是在于根据对自然界的必然性的认识来支配我们自己和外部自然界；因此，它必然是历史发展的产物。在这里，恩格斯至少说出了四层含义：①客观必然性是自由的前提；②认识客观必然性是自由的基础；③运用客观必然性改造世界是自由的标志；④自由必然是历史发展的产物。

二、从历史必然到道德必然

马克思主义关于自由与必然的辩证原理，为伦理学研究道德行为选择提供了科学的理论基础。道德选择的自由，是根据所认识的历史必然性而决定的，然而，如前所述，道德必然性是历史必然性的表现形式之一。道德必然性首先表现在社会道德准则和道德价值体系对人的行为的决定作用。为了保障社会的有序性和实现社会的价值目标，必须建立道德体系。道德体系不是外部强加的，而是在社会实践中逐渐形成的。任何个人或群体，只要违背道德规范，脱离道德体系，就会付出沉重的代价。古人指出：德者，得也。这就是强调人们只能以道德体系为中介，迅速吸收前人的经验，通过遵守一定的道德原则，用道德手段来调整自己的行为，才能在历史的必然中获得行为选择的真正自由。

道德必然性还表现在个人道德习惯对行为选择的决定作用。道德习惯是一个人在道德生活中所形成的一些动力定型。动力定型形成以后，只要有关刺激一出现，条件反射的线索系就自动出现，人们就会不自觉地选择某种行为模式。良好的道德习惯是一个人道德经验的结晶，是在生活的惩罚与奖励的强化下形成，并在长期固定的生活行为中巩固下来的。它实际上是个人对一生中历史必然性的正确而简练的反应。除重大行为的决策外，人们往往不是把历史的、现实的和未来的情况加以全面分析，然后根据正确的认知选择行为，而是对一些事件迅速地、不自觉地做出反应，这就是道德习惯的作用。正确的道德习惯使人们在历史的必然中获得行为选择的自由，而错误的道德习惯往往使人在历史必然中处处碰壁。医学院校对学生加强"三基"训练，老师对实习医生的监督和训练，医院对新来医务人员的基本动作的训练，其目的都在于培养医务人员良好的道德习惯。

人的行为不是简单的操作动作，不全是刺激-反射式的习惯动作；同样，人的行为也不完全盲从于道德规范，因为规范永远也包容不了纷繁复杂的现实生活。人们总要在一定情境下权衡利弊，考虑后果，然后灵活选择或创造性运用道德规范而行动。这就使得道德必然性并不是表现为千篇一律的机械模式，而是在不同人对历史必然性的不同理解时的多样化模式。人的道德行为便成为人在一定环境下的对道德规范的选择。这种环境不但是客观环境，而且是人对客观环境的认识，是经过人脑加工以后的心理环境。心理环境是对客观环境主观加工以后的反映，是对人的行为制约和发动起实际作用的环境，因此，能否正确按照道德必然性行动，关键在于能否正确地认识客观环境，使心理环境尽可能真实地、本质地反映客观环境。所谓"审时度势"，就是正确认识客观环境。作为医务人员，不但要从宏观上正确认识政治环境和经济环境，因为舍此便不能正确选择社会道德规范，就不能作为一个正常的社会人而存在。而且，还要在微观上正确认识患者、病情、医情、药情等医疗环境，否则便不能正确选择医德规范，就不能成为社会需要的好的医务人员。

三、自由度与道德责任

道德选择以意志自由为前提，又以道德责任为结果，行为主体在自由地选择对象的同时，也自由地选择了责任。因此，道德责任是道德选择的基本属性，与自由一样，都是道德选择的前提条件。

一般来说，凡是承认选择自由的理论也都承认人应该为这种选择负责。因为人既然面对着一种以上的道德可能性，可以在几种可能性中进行思考、权衡、取舍，那么，他的这种选择就是他自己的，就证明他是同意所选择的可能性的，他也就必然要为选择所造成的后果负责。因为在每一种可能性中都包含了承担相应道德责任的可能性，只有自由才能使选择者负有责任，也只有责任才能说明选择者是自由的。绝对自由论者由于无限夸大人的选择自由，把人的选择说成是不受任何限制和约束，可以任意地选择，所以也就无限地夸大了人的责任。基督教神学家全力宣扬这种绝对的责任观，认为至高无上、尽善尽美的上帝凭其意志创造了人类，所以人的本性是善良的。但为什么人又会干出坏事、产生罪孽呢？这是因为上帝不仅创造了人，也创造了人的自由意志，赋予了人选择善恶的自由。人类始祖亚当和夏娃不听上帝的命令，滥用这种自由，做出违背上帝意志的选择，偷吃智慧之果，从而犯下了原罪，并因此被赶出了伊甸乐园。人类的堕落是人自由选择的结果，人应该为这种选择负责，承受苦难。所以，人只有诚心诚意地向上帝忏悔，背起沉重的十字架，才能重新得到上帝的恩典，摆脱原罪以享永恒的幸福。存在主义者既是绝对自由论者，也必是绝对责任论者。萨特认为，个人要为自己所做的一切承担责任，责任就是人"负起"自己自由的"重担"。责任使人不去盲目地相信某种特定价值的存在，使人意识到自己的选择是"不能得到辩护的"，个人所参与的一切事件，都是由自己造成的，负有不可推卸的责任。

绝对自由论者把人的自由无限夸大为脱离客观规律的绝对自由，不论其主观动机何在，但在客观上，只能造成三种结果：一是因自由而取消责任，绝对自由论虽然口头上强调人必须对自己的行为负责，但既然人可以随心所欲，为所欲为，不受任何限制，实际上是取消了判断行为善恶的标准，从而否定了道德责任。因为没有善恶标准，如何确定某人的对与错？既然无法确定对错与否，又何来道德责任？二是因责任而取消自由，责任已成为无法承受的负担，因此必然要逃避自由，或者不要自由。三是因责任而取消责任，个人什么责任都负，也就等于什么具体责任都不负，人人都具有同样的责任，就等于人人都没有责任。

如果说，绝对自由论者因夸大自由而间接否定责任的话，那么，机械必然论者则是因否定自由而直接否定了责任。机械必然论者认为人的一切行为都是由外界客观环境决定。在社会领域，他们也只承认客观必然性而否认人的主观能动性。机械决定论者反对绝对自由观，把人和人的选择均看作是社会环境决定的，这当然是正确的。但他们由此走向极端，否定人能认识、改造社会环境，能够利用必然性实现自己的目的，即否定人具有相对的意志自由，这当然是错误的。这种观点也常常导致两种结果：一是陷入宿命论的窠臼。既然一切都是预先决定好的，人只能屈从于环境，根本不可能改变自己的命运，因此人就不要去做无谓的努力。听从命运，服从命运的安排，就是人唯一的职责。二是把自己的一切都推给环境、社会和必然性，把本来是出于自己意愿的选择说成是迫不得已的决定，最终否定了个人对选择应负的责任。

由此可见，绝对的意志自由论和机械的必然决定论在表现形式上虽然不同，但最终是殊途同归：取消道德责任。无论是无限夸大意志自由，把自由理解为不受一切制约的天马行空、独往独来，还是绝对否定人的自由，把人的选择看作必然的结果，都会否定人的现实的选择，否定人为这种选择所承担的责任。

对责任的正确理解是与正确的自由观紧密相连的。我们认为，选择和责任是不可分的，责任是道德选择的属性，否定责任也就否定了选择。道德选择之所以具有重要的意义，其原因之一就在于它包含着人的责任。选择将人带进价值冲突中，使人在多种可能性中进行取舍，并在这种取舍中表现出自己的价值。正如笛卡儿所言：人的主要的完美之点，就在于他能借意志自由行动，他之所以应受赞美，或应受惩罚，其原因也在于此。黑格尔也说："人的决心是他自己的活动，是本于他的自由做出的，并且是他的责任""当我面对着善与恶，我可以抉择于两者之间，我可对两者下定决心，而把其一或其他同样接纳在我的主观性中，所以恶的本性就在于人能希求它，而不是不可避免地必须希求它。"希求恶并选择恶的人，就必须为它负责。个人在多大范围、多大程度自由地选择了行为，就应该在多大范围和程度内承担责任。行为选择的自由度决定着个人责任的限度。这个自由度，即选择时，由客观环境和主观能力所提供的主体行为的可能范围和限度。在这个限度以外，主体没有选择行为的可能。主体在自由度以外选择行为是不应承担任何道德责任的。医务人员在计划性医疗缺陷和意外性医疗缺陷中之所以一般不承担责任，是因为医务人员没有在医学科学以外治病救人的自由，也没有预见和防止某些医疗意外的自由。医务人员之所以必须对医疗事故和医疗差错承担责任，是因为在客观环境和主观能力提供的自由度以内，医务人员选择了错误的行为，导致了不良的后果。由于道德选择最终是依靠个人的决定才能实现，所以，行为责任的确定与个人选择时客观环境和主观能力所提供的自由度有关。自由度越大，可供选择的行为方案越多，主体所承担的道德责任就越大。用数学公式可以表述为：

$$R=KF$$

R（responsibility）代表道德责任，F（freedom）代表自由度，K为某一常数。也就是说，道德责任与自由度成正比。

与自由度有关的，是客观环境的限制条件和主观能力。客观限制的条件越多，提供的可能性条件越少，自由度就越小。客观限制的条件越少，提供的可能条件越多，自由度就越大。同一个医务人员在荒郊野岭中和在大医院做同样手术，如果产生了同样的不良后果，那么，他对在大医院的行为应负更大的责任，这是因为大医院的客观限制较少，而客观可能条件较多。由此可见，道德责任与客观限制条件成反比。

与客观限制条件相反，一个人的主观能力越强，则可以选择的行为越多，自由度越大。既然道德责任与自由度成正比，当然也与个人的主观能力的大小成正比。技术事故低于责任事故的责任，其依据即在于此。《实用法医学》（郭景元主编）在"医疗纠纷"一章中指出：对医疗纠纷的鉴定要作具体分析，不能对各级医务人员作同一要求。也是根据这个关系。道德责任与自由度、主观能力、受限条件的关系用数学公式可以表述为：

$$R=KF=KA\,/\,L$$

A（ability）即主观能力，L（limitation）代表客观限制条件。这样看来，道德责任与主观能力成正比，与客观限制条件成反比。

第三节　道德冲突

一、不可避免的特殊选择

（一）道德冲突的含义

道德冲突（moral conflict）是人们在道德选择过程中的一种特殊形式，它指的是个人或集体在进行道德选择时所发生的一种矛盾形式。它既可发生在集体和个人之间，又可发生于自我，表现为观点、信念、动机上的冲突。其特点：在一定客观环境限制下的全部可供选择的道德行为中，行为主体无论怎样选择，都只能符合某种道德准则，同时却违背另一种道德准则，使行为主体处于一种两难的境地。这种选择，不在于人们是否了解或是否执行道德准则，而在于支持行为的道德准则之间发生了冲突，在于行为主体必须在相互冲突的道德价值和道德准则中进行选择，并通过适当的方式解决冲突，实现自己的道德目的。孟子曾对道德冲突有过一段著名的阐述："鱼，我所欲也；熊掌，亦我所欲也。二者不可得兼，舍鱼而取熊掌者也。生，亦我所欲也；义，亦我所欲也。二者不可得兼，舍生而取义者也。"先秦法家的代表人物韩非子也曾论述过道德冲突；他认为做官的讲仁义就会执法不严，做儿子的讲孝道就不能报国。因此，在中国传统伦理思想和实践中从来就有所谓"忠孝不可两全"的说法。

利益是矛盾和冲突的根源。道德选择是人们在利益关系中的行为选择，因此，道德冲突实质表现为利益冲突。但是，道德冲突不是一般的利益冲突。在一般情况下，道德选择也要面临利益冲突，不过，那是行为主体的个人利益与社会、集体或他人利益的冲突。在这种冲突下，行为主体或多或少地做出自我牺牲以维护社会、集体或他人的利益；社会不仅允许，而且赞赏这种行为，并称为善。孔孟所言的"杀身成仁""舍生取义"，孙思邈所谓的"无欲无求""志存救济"，以及今天提倡的"大公无私""舍己利人"，都是对这种自我牺牲的肯定。道德行为总是或多或少的以自我牺牲为前提。因此，一般的利益冲突不会导致"义义冲突"，只能出现"义利冲突"。行为主体能舍己利人、大公无私，则成为人人景仰的善人；若为一己之私利而损害他人或社会利益，却违反了社会道德，将为千夫所指，万人所唾。

道德冲突所面临的利益冲突是非常特殊的。这种冲突不是一般的平面结构的冲突，而是复杂的立体结构的冲突；是自我、他人、集体与社会交错复杂的网状冲突，把属于一般冲突的关系剔除以后，还剩下他人与他人的冲突、他人与社会的冲突、他人与集体的冲突、集体与集体的冲突等。对于这些利益冲突的解决，不能教条主义地生搬硬套现成的道德原则和规范，简单地"舍生取义"已无济于事，因为维护他人、集体和社会之间的道德准则之间发生了冲突。

（二）医学伦理难题

道德冲突之所以在医学伦理学中占有重要位置，是因为医学道德判断和行为选择中不可避免地会面临道德冲突，即不可避免会面临难以抉择的医学伦理难题。医学伦理难题是医学活动中不同行为主体及同一行为主体不同角色间利益冲突的反映。在现代医疗机构中，医务人员不仅仅是自我利益的载体，而且是国家利益、社会利益和集体利益的代表，他的行为必须反映国家、社会和集体的利益，必须维护国家、社会和集体的利益。与此同时，由于医务人员的主要服务对象是患者，患者由于行为能力的降低和不懂医学知识，不得不把自己托付给医务人员，只能以医务人员作为自己生命和健康利益的代表。因此，医务人员必须维护患者的个人利益。当患者利益与社会、集体利益发生冲突时，我们既不能简单套用"个人服从集体"的道德公式而任意牺牲患者利益；也不能简单服从"患者第一"的道德原则而任意牺牲社会和集体的利益。这样，医务人员就陷入了左右为难的道德冲突之中，这种道德冲突在医疗行为的选择中不仅不可回避，而且大量存在，以多种形式呈现。例如，面对传染病患者，医务人员有保护患者隐私的义务，但同时担负着疫情报告和维护公众利益的义务，医务人员在两者间作抉择时，势必发生冲突。对于心理素质脆弱的患者，出于保护性医疗目的，医务人员不告知或不全部告知其不良的诊疗信息，但违背了患者的知情同意权。再如，在医药卫生体制改革中对市场主导与政府主导的选择也体现了伦理难题。市场的最大特点是能够比较有效地配置经济资源，它能带来完全竞争的均衡结果——帕累托最优（Pareto Optimality）。市场主导医药卫生体制改革的主要优点：①在供给层面，各种资本都可以进入医疗服务领域，从而使医疗服务机构的数量、医生数量及床位数量都比计划经济时期有了明显的增长，技术装备水平全面改善，医务人员的业务素质迅速提高，能够开展的诊疗项目不断增加。②在需求层面，医疗卫生服务需求越来越多地演变为私人消费品，从而使部分社会成员特别是富裕群体的医疗服务需求也得到了更大程度的满足。③能有效激发医疗服务机构及有关人员的积极性，可以有效提高内部运转的效率。但是，市场主导的缺点也十分明显。它将导致医疗服务的公平性下降和卫生投入的宏观效率低下。而且作为医疗市场，患者和医院间的信息严重的不对称及医疗服务产品需求的特殊性，使诱导消费和过度医疗难以避免。加之市场经济动力结构的利益性，必然会影响医院的公益性质和医务人员的医德状况。那么，政府主导如何呢？它的主要优点：①可以合理布局医疗卫生服务体系并确定服务目标。②可以选择合理医疗卫生工作的干预重点。突出预防为主,重视公共卫生事业发展。在一般性疾病治疗方面,干预重点集中于成本低、效益好的常见病和多发病的治疗上,技术路线选择上也注重适宜技术,强调中西医结合。③有利于形成广覆盖的医疗保障机制。④政府筹资有利于保证医疗卫生服务的公益性。但是政府主导的缺点也很明显。例如,政府财力有限难以保证充足的补偿;在资源配置中政府难免会有失误的问题;在激发医院和医务人员积极性和活力方面存在不足等。在政府主导与市场主导的选择中就体现着公平与效率等多种两难选择的道德冲突。

二、道德冲突种类

(一)不同体系之间的道德冲突

1. 道义论与功利主义的冲突 道义论认为,任何情况下,都只能把人当目的,人作为目的的具有绝对的价值,人的生命神圣不可侵犯。功利主义认为,追求最大多数人的最大幸福是道德的根本原则,对行为选择可以根据功利主义的计算来解决。功利主义只考虑行为结果对最大快乐或最大幸福值的影响,能增加最大快乐或最大幸福值的行为即被认为是善的行为,反之则被认为是恶的行为。这样,就涉及医学活动中以下伦理难题:对习惯性流产的妇女保胎问题、对严重的先天畸形儿的处理问题,以及安乐死、人体实验可否实施推广等问题出现截然不同的态度。

2. 目的决定论与手段决定论的冲突 目的决定论认为,目的可以证明手段,只要目的是正当的,任何手段都可以采取。在目的决定论者看来,只要目的是道德的、善良的,手段就不存在卑鄙与高尚之分,因为目的规定和说明一切。手段决定论则认为,手段可以支配目的,并且改变目的的道德性质。手段就是一切,而目的是不确定的,因为目的不仅不能证明手段的正确,恰恰相反,手段可以支配目的,而且能够改变目的。如果一种手段是不道德的,那么其目的无论是否道德,都将因手段的不道德而被视为不道德。他们把手段分为绝对善的手段和绝对恶的手段。

3. 动机论与效果论之间的冲突 动机论认为,行为的善恶主要依据动机,依据行为主体是否具有善良的意志。据此,医生应该重在"内在""自修"和培养善良的意志。效果论认为,行为的善恶主要依据效果,依据最终的客观结果;由此,医生重在掌握技术,追求好的效果。

(二)同一道德体系内部的冲突

不同道德体系的冲突,往往表现为不同价值体系或道德选择方法之间的冲突;而同一道德体系内部的冲突,却表现在相同价值体系或选择方法上对不同着眼点的冲突。其主要表现如下。

1. 在任何道德体系内都存在着现有的道德状况与历史的道德积累之间的冲突 由于生产力的发展、生产关系的改变及医学科学的发展,使医德关系出现了前所未有的新情况,以至在不少行为选择中,我们都不可能从历史积累的道德知识中找到现成的答案。例如,传统生命观主张生命至高无上,不论何时都应该不惜一切代价抢救,然而,随着健康观和生命观的发展,生命理论由生命神圣论转为生命神圣、生命质量和价值统一论,于是,生死问题以新的面貌成为医学伦理难题,对于生命质量极度低下的濒死患者,医务人员要面临是否应当放弃人为地延长患者生命的措施以及"谁决定放弃""放弃什么""怎样放弃"

等伦理抉择难题。

2. 现有的道德水平与理想的道德要求之间的冲突 复杂的现实生活决定了复杂多样的道德现象。人们的道德水平参差不齐。大体上划分为三个层次：一是极端利己主义，"拔一毛以利天下，弗为也"者。这是一种自以为聪明而实为社会所不容的层次。这一层次的人在私欲筑起的人墙面前碰得头破血流。徐春甫所写"庸医横亡，人皆目击"，是这类人的必然归宿。二是以追求正当的个人利益为出发点，同时兼利他人和社会，不危害他人和社会的利益者，这是社会容许的层次。这一层次的人在现阶段占绝大多数。三是公而忘私、先公后私者，这是社会所追求和倡导的层次。这种人在现实中不断涌现，是今天的社会精英，是带有明天色彩的理想人格。现有三种道德的冲突，实际上是今天与明天的冲突。在这个冲突中，理想主义者看不见今天与明天的区别，企图用明天的标准要求今天的所有社会成员；现实主义者看不见今天与明天的联系，企图否认理想教育，否认理想的现实性。

3. 同一体系不同着眼点之间的冲突 这类冲突在医疗实践和科研领域实属多见，在医学实践中，医务人员同时肩负着对患者个人、患者群体、健康人群、社会健康利益等负责的多重医德义务，当各方面权益不能同时兼顾时，不可避免会产生冲突。例如，同样强调道义，在器官移植中，面对紧缺的器官，医生是对"甲患者"道义呢，还是对"乙患者""丙患者"履行道义？又如，在医学研究中，科学利益与受试者利益之间的冲突。此外，医院经济效益与社会效益之间的冲突，卫生改革中公平与效率之间的冲突等。

三、冲突的解决

道德冲突是一种特殊的道德行为选择，我们不可能用常规的"舍己为人""患者第一"等原则简单地加以解决，因为患者利益之间发生了冲突，舍己也未必能利人；我们也不能用通常的个人服从集体和社会的公理简单地剪裁生活，因为这里的"个人"是我们服务的对象，患者的利益是医业得以存在的根本依据。面对道德准则不能兼顾的复杂局面，我们应该如何行动呢？

（一）变道德冲突为一般的道德选择

用逻辑学家的"理发师悖论"的方法也许可以解决部分道德冲突的问题。1918 年，罗素提出了著名的"理发师悖论"说。他说萨维尔村里有个理发师，他给自己立了一条店规：他只给村里自己不刮脸的人刮脸。那么这位理发师该不该给自己刮脸呢？对这个似乎不可解决的悖论，后来有人作了如下解决：这是一个女理发师，她根本无需刮脸。这虽然没有解决罗素悖论，但是却给道德冲突的解决提供了一条思路。能否跳出道德冲突的圈子？能否把道德冲突变为一般的道德选择？我们认为，在一定条件下是可能的。目前人们对"人的生命"概念、"死亡"概念及标准的讨论，就是为了解决在处理"人工流产""先天畸形儿""器官移植"和"安乐死"等问题所面临的道德冲突。如果人的生命被定义："人是处于直接的社会关系中，具有或可能具有自我意识，能劳动或具有劳动潜能的生物实体"的话，那么受精卵、胚胎和无脑儿就不是完整的生命。从而也就解决了人工流产等行为中"尊重患者生命"与"维护社会利益"的冲突。如果脑死亡标准得以确认，那么心脏移植将不再存在"救人"与"杀人"的冲突。此外，在社会主义社会里，只要医患双方作为道德主体而存在，就可以在社会主义道德所揭示的个人、集体和社会利益根本一致的范围内，主动以个人和小团体利益服从社会利益，从而变道德冲突为一般道德选择。

（二）在冲突的体系之间选择一个较好的体系或者扬弃冲突的双方，寻求一种更为正确的道德体系

正像理发师不可能都是女性一样，道德冲突并不是都可以转化为一般的道德选择。对于不同体系的道德冲突如果跳不出冲突的圈子，就只能做出以下决定：在冲突的体系之间选择一个较好的体系；或者扬弃冲突的双方，寻求一种更为正确的道德体系。当前出现的道义论与功利主义的空前激烈的争论，就是为了寻找可以帮助我们摆脱险境的道德体系。这个体系可能是争论双方中的一方，也可能是扬弃双方后的一个新体系。我们必须用科学的态度去寻求答案，绝不可固执己见或随风摇摆而远离真理。

（三）同一体系内部的道德冲突，比较道德价值大小，择其大者而选之

医学服务具有多元价值，为了实现某种价值，就可能伤害另外的价值。对于同一体系内部的道德冲突，我们只能比较道德价值的大小，建立道德价值的等级次序，择其大者而选之。总的原则是"两害相权取其轻，两利相权取其重"。例如，为了维护公众和社会的利益，对处于发病期的烈性传染病患者进行强制隔离是允许的。其实，所有道德选择都存在着利益冲突，都存在着价值比较。由于一般的道德选择具有稳定性和规律性，所以，人们在长期的道德实践中总结出一定的规律，建立了相对恒定的价值等级次序，并根据这些规律和次序建立起道德体系，以其中的某个原则作为主导原则。这样，大量的道德选择被程序化为对道德原则和规范的遵守，人们的行为选择被大量简化和加速。例如，患者对疾病有认知的权力，医生一般应尽解释说明病情的义务，这是知情同意原则的要求。但是，如果患者了解自己疾病的诊断和预后可能会严重影响治疗过程或效果，甚至对患者造成不良后果，医生不得不对患者隐瞒病情，而不考虑患者对疾病的认知权则是正当的和必需的，对于不能向患者说明的信息，应当向患者的家属或代理人说明，并取得其书面同意。然而，道德冲突的局面复杂多变，对于这种"世事如棋局局新"的冲突局面，社会不可能提供稳定的价值等级次序，不可能提供各种境遇下的特殊道德规范，不同行为或同一类行为的不同境况所依据的主导原则可能不一样。在道德冲突中，行为主体只能正确认识道德的客观性与主观性、绝对性与相对性；自觉地、独立地比较道德价值的大小，建立一定境遇下的等级次序，并以一定社会的基本道德原则（如社会主义社会的集体主义）和医学道德的基本原则为理论依据，生动、灵活、具体地运用道德规范，解决道德冲突。因此，在处理某一具体医学伦理问题时，医学伦理各原则的意义和作用不是平行等同的，存在主次序列关系，这种主次序列既具有相对恒定的特点，又具有随着具体临床问题不同而变化主次顺序的动态性特征。

学习思考题

1. 医德选择有哪些客观制约性？
2. 医务人员能否正确选择道德行为，要受制于人的哪些主观能力？
3. 什么是道德冲突？如何解决道德冲突？

（姚莉华）

第八章　医疗人际关系伦理

学习目的

　　掌握医疗中人的关系的重要性，医患关系、医际关系的伦理要求；了解改善当代紧张的医患关系的艰巨性，医患关系的含义、内容和模式，医际关系的含义和特点；熟悉和谐医际关系的意义。

　　医疗人际关系是指在医疗中形成的医患关系和医际关系的总称。医患关系是医疗人际关系的核心，医际关系是医疗人际关系的基础。良好的医疗人际关系在医疗活动中能产生积极、正向的效果，而相互对立和不信任的医疗人际关系会影响甚至导致医疗活动的不和谐。医疗人际关系在医疗系统中是最富于伦理学、心理学和社会学特色的课题，探讨在社会主义市场经济视阈下，建立怎样的医疗人际关系，虽然尤为复杂、庞大，但也十分重要。

第一节　医患关系概述

　　健康所系，性命相托。每一位医生都不会忘记这句铮铮誓言。是的，医疗背负着生命与健康之重托，但显然，仅仅靠医学技术本身难以承受生命和健康之重。因为医生不是救世主，患者也不是盛纳汤药膏剂的皮囊和容器。即便医者的水平再高，纵然神医下凡，如果患者不信赖医生，不配合医生，也是药石枉然。因此，建立信任的医患关系是医疗活动的前提。

一、医患关系的概念及性质

　　从时间上来看，医患关系是人类历史上建立的最早的公共关系之一。医患关系因其特殊性而有别于其他的人际关系。它既不是陌生人的简单相遇关系，也不是熟人之间的相知关系，是一种专业性人际关系。所以，没有人能够不经过学习和训练就能和患者建立起信任的医患关系。

（一）医患关系的概念

　　医患关系是在医疗活动中产生的，医疗活动始终都伴有医患关系。医患关系（doctor patient relationship）是指一个个体（患者）与另一个个体或群体（医生）在诊疗或缓解疾病的医疗实践过程中，所形成的相互之间的联系。它是医疗活动中最基本、最核心的人际关系。

　　目前，国内外学者大多从广义和狭义两个方面进行界定。一般认为，所谓狭义的医患关系是特指医生与患者之间相互关系的一个专门术语。广义的医患关系是指以医生为主的群体（医疗者一方）与以患者为主的群体（就医者一方）在医疗过程中所建立的相互关系。在此，"医"既包括医生，也包括护理、医技人员、管理和后勤人员等医疗群体；"患"既包括患者，还包括与患者有关联的亲属、监护人、单位组织等群体。尤其是患者失去或不具备行为判断力时（如昏迷休克的患者、婴儿等），与患者有关的人往往直接代表患者的利益。

　　但是，对医患关系内涵的认识还远不能停留于此。更广泛地说，医患关系中的"医"应该包括一切与医疗活动有关的人员及组织，如卫生行政部门及医疗卫生政策的制定者、临床科研工作者等。因为医疗卫生政策的制定和实施，直接规定着医疗的方向及影响着每个人的健康。例如，美国前总统奥巴马试图建立一个促进预防而不是仅仅应付疾病的医疗系统，则意味着每个人不仅要对自己的健康负责，孩子们的健康负责，意味着要主动戒烟，主动进行乳腺 X 线和结肠癌检查，意味着在健身房中跑跑步、打打拳，也意味着把孩子们从电子游戏前拉开，和所有的垃圾食品说拜拜，从而免于人们陷入慢性病的巨大风险和高昂花费中。而临床科研工作者在临床实验过程中，为了验证药物的疗效、新技术的可靠性，不可能不与患者相接触，患者往往是其最直接的研究对象。医患关系中的"患"，也未必就是患有疾病者或其亲属及代理人，也应包括正常的健康者，因为有求医行为的人或者说到医院的求医者未必就是身患疾病者，如参加正常体验者、进行产前诊断的孕妇、接受预防疫苗接种的儿童、婚前检查者等，都不是真正意义的病患者，但相对于医务人员方而言，他们可统称为患者。因此，"医"与"患"是相对而言的，我们可以把以医生为主体的与从事医疗活动有关的一方称为"医方"，把以"患者"为中心的与求医行为有关的一方称为"患方"。这样，广义的医患关系就应指在医学实践活动中，医方与患方所发生的人际关系。

著名医学史家西格里斯（Sigerist）认为，每一种医学行动始终涉及两类当事人：医生和患者，或者是更广泛的医学团体和社会，医学无非是这两群人之间多方面的关系。这是对狭义和广义的医患关系所做的经典描述。

（二）医患关系的性质

医患关系是医疗机构中最常见的人际关系，是医生与患者之间的一种工作关系、信任关系，实质就是要满足患者的需要。因此，医患关系除了具备一般的人际关系特点外，还具有专业性人际关系的性质与特点。

1. 医患关系是信托关系　"信托"中的"信"，是指患者对医生的信任，患者就医，意味着把自己的健康和生命交付给医务人员，要求医生的言行必须清晰明确地传达出对患者的忠诚。信任是医患关系的基石。患者对医生是否信任，直接关系到医疗工作能否正常开展和诊疗效果的好坏。如果患者对医务人员不信任，就谈不上真诚的医患关系，医务人员也就难以从患者那里获得确切的诊疗信息，就会影响正确诊断的确立及治疗措施的落实。"信托"中的"托"是患者"依托"医生之意。信托关系中医生从患者处获得并行使特殊的权力，依托意味着患者最无力保护和照管自己的利益，易受伤害是必然的，此时的医生易误用或滥用被授予的权力，以促进自己的利益或暗中损害患者的利益。所以医患关系是一种需要认真促成和谨慎执行的关系，这是医生职业的要求，带有一定的强制性。不管医生愿意与否，都有责任促进患者的利益，良好的医患关系能减轻甚至消除来自疾病和诊疗过程中对患者形成的压力，有利于疾病的康复。

需要指出的是，医患双方在对医学知识的占有和掌握上存在着显著的差别，尤其是患者求医时的弱势处境和心态，难以保证在诊疗过程中完全平等和对等。医生具有医学知识，处于一定的主动地位，并具有对疾病的诊断治疗权和特殊干涉权。国家赋予医生这些特权的目的，就是为了使患者得到真实的负责任的医疗服务。

2. 医患关系是契约关系　患者挂号就诊，住院患者办了住院手续，医患双方就形成了医疗活动的权利与义务的约定，从法律角度讲，就形成了契约关系。医生在诊疗中所采取的方案和措施，在患者及其亲属知情同意后，即成为医患间的一种诊治契约，这种契约关系是基于法律的基础上，患者就医和医者行医同样受到法律保护，医患在契约关系中的法律地位是平等的，权利和义务是对等、公平的。契约关系以自愿为前提，尽管法律保护医生为患者提供医疗服务而享有特殊权力，但这种契约关系中的自愿并不意味着医患双方想怎样就怎样，医患双方都必须遵守法律法规、遵守社会公德和敬畏医学伦理，做到不扰乱医疗秩序，不损害社会公共利益，不影响构建和谐的医患关系。

二、医患关系的演变及趋势

（一）医患关系的演变

医患关系是人类历史上最早的公共关系之一。在不同的历史时期，形成了不同的医患关系，并表现出不同的特点。

1. 古代的医患关系 古代医患关系主要具有以下四个特点：稳定性、单一性、全面性和直接性。由于古代医学是经验医学，医者从了解病情，提出诊断意见到实施治疗，往往都是医者亲力亲为，没有第三者诸如医疗器械、设备的介入。医患双方直接交往并关系密切，如中医的"望、闻、问、切"的方法，就是以医生直接接触患者为前提的；同时，由于当时的医学不存在分科，当时的医生相当于现在的全科医生，因而任何一个医生对任何患者的任何疾病都需要全面加以考虑，这样就容易形成稳定性、单一性、全面性和直接性的医患关系。古代医生由于缺乏有效的治疗和缓解病痛的手段，于是他们在竭力为患者寻求治疗和缓解病痛的措施的同时，更注重对待患者的态度和行为方式，通过对患者的同情、关心、安慰等，给予患者情感的关照。

2. 近代医患关系 人类社会进入近代以来，医学也形成了独立的学科体系，并以"分解"作为自身的基本特征：首先，它用还原论的研究方式、从人体纵向结构层次出发，把人体分解为相互孤立的器官和细胞，而不再是一个完整的人；其次，随着近代医学科学的发展，各项医学技术为系统的实验研究和诊治疾病提供了物质条件，诊疗方式逐渐置于实验科学基础上；再次，在近代医学的基础上又形成了以生物医学为基础的生物医学模式，从人的生物属性来看待健康和疾病，把医学研究对象仅仅看作是人体，而不是一个与各方面有联系的"人"。这些特征说明近代医患关系与古代医患关系相比已发生了深刻的变化，表现在以下三个方面：第一，医患关系物化。在近代医学中，由于实验介入医学，医患双方相互交流的机会减少，淡化了双方感情，使医患关系在某种程度上被物化了。第二，医患关系分解。由于近代医学的分科越来越细，医生日益专科化，这就势必造成一个医生只对某一种疾病或患者的某一部位病变负责，而不能对患者整体负责，这样以往的稳定联系就分解成为许多头绪。第三，疾病与患者分离。科学和技术的进步给医学带来的不仅是辉煌，还有"医学病了"的困惑。几千年来一个医生面对一个患者的对话氛围，一下子变成了一个医生面对一个器官，患者进了医院就成了一台装着出错零件的机器。在治疗的流水线上，医生只看管他负责的那部分零件，而不管这个零件来自什么人。"见病不见人"几乎成了通病。当然也不可否认，近代医学科学的发展，使人们在认识疾病和战胜疾病中获得了有力的武器，它对于维护和促进人类健康起到了不可估量的重要作用。

3. 现代医患关系 20 世纪以前的医学，医学技术的进展是相当缓慢的，医生只能为患者做一些力所能及的事情。然而这一切在 20 世纪发生了根本的变化。新技术对医生的行为和医患关系产生了深刻的影响。不断更新的诊疗技术导致了医生花费更多的时间在实验室，而不是在患者床边聆听患者的感受和与患者交谈。医生更加关注患者的躯体问题而忽视患者的情感，因为缺乏对恐惧、痛苦的体验，在时间就是金钱的名义下，给予患者个人的时间越来越少。这种脱离了患者去治疗疾病，将患者视为"肉体物质"的倾向，导致医学由仁心仁术蜕变成了技术至上的冰冷医学。同时也给患者和社会带来了沉重经济负担。医学的异化越来越受到人们的批评。人们对医学进步的回应是"做的越好感受越差"。所有这一切，促使有识之士呼唤医学新的转向和重新定义医学目的。

20世纪70年代后期生物-心理-社会医学模式的提出，充分显示出医学已开始新的转向和确立了以人为本的医学目的。现代医患关系的发展主要表现：其一，强调尊重患者的生命和权利，尊重人的尊严，把患者看作是一个完整的人；其二，把单向医患关系转为双向医患关系。改变了传统生物医学模式下的单向型医患关系；其三，把人看作包括自然环境在内的生态系统的组成部分，一方面向微观深入，另一方面又在宏观层次上把人当作整体来认识。

（二）医患关系的发展趋势

1. 医患关系技术化 医学技术的应用，使医生的耳、目、手得到了延长，极大地推进了医学的进步，开阔了医者的视野。但技术的应用也导致了医患关系的技术化，易于使医生忽略患者这个"人"。患者宛如机械化生产流水线上的产物，从而恶化了医患关系。医学"硬件"的不断升级和"软件"的滞后使得"技术主义""开药主义""呆板主义"应运而生。以致有这样一种观点：仅从阅读X线就能分辨出三种医生：不好的医生，只看报告，不看片子；较好的医生先看报告，再看片子；最好的医生是先看片子，再看报告。

2. 医患关系商业化 患者成为消费者已成为现实。随着市场经济的发展，医患关系商业化的倾向不足为奇。医患关系的商业化有其积极的一面，也有消极的一面。积极面是商业关系在某种程度上可以使医疗更优质、更方便。消极面表现在难免有人唯利是图，难免有人片面地一切向钱看。例如，门诊看病"三长两短"：排队挂号、交费和拿药的时间长，但医生问诊和检查时间较短。目前对于医院由公益转为谋利角色而产生的困惑，国内正在讨论中。

3. 医患关系民主化 生物医学时代曾经有过神话医学和医生的倾向，从而使医生权力过大。人类进入到民主社会后，医患关系的民主化趋势也越来越明显，反映为理性上的尊重患者。有位外国医生曾经说过，医师穿上象征自然力量神圣的白大衣，往往容易滑向术士的角色。人们应用医学技术的同时，应理性地认识到医学伦理学的重要性。没有医学伦理学，医师就会变成没有人性的技术员、知识的传播者、修配器官的匠人，或者是无知的暴君。从现实上讲，患者的地位也在不断地上升，十几年前还很常见的专制而自大的医生现已大为减少，从理性上说，尊重患者就是尊重人，越来越尊重人是社会的进步。

4. 医患关系法律化 传统的医患关系在很大程度上是靠道德规范维系的。在现代社会，单靠伦理准则约束人的行为显得不够有力，因此法律规范逐步成为医患关系的制约手段。例如，对"知情同意""保密"，一些国家制定了有关法律条文。在我国，复印病历是患者的法律权利。

三、医患关系的内容及模式

（一）医患关系的内容

医患关系根据与诊疗有无关系分为两部分：医患关系的技术方面和医患关系的非技术方面，往往医患间的非技术方面的内容是技术方面内容的保证。所谓医患关系的非技术方面，是关于医患交往中的社会、伦理、心理方面的内容，通常体现人文素养的服务态度、同情心、责任心等就是这方面的内容。例如，一位医学博士在为一位死者做病理解剖后，看完结果扬长而去。也许在找出死因这一点上他做到了，但他无视死者的内脏器官摊放在手术台上不为死者穿好衣服的举动，则说明这位医生眼里所见的只是一个病例而不是一个人。这为我们描绘了医患关系的非技术方面。

医患关系的非技术方面是医患关系中最基本、最重要的方面。因此许多医患纠纷产生的原因，竟然是患者指责医生"冷漠""当时医生根本就没听""我说了那么多，医生都没哼一声"。

所谓医患关系的技术方面是指在诊疗措施的决定和执行中，医务人员和患者的相互关系。如采集病史、同患者讨论治疗方案、诊疗实施前征求患者意见取得同意、术前谈话等均是医患关系的技术性方面，即与医疗手段实施本身有关。据调查，在频发的医疗纠纷中，因技术问题原因引起的不足20%，80%是由于医患关系的非技术方面。

在现实医疗活动中，医务人员与患者之间的关系，可以归纳为道德关系、行为关系、利益关系、价值关系和法律关系等内容。

1. 道德关系 是非技术性关系中最重要的内容。由于医患双方所处的地位、环境、利益及文化教育、道德修养不同，因此在医疗工作中很容易对一些问题或行为在理解和要求上产生不同看法。为了协调这些矛盾，医患双方必须按照一定的道德规范来约束自身行为，尊重对方。医务工作者职业道德的基本原则是"救死扶伤，实行革命的人道主义精神"。医生应该自觉遵守职业道德规范，维护患者权益，这对提高医疗服务质量，改善医患关系有着积极的作用。

2. 行为关系 主要是指医患双方在诊疗过程中所发生的思想、语言、情感等交往。当患者评价一个医生时，很少评价一个医生的药理知识是否扎实，对患者身体的检查是否恰到好处，也就是说，患者并不评判医生业务水平的高低。而在患者眼中，一个好医生是这样的："某大夫是一个好医生，每次我们进入他的办公室时，他都会热情地叫出我女儿的名字，就好像我女儿是他很想见到的人。"

大多数患者更加看重的是医生是否有耐心、是否认真、是否抱着深切的同情心、是否尽了最大努力等一系列行为标准。在临床实践中常可见到，由于医务人员诊断治疗失误导致了抢救失败，但因在抢救中服务态度好和积极抢救，在患者死后家属仍对医务人员表示感激和满意。

3. 利益关系 是指医患双方在诊疗过程中所发生的物质和精神利益的关系。医患双方在诊疗活动中都有各自的物质和精神利益的需求。医务人员通过自己所付出的劳动得到了工资补偿，从而获得物质的、精神的满足；患者支付了医疗费，得到了医疗服务，从而满足了健康和生存的需求。这里应特别指出，医务人员和患者都应通过正当手段获取利益即"君子爱财，取之有道"，否则就会损害医患关系。

4. 价值关系 医务人员的自我（内在）价值只有通过医疗活动，才能转化为外在（社会）价值而得到社会的认可。患者只有经过医务人员的诊治获得康复后，才能将自己内在（自我）价值转化为外在（社会）价值而为社会做出贡献。这种双方的内在价值向外在价值的转化，是通过建立医患关系获得的。因此，在实现各自人生价值中，医生需要患者，患者离不开医生。

5. 法律关系　根据医患的法律关系，医患双方中的任何一方有侵犯对方的权益行为，医患都可以利用法律保护自己。发生在深圳的医生和护士戴头盔上班事件，让我们看到选择法律维权的不可承受之重。虽然头盔与法律都是我们用于自我保护的器物，但弃法律而择头盔，让"天使"穿上盔甲，是一种短视的选择，是一种权宜之计。

（二）医患关系模式

医患关系模式是医学实践活动中医患双方相互间的行为方式，是从组成医患关系的技术方面和非技术方面派生而来。对医患关系的技术方面做概括描述的首推萨斯-荷伦德模式，除此之外，国内外学者还有不少的提法，这里主要介绍以下三种医患关系分类模式：

1. 萨斯-荷伦德模式　根据1976年美国学者萨斯（Szase）与荷伦（Hollender）提出的观点，可将医患关系分为三种基本模式。

（1）主动-被动型模式（activity-passivity model）：是最古老的医患关系模式，也称支配服从型模式。此模式受传统生物医学模式的影响，把患者看作是一个简单的生物体，忽视了人的心理、社会属性，认为疾病是单纯的由生物或物理因素引起的，把治疗疾病的重点放在药物治疗和手术治疗方面。

该模式的特点是医生对患者单向作用，模式关系的原型为母亲与婴儿的关系。由于医生在此模式中处于专业知识的优势地位和治疗的主动地位，因此医生常以保护者的形象出现在患者面前。所有针对患者的医疗活动，只要医生认为有作用，无须征得患者的同意即可实施，而患者则一切听任医生的处置和安排，没有任何主动权。

该模式过分强调医生的权威性，忽视了患者的主动性，因而不能取得患者的主动配合，医生完全把握了医疗的主动权、决策权。这种模式的优点是可以发挥医生技术优势，缺点是没有患者的参与，严重时可影响医疗服务质量，甚至为医患纠纷埋下隐患。因此，该模式一般应用于不能表达主观意愿、不能与医生进行沟通交流的患者，如神志不清、休克、痴呆、麻醉状态及某些精神病患者。

（2）指导-合作型模式（guidance-cooperation model）：是现代医学实践中医患关系的基础模型，也是目前临床工作中医患关系的主要模式。此模式把患者看作是具有生物、心理、社会属性的有机整体，认为患者是有意识、有思想和有情感活动的人。医患双方都处于主动地位，医生决定医疗方案和措施，指导患者掌握缓解症状、促进康复的方法；患者愿意接受医生的帮助，尊重医生的决定，积极配合医疗工作。该模式下医生仍处于主导地位，此时的患者能有条件、有限度地表达自己的意志，但必须接受医生的解释并执行医生的治疗方案，即患者被要求与医生合作。

该模式的特点是医生告诉患者应该做什么和怎么做，模式关系的原型类似母亲与青少年子女的关系。医生常以指导者的形象出现在患者面前，并根据病情决定治疗方案，对患者进行健康指导。患者则根据自己对医生的信任程度有选择地接受医生的治疗方案并与其合作，其主动性仍然是以执行医生的意志为基础，满足医生的要求为前提，包括叙述病情、反映治疗情况、配合各种治疗等。在临床实际工作中，这种医患间的合作关系很常见，如用药注意事项、手术配合等，都需要患者的配合，否则治疗方案将无法实施。

该模式比主动-被动型模式有一定的进步意义，医患间有了互动成分，可有效调动医患双方的积极性，提高工作效率、减少差错，有利于建立良好信任合作的医患关系。但医生的权威性仍然起决定作用，患者还是处于满足医生需要的被动配合地位，医患关系仍然不平等。该模式主要见于一般患者，尤其是急性患者和外科手术恢复期患者。

（3）共同参与型模式（mutual-participation model）：共同参与型医患关系是在前两种医患关系基础之上发展而来的，是一种双向的、平等的、新型的医患关系模式。此种模式以医患间平等合作为基础，医患双方同时具有平等权利，共同参与治疗方案的制定及实施过程。在这种模式下的医患关系，患者不局限于与医生合作，还要积极主动地配合治疗工作，患者自愿主动向医生反映病情，与医生共同探讨疾病的治疗方案。

该模式的特点是医生帮助患者自疗，模式关系的原型类似成人与成人的关系。医生常以同盟者的形象出现在患者面前，为患者提供合理的建议和方案，患者对自己的疾病过程有较强的参与意识。医患之间体现了平等合作的关系，患者的人格和权利受到尊重，积极性得到发挥，医患双方共同分担风险，共享成果。

该模式与前两种模式有着本质上的区别，是一种较为理想的医患关系模式，有助于消除医患隔阂，减少冲突，建立真诚和相互信任的医患关系。但这种模式更适用于有一定医学知识的患者。该模式常见于慢性病患者。

以上三种不同的医患关系模式在临床实践中不是从始至终、固定不变的，会因患者的具体情况出现不同的医患关系模式，如抢救昏迷患者时，是不可能也没有时间让患者参与意见或主动配合的，在这种情况下，只能采取主动-被动型医患关系模式；而对有一定医学知识的慢性病患者可以选择共同参与型模式，充分发挥患者的主观能动性，提高患者参与度。

正像萨斯-荷伦德的批评者指出的：坚持认为一种模式比另一个模式好是错误的和使人误解的。更确切地说，这是一个哪种模式对某种特定情况更适用的问题。该模式的根本缺陷在于它仅仅考虑了医患之间的技术关系及患者的病情而构建的，却忽视了医患之间的情感因素、文化差异等其他因素。

2. 维奇模式　美国学者罗伯特·维奇（Robert Veateh）提出了维奇模式即纯技术模式、权威模式和契约模式。但其内容和实质与萨斯-荷伦德模式并无大的区别，其纯技术模式和权威模式相当于主动-被动型模式；契约模式相当于共同参与型模式，双方表现出一定的默契，共同对做出的各种决定和行为负责。

（1）纯技术模式：又称工程模式。在这种模式中，医生充当纯粹的科学家角色，只负责技术工作。医生将所有与疾病、健康有关的事实提供给患者，让患者接受这些事实，然后医生根据这些事实，解决相应的问题。这种医患关系是将患者当作生物体变量的生物医学阶段的医患关系。

（2）权威模式：又称教士模式。在这种模式中，医生充当的是家长的角色，具有很大的权威性，医生不仅具有为患者做出医学决定的权利，而且具有做出道德决定的权利，患者完全丧失自主权。

（3）契约模式：在这种模式中医患双方都承认相互之间有一些共同的利益，并愿意共同分享道德权利与道德责任，同时对做出的各种决定负责。契约模式是令人满意的模式，较前两个模式是一大进步。

3. 布朗斯坦模式　布朗斯坦还提出了人道模式。人道模式将患者看成是一个完整的人，关注患者的情感需要，主张不仅要给予患者技术方面的帮助，而且医生要有同情心、关切和负责的态度。在人道的医患模式中，患者主动地参与医疗过程，这实际上是一种比较理想的医患模式。

尽管不同学者对医患关系模式的认识不同，但一般说来，共同参与模式是一种较为理想的模式。但是，这种模式可能需要花费较长的诊治时间，在我国目前就诊人次较多、不以诊治时间收费的背景下，实施起来可能有一定的难度。

第二节 医患关系伦理

一、医患不和谐现状

医患本一家，生命皆无价。提到医患关系，本应联想的是"关怀与被关怀""感谢与被感谢""感恩与被感恩"。然而近些年来，医患关系却被一系列恶性事件蒙上了血色的阴影，甚至有人提出了中国式医患关系以及中国医患关系全球最糟的论断。医患纠纷成为中国社会挥之不去的伤痛。世界上可能没有一个国家的医患关系像中国这样，患者不满意、政府不满意、社会不满意、医生更不满意。

1. 医患矛盾升级，医疗冲突频发 据央视调查显示：59.8%的医务人员受过语言暴力，13.1%受过身体伤害，仅有 0.05%的医患冲突是因医疗事故和差错，绝大多数因患者对医疗效果不满意、不信任医生的治疗方案及觉得医护人员态度不好。医患纠纷的频繁上演，不论是给医方还是患方，甚至给社会秩序，都带来了巨大的负面影响。

2. 职业医闹滋生，"摆平术"头痛医头 在医患纠纷中滋生了职业牟利集团"医闹"。这种类型的医疗暴力事件社会伤害性较大，因为只有将医患纠纷扩大，甚至制造群体性事件，职业医闹才能获得巨额利益。医闹普遍采取"三不、一闹"的态度，即：不鉴定、不尸检、不起诉、闹事。大多通过在医院公共场所停尸、纠缠围攻医护人员、围堵医院大门、拉横幅、设灵位烧纸、祭拜等方法，引来大量群众围观，大造社会影响，以满足自身要求，当院方满足其经济要求后，立即停止"医闹"。

职业医闹的特点是必须致力于"闹"，没有医疗事故也要闹出医疗纠纷，但凡有一点医疗事故，就要紧紧抓住闹成大医疗纠纷，以此向医院和政府施加压力。医疗机构和政府出于维稳的诉求，倾向于"摆平"这些医疗纠纷。摆平术在有效地解决一个个医闹个案的同时，但却为不断增加的医闹提供了养分，滋生出更多的医闹，进一步使得医疗问题、社会问题积重难返。

3. 患者就医心存疑虑，医生行医如履薄冰 医患之间已经演变为两败俱伤的对抗。一项非正式的调查显示，自我保护越来越成为医生行医时的第一原则，而不是"患者利益优先"的古训。一旦遇到非常危重的患者，即便是医院完全有条件救治的，实行"救人为先、立刻救治"的医生比例仅仅只有15%，27%的医生选择"防止患者愈后不佳引起的纠纷，将其转诊到上级医院"；58%的医生选择有保留的救治——"要救治，但是要反复和家属强调危险性，谈话录音，尽最大可能保护自己"。

二、医患不和谐的伦理解读

（一）医患不和谐是医学发展过程中的必然代价

主要体现在医疗技术冷淡了医疗中人与人的关系。人们似乎有这样一种感觉：技术越发展，医学越冷酷。技术在给我们人类带来益处的同时，也给医患关系带来如下的影响。

第一，技术的应用使医患关系逐渐导向人和机器的关系。过去用手摸、用眼睛看，更多的依赖医生的经验。新技术的使用虽降低了医生的劳动强度，减少了患者的痛苦，也增加了医生和患者的依从性。这就很容易把过去人和人之间亲密的交流、倾诉和倾听结束在机器面前。医患的交流大大减少。

第二，技术的应用提升了患者对治愈的期望值和导致"看病贵"的发生。在整个医学发展中，对绝大多数复杂性疾病（如肿瘤），进步最快的是无创的影像诊断技术，但治疗方法在诊断技术面前却望而却步了。对于大多数复杂慢性病而言，因诊断技术应用带来的高收费，并不能解决患者治愈的问题。这是医学面临的一个非常现实的问题。遗憾的是，对这种诊断和治疗发展的不同步，医院和医生其实很少对患者进行很好的解释。

第三，技术的应用使医学分工分科越来越细，分科的细化往往人为地导致头疼医头，脚疼医脚，这就容易增加不典型疾病的误诊率。

第四，技术应用容易造成过度诊疗。如果抛开医生的主观因素，这种趋势在客观上是必然的。一个很简单的病，医生可能会做好几种检查，如 B 超、CT 等。对此，医生的解释是，现在的设备能够让人把瘤子的包膜都看清楚，有助于手术的成功。这个解释是合理的，但如果不跟患者解释，患者会认为是过度诊断。有了高技术手段和选择，人们必然会有使用这些手段的倾向。这样做有时可以给患者带来实际的好处，有时则不然，有些问题并非只有高技术能够解决的。这是在研究今天的医患关系时必须正视的一个客观现实。

技术应用带来医患关系的不和谐，是世界范围内的普遍现象，但为什么中国的医患关系反应如此强烈？职业倦怠的抬头、职业精神的缺失及患者期望值的增加、患者参与意识的觉醒和权利意识的高涨都叠加了这种影响。

（二）医生职业倦怠抬头

在我们这个"挑剔的消费者时代"，医护人员曾经居高临下的地位正在承受着前所未有的挑战。在司空见惯的病痛面前，在高强度和高难度的诊疗面前，有多少医护人员身心俱疲而成为无辜的肇事者。有研究表明，医护人员是最容易出现职业倦怠的群体，表现为"两高一低"：疲惫感高、冷漠感高、成就感低。一个人不可能每一分钟都处在最好的状态，医生也一样。人生不如意事常十之八九，每个人的精神状态都会有跌宕起伏。而医疗活动这种持续的应激状态容易使人产生消极的情绪体验，直至身心俱疲，小则表现为面无表情、被动工作，甚至可能导致医疗差错，大则可能就是医疗事故。而社会一方面苛求医护人员成为永动机，时刻处于完美状态；另一方面，医护人员的超负荷劳动得不到患者的理解，社会对医护人员骂声不断，使医生失望地感到即便付出再多也没有成就感，如有的患者就不能理解"晚上 ICU 的医生为什么还要睡觉？"而认为医生应该每分钟都瞪大眼睛看着患者才是，却丝毫不会顾及这个医生已经为了患者两天两夜没合眼的事实。人都会犯错，人会在犯错中成长，而患者想的是"纵使犯错率是千分之一，也不要发生在我的身上"。

（三）职业精神的缺乏

职业精神的传统在欧洲，然而今天的国人对职业精神这个词已然不陌生。职业精神就是把医学职业的规范上升到医生的价值观，主要表现为一种对工作的态度。医学职业的特点决定了患者的利益必须优先于医生的利益。医学的职业精神要求，医学自始至终都应把患者的利益放在第一位。在《医师宣言》中，这一原则以首要的地位被提出来，认为无论市场的力量如何强大、社会的压力如何重大、管理的需要如何迫切，都绝不能影响这一原则。将患者利益放在首位的原则被视为医学职业精神的核心。在我国，医学生态呈现恶化趋势的主要表现是医者整体道德失范现象严重。这固然受到许多因素的影响，但最重要的内因是医学职业精神的缺失。职业精神的缺失，医患关系自然不会好到哪里去。试想，患者家属在与医生谈话时，患者录音；医生开药时患者记录；而医生在看病时，时刻惦记着如被告上法庭，如何保留和提供证据。这样会给医患双方带来什么样的感受？

虽然职业精神的丧失并不是医生这个职业特有的现象，但是人们自然会对医生的操守有更高的期望。应该承认确实有个别医务人员丧失职业操守，甚至突破道德底线做违背良心的事，但这只是极个别的现象。客观地说，整个医生的队伍是好的。医务工作者对维护健康功不可没。在面对很多突发事件时，表现尤为明显。因此，如何在日常平凡的医疗活动中始终保持体现爱心的职业精神才是真正值得医务人员反思的。目前医疗的常态往往是，在门诊，患者焦急等待多时而医生面对面询问只有几分钟。门诊量过大，医生负荷过重，造成医生倦怠是客观原因。但在病房里则是终日难见主治大夫一面也是事实。在现有的患者满意度调查中，患者最不满意的是费用，其次是医疗效果，而态度问题并不是很不满意。态度恶劣是少数，常见的是态度上的冷漠、生硬和严重缺乏交流。对这种情况，医生往往认为自己在治疗上做了最佳选择，技术上做了最好的发挥，就尽职了，就可以不在乎自己的态度。从深层原因看，是医生普遍缺乏人文情怀使然。在我国台湾地区，医生一天门诊量可以达到120人次（美国平均30人次），但由于人文精神的支撑医生并没有出现态度冷漠的现象。在医方，影响医患关系的主观因素不是所谓的道德沦丧，而是医务工作者的人文精神有待加强。

（四）患者对治疗的期望值过高

美国医生阿图尔·加旺德在其所著的《并发症》的扉页上写道：医学，一门不完美的科学。然而，患者到医院看病，大多带着这样的渴望：医生能够快速地、彻底地帮助他们看好病，甚至希望从解剖上和生理上都恢复到自然状态。患者认为医生可以做到这一点。但即使尽最大努力，医生也不能让所有的患者都康复。医生的这种"无能"是由人体本身的复杂性、医学的不确定性、医疗的风险性和局限性造成的。所以现代医学所能做到的只能：有时去治愈，常常去帮助，总是去安慰。由于患者（家属）并不了解这可能的一切，并不了解医学的努力与病情发展之间的关系，更不知道医学真正能够做什么，当他们愿望得不到满足时就容易产生对医生的失望情绪，这是当前医患关系张力过大的原因之一，如某女士，在一家医院的整形美容专科门诊，先后做了提眉、隆鼻和吸脂手术。术后眉目清秀，身材苗条，外人看来已经取得了很好的效果。但本人坚持认为没有达到她所预想的和某某明星一样的标准，因此向医院索赔。这是一个典型的因就医期望值过高而引发的医患冲突。

（五）患者参与意识的觉醒

不能不说，患者的自主参与意识是一种进步、一种潮流、一种文明的提升。一个晚期癌症患者是否选择手术，可能医生只有一个选择，患者（家属）却可能有多个选择：有人认为，只要有一线希望，我也要为我的亲人尽最大的努力，即使努力失败也不会留下任何遗憾；也有人认为，既然是晚期就该让他少受罪，保证基本的治疗，以免最后人财两空。上述两种选择都是合理的，要由患者家庭的不同情况而定。如果医生不给患者（家属）选择的余地，甚至不尊重患者家属的选择而做出违背患者（家属）意愿的决定，都往往是医患矛盾和医疗纠纷的祸根。当然，作为一个有责任心的医生，应在其做出选择之前给予充分说明；在其做出选择之后，尽可能地维护患者的生命质量。"让患者和家属参与医疗决策"是需要大力提倡的医疗原则。

（六）患者权利意识高涨

患者看到医生的白大褂就肃然起敬的时代已离我们而去，并渐行渐远。曾经作为弱势群体的患者，权利意识开始觉醒。《世界人权宣言》写道：健康权是一种基本的人权。"一只脚在医院，一只脚在法院"的窘况让医生面对患者时那份压力如影随形，这样的医患关系使得医生首先本能的保护自己，医生的自我保护促使一些医生为避免医疗风险和医疗诉讼而采取防御性医疗（defensive medicine），即不从患者的实际病情出发，让患者做各种检查，从而加重了看病贵并造成卫生资源的浪费；又使治疗不敢越雷池一步，回避高危患者的手术和难度较大的特殊处置，从而使某些危重患者丧失治疗的机会和影响医学的发展。

三、医患和谐的伦理要求

（一）树立信托伦理理念

在一次关于医患关系的调查中，绝大部分医生选择的是"医疗服务提供者与消费者间的消费关系"。从本质上讲，医患关系不能等同于消费关系，这是由医疗服务的特殊性决定的。举例来说，100元可以买到一双中低档皮鞋，而用1000元可以买到一双高档皮鞋，医生给患者看病就是两回事。例如，一个阑尾炎的患者找医生给他做阑尾切除术，患者花100元和花1000元的手术方案是一样规范的，患者最终是好转还是恶化不是由花钱多少来决定的，而是受很多复杂因素的制约。对医生来说，也没有什么比成功地救治了患者生命更令他们感到愉快。如果只将医患定位为消费关系，就容易产生不信任。卫生部前部长陈竺2009年在《人民日报》第18版刊登了《医患双方是利益共同体》的长篇文章，阐述了医患关系的实质是利益共同体，即医生和患者面对疾病这一共同的敌人时，有着早日康复的共同目标，所以医患应相互协作、相互信任。

患者信任医生，并把诊治疾病的愿望与期盼托付给自己信任的医生，这是建立良好医患关系的基本前提。在现代，信托理念已经成为构建医患双方复杂交往关系的基石；不容忽视的是，在当前，我国医患关系出现了不尽如人意的医患互信危机，在患者看来，医患是"狼和羊"的关系，而在医生看来，医患是"农夫和蛇"的关系。强化医生的信托理念，对于主动解决医者在信托中存在的问题十分关键。

（二）强化契约伦理理念

如果医生仅仅把医患之间的契约看作是保护自己的护身符，而不能把握其实质和丰富内涵的话，将极大损害患者的正当权益。所以，强化契约理念就是要培养医生正确处理医患之间权利与义务关系，尤其是树立维护患者权利的现代理念。

由于医学的公共属性和不容选择的风险性，法律赋予医方强制缔约义务。当然，对于医生来说，除了这种无选择的强制性义务，一般的契约也是不够的，还需要有强烈的职业精神。

目前，我国医院中普遍实行的挂号票就是应用最广泛的一般医疗契约，而手术协议书、人体实验协议书则是普遍应用的特殊医疗契约。

（三）打造承诺伦理理念

在传统的医患关系中，医患之间形成了以信任为纽带的人际关系，医患关系在很大程度上完全依赖于医患双方的道德自律。如今，再期待仅仅通过道德自律来约束双方的可能性已经非常小。医患承诺就是以法律的形式来规定医患双方的权利和义务。医患承诺就主体而言有医生承诺和患者承诺之分。对患者来说，医生的过度承诺未必是好事情，因为"包治百病"的承诺等于什么也没承诺。

（四）提倡责任伦理理念

究竟谁是医患矛盾的主要方面？目前在临床存在这样一种现象，只要出现医患矛盾，医生便认为因在患者一方，而很少检视自己的行为。其实医生应该认识到，自己才是医患矛盾中的主导方面，这是由医学的服务特性所决定的。医患之间发生矛盾，即使患者是挑剔的，医务人员也应是矛盾的主要方面，有难以推卸的责任。像一些危重患者的家属，不仅关心患者的病情变化，更关注患者的外表变化，如什么部位肿了，有哪些异常表现了等，观察得非常细致。因此对患者家属提出的问题，医者应该先检查自己是否存在不周全之处，是否缺乏对患者的关怀。这是一个大前提。如果对此缺乏足够认识，医务人员在改善医患关系上就很难有所作为。

为了治好病这一共同的目标，医生和患者只能合作，二者是一条战线上的，而埋怨、牢骚、指责、愤懑没有一样能起作用。因此医患彼此应该是朋友，不说是生死之交，也至少应该是托命的朋友。但由于历史的原因，人们对医生和患者的定位曾经有过错位。患者被当作上帝，医生被看作天使，将形形色色的普通人神化，这是一种错误。医生对自己的工作应该有最基本的定位，即减轻患者痛苦、适当延长患者生命、提高患者生活质量。由此说来，医生不是天使，不是神，也不是救世主。而患者也不是上帝。医生对患者也应该有基本的看法——患者是来"就医"而不是"求医"，医生与患者应该是以一种人与人的关系交往。而此时的交往是医生用自己所学的知识、用自己所掌握的技能为患者服务。在这种脱离神话，回归现实的状态下，医师作为一个普通人，在与患者的交往中应该做到的就是尊重病人和让自己成为患者的朋友。让医生从神回归到普通人，同时也把患者从上帝降回到普通人，是我们扭转医患关系危机的第一步。

（五）铸造医者人文精神

我们的医学教育应当培养什么样的人？是培养冷漠的手术匠？还是要培养有情感、有爱心、有责任的医生？早在20世纪80年代，美国和加拿大等一些国家的教育者们就在思考着这样的问题并开始注重对学生人文精神的培养。医患和谐的本质是尊重生命、尊重人的价值。面对患者，医生不仅要看见病，更要看见人。当医生时时刻刻维护患者的利益和尊严时，医患生态的良性循环就会形成。周国平在《哲学视野中的医学与人文》中认为："医生应该是精神上富有而高贵的人……越是精神高贵的人他对待他人越平等。他知道做人的尊严，他自己做人有尊严，同时他也会尊重别人做人的尊严。"世界医学教育联盟1988年英国爱丁堡会议通过的《爱丁堡宣言》指出：医学教育的目标是培养促进全体人民健康的医生。病人理应指望把医生培养成为一个专心的倾听者，仔细的观察者，敏锐的交谈者和有效的临床医生，而不是满足于仅仅治疗某些疾病。

医者应当具有人文精神是医学的内在要求。因为医学是科学更是人学。从科学的角度看，它需要医者理性，思维要缜密，做事有逻辑，行为要规范。从人学角度看，它需要医者要有人性的温度，包括对生命的尊重，对患者的关爱，还有对道德的敏感性。人文精神体现在临床中往往是一个动作、一句话、一张图、一杯水甚至是当患者站着与医生交谈的时候，医生就不能坐着。

有一名坐着轮椅的晚期癌症患者到医院就诊。医生一见他进来，立刻站起身来，说："您别动，我来给您看看。"患者顿时有一种深深的感动，他对医生说："在别的医院，医生从来都是说'过来，哪不舒服'，只有您主动过来。今后，我哪也不去了，就到这里了。"这样的医患关系又怎会不和谐呢？

一位只有小学文化水平的农民患者，因患梗阻性黄疸住院。手术前，医生为了让他明白手术方案，特意画了一张图，告诉他是胆管堵了，胆汁往上回流，所以身上发黄，这次手术就是让胆汁改道，并画出了手术中可能选择的四条路径。患者听完后感动得哭了，他说过去从来没有一个医生告诉他怎么做手术，这次一下子就听懂了。医生的人文素养恰恰体现在与患者接触的每一个细节之中，像为患者掖掖被角和拉拉患者的手、拍拍患者的肩膀这些点滴小事，会对疾病状态下心灵敏感的患者所产生影响，会使患者感受到医者的尊重、关怀和关爱。这样，医患的和谐就不会成为奢侈品。

医院管理者转变观念也很重要。一些管理者在谈论医患关系时常说，只要把医术提高了，只要把患者的病治好了，医患关系就和谐了。现实是否如此呢？答案显然是否定的。与《黄帝内经》时代相比，与希波克拉底时代相比，现在的诊治技术已今非昔比，但医患关系的紧张程度却前所未有。其中究竟出现了什么问题？我们在拥有大量科学知识、现代技术、先进设备的同时，是否失去了什么？——尊重、理解、亲情、关爱。

（六）理解信任，真诚沟通

在北京协和医院曾经收治过这样一位急诊患者：93岁老翁，患有脑血管病、肺部感染、糖尿病、肾衰竭。患者家属的想法是尽量减少患者的痛苦，不再让老人受罪，而医生的想法是为患者治疗。对于患者本人来说，此时任何医疗行为的任何操作都有可能给患者带来痛苦，即使扎一针也会给患者带来疼痛，那么这个疼痛是否值得？另外，治疗过程中的每一项操作都是有费用的，这个付出是否值得？在这种情况下，作为医生有自己的执业原则——不能加速患者的死亡，所以要为患者做基本的治疗或基本的生命维持。在这个案例中，医生在完全了解了患者家属的想法后，经过与家属真诚沟通，最后商定了治疗的基本思路，即维持目前的基本治疗，如果患者病情恶化了，医生不再进行有创的或昂贵的治疗。医患之间没有出现任何纠纷。

理解是沟通的前提。美国一位患有多发性硬化症的女作家图姆斯在《病患的意义》中曾说过这样一句话：医生，您只是在观察，而我是在体验。她认为，对于疾病，站在床边的医生和躺在病床上的患者分别以不同的方式在体验。医生因为自己的职业训练和思维习惯，往往从科学主义角度理解疾病。而患者则是从另一个角度，从病症对自己日常生活的影响，用自己的整个身心来体验病症。例如，对于急诊的理解，医生和患者（家属）有很大差异。医生多从疾病考虑，有的病在医生看来是再平常不过的事，但来到急诊室的患者却是感受着生命的巨大威胁（虽然这种感受有时可能是错的）。这种感受使患者（家属）在情感方面非常敏感。所以此时如果医生仍以冷漠、生硬的态度对待患者就难免出现医患矛盾。目前之所以有些医生与患者产生矛盾，主要是医生对患者缺乏理解。医生常常认为自己是对的，认为患者就应该听医生的安排。而对患者的选择不能给予理解。抱着这种想法的医生就可能对患者家属说出"听你的还是听我的？是你懂还是我懂？"

从而导致医患矛盾甚至纠纷产生。有效沟通是医患之间的润滑剂。在理解的基础上，通过与患者家属的真诚沟通，就可产生患者对医生的信任。《生活之道》中这样说道：行医是一种以科学为基础的艺术而非交易，是一种使命而非行业。在这个使命当中，用心要如同用脑。奥斯勒认为，医生绝不只是在治疗一种疾病，而是医治一个独一无二的患者，一个活生生、有感情、正为疾病所苦的人。但目前我们常听到患者说，医生似乎并未用心听他说话、回答他的问题，或说明些什么。医生总是匆匆忙忙的，让患者觉得自己似乎只是一个零件，或一个号码。

其实，沟通是医患之间作为人与人交流最不可缺少的方式。在当今医患关系张力过大的境况下，许多医务人员都将医患沟通看作是为规避医患矛盾而不得不做的事。而实际上，沟通的目的是既要检验医疗原则的可行性，同时也可以了解患者对治疗的理解和承受能力。同样是手术前的谈话、同样是危重患者病情的告知，不同的沟通方式，效果可能迥然不同。用心沟通，患者（家属）就能感受到医者的真情和良苦用心，从而认可医生采取的治疗措施。例如，说阑尾炎手术，在手术前的谈话中，除了告知患者手术的原因、方式、术中可能出现的并发症及其后果外，医生还必须要告诉患者医生自己的倾向性及如何防止发生意外或出现意外时医生可以做什么。在让患者做出决定的时候，医生应该让患者明白医生主导的是什么，明白手术做与不做的后果是什么，手术的风险及如何避免出现风险等。医生的导向应当是以患者的利益为前提，而不是医生如何规避风险。

也可以说，在医患关系中，沟通无处不在，它可以使医患关系张力过大的现象得以缓解。世界卫生组织提出，医生如果缺乏跟患者沟通的技巧，就如同专业知识不完善一样。所有医生必须学会交流和人际关系的技能，缺少共鸣（同情）应该被看作与技术不够一样，是无能力的表现。医生必须理解什么是患者，在医疗实践中怎样和患者打交道。临床治疗是由医患双方共同完成的，高质量的治疗必须建立在医学沟通的基础上，医生将自己对疾病的认知、对患者个体的了解以及对治疗的要求，以各种方式传输给患者，并接收其反馈，这个沟通过程直接决定了临床治疗的有效性。有资料表明，在美国，医生查房时并不讨论病情，而是与患者朋友式的聊天。在与患者聊天的同时，获得大量相关的信息，为临床治疗提供参考。美国医生工作量的70%是健康史调查、与患者交流，30%才是检查和治疗。我国医生常常是用了100%的时间做了美国医生30%的工作。医生的沟通技能不高，是医患之间有效沟通最大的障碍。有专家认为，在所有医患纠纷中，有90%以上是由于医患交流不当因素所致。

请记住，这世界上最冷漠的医患关系就是患者坐在医生面前，医生除了一大套专业术语外，没有一句关心的话。

第三节 医际关系伦理
一、医际关系的概念及特点

医际关系是在医疗实践活动中所发生的医务工作人员之间最频繁、最密切的一种人际关系。在医学分科愈来愈细，内部分工和专业化程度愈来愈高的今天，建立良好的医际关系，不但有利于提高诊疗水平，而且有助于创造一个宽松和谐的人际关系环境，使医务人员能够心情舒畅地工作和学习，充分调动和发挥其工作积极性、主动性和创造性，更好地为病患服务。

医际关系作为医疗人际关系的重要组成部分，历代医家都十分重视，并把它作为医德修养的重要内容。

（一）医际关系的概念

医际关系是医务人员之间的一种共事关系，是医疗卫生部门内部人员在医疗活动中形成的业缘关系，广义上的医际关系是指从事医疗临床、科研、卫生保健活动过程中的有关工作人员之间的人际关系，包括医生、护士、药剂检验技术人员、医务管理人员、后勤服务人员等相互之间的人际关系。

狭义上的医际关系是指在开展某一具体的医学活动中的医务工作人员之间的共事人际关系，如医学科研攻关小组、临床治疗小组等成员之间人际交往产生的共事关系。

（二）医际关系的特点

1. 分工上的协作性　现代医学背景下，医务人员分工越来越细，患者的诊疗需要诸多科室医务人员之间的相互配合、协助才能达到良好的治疗效果。

2. 人格上的平等性　虽然医务人员之间的分工不同，但彼此之间并没有高低贵贱、重要与非重要之分。

3. 目标上的同一性　医务人员都是以为人民服务、救死扶伤、防病治病为宗旨，目标上是同一的。

4. 关系上的竞争性　医务人员之间的竞争表现在诊疗质量与水平、护理质量、服务态度、科研成果等方面。其目的是形成比、学、赶、超的人际关系环境，实现更好地为患者服务的医德宗旨。

二、医际关系模式类型

（一）平等—合作型

医务人员之间完全处于平等的地位，在思想上、技术上、知识上互相学习，工作上互相配合、互相协作、互相支持。没有权威和非权威性、上与下、主与从之分，只有分工的不同。这种医际模式有利于医务人员积极性和主动性的发挥，也有利于形成医院的整体效应，是一种最佳的医际关系模式。

（二）长短—互补型

虽然现代医生都经过严格的专业学习和培训，但由于专业分工不同，从事临床工作的时间有长有短，个人认识能力及经验、技术水平不同，因此，医生与医生之间是存在着差异性的，每个医生各有所长，也各有所短。这种差异性决定了医生与医生之间必然存在互补关系。

（三）指导—服从型

这是常见的医务人员之间关系的模式。这个模式常见于医院领导与被领导者之间的关系、职称高的医务人员与职称低的医务人员之间的关系、年资老与年资轻的医务人员之间的关系。

医生群体是由不同层次和梯队的医生组成的，在我国一般分为住院医师、主治医师、副主任医师和主任医师等不同职称。医师之间除了是同事关系之外，由于高年资、高职位医师在学术水平、诊治经验、知识结构、技术水平等方面优于低年资医师，因此，在高年资与低年资医生之间自然就形成了指导与被指导的关系，这种关系的建立有利于低年资医师在传、帮、带中健康成长。同时这种指导与被指导的关系也是一种责任体系，便于按患者病情程度而分配工作。青年医生摆正自身的位置，正确对待这种关系对于顺利完成工作、自身的成长都是十分有利的。

（四）对手—竞争型

这是指医务人员之间彼此视为对手，展开竞争的关系模式。竞争不仅发生在医务人员个体之间，也发生在医院之间、医院内部的各科室和各专业之间。竞争还打破了绝对平均主义的大锅饭，使医务人员有危机感、紧迫感，为了在竞争中取胜，超过对手，对手间势必彼此最大限度地发挥自己的优势，在科学研究、医疗技术和医疗质量上建立起你追我赶、催人奋进、共同提高的良好关系。因而，良性的竞争是医疗卫生事业发展的动力。

（五）对立—拆台型

这是指医务人员之间互不服气、互不尊重、互相攻击、互相拆台的关系。由于竞争，医务人员彼此之间会产生利益冲突，如果不能正确认识和对待，就会影响和谐的关系，不愿配合与协作，反而互相对立和拆台，这种关系常常严重影响医疗质量，影响良好的医际关系的构建，不利于医疗卫生事业的发展。

三、医际和谐的伦理意义

（一）有利于医学事业的发展

当代医学发展呈现出显著的综合特征，临床医学各学科之间的综合，基本医学各学科之间的综合，临床医学与基础医学之间的综合，医学与自然科学、社会科学、工程技术相互间的渗透，使融洽医务人员之间，医务人员与其他学科人员之间的关系变得越来越重要。

为了适应综合化趋势，医务人员一方面要努力扩大自己的知识背景，另一方面不同专业的医务人员之间必须加强协作和互相配合，才能完成复杂的手术，救治危重的患者进而攻克医学上的难题，这种协作和配合除依靠医院的规章制度外，主要还是靠建立在共同医德基础上的良好医际人际关系。

（二）有利于团队精神的发挥

医院是一个有机整体，在这个整体中如果医务人员相互关系和谐，每个人都会心情舒畅，积极性、主动性和创造性得以充分发挥，工作效率就会大大提高；同时，也通过群体之间的互补，师承和控制，使每个人的潜力得以充分展现，从而使群体产生一种超乎个体能力简单相加的团队力量，这种团队力量是一种一加一大于二的效果，是一种质的飞跃。因此，医院不用花资金，也不用增加编制，便可以产生整体的正效应，即医院的医疗、教学、科研、预防、管理效益得以提高。相反，医务人员之间关系紧张、松散，就会矛盾丛生，是非不断，相互之间难以配合工作，这样不但不会产生团队力量，而且会增加了内耗，每个医务人员的积极性因而受到压抑而无法调动，其个人的潜力也不能正常发挥，这是整体负效应的结果。因此，要发挥医院的团队效应，提高医院的各项工作效率，正确处理医务人员之间的关系是至关重要的。

（三）有利于医务人员成才

医务人员成才必备三个条件即社会的宏观条件、医院的微观条件和个人的主观条件。其中，人际关系是很重要的宏观与微观的综合条件，尤其是所在医院内部的医际关系，构成了医学人才成长的直接的重要环境。医学人际关系的好坏会给个人成才带来不同的影响。

（四）有利于建立和谐的医患关系

在医疗实践过程中，医务人员之间的相互联系和交往是以患者为中心进行的。如果医务人员之间相互支持和密切协作，则有利于患者的诊治和康复。在某种意义上说，医务人员之间的相互关系是医患关系的依存条件，良好的医际关系有助于融洽医患关系的建立，不良的医际关系是引起医患矛盾和纠纷的根源之一。

四、医际关系的伦理要求

良好的医际关系不是自然形成的，也不可能一蹴而就。它有赖于每个医务人员的自我修养和自身努力，也有赖于外部环境的约束和管理，而每个医务工作者内在的道德修养和道德约束能力是最根本的。只有每个医务工作者都能自觉遵守相关的医德规范，不断完善自我，规范自己的言行，才能与其他医务人员一起，建立起彼此尊重、和谐、协作的良好医际关系。

（一）共同维护患者的利益和社会公益

医际关系的一个基本出发点和落脚点应该是患者的生命、健康和利益，应该把患者的需要和安全放在首位。这是医务人员共同的义务和天职。一切以患者为中心是医务人员所应共同遵循的道德原则，也是建立良好医际关系的基础。医务人员分工不同，每个人有明确的工作职责，但他们的工作目标是一致的，即共同维护患者的利益和社会公益。

（二）彼此平等，互相尊重

医务人员虽然有分工不同和上下级之分，但在工作性质和人格上并没有高低贵贱之分，彼此是平等的，如在医护关系中，过去那种所谓的"医生的嘴，护士的腿"的主从型关系模式，应当向并列互补型转化，才能达到医护间的平等。医际间的平等是建立在互相尊重基础上的。尊重是一个人渴望被别人承认和信任，这种心理人人有之，因此，医务人员之间要相互尊重，不能随便训斥、嘲笑、指责同行。医际间的相互尊重表现在重视他人的意见，不妒贤嫉能，不医者相轻，不贬低他人抬高自己。

1948 年制定的《国际医德守则》，其中关于医生对医生的职责条款中具体规定：一个医生必须对同事有礼貌，正如同事必须对他有礼貌。我国卫生部颁发的《医务人员医德规定及实施办法》的第三条第六款规定：互学互尊，团结协作。正确处理同行同事的关系。

（三）彼此独立，互相支持

人员之间不同的专业岗位，其工作都有相对的独立性，因此，彼此要承认并尊重对方工作的独立性和重要性。反对以我为中心、唯我独尊。相互尊重不要以邻为壑，因为互相陷害会导致大家受害。互相支持还包括为了患者的利益和防止失误、差错而加强彼此间的互相监督。例如，某医生为了不得罪同事，将患者严格区分为我的和他的，对其他医生所负责的患者一概不闻不问，即使同事出现严重失误也是如此，这样做严重违反了医务人员相互支持的原则。

《法国医学伦理学法规》还规定：为了病人的利益，医生也应该与药师、口腔科医生、外科医生、妇产科医生保持良好的关系，应该尊重他们的职业独立性，医生有义务对医疗辅助人员、男女护士、运动疗法的医生抱有亲切态度。

（四）彼此信任，互相协助

医务人员在不同的工作岗位上，要相互支持和彼此协作。而相互信任是相互支持和彼此协作的基础。因此，良好的医际关系要求每个医务人员都要立足本职，安心本职，以自己工作的可靠性赢得他人的信任，同时也要信任他人工作的主动性，可靠性和能力，如检验人员以自己检验的准确性赢得医生的信任，才能减少不必要的重复检验，医生也要相信检验人员的工作，尽量不要搞大撒网式的检查和不必要的重复检验，这样才能在相互信任的基础上，建立有效的支持与协作关系。

《法国医学伦理学法规》中，明确规定：医生之间应负道义上互相帮助的义务，如同事间发生个人意见分歧，应努力设法达到谅解。不得恶意中伤、诽谤或传播有损于同事执行业务方面的行为。保护受到不正当打击的同事是体现同行之间的良好友谊。

（五）互相学习，共同提高

中国古人十分看重谦虚的美德，信奉"三人行，必有吾师"和"尺有所短，寸有所长"。作为医务人员要多看他人的长处，不要相轻相短；在发生医疗差错时，要相互尊重，实事求是，与人为善，查找原因，及时补救，不要幸灾乐祸，甚至落井下石；不要对于前一个医生的医疗妄下断语，因为场景不同，你不一定做得比他好；不要在病患面前批评其他的医院和医生，因为这些批评只会让患者产生不信任；如果有特殊发现应该善意给予回馈及提醒。因为这样做可以互相提高共同进步。

学习思考题

1. 如何看待医患关系中的技术关系与非技术关系?
2. 简述建立和谐医患关系的伦理要求。
3. 简述近现代医患关系的发展特点及对医患关系的影响。
4. 简述优秀医生的条件。

（谷雪峰）

第九章　临床诊疗伦理

学习目的

掌握临床治疗（药物治疗、手术治疗、心理治疗和康复治疗）中的伦理原则；熟悉特殊临床情境下（医疗急救、传染病诊治、精神病诊治、临床实习）的伦理原则及具体要求；了解临床诊断过程中的基本伦理原则。

在临床医疗过程中，医务人员的专业技术水平和道德素养，直接关系到能否以正确的诊断和恰当的治疗为患者解除病痛，促进患者早日康复。因此，临床医务人员不仅应具备精湛的医疗技术，还应充分认识临床诊疗的特点，自觉遵守临床诊疗的道德原则和具体的要求，尽可能合理地选择诊疗手段，避免不良影响，最大限度地维护患者的健康利益。

第一节　临床诊断伦理

一、问　诊　伦　理

问诊是诊断疾病的第一步，是医生通过与患者、家属或有关人员的交谈，了解疾病的发生发展过程、治疗情况及患者既往健康状况等，它是获得病情资料、诊断疾病的重要依据。现实中基于我国特殊的医疗保障体制原因，我国大部分医疗机构由于工作任务繁重、诊疗人数过多，导致问诊过程时间匆忙、医务人员缺乏耐心，客观上增加了患者对医务人员的陌生感、畏惧感，使患者在主动讲述病情上有所顾虑，导致在问诊环节得不到准确的第一手病史资料，从而耽搁后续的有效诊疗。

因此，要取得真实可靠、准确全面的病史资料，除了要具备医学知识和技术外，医务人员还应遵循以下伦理规范。

（一）举止端庄、态度和蔼

在诊疗活动中，患者首先感受到的是医务人员的仪表、举止、态度等外在表现。因此，医务人员应以端庄的举止、和蔼的态度、整洁的衣着、饱满的情绪出现在患者面前，使患者感到亲近、温暖和安全，从而缓解患者的紧张心理，愿意向医生倾诉病情和与疾病有关的隐私，以利于获得详细、可靠的病史资料。反之，不讲卫生，不修边幅，披襟散发，举止轻浮，表情傲慢，容易使患者产生不安全感、不信任感或心理压抑情绪，不愿意畅所欲言，致使医务人员难以获得需要的资料，影响对疾病的诊断，甚至造成漏诊或误诊。

（二）全神贯注、语言得当

询问病史时，医务人员应精神集中，语言亲切温和，针对不同的诊治对象，采用灵活的语言技巧，营造一个轻松的语言环境，使患者乐于接受询问，以便迅速、准确地掌握病情。相反，医生询问病史时无精打采，其他事干扰过多和漫无边际的反复提问，使患者产生不快。询问病史时，医务人员的语言应通俗易懂，避免使用方言土语和患者难以理解的医学术语，同时还应了解常见患者的方言土语，以利于语言沟通和思想交流。询问过程中应避免问话含糊、语言生硬、粗鲁、轻蔑，避免使用惊叹、惋惜、埋怨的语言，多使用安慰性的语言。医务人员说话生硬、粗鲁，常常导致患者反感，不仅影响病史资料的收集，甚至可能发生医患纠纷。

（三）耐心倾听，正确引导

患者是疾病的亲身体验者，他们的主诉常常能真实地反映疾病演变过程的因果关系，提供认识疾病的特征性资料。不仅如此，某些疾病，患者主观体验先于生理检验指标的变化。因此，患者诉说的主观体验，对于早期诊断很有意义。医务人员应耐心倾听患者的陈述，并给予适当的回应，不要轻易打断患者的陈述或显得不耐烦。有些资料虽是生活经历，但从中可能分析出患者的心理、社会因素与疾病的关系；有些患者为忧虑或隐私困扰，通过倾诉，既可缓解紧张情绪又有利于找到疾病的原因。但是，询问病史时往往时间有限，如果患者诉说离题太远，医生可以引导患者陈述正题或抓住关键的问题询问，避免机械地听和记。另外，询问病史时，医生应避免暗示或诱导患者提供希望出现的资料，切忌先入为主地进行套问或逼问，否则将使患者产生疑虑心理或随声顺应，导致误诊或漏诊。在整个问诊过程中要集中注意力耐心倾听，注意适当的眼神交流，让患者感觉受到了应有的尊重。

二、体格检查伦理

体格检查是医生运用自己的感官（眼、耳、鼻、手）或借助于简单的诊断工具（如听诊器、血压计、体温表、叩诊锤等）对患者身体状况进行检查的方法。体格检查是诊断的重要环节。在询问病史的基础上，进行有目的的系统的体检，既可证实病史资料，又可发现尚未表现出明显症状的体征，这对做出正确诊断非常重要。

在体检中，医生应遵循以下伦理规范。

（一）全面系统、认真细致

医生在体检中，应按一定的先后顺序逐一地进行系统地检查，不放过任何疑点，尤其是重点部位要反复进行检查，因为患者的病情总是在不断变化和发展，必要的重复可以帮助医生及时发现体征的变化及新体征的出现，以便补充修正诊断，采取相应的治疗措施。对于模棱两可的体征，应该请上级医生核查，以免因经验和知识技能的不足造成漏诊。对于急重、危重患者，有时为了不延误抢救时机，可以扼要择重检查，但也应做到尽职尽责、一丝不苟，待病情好转以后，再进行补充检查。切忌由于医生的主观片面、粗枝大叶、草率行事造成误诊或漏诊。

（二）尊重患者、关心体贴

在体检过程中，医务人员应尊重患者的人格，维护患者的尊严。在检查有生理缺陷的患者时，态度要庄重，切勿有歧视的表情或言语，遇患者不合作或拒绝检查时不要勉强，更不能强行检查。医生在体检中，应根据病情选择舒适的体位，注意患者在寒冷季节的保暖，对痛苦较大的患者要边检查边安慰。检查时动作要敏捷、手法要轻柔，尽量减少患者的不适或疼痛，敏感的部位可用语言转移患者的注意力，不要长时间检查一个部位和让患者频繁的改变体位，更不能粗暴操作，增加患者的痛苦。

（三）尊重患者、保护隐私

医生在体格检查时要思想集中、心正无私，根据专业要求的界限依次暴露和检查所需的部位，尊重患者的隐私权。不要暴露与检查无关的部位和随意扩大检查范围。医生在检查异性患者时态度要庄重，在检查女性患者时要有第三者在场。在患者不合作或拒绝检查时不要勉强，等做好思想工作患者愿意接受时再进行检查。

三、辅助检查伦理

辅助检查是诊断疾病的重要组成部分，它包括实验室检查和特殊检查。辅助检查技术的进步和临床应用，扩大了医生的视野，使医生能更加快速、准确地获得人体内部信息，为提高确诊率和治愈率提供了客观依据，如电子胶囊内镜可以发现胃肠黏膜病变，并且可以取材病检进行定性诊断；解析度更高的 CT、磁共振、超声设备的应用，可以更早期、准确、有效地发现占位性病变的部位、大小、形态等。近年来兴起的基因检测，可以更精准地明确患者所患疾病的基因分型，使其后续的治疗更具有靶向性，提高治疗效果的同时降低无效治疗的概率，节约医疗成本。当然，我们也应该看到，在医疗实践中，不少医务人员过分地依赖和迷信辅助检查结果，从而导致医患关系物化和临床诊疗思维僵化，因此，必须客观地认识辅助检查在医学诊断中的地位、作用和不足，使辅助检查走出误区，正确发挥辅助检查的作用。并避免可能带给患者身体损害或加重患者的经济负担。所以关注其伦理要求十分重要。辅助检查中，医务人员应遵循以下伦理规范。

（一）综合考虑、合理选择

正确地选择辅助检查项目是最基本的伦理要求。医务人员应在问诊、体格检查的基础上，根据患者的诊疗需要、耐受性及经济承受能力等情况进行综合分析，科学合理地确定辅助检查项目。不得开展与病史或体征无关的辅助检查，更不能应患者的要求做无关的检查。在确保辅助检查的针对性和有效性的前提下，医务人员选择辅助检查手段应遵循以下原则：简单的先于复杂的，安全的先于有风险的，经济的先于昂贵的，成熟的先于实验的。既要避免怕麻烦、图省事而不做收费便宜的检查等失职行为，如大、小便等辅助检查，又要避免出于经济利益的考虑而进行与疾病无关的检查。

（二）知情同意、尽职尽责

在确定了辅助检查的项目以后，医生应向患者或家属讲清楚检查的目的和意义，在其理解并表示同意以后再行检查，特别是对一些比较复杂、费用昂贵或危险性较大的检查，更应该得到患者的理解和同意。有些患者对某些检查，如腰椎穿刺、骨髓穿刺、内镜等，因惧怕痛苦而加以拒绝，如果这些检查是必需的，医生应耐心细致地向患者解释和规劝，以便能够尽早地确定诊断和治疗方案，绝不能害怕麻烦而任其自然，对患者不负责任。操作时要有高度责任心，严格执行操作规程，否则操作失败不但增加患者痛苦和心理负担，也会影响检查结果的可靠性，延误疾病的诊治。

（三）科学分析、切忌片面

任何辅助检查都有一定的局限性，其结果反映的是局部表现或瞬间状态，难以代表机体全过程的整体变化；检查结果还要受检查设备、检查人员技术水平等因素的影响。因此，在辅助检查过程中一定要考虑它的局限性，不能过分依赖辅助检查结果，夸大其对临床诊断的决定性意义。应结合患者病史和体征科学分析，才能得出正确的结论。如果片面夸大辅助检查在诊断中的作用，就容易发生诊断错误。

（四）密切联系、加强协作

辅助检查分别在不同的医技科室进行，医技人员和临床医生都是为患者服务的。临床医生与医技人员的目标一致，双方既要承认对方工作的独立性和重要性，又要密切联系、相互协作。如果出现辅助检查与临床检查不一致的地方，双方应主动沟通协商。密切联系、加强协作是临床医生与医技人员应共同遵守的伦理规范，医技人员应具备高度的工作自觉性和慎独精神。

第二节 临床治疗伦理

一、药物治疗伦理

药物是防治疾病的重要措施，药物治疗是临床最常用、最基本的治疗手段。对于多数内科系统的疾病而言，药物治疗往往具有其他治疗手段不可替代的作用。尽管对于许多疾病药物治疗常常具有不可替代性，但是由于药物对机体具有利弊两重性，因此在进行药物治疗时，必须权衡利弊，使患者接受药物治疗的预期获益大于药物可能对机体造成的伤害，即药物治疗的利大于弊，患者才值得承受一定的风险，换取药物治疗的效果。患者只是在必要的情况下才需要使用药物，可用可不用时尽量不用，如高血压早期、糖尿病早期等，尽量通过调整饮食、适度运动、戒除不良生活习惯等达到控制疾病的目的，当上述手段不能达到目的，而药物治疗又确实对患者有益时，才考虑使用药物治疗。某些疾病的药物治疗需要很长的过程甚至要终生用药，在用药前更要慎重考虑。因此，医务人员在药物治疗中应该遵守伦理规范，防止用药不当或用药错误给患者造成危害。在药物治疗过程中要综合考虑药物的安全性、有效性、经济性和方便性，制定合理的治疗方案，获得最佳的效益/风险比。在药物治疗中，临床医生应遵循以下伦理规范。

（一）关注治疗药物的安全性

药物在发挥防治疾病作用的同时，可能对机体产生不良反应或改变病原体对药物的敏感性。药物不良反应可能造成机体器官功能和组织结构损害，甚至产生药源性疾病；一些有精神效应的药品还可能产生生理和精神依赖性，不仅对用药个人精神和身体产生危害，而且可能酿成严重的社会问题。不合理使用抗菌药物还会导致耐药菌的产生和播散，使原本已经得到控制的感染性疾病死灰复燃，将使人类面临无药可用的危险境地。

保证患者的用药安全是药物治疗的基本前提，但安全性是相对的，对某些非致死性疾病或妊娠妇女的药物治疗，安全性要求很高，即使是很轻微的不良反应或发生率很低的不良反应也是难以接受的；但对肿瘤等一些致死性疾病或可能导致其他严重后果的疾病，药物治疗的安全性要求可以适当降低。另外，对药物安全性的认识也是不断地知识积累的过程，特别是针对罕见的药物不良反应可能需要更长期的临床应用，才可能被发现、被了解。

药物的不合理使用会人为扩大药物的安全性问题，如药物使用的剂量过大、疗程过长、停药过程太突然、不合理的合并用药、在长期用药过程中未能按要求及时监测重要脏器功能等，都属于药物不合理使用的范畴。年老体弱多病者，同时使用多种药物或由多位医生诊治，重复交叉使用多种药物，都可能导致药物不良相互作用的增加。

根据 WHO 的统计资料，全球死亡患者中有三分之一并不是死于疾病自然发展过程，而是死于不合理用药。由于药物滥用、误用，同时服用多种药物情况的普遍存在，导致了大量药源性疾病的发生，轻则使用药者增加痛苦，重则使人致残，甚至死亡，同时也增加了医疗费用，造成个人和社会的经济损失。因此在临床药物治疗过程中，临床医生应权衡利弊，决定取舍，同时注意患者的病史、用药史、个体差异、药物相互作用等因素，尽可能使药物对患者的损害降至最低程度。

（二）重视治疗药物的有效性

药物治疗的有效性是指药物通过其防治作用，使患者临床获益的特征，是药物治疗的基本目的所在，没有临床获益的治疗是不值得推荐的。药物的对症治疗作用不仅可直接减轻患者的病痛，还可降低诸如高热、惊厥、休克等严重的综合征对机体的伤害，起到挽救患者生命的作用。在多数情况下，药物治疗的有效性是显而易见的，但在有些情况下，药物治疗的疗效尚缺乏足够的证据支持，如对某些自限性疾病，不用药治疗可能也会康复；又如使用抗菌药物预防细菌性感染，虽然患者存在感染的风险，但感染未必一定发生，医生和患者为了避免可能出现的麻烦和痛苦，可能更倾向于使用药物，在这种情况下，也许临床结果与药物治疗的预期结果相吻合，但并不意味着一定是药物的疗效。在临床实践中，药物还可起到心理安慰作用（即安慰剂效应），这种心理暗示对某些疾病的恢复可能有一定积极意义，但如果临床用药不能产生客观的疗效，那么单纯的安慰剂效应不仅可能延误治疗，还造成不必要的浪费。

为了达到理想的药物治疗效果，在充分考虑药物的生物学特性、理化特性、患者特殊的病理生理情况的基础上，应重点把握以下几点有关药物有效性的伦理规范。

1. 药物治疗的适度性　药物适度治疗是指在明确疾病诊断的基础上，从病情的实际需要出发，以循证医学为依据，选择适当的药物治疗方案。而药物过度治疗是指超过疾病治疗需要，使用大量的药物，而且没有得到理想效果的治疗，表现为超适应证用药、剂量过大、疗程过长、无病用药、轻症用重药等。临床常常可以见到，某些癌症患者的死因不是因为癌症本身造成，而是由于过度化疗所致。

与药物过度治疗相对的另一个极端是治疗不足，表现在两个方面：一是剂量不够，未达到有效治疗剂量；二是疗程太短，达不到预期的治疗效果。

2. 药物治疗的规范性　随着科学的发展，对许多疾病的诊治都制定出了公认、权威、规范的指南或标准，在给患者实施药物治疗时，医生首先要熟悉这些指南或标准，同时还要教育患者了解并配合遵守这些指南或标准，尽量按公认的指南或标准去选药用药，减少用药的随意性和盲目性，有效避免药物的治疗不足与过度治疗，保证药物治疗的适度性与合理性。

（三）平衡治疗药物的经济性

药物治疗的经济性就是要以消耗最低的药物成本，实现最好的治疗效果。众所周知，如何控制医疗费用的快速增长现已成为世界各国共同关注的难题，我国的医疗费用以每年30%的速度增长，远远超过同时期国民生产总值的增长速度，有限的医药卫生资源越来越难以满足日益增长的医疗卫生保健需求。药品费用在整个医疗费用中占有相当大的比例，新药、进口药、高价药不断涌现，使药品费用增长成为医疗费用急剧增长的主要原因之一。

医生在治疗疾病时应秉公处方，根据病情的需要开药，绝不可滥用手中的权力，以药谋私。在当前和今后相当长的时间内，由于卫生经费紧缺，医药资源不足，医生在开处方时，必须正视医药卫生现实中的矛盾，从病情的需要出发开药。廉价药能达到治疗效果就不用贵重药。不能单纯为了追求本单位的经济利益而随便开进口药、滋补药以及与治疗无关的药物。对昂贵、紧俏的药品要严格管理、统筹分配，使有限的医药资源发挥最大的治疗效果。

（四）注重治疗药物的方便性

药物治疗除了要符合安全性、有效性、经济性的要求，还要体现方便性原则，使药物治疗方案容易被实施，最终才能体现药物治疗的效果。药物治疗方案所选用的药物剂型和给药方案应该尽量方便患者，否则会降低患者遵从医嘱或治疗方案的程度即依从性。在选用的药物剂型方面，如药片太小，使视力和手指灵活性减退的老年患者用药困难，药片太大难以吞咽，制剂带有不良气味及颜色，致使儿童患者拒服；在治疗方案方面，药物种类或服药次数过多，用药方式、途径不方便等均可影响药物治疗的依从性。

二、手术治疗伦理

手术治疗是外科治疗的主要手段，与其他疗法相比，它有见效快、不易复发的优点。但手术治疗也有不可避免的损伤性和较大的风险性，尤其是现代手术治疗的领域不断扩大，人工组织和人工器官的临床应用，器官移植的广泛开展，显微外科的蓬勃发展，使手术的难度和危险性越来越大，患者的痛苦和负担也随之增加。因此，在手术治疗过程中，外科医务人员应严格遵循以下伦理规范。

（一）选择手术治疗的伦理要求

1. 确定手术是必需的 在手术前，医务人员必须确定手术在当时的医疗条件下对患者是最理想的治疗方法，凡有其他治疗法优于手术治疗、可做可不做的手术或不具备手术条件的都不应当实施手术治疗。不严格掌握手术适应证，甚至想通过手术来练习手艺都是违背患者根本利益和医学伦理要求的。

2. 手术方案是最佳的 手术方式的选择（包括麻醉方式的选择）必须安全有效。医生应对患者高度负责，从患者的利益出发，全面分析患者的病情、手术的预期疗效和可能产生的远期影响（如手术后并发症），反复比较，选择最为安全可靠、对患者损伤最小、痛苦最少而又能最大限度实现手术目的的最佳治疗方案。在确保治疗效果的前提下，要努力提高患者生活质量，如截肢手术，要反复权衡利弊，考虑患者手术后的生活、就业、劳动等远期效果。

3. 必须做到知情同意 手术一旦确定,医务人员必须客观地向患者或家属（或监护人）介绍病情、手术的必要性、手术方式、可能发生的不良情况或意外等，让其充分理解并自主地做出是否手术的决定。在知情同意的前提下，履行书面协议的签字手续。知情同意是医务人员对患者或家属自主权的尊重，也表明患者及家属对医务人员的信任和对手术风险的理解和承担。医务人员不能在患者或家属尚未知情同意的情况下，擅自对患者进行手术；也不能因个人的目的哄骗患者接受手术。但是对昏迷患者在家属无法联系的情况下，如果手术是抢救患者的唯一方案，医务人员出于高度责任感，可在没有患者或家属知情同意的情况下，为保证患者的生命安全而进行必要的手术。

（二）对手术医生的伦理要求

1. 不滥施或争抢手术 施行手术必须是治疗疾病的需要，医生绝不能为了操练手艺或经济效益而动员或迫使不该手术治疗的患者接受手术，增加患者的痛苦；医生也不能基于经济利益的考虑有意暗示患者选择手术费用更高的手术方式；医生不能不顾自己的技术水平和患者的利益而争抢自己不能胜任的手术，这些都是违背伦理要求的。

2. 不垄断或推卸手术 为了维护自己的权威和声望，以保证手术质量为由，有意垄断一些难度相对较大的手术，对一些关键性的技术和经验进行保密，以达到技术控制的目的，这既妨碍了人才的培养，对医疗事业的发展极为不利，又会使部分患者得不到及时有效的治疗。有的医生把某些自己能做但存在一定风险的手术推给他人去做，甚至推给不宜做该手术的医生去做，回避风险；也有的医生对技术操作简单的手术厌恶冷淡，找理由躲避手术，这些推卸手术的行为和做法都是不符合伦理要求、对患者极端不负责任的表现。

3. 不忽视术后诊查和处理 手术医生不能忽视术后对患者的严密观察和精心治疗，因为患者的许多重要病情变化，如出血、血栓、局部积液、感染化脓及其他一些并发症，常常都在术后发生，只有重视术后诊查，及时发现问题并妥善处理，才能保证手术的真正成功。有的手术医生错误地认为手术结束即万事大吉，忽视手术后观察和处理，致使严重后果的产生。

4. 重视患者的心理治疗 手术前，患者因担心手术时的疼痛、出血，害怕手术意外或手术后留下后遗症，会出现焦虑、恐惧、情绪低落等心理反应，这些反应不利于手术的顺利进行。因此，应引导患者建立对手术医生的信任，帮助他们摆脱不良情绪，以良好的心态接受和配合手术。手术后，患者常常因手术带来的损伤或疼痛等不适而产生焦虑、恐惧、沮丧，甚至绝望，这些心理反应会影响到手术后病体的恢复。因此，医生应有针对性地做好耐心细致的疏导解释工作，安慰患者，给予患者足够的心理支持，以减轻或解除患者的心理痛苦，树立对生活的信心。

三、心理治疗伦理

心理治疗又称精神治疗，是以一定的理论体系为指导，以良好的医患关系为桥梁，应用心理学的方法和技术，影响或改变患者的认知、情绪和行为，调整个体与环境之间平衡的方法。心理治疗不但是功能性疾病和心身疾病的主要治疗方法，而且也是躯体疾病综合治疗中的一种辅助方式。随着医学模式的转变，心理治疗已日益受到医务人员的重视。

在心理治疗中，医务人员应遵循以下伦理规范。

（一）掌握和运用心理治疗的知识技巧

心理治疗有自身独特的理论体系和治疗技巧，只有掌握了心理治疗的理论和技巧，才能在与患者的交谈中了解心理疾病的发生、发展规律，从而做出正确的诊断和有针对性地进行相应治疗。

（二）尊重患者，富有同情心和同理心

要求心理治疗的患者，在心理上往往都有种种难以摆脱的困扰与不适。因此，医务人员要有深厚的同情心，尊重患者人格，理解患者的痛苦，耐心聆听患者的诉说，帮助患者找出症结所在，并通过耐心的解释、支持、鼓励和安慰，使患者改变原来的态度和看法，逐渐接受现实，从而改善人际关系，增强适应能力。

（三）要以积极乐观的心理状态去影响和帮助患者

在心理治疗中，医务人员自身的基本观点、态度必须健康、正确，有良好的人格、愉快稳定的情绪，这样才能正确影响和帮助患者，达到改善患者认知、情绪和行为的目的。如果医务人员的观点、态度不当，个性不良或因为个人、家庭遭受挫折而出现不平衡的心态和不良情绪，在心理治疗过程中不仅不能帮助患者，而且有可能促使患者病情恶化。此外，在进行心理治疗时，心理医生应把个人的情感、利益排除在外，确保客观中立的立场，以冷静、理智、清晰的方法，帮助患者适当地调整与改变，以提高其适应社会生活的能力。

（四）要保守患者的秘密、隐私

患者向心理医生倾诉的资料，特别是秘密或隐私，不能随便张扬，甚至对患者的父母、配偶也要保密，这是一名心理医生必备的职业道德，也是取得患者信任和坚持治疗的关键。不过，如果医务人员发现患者有自伤或伤害他人的企图时，可以转告其家人或相关人员，这是出于保护患者或他人生命的目的，是符合伦理要求的。

四、康复治疗伦理

现代康复医学是近半个世纪来蓬勃发展起来的，它的发展是人类医学事业发展的必然趋势，也是现代科学技术进步的结果。康复治疗的对象主要是有各种机体功能缺陷的人群。康复治疗通过物理疗法、言语矫治、心理治疗等功能恢复训练的方法和康复工程等代偿或重建的技术，使残疾人的身体功能得到最大限度的恢复，生活质量得到改善。康复伦理是运用医学伦理学的理论和方法，研究和解决康复医学实践中的伦理问题，是伦理学的理论、观点与康复医学实践相结合的产物。康复治疗工作的临床特点包括：患者病程长、康复慢。康复治疗的服务的对象功能障碍一般存在时间较长，有的甚至终身存在；由于康复需要关注患者的躯体功能、情感及心理状况，因此康复治疗往往需要团队合作；在康复过程中，还要充分调动和发挥家庭成员的积极性和能动性，这对患者功能障碍的恢复具有重要意义。

康复治疗中，医务人员应遵循以下伦理规范。

（一）理解与尊重

不论是何种原因导致的功能缺陷，都会给患者带来生理和心理上的双重创伤，有的行动不便，有的生活难以自理。所以在康复治疗中，医务人员要有耐心，充分理解与同情他们，尽可能多地给予患者关怀与帮助。注意不能伤害患者的自尊心。要注意鼓励患者主动参与治疗，逐渐培养和增强患者重返社会的信心和毅力。

（二）关怀与帮助

治疗前要向患者说明可供选择的各种治疗方案，介绍这些方法的优点和不足，使患者

知情。医生可以根据患者的具体情况为他们选择合适的治疗方案，但必须得到他们的理解和同意。确定治疗方案之后，要让患者充分了解其目的、具体操作方法及注意事项，使患者能够主动配合治疗，同时也有利于保证训练中的安全。

（三）联系与协作

残疾人的康复，需要医务人员、工程技术人员、社会工作者、特种教育工作者等多学科、多领域人员的协作。所以在康复治疗中，医务人员要具备广博的学术眼界和很高的思想境界，不仅要把自己的这部分工作做好，而且要主动与相关部门建立联系，把自己的工作与其他相关部门的工作有机地联系起来，避免发生脱节，以保证康复治疗目标的实现。

（四）公平与公正

随着人口老龄化趋势的加快，社会整体的康复需求日益增多，在目前我国健康服务能力整体不足的情况下，应该坚持公平公正的康复资源配置和使用。避免区别对待所服务人群，促进康复资源的合理化使用。

第三节　特殊临床情境下的伦理

一、医疗急救伦理

由于外伤、车祸、灾害、急性疾病的情况时有发生，急救医学作为一门新兴的学科正迅速被临床所重视。急救医学工作可以说是医院总体工作的缩影，直接反映了医院的急救医疗、护理工作质量和医务人员的综合素质与专业技术水平。急救患者因病情紧急、危重，急需在最短的时间内以最有效的措施防止患者机体遭受更为严重的损害，缓解急性发作的症状，及时解除患者的痛苦。急症患者的抢救成功率不仅取决于参加抢救的医务人员的专业水平，而且还取决于医务人员良好的伦理素养。

急诊抢救的目的在于用最短的时间，以迅速有效的措施来防止患者最重要的脏器免受致命的损害，缓解急性发作的症状，从而为进一步诊断、治疗打下基础。急诊往往与危重患者的生命密切相关，在临床医疗工作中，对危重患者的抢救具有特殊的意义和作用。提高抢救成功率，不仅取决于医务工作者的抢救技术，而且也与医务人员的伦理素养有十分密切关系。在医疗急救工作中医务人员应遵守以下伦理规范。

（一）充分的急救准备

急诊的特点就是病情紧急，因此，急救医疗部门及其人员随时都应作好急救准备。医疗仪器、器械、药品等要配备齐全，专人负责，以免准备不足而耽误抢救时机；担负急救任务的医务工作者必须具有扎实过硬的基本功，对静脉穿刺、气管插管、心内注射、心脏复苏、急症开胸等技术都应熟练牢固地掌握；急救医务人员绝不能有丝毫麻痹懈怠的思想，必须坚守岗位，做好急救的各种准备工作，养成细致、敏捷、果断的作风，以便应付各种突发的病变，保证患者的抢救成功。各有关科室也应提供方便条件，坚持急诊优先的原则，必要时应简化手续，边抢救边补办手续，或先抢救后办手续。对疑难、危重病员应立即请上级医师诊视或急会诊。对危重不易搬动的病员，应在急诊室就地组织抢救，待病情稳定后再护送到病房。

（二）严谨的工作作风

急症抢救工作不仅要求医务人员对患者要满腔热忱，而且还要有严肃的科学态度和求实精神，严格遵守抢救的各种规章制度和操作规程，在抢救中急而不慌，忙而不乱，所有的诊查和治疗都根据病情需要而有条不紊地进行。同时在抢救中要谨慎小心，切忌疏忽大意。对患者的各种症状的发现和判断要敏锐、准确，不放过任何一个可疑症状，发现问题后要一丝不苟地妥善解决。

（三）高度的责任感

急诊抢救工作以"急"为特征，因为急症、重症、险症患者的病情瞬息万变，预后难测，若不迅速急救，就会危及患者生命或造成严重后遗症，如脑出血、脑外伤所致颅压增高引起的脑疝和脑缺氧的抢救、心肌梗死的抢救、气管异物等急症的抢救，必须分秒必争、全力以赴。医务工作者必须牢固树立时间就是生命的观念，立即行动，救患者于危急之中；遇到急救任务应毫不考虑个人利益和得失。患得患失，犹豫不决，或借口推辞、敷衍应付，以致延误良机，是极不道德的行为。同时也应注意，急救患者多数病情危重，在抢救中常常存在着一定的抢救失败风险，这就向医务人员提出了一个伦理责任问题，是回避风险、推卸责任、技术自保，还是敢于承担风险、以患者利益为重、认真负责地进行抢救的问题。显然我们应采取后一种态度，在抢救中应以患者的生命为重，抛开个人得失，大胆选择积极的、安全的、合理的治疗方案。

二、传染病诊治伦理

传染病具有传染性，能迅速在人群中传播，影响公众的健康，对社会人群的危害大，所以，传染科工作兼负治疗疾病和促进社会卫生保健的双重责任。相对于其他疾病，传染病普遍具有传染性、流行性、发病急、传播快、对社会危害较大的特点，极易引发社会公共卫生事件，因此，传染病的诊治工作有其不同于一般疾病诊治的特殊伦理要求，从事传染病诊疗工作的医务人员应具备以下伦理规范。

（一）热爱本职工作，具有无私奉献的高尚情操

传染科医务人员每天接触传染源，被传染的危险性很大，加之社会各界对传染病始终存在认识上的误区，使得传染科医务人员的工作心情比较压抑。但在重要的社会责任面前，就要求传染科医务人员要端正工作态度，树立正确的思想观念，热爱本职工作，努力学习，不断提高业务水平，以精湛的医术和强烈社会责任感对待工作，充分尊重和体谅患者，尽量满足患者的心理需求，给他们以人道主义的关怀和温暖，帮助他们消除思想顾虑和不良情绪，保持心理平衡，同时采取积极有效的治疗措施和手段治疗患者，促进患者的康复。

（二）争分夺秒抢救患者，强化社会预防保健措施

很多传染病都具有发病急、进展快、病情危重的特点，但若及时使用对症的药物或抗毒素、免疫血清等治疗方法，大多数传染病都是可以治愈的。这就要求传染科医务人员树立强烈的时间观念，对于危重患者要做到早发现、早确诊、早隔离、早抢救，抓住时机，刻不容缓地积极抢救。由于传染病具有传染性、流行性等特点，对社会危害较大，所以传染科医务人员在治疗患者的过程中，要不断强化社会预防保健意识，发现疫情或传染病应

及时向卫生防疫部门报告。对于甲类传染病和乙类传染病中的肺炭疽、SARS、脊髓灰质炎、人感染高致病性禽流感患者和疑似患者，或发现其他传染病和不明原因疾病暴发时，应在规定时间内按要求进行疫情报告。同时，医务人员应利用各种时机和形式，向患者、患者家属和社会开展传染病的预防保健教育，以提高全民的预防保健意识。

（三）严格执行消毒隔离制度，防止污染环境及交叉感染

传染病患者不仅是疾病的罹患者，也是疾病的传染源，为了保护易感人群，控制传染病的流行，切断传染病的传播途径，传染科医务人员应以对自身、对患者和对他人负责的高度责任心，强化无菌意识和预防观念，严格执行消毒隔离制度。对病室环境、患者携带的物品、患者的分泌物、排泄物以及患者用过的医疗器具，都应严格消毒灭菌；对处于传染期有传染性的患者，要严格执行隔离制度，防止交叉感染和疾病的扩散，但应向患者及家属讲清楚道理，使他们能给予积极的配合。切不可因自己工作的疏漏，给公众的健康带来威胁。

（四）积极加强患者心理疏导，减轻患者和家属的心理压力

传染病患者有很大的心理压力，因为人们害怕被传染，躲避甚至害怕与传染病患者接触，在治疗过程中采取一些隔离措施等，会使患者产生自卑心理，孤独感等消极情绪，这就要求医务人员注意对患者进行心理疏导，减轻传染病患者的心理压力。医务人员要充分尊重和关心患者，不可歧视患者及其家属，帮助他们消除思想顾虑和不良情绪，保持心理平衡，同时要积极采取有效措施和手段，及时治疗疾病，促进患者早日康复。

三、精神病诊治伦理

精神病是人体在各种致病因素影响下，大脑功能发生紊乱，从而在认识、思维、情感和意志等精神活动方面出现不同程度的障碍。精神病患者的主要临床表现是其行为不能遵循人的正常心理活动规律，不能正确反映客观现实。在很长一段时间里，由于医学本身的落后和人们对精神疾病的不理解，精神病患者一直被认为是"魔鬼缠身""神的惩罚"，因而遭到歧视、虐待、遗弃或惨遭迫害致死。以后随着社会和医学科学的发展，人们才逐渐认识到精神病是需要治疗的一种疾病，精神病医院才逐渐代替了疯人院，精神病患者才被当作社会成员看待。然而即使到了今天，仍有部分社会成员存在错误的观点，歧视精神病患者甚至家属。1977年国际精神病研究专家在夏威夷召开了第六届世界精神病学大会，一致通过了《夏威夷宣言》，为精神科医生和护士制定了十条道德规范。综合国际和我国的经验，精神科医务工作者应遵守以下伦理规范。

（一）诊断谨慎

精神科医务人员对精神病的诊断要慎重，必须细致完整地收集与患者有关的病史、病症资料、检查结果，认真仔细地进行精神检查，经过足够时间的严密观察，才可做出诊断，以免错误地给患者戴上精神病的"帽子"，使其无端承受各种精神压力和接受不恰当的治疗。另外，法律上对被确诊为精神病的人可以免于刑事起诉，错误的诊断既可能包庇了坏人，也可能会危害好人，因此，精神科医生诊断前应详细调查，搜集证据，没有科学的依据绝不妄下结论。

（二）慎独

精神病患者对疾病缺乏自知力，对医护人员的治疗也无法做到监督和知情同意。这就要求医护人员应具备高度的责任心，无论有无他人监督，自觉地履行对患者应尽的职责，做到慎独。精神病患者有时因自我意识缺乏、自控能力下降，可能出现异常的性举动，作为精神科医务人员必须自尊自爱，抵制诱惑，在任何情况下对患者都绝不存异心，不得有使患者产生性错觉、性误解的表现。男医生对女患者的治疗检查，必须有第三者在场，不宜单独在女病房作较长时间的接触。做妇产科检查一般应请女医师代作，有家属或护士在场。若医生利用患者精神错乱进行调戏、奸污，除会受到道德谴责外，还将受到法律的制裁。

（三）尊重患者的人格和权益

精神病患者由于受疾病的影响出现异常言行，有时甚至攻击、伤害周围的人。精神科工作人员应同情和体谅患者，以友善的态度对待患者，不能因患者的异常表现而长期禁闭或用脚镣手铐限制患者的活动。在诊疗过程中应做到热情、耐心、和气，不得训斥或恐吓患者，不能歧视、耻笑、惩罚患者，充分尊重患者的人格，保护患者的权利。精神病患者在患病期间，虽然解除了正常公民的部分权利和义务，但仍享有与社会其他成员一样被人道主义保护的权利，以及作为患者的基本权利。当患者自知力有一定恢复以后，应耐心向其解释治疗的必要性，并在治疗手段的选择上考虑患者的合理要求，尊重患者的意见。

（四）正确使用强迫治疗和约束保护措施

精神病患者常表现行为的异常，有时甚至出现冲动攻击他人或危害社会的行为。为了避免发生意外，医务人员必要时可以采取强迫治疗或限制行为来约束患者，以免患者对他人对社会造成危害。但一定要警惕药物、电休克等强迫治疗措施的副作用和合并症。约束患者时要确保患者的安全，正确采取保护措施，绝不能滥施强迫治疗和约束措施，或者把它们当作报复、恐吓、威胁患者的手段，更不允许随意禁闭和用暴力约束患者。

（五）积极开展和参与精神卫生服务

精神病的预防是临床精神病学范畴的重要组成部分。因此，精神科医务人员的工作不单纯局限于门诊、病房的医疗服务模式，还应该积极开展和参与精神卫生服务，履行相应的社会道德责任，如开展综合医院精神科服务、社区精神卫生知识的宣教和精神保健服务、院外精神康复服务、精神卫生咨询、精神障碍的流行病学调查等。

四、临床实习伦理

临床实习是培养一名合格医生若干阶段中最基础的重要环节。作为一名医学生，除了应具备医学生应掌握的基本医学伦理学原则以外，在医学实习的具体工作实践中，应掌握以下特殊的伦理规范。

（一）实习医师与医护人员之间的伦理规范

传统的医学生实习带教工作仍然是老师和学生一对一的师承方式，老师在传教技术的同时，应将兢兢业业、刻苦钻研、爱岗敬业的良好医德传授给学生。同时要坚决反对在带教中不负责任地将拜金主义、利己主义等不良职业风气传递给学生。古训曰：先知儒理，后方知医业。医德教育是医学人才成长的必修课。而抵制行业不正之风对学生的影响，必须从老师和学生入手，加强医德教育，广大临床医护人员应以身作则，身教重于言教，在医德教育中起示范作用，使其更具有说服力，使实习医师既承接了精湛医术，又受到了高尚医德的熏陶。同时，带教也需注意不能将学生当作帮工看待，一味给学生增加劳动强度，不按实习大纲进行带教，让实习生不堪重负，与实习的目的背道而驰。

（二）实习医师之间的伦理规范

实习医师之间，作为特殊的医际关系，具有目的同一性又有协作和竞争性。目的同一性，既医学对象的同一性，医学作为同疾病做斗争的知识体系，是为人类健康服务的。竞争性是对医学知识的不断探索，比、赶、帮、学，相互提高医德、医技。合作协调是医际关系的根本特点，是医学发展和医疗需要的内在要求。作为医务人员，如果缺乏真诚合作，就不可能处理好医际关系，难以适应现代医学发展。实习医师应对此有正确认识，在工作中避免出现争抢患者，"爱病不爱人"，对同学不正确的操作不予以制止等。

（三）正确对待实习分科的安排

按照现行医学生实习大纲的规定，临床医学专业实习生一般都要在内外妇儿各二级学科进行实习。但在实际的实习过程中，如有些男生不愿去妇产科实习，而女生对泌尿科实习中的尴尬也颇有微词。造成这种现象出现的原因是多方面的，有基于传统伦理观念对医学生的影响，干扰了学生的价值观和择业观，也由于特殊科室，如妇产科还涉及生育、婚姻、家庭、社会等，这就使妇产科与其他学科相比在医学伦理方面更具特殊性，处理不好极易引发医患纠纷。因此，医学生树立正确的医学伦理价值观和择业观是成为一名合格医生的基本要求。

（四）加强医学人文素质教育，提升医患沟通能力

实习生医学人文素质缺乏，医患沟通不畅是普遍的问题。在临床实习中，临床专业实习生医学人文素质的欠缺也是影响实习效果的重要原因。医学是最具人文精神的学科，人文性和社会性是其本质属性。实践表明具有更好医学人文素质的医学生在处理医患关系时，会显得更加从容。在临床实习中，实习生本身就因其资历和经验欠缺而受到部分患者的排斥。这一方面是出于患者对自身的防护；另一方面，实习生刚出校门，进入医院临床实习，其沟通和交流能力相对欠缺。患者到医院就诊期望得到良好的医疗服务。另外当前医学院校的课程设置把重点都放在医学专业知识和技能的培养上，而医学人文教育则仅作为选修或辅助课程。这种培养模式不仅在实习生身上，同时在整个医疗行业中也已经暴露出诸多弊端。同时当下日益紧张的医患关系，也使得加强医学人文素质教育成为当务之急。因此，在实习阶段强调医学科学基础知识、临床技能培养的同时，也应着重强调职业精神、沟通技能、信息管理能力、批判性思维能力的自我提升和培养。

（五）正确处理临床实习中的患者隐私权

首先，实习医生须明确知晓，患者不论是到普通医院就诊还是到教学医院就诊，其目的和要求都是一样的，患者仅仅就与自己诊治直接有关的事项与医生达成合约。在合约中患者的权利主张是一样的，所应该履行的义务也是一样的，并不会因为在教学医院就诊就须履行天然的教学义务。即在普通医院里，患者没有接受临床示教的义务，同样在教学医

院里也没有接受临床示教的义务。其次，患者在教学医院接受临床示教只是道德的应该而非必须，若患者同意示教仅是患者的善行而已。医生尽管有诊疗权，但没有要求患者配合临床示教的权利。因此，知情同意是开展临床带教的原则，在临床示教中贯彻知情同意原则是患者价值和权利的直接要求，是赢得患者支持和配合的必由之路。体检中那些具有教学意义，需要进行教学观摩，应该先向体检患者解释说明教学的重要性，让体检患者认识到支持医院教学的意义，征得患者本人同意，才能进行观摩。只有真正尊重和关心患者，才能得到患者的信赖，建立和维持和谐的示教关系。

学习思考题

1. 作为一名医务工作者，如何在工作实践中履行知情同意原则？
2. 在病史采集、体格检查中应遵循哪些伦理原则？
3. 药物治疗中有哪些需要考虑的伦理要求？
4. 手术治疗中对医务人员的伦理要求有哪些？
5. 临床急救工作中有哪些特殊的伦理要求？

（陈勇川）

第十章　公共卫生伦理

学习目的

　　掌握公共卫生伦理学的基本原则，健康教育和健康促进的伦理原则，传染性疾病防控中的伦理原则，职业性损害防控中的伦理原则，突发公共卫生事件防控中的伦理原则；熟悉公共卫生领域的伦理难题，健康教育和健康促进中的伦理问题，传染性疾病防控、职业性损害防控及突发公共卫生事件防控中的伦理问题；了解公共卫生伦理学的概念及特点，健康教育和健康促进的概念。

　　虽然和临床医学伦理一样是以公民健康为目标，但是由于公共卫生实践与临床医学实践的显著差异，决定了公共卫生伦理和临床伦理具有明显区别。临床医学实践着眼于解决个人健康问题以及关注对个体患者的治疗，是以个体患者为中心，涉及的主要伦理关系是医患关系，研究侧重在新药、器械、生物制品等方面，决策者主要是医生个人或医生群体，其伦理基础和价值取向以强调和维护患者利益、尊重患者个人自主性为核心；而公共卫生实践以预防、防治伤害发生、传染病流行为主旨，着重了解群体水平疾病和残疾的原因，保护、改善和促进公众的健康，涉及主要伦理关系复杂多样，研究侧重于影响健康的行为、生活方式等社会因素，落实于社会公共健康保障政策的制定，决策者以政府机构或相关部门及各级社会组织为主，强调资源公平分配的研究以及多部门协作、团结互助、健康教育等多种干预措施，其伦理基础和价值取向以强调维护公民健康平等权利、实现人群健康为核心。学习公共卫生伦理可以帮助我们依据伦理学的一般理论、原则和方法探讨和解决公共卫生实践中提出的实质伦理学和程序伦理学问题，进而掌握在人群中促进健康、预防疾病和损伤的行为规范。

第一节　公共卫生伦理概述

一、公共卫生的概念及特点

（一）公共卫生的概念

　　公共卫生就是我们作为一个社会，为保障人人健康的各种条件所采取的集体行动。这是 1988 年美国医学研究所（Institute of Medicine）关于公共卫生的里程碑式的定义。我国首次提出的公共卫生定义：组织社会共同努力，改善环境卫生条件，预防控制传染病和其他疾病流行，培养良好卫生习惯和文明生活方式，提供医疗服务，达到预防疾病，促进人民身体健康的目的。可以从概念看出，公共卫生有非常丰富的实践形式。

　　公共卫生与临床医学不同，临床医学主要是关注个体患者。医生诊断疾病，提供治疗减轻症状，如果可能的话则治愈疾病。高质量的医疗是临床医疗必要条件之一。而公共卫生则寻求了解不良健康和良好健康的条件和原因，并寻求一种能够使人们保持健康的优良环境。公共卫生最重要的一个特征就是努力改善群体的功能和寿命。公共卫生工作的目的是监测和评价群体的健康状况，制定战略和干预措施，以减轻损伤、疾病和残疾的负担。

公共卫生干预在统计学意义上挽救群体的生命，降低损伤、疾病和残疾发生率。

对公共卫生的详细准确把握有助于我们对公共卫生框架特别是公共卫生伦理和法律问题的理解和讨论，具体来看，在公共卫生的概念中，关于公共（public）的理解主要有三重含义：

一是数量上众多的意义。公共卫生的目标人群是全体人群（population），也就是说公共卫生的目标是社会群体的健康而不是仅仅关注某个个体的健康，因此，数量上的众多意义也反映出公共卫生在一定程度上更加强调效用主义原则。

二是政治上的公共。代表公共利益的政治体制是政府。换句话说，政府就是公众选举出来代表公众保护公共利益的。政府或公共机构被赋予了职权代表公众的利益而行动。在这个意义上的公共，就是通过政府或公共机构而实现的集体行动。因为政府是按照选举他们做代表的公众所要求的、确切地行动以促进人们的健康。在这个层面的伦理学会关注，政府不可以以公共利益的名义不适当地侵犯个人的权利的问题。

三是公共具有集体的含义。这个集体可以包括可以用所有形式影响公共卫生行动的团体和社区，我们可以把这个意义上的公共称为社区的公共。这个层面上的伦理学分析超出了政治公共的范围，因为这个领域包括了私人机构和私人的资金，他们与公共健康干预有关的行动通常有更大的自由度，因为他们不必像政治上的公共那样必须证明他们干预行动的合理性。不过，他们的行动也仍然需要符合各种道德的要求，如尊重个人的自主性、尊重隐私和保密、信息的透明等。

（二）公共卫生的特点

从以上三层含义来看，政府是公共卫生的核心，因为它必须履行代表公共利益的职责。公共卫生涉及与干预相关的发展、实施、评估等许多专业人员和社区成员，以及政府机构之间的互动和关系，公共卫生实践的决策是由集体决定，政府作为公共利益的代表决定，首先关注群体干预的后果，而且具有强制性特点，因此，公共卫生实践更具有效用最大化的目标追求。政治上的公共强调了合理家长主义和运用，强调公共卫生是公共产品，因此公共卫生伦理学的重点是政府主导责任。不过，政府为公共健康而行使职权、完成任务，也提出了重要的伦理问题，特别是针对政府实施的强制性干预措施的合理性证明问题、平等对待公民的问题。因为在开放、多元的现代社会里，强制性的政策及其他所有的政策都应该是基于一定的道德理由，应该是可以得到伦理学辩护的。而且理所当然地，这些以公众的名义而实施的政策应该合理地期待能够被公众所接受。这个定义也涉及公共卫生主管部门的公职人员被依法赋予的特殊职权：如果存在某种对公众的威胁，需要公众对此有所反应，被赋予了职权代表公众的利益而行动的政府公职人员，在权衡个人权利和公共利益之后，采取适当的措施以保护公众的健康。这样的措施可以是强制性的。因此，在政府对公众健康的管理中，如检疫、隔离、免疫、接触者流行病学调查和追踪随访、环境治理等行动是义务的，也可以是强制性的。这种强制性干预在三种情形下是合理的。

第一种合理的公共卫生干预的情况发生于公众健康受到了威胁。例如，有某种传染性疾病，它们对公众的威胁是通过水平传播传染。还有另外一种对公众健康威胁是由于它们涉及公共资源以及因为未能从问题的源头上加以控制，而导致对许多人健康产生不利的后果。食品安全、卫生设施、碘盐、害虫和寄生虫控制，污染控制等，这都是应对这种公众健康威胁而采取的公共卫生措施的例子。

第二种合理的公共卫生干预的情况发生于对公共卫生的某个方面政府拥有独一无二的能力和专业人员时，如疾病的上报、监测的描述和解释。按照法律的要求上报某种类型的疾病情况，如某些传染病、职业病、癌症、性传播性疾病、枪伤、儿童的意外死亡等，这些情况和信息对社区集体的健康都是重要的。这样的报告制度使数据得以收集和分析，也使得政府提供更为直接的预防干预措施成为可能。如果没有这样一种强制的报告制度，重要的资料就会丧失。当然只有政府才会有这样的权威发布命令执行这样的报告制度。也只有政府的公立机构拥有这样一批训练有素的资料分析专业人员。

第三种可以证明公共卫生干预是合理的情况发生于当政府的行动是更为有效或者更为可能有效的干预时。新生儿的筛查项目就是一个例子，在我国该项目也存在政府的相关规定而得以实施。这样的筛查项目也常常与公费的随访和治疗联系在一起。不过，特别需要指出的是，公共卫生遗传学要与临床遗传学相区别。因为公共卫生涉及政府的行为，涉及强制性的权力和社会利益优先于个人权利的问题，而在临床遗传学中，自主性、生殖选择自由和隐私是占有主导地位的价值观，于是，公共卫生遗传学似乎是荒谬的。因此对该领域任何涉及遗传学干预措施的采用都应该给予极大的注意。凡是提倡扩大现有的公共卫生遗传学干预，如新生儿筛查，都应该证明政府的行为是必要的，并且要采取详细的措施保护个人的权力。例如，遗传咨询的非指令性、知情选择的权利等。

此外，需要注意的是，之所以说公共卫生最为关键的因素是政府的作用，部分原因还在于绝大部分公共卫生项目都属于公共产品。公共产品是相对于私人产品而言，是指具有消费或使用上的非竞争性和受益上的非排他性的产品。由于公共卫生产品的特征，政府在公共卫生中的主导作用显然是独一无二的。特别是政府的决策地位，对于公共卫生的责任，保护公共健康和福利的责任，政府有着独特的作用，这些作用不可能依赖个体或小的私人机构提供。

二、公共卫生领域的伦理难题

（一）公共卫生伦理学的概念

公共卫生伦理学不同于只关注临床活动的医学伦理学，是一门关注社会群体健康的新兴学科。它的出现要求临床医务人员和公共卫生从业人员转变思维方式，改变行为的目标，由维护个体生命健康权益向维护群体生命健康权益的扩展，重新思考什么是真正的健康，什么样的公共卫生制度设计才是真正好的公共卫生政策。由于学科的复杂性，目前学界关于公共卫生伦理学的定义尚未达成一致。有学者将目前对公共卫生伦理学的定义总结为三种观点：第一种观点是将公共卫生伦理学视为公共卫生领域中一系列道德问题的罗列，第二种观点将公共卫生伦理学看作是生物医学伦理学的分支，第三种观点将公共卫生伦理学当作一般伦理学拓展。三种观点虽有差异，但在一定层面上是一致的，都认可公共卫生伦理学是用伦理学的理论、原则和方法探讨和解决公共卫生实践中提出的实质伦理学和程序伦理学问题，在解决这些伦理问题中设法制定在人群中促进健康、预防疾病和损伤的行为规范。

（二）公共卫生领域的伦理难题

由于公共卫生实践的特点，使公共卫生面临着和临床不同的特殊伦理难题：公共利益和个人利益的冲突，比较极端的情况就是政府行使权力，采取强制性措施的时候，需要权衡和把握是否有充分证据证明行动的合理性。

由于政府代表了公共的利益，利益之间的冲突是普遍存在的，如疫苗免疫会使公众受益，但有时候个别人会有不良反应；需要对怀疑传染病而死亡的病例进行流行病学调查和病例解剖，但家属不同意参加流调或者家属拒绝同意解剖尸体；在收集个人信息时，如果确保完全的知情同意，会因为个人不愿意参与的选择偏好而危及监督工作；需要知情（为公众利益）与需要保护（为个人利益）之间的冲突等等。因此伦理学判断冲突普遍存在。这些伦理学判断有必要分解成更实际的问题，包括：①如何使这些伦理学原则更为具体化，以指导人们的行动；②如何解决原则之间的冲突问题？一般伦理学考虑有两个主要的维度，一个是它们的意义和范围，另一个是它们的权重。第一个维度对公共卫生伦理学不断提供更具体的指导，最常见的例子就是，我们通过自愿和知情同意等规定来说明尊重自主性的伦理原则，但是如果认为尊重自主性就是要求公共卫生的所有情况下都必须知情同意，或者说，只要在公共卫生的现场获得同意就可以说明是尊重了自主性，这种认识是错误的。公共卫生政策在捍卫和促进公民保健权利方面的作用是毋庸置疑的。基本的人权除健康权外，还有知情同意权、隐私权、不被任意剥夺行动自由的权利、不被歧视的权利、从科学中受益的权利等。

政府在公共卫生中的作用还体现在政府的权力和职责，诉诸命令性的干预措施用以消除对公众健康的威胁。如果没有对公众健康的威胁存在，不可能使用强制性力量，个人对健康促进活动的参与通常必须是自愿的。不过，由政府发动的行使政府强制性力量的干预行动提出了最复杂的法律和伦理学问题。首先，只有在我们这个狭义定义公共卫生领域里，谈论干预的行动合理性证明才是可能的。其次，这种严格限制且专门说明的公共卫生行动划出了政府干预项目的边界。在追求公共卫生目标时违反个人的权利是否是公正的？是否可以得到伦理学辩护？根据著名的锡拉库扎原则，在以下情况违反上述权利可以被认为的正当的（可以得到伦理学辩护）：①有紧迫的社会需求；②公共卫生目标合理地服务于公众的利益；③对人权的限制应该是最低限度的，而且没有其他可供选择的对人权限制更少的方法；④采取的措施与问题的严重性成比例；⑤采取的措施是法律所允许的。再次，这样的分类设置有助于在私人的、公共的、非营利机构中分配公众的、人群的和个人的责任。例如，在公共卫生伦理学中，公正的含义就包括了公共卫生资源的分配公正，公共卫生政策的优先排序公正，在突发公共卫生事件中，谁应该首先成为保护的目标人群等问题。此外，按照公共卫生的作用进行分类有助于对政府的行动进行优先排序。

（三）公共卫生伦理的理论基础

对事物和行为的好坏判断是伦理学的核心问题，针对此问题伦理学自身并非只是简单地给出答案，而是提供了解决问题的不同途径和方法，即伦理学的基本理论。公共卫生伦理的理论基础则是在结合公共卫生领域所要处理和解决的问题的特殊性，在伦理学基本理论的基石上予以引入和应用的。鉴于公共卫生实践所要处理和涉及的核心伦理问题是个人利益与公共利益之间的平衡关系、公平与效率的关系问题，公共卫生伦理学界一般认为，功利主义、自由主义和社群主义三个理论可以作为思考、分析和判断公共卫生领域中各类政策、制度等好坏与否的理论基础。即人们如何判断公共卫生政策及公共卫生行为或活动的好坏。

1. 功利主义（utilitarianism） 源自于目的论伦理学，英国哲学家边沁命名其伦理学体系之要旨并因此而留名于世；他认为，每个人都有趋乐避苦的本性，追求快乐、避免痛苦是每一个人都会有的偏好，而一个行为的正确与否是由其所产生的快乐与痛苦的计算所决定的，所谓正确的行动就是一种"能使最大多数人获得最大幸福"的行为。通过检验决策对社会中个人福利的总体效果来评估其优劣，即社会应该通过结果来判断一种政策或制度的好坏。这种观点也是当前世界上诸多卫生改革努力的动力源泉。

从功利主义的角度来说，国家和社会对公共卫生的投入应当优先于器官移植等技术的发展，因为前者更能够实现最大多数人的最大幸福。功利主义的判断方法可以指导决策者选择那些能够最大限度改善总体社会健康福利的保健制度和方案。但是在公共卫生的实践领域，对于持有功利主义见解的决策者，需要回答一些更为具体的问题：在每一项政策中，人们到底应该将哪些人划为最大多数人、应该以计算谁的福利为准。就健康而言，究竟哪些福利需要计算入内以及如何计算。更为主要的是，以功利主义决策者的逻辑，在公民健康保健中可能会因为花费太多而放弃救治一部分患者，而且可能会为了多数人的利益而牺牲少数人的健康福利。因此，为了可用资源产生最大化收益而不顾结果是否公正或公平，是功利主义观点应用于公共卫生领域最核心的理论缺陷。

2. 自由主义（liberalism） 针对公共卫生保健领域中，功利主义观点应用可能带来的为多数人利益而牺牲少数人健康福利的问题，一些反对者认为每个人的生命都具有同等的价值，每个生命都值得尊重而不能以任何理由侵犯。此观点就是自由主义，该理论派别对功利主义的批驳以康德对个人尊重与个人自主概念的解读最有影响力，他提出了"人是目的"的观点，其后的哲学家继承这一主张，认为人类具有发展和实施他们决定如何生活的能力，所以他们有权这样做，这些权利源自每个人作为人的地位，因而具有普遍性。

20 世纪 70 年代，美国政治哲学家罗尔斯在其著作《正义论》中针对自由主义思想进行了较为深刻的论证。自由主义的核心概念是权利，但自由主义者之间对权利的解读并非完全一致。一些自由主义者认为人的权利是一种消极权利，即人们可以做他们喜欢的事，只要不伤害到他人，国家就不能对个人的选择进行限制。依据此观点，强制健康保险和税收、药物使用管制、向医生颁发执照的制度安排都限制了个人选择的自由；另一些自由主义者坚持积极权利的观点，即认为没有足够资源的选择权是不可能的或无意义的，要做到真正尊重个体，每个人都必须具有为此最低水平的服务和确保机会均等所需的资源。依据此观点，公民拥有卫生保健甚至是健康本身的权利，所以社会应对公民健康具有特别的社会责任，或至少是为所有人提供最低水平的卫生保健。自由主义者使公民拥有健康权利的主张强调了社会对健康的责任，但可能会部分地否定了个人对健康的责任问题，更主要的是由于社会资源是有限的，社会对公民健康的责任的界限是自由主义者必须要回答的问题。

3. 社群主义（communitarianism） 20 世纪后半叶以来，在公共卫生的实践领域，无论是适用功利主义还是自由主义观点都留下了一些未解的问题：社会不平等的加剧、市场力量的强大、国家职能的弱化、个人主义的泛滥及权利观念的膨胀和个人责任意识的弱化催生一种解决公共卫生实践问题的新观点，该观点认为评估公共政策好坏的关键是它是否有助于创造适合于个人生活于其中的社会形式，社会有责任改善其成员的生存状况，以便共享兼具美德和良好行为之社区的理念。此观点被称为社群主义或共同体主义，它既不以权利也不依靠结果或健康福利为基础，而是侧重于灌输美德和以培育良好社区为宗旨。

社群主义观点源远流长，中国春秋时期的孔子所主张的儒家思想和古希腊时期柏拉图的《理想国》中都包含了社群主义思想。20 世纪 80 年代，受自由主义的挑战和人类学研究成果的影响，社群主义作为一种理论观点得以发展和完善。社群主义者提出了究竟是权利优先于善，还是善优先于权利的问题。对于社群主义者来说，坚持善优先于权利的观点，主张社群是构成个人的基本因素即人首先是社会的人，公共利益优先于个人权利，国家应在伦理和道德问题上负起责任。围绕健康这个问题，一个良好的社会应该是怎样的？在社群主义者看来，采取健康的生活方式是一种美德，而不仅仅是改善健康状况的一种方式或手段；吸烟、酗酒、静脉注射毒品等行为是在伦理上应予以否定的不道德的行为方式，而不仅仅是影响健康的问题。在公共卫生实践中，社群主义的观点具有方向性的指导意义。

公共卫生伦理的理论基础不是要给出一个确定无疑的答案，而是一种工具和分析方法，这些理论观点可以作为一种工具以便于公共卫生相关人员在进行有关卫生部门改革决策时使用。三种理论就其核心而言虽有不同，但它们的目的，即对"何者可以被称之为是好的"这一问题追问是相同的。理解隐藏在公共卫生实践背后的伦理学观点，既有助于政策分析者和决策者更为有效地从事他们的工作，也可以更好地解释和捍卫自己的立场，以及更容易地理解和回应他人的观点和所持有的立场。

三、公共卫生的伦理原则

2002 年美国公共卫生协会关于"公共卫生的伦理实践原则"中，提出 12 条应该性原则（public health should），内容涉及疾病预防、个人权利、社区健康、尊重个人和社区文化、保护环境及公众信任等。在《试论公共卫生伦理学的基本原则》一文中，提出公共卫生伦理学的基本原则：效用原则、公正原则、尊重原则、互助原则和相称性原则。许多学者都比较集中地关注以下 5 个方面的内容：①有效性：为了保护或促进公众健康的目的而不得不忽略某些伦理学原则，必须保证这样的公共卫生目的是可以实现的。②相称性：与不得不忽略某些伦理学考虑的后果相比，公众健康的受益必须是明显的、相称的和值得追求的。③必要性：并不是所有有效的、相称的政策，为实现公共卫生目标都是必要的。只有那些证明是必要的政策和做法才能得到伦理学辩护。④对个人权力和利益的侵害最小化：当不得不对个人权利有所限制时，应该采取设法将这种限制减少到最低程度的政策。⑤透明性：当某项公共卫生政策不得不违反某一原则，关于违反必要性的理由应公开和透明，透明性也是为建立和维持公众的信任和树立责任心所不可缺少的。据此，我们概括了五个原则：

（一）效用原则

公共卫生伦理学指的效用不是古典效用论所说的快乐和欲望，而是在公共卫生方面的效用，如阻断艾滋病病毒的母婴传播、改变人群的高危行为、控制流感大流行等，以避免、预防和消除疾病对目标人群的伤害，使他们收益最大化。在公共卫生工作中，为了维护人群健康，公共卫生从业人员常常会遇到公民个人权利、健康福利及经济利益与社会或集体利益冲突的问题。个人权利包括自主性、隐私、自由等；集体利益一般是指人群健康、社会安全和保障等。在公共卫生实践的绝大多数情况中，个人利益与社会或集体利益是可以相互支持的，更好地保障个人的权利和利益，能够提高社会或集体的总体健康福利。但一些相互冲突的情况也不可避免。例如，在中国婚检政策中的强制婚检。从个人角度而言，这一政策限制了公民的自由；从社会角度而言，该政策可以降低人口中出生缺陷婴儿的数量。有许多预防干预对个人提供的效益可能很小，但对整个社会、集体或者人群的健康有很大好处。所以，从公共卫生工作的角度来说，在处理社会与个人的利益关系时，公共卫生工作从业人员应坚持社会公益原则，即应将社会公共利益置于优先考虑，并兼顾个人权利与健康福利。要坚持个人利益服从社会利益，坚持局部利益服从全局利益、眼前利益服从长远利益的原则。

在这个意义上，效用是指某一行动给目标人群或全社会成员带来促进健康、预防疾病的益处，以及可能给相关人员带来的风险、负担或其他权力和利益方面的负面影响。说明效用是某个行动带来的正面与负面后果的综合评价，换言之，在效用概念中必须评价受益/风险比，其比值越高，则效用越大。这就要求我们在公共卫生工作中必须把效用置于第一位，采取的措施必须使其给目标人群带来的收益尽可能超过可能风险，即效用越大越好。在任何情况下公共卫生不能采取无效或效用很低的措施，因为那样会得不偿失。

公共卫生牵涉面广，涉及广大人群，社会成本大，绝不能采取徒劳无功的干预措施。这一点与临床类似，临床干预措施必须首先考虑对患者是否有利，患者利益永远置于首位。效用考虑应该包括对目标人群、目标人群家庭、目标人群社区、非目标人群社会、邻国及有交通联系国家等可能受益和可能伤害或风险的评价。根据公共卫生要确保人们维持健康的条件，这意味着公共卫生不能仅仅关注个体对医学的需求，更要关注影响人们发病率和死亡率的社会条件。因此，在这个意义上，公共卫生必定是效用论或后果论。公众的健康就是公共卫生追求的主要目的，也是公共卫生干预措施成功的主要结果。在可供选择的公共卫生行动方案或可供选择的多种行动中，效用原则要求考虑选择效用最大即受益最大、风险最小或净受益最大的选项，有时不可避免会牺牲某些个体的一些权力和利益。值得注意的是，公共卫生行动净收益最大化并不是对个人利益和负担的简单整合，也不应为了产生最大的健康受益的结果而任意、没有必要地伤害某些个体的利益，而是在伤害某些个体或者某些群体的利益无可避免，并使这种伤害最小化的情况下，使整个人群的受益最大。

在评价一个公共卫生行动时，首先要确定行动的目标，并考虑该行动所要针对的目标群体，其次要评估该行动的有效性，也就是要根据当时当地的情况，证明该行动能否有效地完成既定目标，即促进群体健康以及预防疾病和损伤。如果有证据表明该行动不能完成既定的目标，那么就要停止该行动，反之，如果证据表明该行动能够完成既定的目标，需要对其所可能产生的负担或伤害做进一步的评估，以决定是否采取该项行动。在此，要评估该行动可能产生的伤害，任何公共卫生行动都会产生或多或少的负担或伤害，如当收集用于检测群体健康与疾病的资料过程中，尤其收集资料是强制性的时候，会产生隐私和保密的问题，对于一些人来说，家族患病或死亡的原因是他们的隐私，并不愿意让其他人知道，公开重要的统计资料或数据，可能会给某些个体或者种族群体带来歧视。因此，任何一个公共卫生行动，在保证最大效用的情况下，必须采取使负担或者伤害最小化的方式进行。在发生道德两难的选择困境时，则要实现两害相权取其轻。最后要对该行动的可能受益与风险进行权衡，通过受益/风险分析，得出我们采取的任何一个公共卫生行动产生的积极后果要尽可能大地超过其消极后果，受益与伤害和其他代价相抵后盈余最大。

我们在各种公共卫生行动选项中做出抉择时，要优先考虑这些选项中哪一个对公共卫生效用最大。如果一个行动选项符合所有其他伦理原则，但在公共卫生方面无效，那就绝不应采取。效用原则置于第一位，是公共卫生伦理学的一个特点。然而，尽管效用原则非常重要，但也不能置其他原则，如公正原则和尊重原则于不顾，因为这会使行动得不到充分的伦理辩护，同时也会大大增加由此造成的伤害，从而降低效用。

当然，在公共卫生实践中，绝对地强调个人服从集体，小团体服从大团体也是不对的。实际上，个体的权利与利益被漠视，社会整体的利益最终也会不存在。公共卫生政策和方案应当把各种取向、各方利益整合起来，预先考虑到尊重社会中的价值观、信仰和文化的多元性，以最能促进自然和社会环境的改善、人群健康的方式来实施。

（二）公正原则

公共卫生是国家为了改善公众的整体健康采取的措施，对象是广大人群，但其并非不强调个人的健康，而是从整个人群的观点上进行判断和分析。因此在考虑应该采取何种措施时，公正的重要性不亚于效用。研究显示，诸多社会因素在影响人群健康方面起着决定性作用，贫困、性别或种族歧视、城乡差别等社会不公正现象往往是造成人群健康不良的先决条件。有证据表明：在社会经济水平更为公正的社会中，其成员具有更高的健康水平。如果存在不公正，公共卫生措施就不能实现其保护公众健康、预防疾病或损伤的效用。所以，在公共卫生工作中，无论是公关卫生政策制定、资金的筹措、资源的分配以及公共卫生相关信息的公开等都要坚持社会公正原则。公共卫生应当提倡和努力赋予每一个社会成员基本的健康资源和必要的健康条件，尊重社会中每个人的基本权利，尊重社区内不同人群的价值观、信仰和文化，在实施公共卫生政策前需要获得社区的统一，促进社会社区人群的健康。这样才能体现公共卫生对人群、社会负责的宗旨，并确保公共卫生政策制定的合理性和公平性。

公共卫生的公正包括公共卫生资源的分配公正、受益和负担在人群之间分配的公正、公共卫生政策优先排序的公正和确保公众参与，包括受影响各方的参与公正。其中程序的公正非常重要，程序公正要求政策、规则、措施的透明，因为一些公共卫生干预措施很可能会限制个人的自主选择，通过增加决策透明度吸引公众参与，这既是对他们的尊重，也是使他们自觉合作的有效措施。因此，公正原则是对效用原则的一种约束，追求效用最大化的行动有时会导致不公正，这就要求任何一种公共卫生行动在遵循效用原则的同时，还要遵循公正原则。该原则主要是针对由于经济、社会地位等社会因素所造成的资源、服务、负担及受益等分配的社会不公正而提出的。这种社会不公正极大地阻碍了社会群体的健康水平。就公共卫生伦理学而言，公正原则不但涉及分配公正，也涉及程序公正、回报公正和补救公正。

分配公正（distributive justice）是公正原则最主要的部分，即如何公正地分配资源、服务、受益和负担。与有时可能会考虑已经做出的或未来可能做出的社会贡献的医疗领域不同，在公共卫生领域，公共卫生资源和服务应根据需要分配，不能有其他标准；但在资源稀缺的时候考虑效用标准，如在流感大流行地区，我们应该给所有居民至少相关居民发放流感疫苗或抗流感药物，而不应该发放给无流感威胁地区的居民，不管他们的贡献多大；在疫苗或药物短缺的情况下，我们需要考虑优先发给医务人员、治疗有效的概率较大者或儿童，这是从实际需要和效用考虑的。因此，在公共卫生领域应用公正原则必须努力实现健康公平（health equity）。其与医疗公平（healthcare equity）不同，前者是指医疗服务应该公平地分配给病情需要的患者。健康公平是指健康结局或健康成就的平等，现在已经有令人信服的数据表明，群体之间健康结局或成就方面的不平等，主要是贫穷、性别歧视、种族歧视等社会决定因素所致。经济地位低下、遭人性别和种族歧视、受教育程度差的群体，在健康结局或健康成就方面就会与其他群体不平等，因此这种不平等是健康不公平。

程序公正（procedural justice）涉及我们应该如何做的问题，旨在保证我们所采取的行动有正当程序。程序公正要求公共卫生信息的透明性，并制定公共卫生行动的决策程序，以确保利益相关者和公众的参与，使得他们能够有机会获知相关信息、参与讨论，以及了解公共卫生问题的解决办法和执行程序，从而使公共卫生决策成为利益相关者和公众的自觉行动。程序公正不仅可以保证公共卫生行动代表不同群体的最佳利益，尤其是可以使少数人的观点得以表达和受到关注，而且提高了公众对政府的信任，从而使得公共卫生行动更加有效，如在控制突发传染病、保障公共卫生工作中，确保有关信息的透明性，确保这些信息的自由流动，使疾病防控和医务人员及公众及时了解疫情变化，也使他们及时向有关部门报告他们发现的信息是非常重要的。

回报公正（retributive justice）是指对于在公共卫生行动中做出了贡献的人或者群体，应该给予适当的回报，反之对于违反者，尤其因违反而造成公众严重健康损害者则应作相应的处理。回报公正就是公平的奖惩，其方式可以有经济上的或精神上的。例如，在防治艾滋病的工作中，公共卫生人员或医疗、保险、雇用单位歧视艾滋病病人、感染者或脆弱人群成员，就应加以处理，从批评、警告，一直到发生严重后果时提起民事或刑事诉讼；反之，一贯坚持反对歧视的单位或个人就应给予表扬、奖励。奖励惩罚都要与当事人所做的好事或错事相称，不能偏倚。回报公正的中心概念是赏罚应得，人们应该获得其应得东西。回报公正是给人们应得东西：做好事应得奖励，犯错应得惩罚，同时如果有受害者，受害人应得补偿。

补救公正（reparative justice）是对受害者应付补偿的伦理要求，实践经验证明，传统的回报公正在实施中存在缺失：重点放在惩罚有过错者，受害者则处于这一过程之外，这里关注的重心在惩罚，即对过去不公正的事件或不当行为的必要回应。然而，受害个体如何重建他们的未来生活则没有给予足够的重视。还有一个不好的倾向是从回报公正滑向强调报复，而报复一般包括愤怒、仇恨，这种情绪具有潜在破坏性，并且这种情绪会导致人们反应过度，结果导致惩罚过度并造成进一步的对抗。典型的例子就是输血感染艾滋病病毒者，通过输血或使用血液制品感染艾滋病毒的受害者都经历了无法忍受的健康恶化、生活质量严重降低和个人受辱的艰辛。他们要求赔偿和获得正义是合法合理的，一个公正的社会应该为他们提供获得正义的机会。然而，长期以来他们为了寻求正义却进一步遭受痛苦，只有少数受害者通过与血液中心或医院协商谈判达成和解，司法判决或当地政府的决定而获得赔偿。很多感染者却没有得到应有的补偿，这可能造成感染者的强烈不满和愤恨，相关部门通过补偿弥补和保护公民的正当权益，并不意味着相关部门一定发生了侵权和伤害行为，但是这种补偿却包含着弥补的公平。因此，凡在医疗输血或使用血液制品的医疗过程中有人感染艾滋病病毒，在寻找证据、确定输血与感染之间的因果关系比较困难时，受害者不愿采取高成本的司法途径解决问题时，也可提出按非诉讼方式的补偿机制解决，在确定输血与感染之间因果关系有较大概率或有显著相关关系后，受害者即可提出保险理赔或补偿要求。因此，在补救公正中，受害者在这个过程中居于更为核心的地位，重点是补救给受害者造成的伤害，社群或相关组织成员可在寻求公正的过程中扮演更积极的角色，与政府合作，这个过程包括有争议各方的对话和协商。

（三）尊重原则

尊重原则是医学伦理最基本和最重要的伦理原则，所以同样适用于公共卫生伦理。其核心是要求尊重每一个人的自主性、自我决定权、隐私权。其主要包括两个方面：一是以人为本，人本身是公共卫生活动的目的，而不能成为实现公共卫生目的的工具。二是未成年人拥有自我决定和处置个人事务的权力，个人选择不应受到他人的干预和操控，如果遇到未成年人或者其他特殊情况，应由法律规定的代理人代为处理。

在公共卫生伦理规范中，尊重原则是另一个约束效用原则负面效应的机制。追求公共卫生行动效用最大化，有可能导致对少数人的不尊重，甚至侵犯部分个体利益。其逻辑前提是，公共卫生致力于保护公众的健康，而公众虽然是个体的集合，但公众和个体之间的权益并非总是一致，很多时候会发生冲突。也就是说，有些公共卫生行动，会不可避免地限制个人自主选择权，或者侵犯个体隐私权。此时，尊重原则就可以起到相应的调节作用，确保在维护公共利益和保护个人权利之间保持一定的平衡。因此，尊重原则要求，每一个公共卫生行动都必须在涉及个体权益和公众权益之间进行权衡、取舍。在伦理上，允许为了公众利益在一定程度上侵犯个体权益，其前提是必须采取的公共卫生行动有效，侵犯是不可避免、可允许并合理，同时要确保造成的侵犯性质最轻、程度最小。

（四）互助原则

公共卫生工作具有社会性、群体性、法规性和政策性、多学科性和协作性等特点，需要社会的相互合作。公共卫生工作涉及的范围非常广泛，所有与公民健康相关的内容都可以被囊括其中：从职业病防治、环境治理、传染病防治等，到对研究对象的保护、免疫政策、儿童保健与保护、供水系统安全、食品和药物安全、公共场所禁烟、精神卫生、健康教育、足量的食品、安全的饮水、免疫、预防和控制地方病、治疗疾病与损伤、提供基本药物、卫生保健资源的配置等，都是公共卫生工作的重要组成部分。公共卫生改善的不仅仅是个人的健康，而是全社会的整体健康水平，故公共卫生政策的制定、方案的提出和优先性的选择和评价，应当通过一系列的步骤措施来确保社会社区成员都有参与的机会。公共卫生工作不仅需要全社会参与，而且需要不同领域中的人员之间的互助与协作。故而，公共卫生工作从业人员在公共卫生实践中必须要坚持互助协同原则。一方面，公共卫生机构应当保证自己的从业人员是胜任本职工作的，相关领域之间增强联系、互帮互助，公共卫生机构和其从业人员应当联合起来，为建立公众的信任机制而努力；另一方面，公共卫生机构及其从业人员要注意相互协作，与政府、媒体、社区、医疗保健机构等协同工作。

（五）信息公开原则

在公共卫生工作中，信息起到越来越重要的作用，信息公开在预防疾病、防范和控制疫情方面起到警示作用，提醒人们关注和重视可能存在的公共卫生问题。如果广大群众不知道什么是健康的生活方式，以及如何控制及预防疾病，就不能参与到公共卫生实践中来，不能很好地配合公共卫生机构的工作。社会公众所掌握的关于健康和疾病的知识与信息越充分，那么他们在预防疾病、维护自身健康方面就越拥有自主性。特别是在遇到突发公共卫生事件时，及时公开相关信息是非常必要和重要的，信息及时发布不仅可以增加群众的防范意识、提高自我保护能力，还可以取得群众对政府所采取的某些处理措施的理解、支持和配合以及提高政府的公信力等。所以，在公共卫生实践中，公共卫生工作从业人员应坚持信息公开原则，公共卫生机构应当在公众赋予的资源和授权的范围内为社会提供其所拥有的信息，及时采取有效的行动。当然公共卫生机构及其从业人员在遵循信息公开的伦理原则时，当信息发布和保护个人隐私或社区利益之间相互冲突时，如果能证明不公开会给公众或者社会带来重大伤害，信息才能公开。另外，在信息公开中，公共卫生机构要与媒体密切合作，形成负有社会责任的信息平台，传播健康的社会舆论，使广大公众能够通过了解和掌握公共卫生热点的相关科学知识和正确的应对信息，提高对错误信息的鉴别能力，同时形成健康的生活方式。

第二节　健康教育和健康促进伦理

一、健康教育和健康促进概述

（一）健康教育和健康促进的概念

健康教育是指通过有计划、有组织的社会影响活动，促进人们自觉地采纳有益于健康的行为和生活方式，消除或减轻影响健康的危险因素，预防疾病，促进健康和提高生活质量。世界卫生组织（WHO）曾对健康促进作如下定义：健康促进是促进人们维护和提高他们自身健康的过程，是协调人类与他们环境之间的战略，规定个人与社会对健康各自所负的责任。美国健康教育学家劳伦斯·格林指出：健康促进是指一切能促使行为和生活条件向有益于健康的方向改变的教育与环境支持的综合体，其中教育指健康教育；环境包括社会的、政治的、经济的和自然的环境；而支持即指政策、立法、财政、组织、社会开发等各个系统。

作为重要的公共卫生策略，健康教育与健康促进也秉承公共卫生的思想，通过制定促进健康的公共政策、创造支持性环境、开展人群健康教育、加强社区行动，以及调整卫生服务方向促进全民的健康。其主要特点：①健康教育与健康促进涉及每个个体和整个人群，目的在于使最广泛的社会大众获益，且涉及健康和生活的各个层面，而非仅限于某一部分人群和针对某一疾病的危险因素；②健康教育是以健康为中心的全民教育，它需要社会人群自觉参与，在态度和价值观念改变的基础上自觉采纳有益于健康的行为和生活方式；而健康促进是在组织、政治、经济、法律上提供支持环境，它对行为改变的作用比较持久并且带有约束性；③健康教育与健康促进都注重以证据为基础的决策，即要基于人群的需求设计和规划健康教育与健康促进干预内容和策略，因此更注重群体的需求；④健康教育与健康促进服务提供，不仅需要卫生系统，还需要教育、传媒、企业、非政府组织等各方面社会力量的参与，是要求全社会参与和多部门合作的系统的社会工程。

健康教育与健康促进旨在通过促使人们采纳有益于健康的行为生活方式预防疾病、增进健康，作为重要的公共卫生策略在世界范围已经得到广泛认可和有力推进。全球范围内，许多国家仍面临慢性病、传染性疾病的双重负担，加之人口老龄化、快速城市化和全球化的影响，交通伤害、心理问题等也日益凸显。加强健康教育与健康促进是提高人民的健康素养以及全民健康水平最根本、最经济、最有效的措施之一。世界卫生组织把健康促进与教育、计划免疫和疾病监测列为 21 世纪疾病预防与控制的三大战略措施。

（二）健康教育和健康促进的关系

健康教育侧重于通过提升人们自身的认知和能力，注重人群健康意识与健康技能的培养，促使其采取有益于健康的行为生活方式；而健康促进不仅包括健康教育，还包括通过政策支持和环境改善为人群采取健康行为生活方式提供支持和保障，以及那些直接改变社会、经济和环境条件的活动，以减少它们对个体和大众健康的不利影响，增强决定健康的有利因素。有效健康教育的开展必须借助致力于健康促进的相关政策、制度和社会换进等支持系统。故而，健康教育是手段与过程，而健康促进既是健康教育的出发点也是其追求的目标，二者是密不可分、相辅相成的关系。健康教育与健康促进是研究如何促使人们的行为向着更有利于健康的方向改变的科学。健康促进与教育不仅是遏制慢性病流行的主要手段，而且也是应对传染病的优先策略，是加强国民健康素质、延长健康寿命的主要措施。

二、健康教育和健康促进中的伦理问题

随着文明和科技的不断进步，现代语境中的"健康"已经由私人领域进入公共领域，成为个体权利和责任的共同载体。随着我国社会经济的发展、法制与文明的进步，公众对健康教育与健康促进服务的需求增加，对服务内容和质量的要求越来越高；他们的自我认知、自身权益维护的意识也与日俱增。在健康教育和健康促进工作中，一方面是人们对健康的影响因素尚无全面的认识，另一方面是公共卫生的干预实践缺乏充分证据，让民众无所适从，所以会经常面临下列伦理问题：

（一）群体利益与个人利益的关系

绝大多数情况下，采纳有益于健康的行为生活方式，不仅符合个人的健康利益，也符合公众和社会的健康利益。例如，戒烟不仅消除了二手烟对他人的危害，同时可以有效减少吸烟者发生肺癌、冠心病、慢性阻塞性肺疾病的风险；进行婚检，降低出生缺陷发生率，既提高了国家和地区的人口素质，同时也能维护家庭健康，减少家庭的健康和经济负担。然而，在一些情况下，人们在实现个人健康利益的时候，忽视了对他人健康和社会健康的维护。例如，一些社区的老年人通过扭秧歌锻炼身体、愉悦身心，但吵闹的锣鼓声、音乐声可能侵扰了需要安静、需要休息的其他人；随地吐痰从个体视角看，把可能带有病原菌的痰排出体外，有益于健康，但却给他人健康带来风险；选择开车外出，节约了个人的时间，而且更为舒适，但排放的汽车尾气造成了环境污染……显然，在一些情况下个人利益和群体利益之间存在矛盾。

（二）社会责任与自我决策的关系

健康教育特别强调向人们提供充分的健康信息、知识，以便人们能在认知水平提高后自觉采纳有益于健康的行为，突出体现了对每个人的自主性和自我决定权的尊重；而健康促进则表明在改变个体、群体不利于健康行为的过程中，还需要用政策约束、经济制裁等策略。我国目前有数以亿计的吸烟者，他们大多知道吸烟有害健康，但相当多的人不相信或者抱有侥幸心理，依然没有放弃吸烟行为。通过教育、信息传播，人们认识提高之后做出有益于健康的决定是一个漫长的过程，吸烟者也有选择保持吸烟行为的自由；而通过公共场所禁止吸烟立法、提高烟草消费税迫使吸烟者戒烟，可以更为有效地减少烟草对吸烟者和他人健康的影响。从另一个角度看，每个人都有决策自由，可以选择吸烟、不规律运动，或者不做婚检，然而已经有大量证据表明，这些行为会极大增加个体健康风险，进而增加疾病负担，包括个人的疾病负担和社会疾病负担。可见，个人的自由选择，最终加剧了国家的健康投入。那么，每一个人在强调尊重个体的自主性及自我决策权的同时，如何承担对于健康的社会责任也需要每一个公民思考，而从伦理学视角看，我们要在多大程度上尊重每个个体的选择，又要在多大程度上要求个体承担健康的社会责任呢？密尔在《论自由》中阐述，对于文明群体中的任何一名成员，可以违反其意志而正当地行使权力的唯一目的，就是防止对他人的伤害。他认为虽然个人的自由应该受到尊重，但作为社会的人，就必须遵守一些行为准则，首先要做

到的就是彼此互不损害利益，其次是每个人为了保护社会和他人利益免受损害，都需要付出自己的劳动、承担自己的责任。在制定立法限制公共场所吸烟，要求人们采取有益于健康的行为方面，密尔的观点不失为一个做出决定的依据。

（三）隐私保护与社会健康的关系

健康的行为生活方式，不仅仅是戒烟、合理膳食、规律运动等，还包括定期体检、合理利用现有卫生服务等，如结核病筛查、艾滋病自愿咨询检测、抗结核治疗、艾滋病病毒感染者定期进行 CD4$^+$淋巴细胞检测。众所周知，结核病、艾滋病属于传染病，且需要长期治疗，被检出者可能因担心隐私泄露受到歧视而不及时就诊，致使患者延误治疗、危害自身健康；此外，结核病患者不规范治疗导致耐药，以及传染源没有及时得到有效治疗造成的疾病传播风险增加。因此，尊重和保护患者隐私，消除歧视，既是对患者权益的维护，也是传染病预防、维护社会健康的重要举措。

（四）决定健康教育需求的主体

如前所述，健康教育与健康促进干预内容与方法的选择，是在需求评估基础上的循证决策过程，犹如临床医疗服务中诊断与提出治疗方案的过程，主要由专业技术人员通过收集信息，对数据、资料进行分析，同时结合现有的资源和条件，确定优先干预的健康问题及健康教育与健康促进干预方法。其实质是健康教育与健康促进专业人员或者卫生工作者代替人们决定他们的健康教育需求。这样的代决策是否最大限度地反映了人们对健康教育需求的自主决策？是否符合被代理人最大利益的伦理原则？当前健康教育与健康促进中的"赋权""参与"理念和方法，正在寻求由民众自主决定其健康教育需求。然而，目前专业信息的匮乏和决策能力薄弱制约了人们自主性的发挥，于是形成了一对矛盾。

三、健康教育和健康促进中的伦理原则

为了更好地做好相关工作，在健康教育和健康促进工作中，公共卫生从业人员应履行法律义务，充分利用一切机会和场合积极主动地开展健康教育，积极参与有利于健康促进的公共政策的制定、支持性环境的创建和卫生保健体系的建立，深入农村、社区，将健康教育与健康促进工作渗透到基本卫生保健工作中，同时要不断完善自我，以科学态度和群众喜闻乐见的形式开展健康教育和健康促进工作。在解决相应的伦理问题时要坚持以下原则：

（一）坚持知情同意与隐私保护相统一

知情同意与隐私保护是医学研究与实践中必须遵守的伦理准则，健康教育与健康促进也不例外，具体表现为如实告知目标人群收集资料的目的、意义、目标人群可能的损失（如时间花费、X线检查的副作用等），以争取目标人群的理解、支持与配合，完全避免威胁、利诱和隐瞒；不以"如果不接受调查将无法获得服务"等信息威胁目标人群；告知目标人群有权在接受调查的过程中退出或中止；还应严格遵守对目标人群的承诺，真正落实尊重隐私与保密原则。

（二）坚持教育引导与规范约束并重

如前所述，健康教育强调人们认知提高后的自觉行动，更为人性化，更符合尊重自主

性和自我决定权的原则；而健康促进则鼓励在教育的同时，还需要用政策、经济等策略对个体、群体的行为加以约束和规范。在设计和实施健康教育与健康促进干预策略时，应做到二者并重，在尊重个人选择和保护大众与社会健康之间，底线是个人选择不能损害他人、社会的健康。如一个吸烟者可以选择不放弃吸烟，但要确保其吸烟行为不会对他人的健康产生危害，即不能在公共场所吸烟。此外，在健康教育内容中，改变传统的利己型价值观，倡导利他型健康意识，形成尊重他人健康选择，维护社会健康利益的理念。

（三）坚持避免和减少伤害

在需求评估中，可能有多种方法都能获得所需要的资料和信息，健康教育与健康促进工作者应选择对目标人群无伤害或伤害程度最低的方法。例如，在选择问卷调查时间时，顾及目标人群的作息习惯，尽可能减少调查对他们正常生活和工作秩序的影响；在进行必要的生理生化测量时，有可能的话要避免有创伤的血样检测，改用头发、尿样检测；必须进行血样检测时，严格控制取血量，并由技术熟练的人员操作，尽可能减少目标人群的痛苦。

（四）坚持尊重原则，避免使用歧视性、引发耻辱感的语言

在开展健康教育活动中，健康教育与健康促进工作者必须尊重目标人群中的每一个个体，不论其年龄、性别、民族、职位、贫富、健康状况，一视同仁。对有违法或不符合社会道德规范行为的调查对象，如酒后驾车者、吸毒者、卖淫妇女等，平等对待，不歧视。在文字资料中要避免使用歧视性、引发耻辱感的词句和图片，在面对面交流中，健康教育与健康促进工作者应注意自己的语言、语气、表情，避免歧视、责备。

（五）坚持关注个性化需求

在需求评估阶段，将目标人群细分，可以更为准确地区分不同亚人群的健康教育与健康促进需求，有效提高健康教育与健康促进干预的针对性，一定程度满足人们对个性化服务的需求。此外，在健康教育与健康促进实施阶段，增加面对面沟通活动，增加健康教育与健康促进工作者与目标人群、个体的双向互动，尽可能对重点人群进行个体需求评估和分析，进而开展更为有针对性的干预、指导。健康教育作为我国医药卫生体制改革中基本公共卫生服务项目之一，主要由社区卫生服务机构承担，社区卫生人员在日常工作与辖区居民接触机会多，更有可能满足人们的个性化需求。

第三节　传染性疾病防控伦理

一、传染性疾病概述

传染病是指传染性病原体或它们的毒性产物所致的疾病。病原体通过感染的人、动物或储存宿主直接或间接地发生传播，感染易感者。传染病的流行过程，是病原体从已受感染者体内排出，经过一定的传播途径，侵入易感者机体而形成新的感染的过程。传染病不仅破坏人类健康，而且浪费医疗卫生资源，影响社会发展的进程。传染性疾病是影响公共卫生的主要因素，虽然随着营养和卫生的改善、生活条件的优化、特别是疫苗接种的广泛使用，人类在控制天花、麻疹等疾病方面取得了很大成就，大大降低了若干传染性疾病的发病率和死亡

率。但是，20世纪70年代以来，约有40种新发现或原因不明的传染病相继发生，禽流感、埃博拉等新的病毒性流行病正在对各国特别是发展中国家提出严峻挑战，传染病预防和控制成为各国乃至全球的重点。新发传染病（emerging infectious disease，EID）涉及病原体种类繁杂，传播途径各异，感染方式复杂多变，容易造成跨国界、跨洲界，甚至全球性传播。由于人类普遍缺乏相应的免疫力，且此类疾病的早期发现及诊断较为困难，并缺乏特异的预防和治疗方法，因此，新发传染病的发生、出现具有很大的不确定性等特点。此外，全球人口流动加剧、生态环境破坏、全球性温室效应、经济和生活条件改变、病毒抗药性增强等原因也导致了许多再发传染病（re-merging infectious disease，REID）的流行。

二、传染性疾病防控中的伦理问题

传染病的传播和流行不但威胁个体健康和生活质量，还会破坏社会的安定与发展。目前，预防为主、加强传染病监测、实现全球化控制是传染病预防控制的基本策略，具体的预防措施主要有传染病监测和针对传染源、传播途径和易感人群的预防。为有效应对传染病防治形势的改变，许多国家都逐步建立并完善了以强制申报监测网络、公共卫生预警与应对、疫情死亡通报为主要内容的基础综合性传染病防控体系。传染病的全球化让国际社会认识到一个国家对传染病防控的延误可能会造成全球性的灾难，因此，促进国际多边防控合作、完善全球监测和监控网、加强全球重点疾病防控及疫苗研发普及成为当前国际社会传染病防控的发展趋势。在传染病防控实践中，个人权利与群体健康、信息公开与隐私保护等问题往往会出现冲突，相关的伦理争议经常发生。

（一）传染病监测中的伦理问题

传染病监测是长期不断，有计划和系统地收集、整理、核查、分析和解释传染病在人群中的发生、发展、动态分布及其影响因素的数据资料，并将监测所获得的有关信息及时发送、报告和反馈给相关行政部门以及业务机构，以用于制定、调整、评价和采取适宜的传染病控制策略和措施。近年来，主动监测、医院监测、社区监测、实验室监测、哨点监测、症状监测等新方法相继得到实施，以长期、连续、完整、准确收集并反映传染病动态信息。传染病监测主要涉及信息安全、保密以及与之相关的个人隐私问题与公众知情问题。尤其在由传染病疫情引发的突发公共卫生事件中，信息公开与公众知情尤为重要。

（二）传染源管理中的伦理问题

传染源管理包括早发现、早诊断、早报告、早隔离、早治疗；对病原携带者做好登记、管理和随访等工作；对与传染源有接触并有受感染可能者开展检疫；对危害大且经济价值不大的动物传染源应予以彻底消灭。在相关管理措施中，争议最大的是隔离。医学意义上的隔离主要指将传染病患者与健康人或其他非传染病患者在医院、家庭等场所分开居住，避免接触，从而防止疾病的传播。隔离包括强制隔离与自愿隔离两种形式，强制隔离作为一种特殊的强制手段，主要适用于公共卫生领域，需借助行政公权力，将检疫传染病患者收留在指定的处所，限制其活动并进行治疗，直到消除检疫传染病传播的危险。根据《中华人民共和国传染病防治法》相关规定，医学检查结果是决定是否实施隔离以及确定隔离期限的标准和依据，这就强调对各种疾病，尤其是新发性传染病本身的了解是不可逾越的前提和基础。然而，只有通过深入研究，在对特定疾病具有相当了解的基础上，才能在审慎原则的指导下对检查结果做出科学判断。

（三）采取强制隔离的伦理问题

除了对医学检查结果可能存在质疑之外，更多集中在隔离是否以"公共健康"之名侵犯了个人自由的权利。需要强调的是，我们必须承认个体享有自由的权利，然而，对于个体行为的后果却存在着诸如对与错、好与坏、无所谓对错、无所谓好坏的价值判断。对传染病患者进行隔离，是出于对患者行为相关后果，如可能威胁其他个体健康的考量，并非是对患者本身个体自由权利的否定。在这里，权利存在的事实判断和对权利事实的价值判断之间应当加以区别。换言之，必要时对个体患者实施隔离，不是对其自由权利的否定，而是防止其权利的滥用导致损害他人健康利益的后果，正如密尔强调的"对他人利益的伤害或可能伤害这一点单独就能构成社会干涉的正当理由"。由此，强制隔离作为传染病防治主要策略所引发的个体自由权利与公共健康之间的冲突并不像直观所表现出来的那般尖锐。

（四）易感人群预防中的伦理问题

保护易感人群旨在提高群体对传染病侵入和传播的抵抗力。计划免疫可提高人群对传染病的特异性免疫力，降低人群易感性。此外，当传染病流行时，被动免疫可以为易感者提供及时的保护抗体，如注射胎盘球蛋白和丙种球蛋白预防麻疹、流行性腮腺炎、甲型肝炎等。经验证明，预防免疫是传染病防治的有效措施之一，在针对不同疾病的疫苗研发与预防免疫的推行逐步得到重视的同时，相关伦理问题也得到越来越多的关注和讨论。一方面，疫苗研发本身与公共卫生研究伦理密切相关，研究的风险与获益，临床试验中人类受试者的保护等都是科研伦理绕不开的话题；另一方面，疫苗作为一种稀缺的卫生资源，在其生产能力和供应能力都十分有限的情况下，如何公平地实现最佳分配是相关免疫政策面临的又一根本性难题。这个问题首先涉及疫苗合理的注射剂量：在生产总量一定的前提下，如果较少的剂量就能使人体获得足够的免疫保护，那么确定这样一个合理的剂量对于实现成本收益最大化就是非常重要的。此外，定位标靶人群，确定接种的优先顺序是提高疫苗利用率，实现疫苗资源最优配置的核心策略之一。预防免疫政策的制定与实施还必须兼顾疫苗资源的有效利用及其合理配置问题。

三、传染性疾病防控中的伦理原则

由于传染性疾病防控任务重大，关系到社会公众的健康利益，因此，必须严格坚持在以往的实践基础上总结出的防控传染性疾病的伦理原则：

（一）严格执行隔离消毒措施和各项操作规程

隔离、消毒是传染病管理与防治工作中重要的环节，也是公共卫生工作者与传染病斗争的重要内容。隔离是通过物理阻断的方式，防止传染病扩散，隔离对象包括：传染病患者、传染动物，疑似患者、疑似传染动物。消毒主要是采取有效措施杀灭传染病患者可能散播的细菌、病毒或其他传染源，对象包括：居住的场所、日常用品、排泄物、分泌物、接触使用过的医疗器械等。与传染病接触的医务人员，在离开病区时必须采取消毒措施，避免将传染源带出病区。

（二）坚持预防为主的积极防疫思想

与一般疾病相比，传染病患者的治疗十分重要，同等重要的还有易感人群保护，控制其流行范围，避免社会灾难。从实际情况看，人类消灭天花是主动预防观念的胜利。通过预防接种，部分烈性传染病尤其是好发于儿童的烈性传染病得到有效的控制，明显降低了传染病的发病率。

（三）尊重传染病患者的人格和权利

在世俗观念里，传染病患者，特别是性病、艾滋病患者，往往被视为灾星，受到不应有的歧视、排挤，有时甚至发生惨剧。医务人员应该认识到传染病患者是传染性疾病的受害者，并不能为疾病、疾病传染负责，指责、歧视、排挤是错误的做法。在工作中，公共卫生工作者应尊重传染性疾病及疑似患者的各项正当权益。

（四）遵守国家法律规定，及时收集与上报疫情

现代社会已经建立了相对完善的传染病防治体系，及时发现、隔离、治疗各种传染病患者。相关的医务人员应按照国家法律规定主动关注、通报疫情。这既是法定义务，又是最基本的公共卫生道德要求。

第四节　职业性损害防控伦理

一、职业性损害概述

《中华人民共和国职业病防治法》中规定：职业病是指企业、事业单位和个体经济组织的劳动者在职业活动中，因接触粉尘、放射性物质和其他有毒、有害物质等因素而引起的疾病。随着社会发展及人们认识的转变，从公共卫生实践的角度看，在概念上职业性损害比职业病更宽泛，它指在生产过程、劳动过程和生产环境中存在的各种职业性有害因素对劳动者健康产生的各种危害均可称为职业病，该损害包括使劳动者直接罹患职业病、工作有关疾病、职业多发病或职业性外伤或工伤。

职业病不仅对劳动者的健康和生命带来极大的危害，而且影响其家庭甚至整个社会。职业病累计数量庞大，发病率居高不下，接触职业危害人数、职业病患者累计数量、死亡数量及新发患者数量都居世界首位。据专家估计，实际发病情况可能要远远高于报告数字，而且职业病发病总数还将呈继续上升趋势。我国已是世界上职业病危害最严重的国家。职业病危害因素分布广泛，中小企业最为严重，我国从传统工业，到新兴产业以及第三产业，都存在一定的职业病危害，接触职业病危害因素人群数以亿计，职业病防治工作涉及 30多个行业。据不完全统计：2008 年全国有 1600 万家有毒、有害企业，尘肺病患者 64 万人，受职业病危害人群达 2 亿人之多，其中绝大多数是农民工。我国各类企业中，中小企业占90%以上。职业病危害也突出地反映在中小企业，尤其是一些个体私营企业。目前，尘肺病仍是我国最严重的职业病，2009 年共报告尘肺病新病例 14495 例，其占全年职业病报告总例数的 79.96%，超过半数的尘肺病分布在中小型企业。职业病给个人、企业和国家造成巨大经济负担，因职业病等造成的直接经济损失每年约达 1000 亿元、间接损失约达 2000亿元，职业病给我国造成的经济损失要大于因工伤事故造成的经济损失。

二、职业性损害防控中的伦理问题

我国政府对职业安全卫生保护高度重视，也制定了较为严格的制度标准，但由于个别企业和个人对职业病防治工作重要性认识不足，在职业病防控中还存在不少工作盲点，在处理和应对职业病方面存在一些伦理问题。

（一）职业病防治监管存在真空

首先，一些地方政府片面强调经济发展，为吸引投资，对存在职业病危害的新建、改建、扩建和技术改造项目的立项、准入、监管过程把关不严，导致职业病危害前期预防没有得到有效落实。其次，职业病防治监管混乱，出现监管缺位。各职能部门虽有分工，但职责不明。按照相关要求，国务院有关部门在各自的职责范围内负责职业病防治的有关监管工作。然而，根据有关规定，卫生系统不负责作业场所职业卫生监管；安全生产监督部门又没有实行现场监管所必需的人员、设备和技术支撑体系，无法履行职责，这就出现了监管缺位现象。最后，监管体系不健全，造成管理无力。按照《中华人民共和国职业病防治法》的要求，企业在建设和开工之前应当向卫生行政部门提交职业病危害预评价报告。但目前这个规定并没有得到有效落实，让一些严重职业病危害的建设项目未经卫生部门进行职业病危害预评价与审核的企业，擅自开工或投产，致使职业病危害防治的源头问题不能得到及时解决。

（二）职业病防治观念和法律意识淡薄

健康权是人的基本权利，劳动者在从业中应享有健康知情权和保障权。但有一些企业漠视职业病防治，没有切实履行职业病防治责任。首先，劳动用工制度不健全，劳动者的健康权益得不到保障，如劳动合同签订率低且不规范，在签订劳动合同时基本无明确的"职业病危害因素"告知，据统计只有10%的职工基本清楚自己所从事的岗位工作内容和性质，而相当多的职工是在不知情的情况下，长期遭受职业病危害因素的潜在侵害。其次，有些企业为了降低成本，未能履行职业病防治的法定的责任。一方面缺乏卫生防护措施，忽视对劳动者的健康保护。另一方面不给劳动者进行职业培训，导致他们缺乏职业卫生知识，防护意识差。最后，一些企业忽视职工的健康，有意无意地隐瞒职业危害，甚至隐瞒岗位对人体有毒有害的真相，严重损害劳动者的健康权益。例如，"开胸验肺"事件中的张海超。此前，振东公司也曾组织张海超等工人在防疫站进行体检，虽然检查结果显示他的肺有问题，但公司却一直未告知张海超。尤其令人忧虑的是，我国在占企业总数90%以上的中小企业，职业病防治薄弱，防护设施简陋，职业危害现象严重，劳动者健康难以保障。在这类企业就业的主要是大量农民工，患病概率很高，劳动者受害严重。企业职业病防治社会责任的缺失及防治措施不力，是造成职业病频发的直接原因。

（三）职业卫生技术服务覆盖面窄

长期以来，由于对职业病防治重视程度不够，在职业病防治上投入不足，职业卫生技术服务覆盖面窄，职业卫生服务供需矛盾突出。首先，职业卫生服务机构数量少，分布不均衡，造成了职业卫生监督与技术服务不足。目前，我国共有职业健康检查机构2259家，有职业病诊断机构489家。仅覆盖10%～20%的劳动力人群。其次，职业卫生队伍依然存在数量少、质量不高、后备力量不足等问题，严重影响了对劳动人群的健康保护。一些省份一半以上的县还没有承担职业健康检查的机构，甚至在个别省份全省范围内只有1家职业病诊断机构，大量进城务工的农民几乎得不到应有的职业卫生服务。导致大量劳动者难以享有应有的社会公平、公正，生命健康权无法得到体现。

（四）劳动者维权缺乏有力支撑

职业病防治涉及劳动者的职业健康及其相关权益，但实施过程中并不十分顺畅，在看似"有法可依"的背后，职业病患者的维权路却是布满艰辛。职业病维权最难的是鉴定。按照现行法律规定，"职业病诊断应当由省级以上人民政府卫生行政部门批准的医疗卫生机构承担""劳动者可以在用人单位所在地或者本人居住地依法承担职业病诊断的医疗卫生机构进行职业病诊断"。这就意味着，如果要认定职业病，只能去属地法定的医疗卫生机构。如果没有获得卫生行政部门的批准，哪怕是再权威的医疗机构给出的鉴定结论，在法律上也是无效的。二是患者举证的困难。目前《中华人民共和国职业病防治法》规定，劳动者的职业史、职业病危害接触史是职业病诊断的必备要件；《职业病诊断与鉴定管理办法》更是直接要求申请职业病诊断时应当提供职业史、既往史等多份材料。有的用人单位在对待职工职业病认定的问题上掩盖多于配合，无疑会给职工认定职业病设置人为障碍。这不仅有悖于职业病防治法律的立法精神，也在一定程度上影响了职业病防治工作的正常开展。

三、职业性损害防控中的伦理原则

职业病应当引起国家和政府的重视，公共卫生从业人员也应当在职业病防控中遵循以下伦理要求：

（一）依法开展卫生监督和管理，从源头控制职业病，对劳动者的安全和健康负责

保障和维护人民群众的生命安全是政府的责任，也是社会公平正义的重要内容。职业病危害是任何一个国家在经济社会发展过程中都要面临的一个重大问题，为此，政府要切实肩负起维护健康的责任，发挥好职业病防治工作的主导作用。各级卫生主管部门要将职业卫生工作情况纳入政府领导任期目标考核，严格责任追究，强化政府执法责任。其次，切实加强对职业病防治工作的领导，制定和落实职业卫生政策措施，引导企业加强对职业病防护的认识，促进经济发展与职业病防治工作的协调发展。把职业卫生服务与公共卫生服务有机整合起来，充分利用现有卫生服务网络资源，提高职业卫生服务的普及性，扩大覆盖面，使劳动者得到最基本的、社会负担得起的、可持续发展的职业卫生服务。另外，还需采取宣传教育措施加强劳动者对职业病的认识，增强他们的自我保护意识。

（二）确保企业承担起保护劳动者职业健康的社会责任

《中华人民共和国职业病防治法》能否真正有效地贯彻实施，关键在企业。企业是保护劳动者职业健康权益的第一责任人和直接责任主体，有义务为他们提供符合职业安全卫生标准的工作条件，在劳动过程中落实职业病防护与管理措施。首先，企业要加强对劳动者职业病防治知识宣传，提高劳动者的自我保护意识。其次，建立健全职业卫生管理制度操作规程，落实劳动过程防护；传统企业要加强技术改造，大力改进落后的生产工艺和设备，从根本上减少和消除职业病危害，从源头上控制职业病危害，使职业病危害降到最低限度。最后，建立劳动者健康监护制度，落实健康检查和健康档案管理等，做到早发现、早治疗、早调离。在职业病防治中，形成"用人单位负责、政府依法监督、行业依法自律、

职工群众监督、社会广泛支持"的职业病防治的工作格局，这样才能有效保护劳动者健康安全和保护环境，控制职业危害转移，这既是法律的门槛，也是社会公德的门槛。

（三）积极开展职业健康教育、卫生监测和健康监护，保护劳动者身体健康

实现人人享有职业卫生保健的目标，是社会共同关注的问题，也是我国职业病防治的重要任务。为此，要积极开展职业卫生服务，加快职业卫生服务专业队伍建设，提高职业卫生服务水平，不断健全职业卫生服务网络，扩大服务的覆盖率。第一，要建立和完善职业病防治机制。强化"职业病易防不易治，重在防"的意识，倡导"职业卫生与初级卫生保健结合"的服务模式，营造人人关注职业病防治的氛围，建立完善职业卫生发展的良好环境。第二，要加强职业卫生技术服务能力建设。加大投入，配备与职业卫生服务职能相适应的人员、设备，确保拥有与所承担职责相适应的服务能力。要加速人才的培养，不断提高诊治水平和质量。第三，要加强对职业卫生服务机构的规范管理。建立健全职业病防治的医疗服务体系，建立起职业病诊断、鉴定、治疗、康复的完整的医疗救治体系，确保职业病患者得到及时、合理的治疗和康复。逐步建立职业病危害、核辐射监测哨点，提高危害预防、危害因素监测能力。第四，建立职业病救助制度。职业病多是难以根治的终身疾病，普通家庭无力承担巨额的医疗费用。因此，为了保证职业病患者能够病有所医，需要建立一整套行之有效的职业病救助机制，保证患者能够得到及时有效治疗。

（四）完善职业病防治的法律体系，加大执法力度

进一步建立完善职业病防治法律、法规、规范和标准体系，实现职业卫生工作的法制化、规范化管理，确保职业病诊断客观公正，既要保障劳动者的健康权益，也需要维护企业和国家的利益。首先，进一步建立完善职业病防治法律、法规、规范和标准体系。其次，尽快完善相关法律法规，改变职业病监管无力现状。要加大宣传力度，扩大社会影响，提高企业法律责任意识和劳动者自我健康维权意识。继续会同相关部门做好企业领导和劳动者的培训工作。要加大执法力度，震慑违法行为。加大对建设项目的职业卫生评价监督检查，从源头上控制新的职业病危害；加大对职业健康监护工作的督促和落实，保护现有劳动者的职业健康安全。严肃查处危害劳动者身体健康的违法行为，积极做好职业病危害案件投诉举报受理工作。提高执法人员素质。要保证执法的公正性和严肃性，加强卫生监督队伍建设。建立健全司法救济和法律援助制度，维护劳动者的合法权益。司法部门应做好法律援助工作，当好被职业病威胁的劳动者的法律后盾。

第五节　突发公共卫生事件伦理

一、突发公共卫生事件概述

（一）突发公共卫生事件的概念

我国《突发公共卫生事件应急条例》规定，所谓突发公共卫生事件是指突然发生，造成或者可能造成社会公众健康严重损害的重大传染病疫情、群体性不明原因疾病、重大食物和职业中毒以及其他严重影响公众健康的事件。

（二）突发公共卫生事件的特点

一般来说，突发公共卫生事件具有突发性、复杂性、公共性、危害性和综合性等特点。

1. 突发性 公共卫生事件的发生比较突然，并且往往伴随短时间快速传播的趋势。公共卫生事件很多时候是伴随事故灾害而发生的，如环境的污染、生态的破坏、交通的事故等。如 2008 年发生的汶川大地震，最重要的就是地震以后会不会引起新的、大的疫情，要做到大灾之后无大疫是很艰难的，所以党中央也高度重视地震是否引起新的疫情，各级政府部门非常关注，从而避免了大灾之后必然有大疫的情况。

2. 复杂性 引起公共卫生事件的因素多种多样，如生物因素、自然灾害、食品药品安全事件、各种事故灾难等。许多公共卫生事件与自然灾害也有关，如地震、水灾、火灾等。社会安全事件也是形成公共卫生事件的一个重要原因，如生物恐怖等。在时间分布差异上，不同季节的传染病发病率也会不同，如 SARS 往往发生在冬、春季节，肠道传染病则多发生在夏季。分布差异性还表现在空间分布差异上，传染病的区域分布不一样，如我们国家南方和北方的传染病就不一样，此外还有人群的分布差异等。

3. 公共性 突发公共卫生事件的发生呈现群体性，目标对象往往是不特定的社会群体，如食源性疾病和事故灾难可能造成一个区域多人受害，尤其是当前我们正处在全球化的时代，某一种疾病可以通过现代交通工具跨国的流动，而一旦造成传播，就会成为全球性的传播。洪涝、海啸、地震等灾害的影响范围更广，可使整个区域的生产、生活陷入瘫痪状态；而传染病事件波及的范围往往更难以估量，它会在一定时间内造成全国流行，甚至在全球范围内传播。

4. 严重的危害性 突发公共卫生事件一旦暴发，往往要持续一个过程，这个进展过程具有明显的阶段性，它主要表现为事件潜伏期、事件暴发期、事件扩散期、事件处理期、事件处理结果与后遗症期。传染病一旦具备了三个基本流通环节，即传染源、传播途径及易感人群，它就可能在毫无国界情况下广泛传播。公共卫生事件不但影响我们的健康，还影响社会的稳定，影响经济的发展，破坏社会正常秩序。也就是说，重大的公共卫生事件不但对人的健康有影响，而且对环境、经济乃至政治都有很大的影响，甚至导致全国性或全球性的公共卫生危机。如 2003 年的 SARS 流行，尽管患病的人数不是最多，但对我们国家造成的经济损失确实很大。

5. 治理的综合性 治理需要四个方面的结合，第一是技术层面和价值层面的结合，我们不但要有一定的先进技术还要有一定的投入；第二是直接的任务和间接的任务相结合，它既是直接的愿望也是间接的社会任务，所以要结合起来；第三是责任部门和其他的部门结合起来；第四是国际和国内结合起来。只有通过综合的治理，才能使公共事件得到很好的治理。另外，在解决治理公共卫生事业时，还要注意解决一些深层次的问题，如社会体制、机制的问题；工作效能问题以及人群素质的问题，所以要通过综合性的治理来解决公共卫生事件。

二、突发公共卫生事件防控中的伦理问题

正是由于突发公共卫生事件的上述特点，使得参与公共卫生行动的医务人员在短时间内面临大量需要救治的伤病员，可能造成卫生资源严重短缺，在救治措施和救治顺序的选择上面临伦理冲突；同时，针对传染性疾病感染患者需要采取紧急的强制措施，可能会面临维护公共健康利益和侵犯个人自由的激烈冲突。这些都是突发公共卫生事件防控中必须应对的伦理问题，具体来说，有以下情形：

（一）知情同意与紧急施救的冲突

知情同意强调受救者的权益，赋予施救者相应的告知义务，受救者在了解自己面临的风险、付出的代价和可能的收益基础上自由做出选择，维护其利益，改变其相对弱势的地位。在紧急情况下，施救者必须争取用最短的时间，挽救对方生命和健康。国家明文规定施救者对危急受救者应当采取紧急诊治措施，不得拖延或拒绝急救处理。施救者为了挽救受救者的生命，或协助其摆脱困境，在未征得对方或其代理人知情同意的情况下，自主果断实施医疗救助行为，必然会造成知情同意与紧急救治的伦理冲突，如抢救地震挤压伤员，为保全生命，需尽快截肢的情况。

（二）人身自由与强制隔离的冲突

人身自由是宪法赋予公民的基本权利，是神圣不可侵犯的个人权利。突发公共卫生事件中的强制措施主要包括强制隔离和撤离，主要适用于公共卫生领域，需借助行政手段，将传染病源或疑似患者与健康人群在医院、家庭等场所进行隔离。部分公民认为强制隔离限制了自由，损害了个人权益，是对人权的不尊重。如 SARS、埃博拉病毒防控均存在此类冲突。

（三）机会均等与急重优先的冲突

机会均等主要体现在每名伤病员均享有受救的机会，与国籍、民族、性别、年龄、身份等因素无关。而施救者的行为要恪守科学准则，按照急重优先的原则，对受救者进行合理救治。在现场救援中，受救者有权利在同一时间得到的同等救助，与施救者急重优先的救治原则之间存在冲突，如地震灾害救援中，常常出现此冲突。

（四）个体尊严与关注生命的冲突

随着新的医学模式的确立，救助的主动权更倾向于受救者的个人价值选择。然而，生命是高贵而神圣的，施救者应当努力挽救生命，保障健康，因遵循救死扶伤的职责要求，必须尽最大可能保护生命。同时需关注抑郁、自闭以及遇难者尸体处理等，涉及受救者心理和生命尊严问题。此时，个体尊严与关注生命的伦理冲突就异常突出，如"东方之星"客轮翻沉救援后期，心理抚慰及尸体处理均存在此类冲突。

三、突发公共卫生事件防控中的伦理原则

突发公共卫生事件的急、难、险、重等任务特点，对从事突发公共卫生事件应对的公共卫生从业人员提出了更高的要求，不仅要求他们恪守职责和加强协作，发扬敬畏生命的人道主义精神，树立崇高的职业责任感和科学态度，还要勇于克服困难，具有献身精神。在这些精神的指导下，为了更好应对面临的伦理问题，公共卫生行动中要坚持以下原则：

（一）兼顾施救与告知，实现有效救助和知情同意的统一

当追求救治效果与受救者顺从性相冲突时，优先考虑救治效果；当保全生命与保全局部器官相冲突时，优先选择保全生命；当保留整体与局部功能相冲突时，优先考虑整体，尽可能为完善局部功能创造条件。在兼顾施救与告知的同时，实现有效救助和知情同意的统一。在汶川抗震救援中，我们首先做好紧急救治工作。对清醒的受救者，与其进行必要

的沟通，告知伤情与处境及对其采取的措施与后果；对待昏迷且无法及时联系亲属的受救者，根据伤情实施必要的紧急处理，尽可能做好必要记录，随后告知其亲属。

（二）兼顾强制与顺从，实现整体利益和个体利益的统一

在抗击 SARS 的过程中，我们在积极救治患者的同时，加强 SARS 相关知识的宣教，一方面宣传 SARS 的危害，一方面讲解隔离的重要性。增进医护人员和患者的交流，提高患者的顺从性，达到兼顾强制与顺从，实现整体利益和个体利益的统一。

（三）兼顾公平与优先，实现急重优先和机会均等的统一

在抗洪抢险救灾中，我们首先根据洪涝灾害时间和空间上的差异性，判断洪涝灾害形势，视受灾程度的不同进行有序救援。其次，遵循处理原则，坚持重灾区优先、危重伤员优先、救命优先原则。组织必要力量对伤情较轻人员，实施监护和安抚，给予必要的对症处理。在坚持"三大优先"的基础上，以最快的速度进行施救，尽力做到兼顾公平优先，实现紧急施救和机会均等的统一。

（四）兼顾施救与受救，实现受救者和施救者权益的统一

在"东方之星"客轮翻沉救援后期，我们针对救援官兵面临遇难者尸体普遍产生心理恐惧的现象，一方面，适时对官兵开展心理咨询和辅导，最大限度地减少心理危机对其造成的伤害，协助官兵以良好的心态继续投身救援工作。另一方面，及时精心对遇难者尸体进行整理，加强现场清消处理，最大限度体现对遇难者的尊重。在应对突发公共卫生事件中，既不能忽视施救者的利益，挫伤施救者的积极性，更不能忽视受救者的利益，损害受救者的身心健康。当双方利益发生矛盾时，把受救者的利益放在第一位，实现受救者权益和施救者权益的统一。

学习思考题

1. 公共卫生伦理和临床医学伦理的区别有哪些？
2. 公共卫生伦理的基本原则是什么？
3. 健康教育和健康促进的伦理原则是什么？
4. 如何看待传染性疾病防控中的强制隔离问题？
5. 突发公共卫生事件防控中应该坚持什么伦理原则？

（路绪锋）

第十一章 生殖伦理

学习目的

掌握生育控制的伦理依据，优生方向与优生手段的道德监控与评估，人类辅助生殖技术相关的伦理准则；熟悉生育控制操作过程中的道德选择、消极优生和积极优生措施，人类辅助生殖技术的伦理问题和伦理价值；了解人口观、生命观和生育观，优生的伦理意义，人类辅助生殖技术的分类。

生育是人类自身的生产，既是自然现象也是一种社会现象。作为社会现象，人的生育就不仅仅是个人的事情，也具有社会后果，需要进行一定的理性干预和控制。随着人类生命科学技术迅速发展，诞生了许多能有效干预甚至控制生育的医学措施，如避孕、人工流产、绝育等人工节育方法，遗传咨询、产前诊断、围生期保健等优生优育措施，以及人工授精、体外受精等辅助生殖技术。这些技术在带来伦理价值的同时，也引发了一系列消极效应和无法回避的伦理问题，这就要求医疗机构和医务人员在实施生殖医学技术时必须遵循相关伦理准则，维护人的生命伦理尊严，保护妇女和后代的健康权益，将技术可能给社会带来的负面影响和危害降到最低程度。

第一节 生育控制伦理

一、生育控制的伦理依据

（一）科学的人口理论支持生育控制

人口理论是解释和说明人口现象、人口过程和人口规律的学说体系。关于人口的理论有很多，不同的流派有各自不同的主张和观点。如英国经济学家马尔萨斯在著名的《人口论》中提出：在不受阻碍的条件下，人口是按几何级数增加，而生活资料是按算术级数增加，人口增长总会超过生活资料的增长，因而不可避免地要产生失业、贫困、饥饿和战争，这是和社会制度无关的一条"人口自然规律"。为了实现人口和生活资料的平衡，马尔萨斯认为战争、瘟疫、饥荒、赤贫等积极抑制办法，是减少人口和使人口与生活资料相适应的决定性因素。

马克思主义人口理论，把人口现象、人口过程和人口规律放在生产力和生产关系、经济基础和上层建筑的客观矛盾中加以考虑和研究，形成了科学的人口观，它是我们进行计划生育的主要伦理学依据，其内容主要有：①"两种生产"理论。马克思主义认为，人类为了生存和发展，必须同时进行两种生产，即人类自身生产（人的生产）和物质资料生产（物的生产）。人类社会的存在、延续和发展有赖于两种生产的协调发展，从历史角度来看，凡社会大动荡和变迁，无不与两种生产的矛盾相关，要使这两种生产比例协调，必须增强人类对两种生产的调控能力，因而生育控制是必需的。②社会生产方式决定人口发展的观点。人口现象不是一种孤立的社会现象，人口观的发展运动和变化要受到物质资料生产方式的制约，当生产力水平低下时，社会发展对劳动力需求就会增加。相反，如果生产力发展快，劳动效率提高，社会发展对劳动力需求量就会相对减少。③人口对社会发展的作用的观点。人口发展虽然不能决定社会制度的性质，但人口却对社会起着巨大的作用，如当人的生产和物的生产相适应时，社会经济顺利发展，否则，若某一国家或地区人口增长过慢，人口发展不适应生产力水平及生产关系的发展变化，那么资源开发和经济发展就会受阻；当然，若人口基数过大，人口增长过快时，在资源分配、劳动就业、环境保护等方面会出现尖锐的矛盾，以致延缓社会经济的发展。④人口对生产的作用的观点。人是生产者和消费者的统一，作为生产者，人能创造财富，作为消费者，人需要耗费财富。人在社会经济生活中的这种双重作用，是正确认识人口与社会经济相互关系的出发点。一般情况下，人作为生产者是主要的，社会财富的积累有赖于此，但人作为生产者是需要一定条件的，如年龄、体力、智力、生产工具等，而人作为消费者却是无条件的，人从生到死，无论其生命状态如何，他都是绝对的消费者。马克思主义人口理论为生育控制提供了有利的科学支撑。

（二）严峻的人口形势要求生育控制

持续增长的世界人口是当今最为严重的问题，尤其是在发展中国家已成为长期经济落后的重要原因。19世纪以来，由于世界人口基数过大，人口增长速度不断加快，其中90%出生在发展中国家。联合国人口基金《2018年世界人口状况》报告，2017年全球人口已达75.5亿人，并预测从现在起到2050年全球人口将增长22亿，即届时世界人口将超过95亿。自20世纪80年代中期开始，世界粮食产量的增长一直落后于人口的增长，其原因是缺少待开发的耕地以供开垦，致使人均耕地面积日益减少，加之过量使用化肥导致农作物产量下降，使世界粮食生产正面临着日益减少的局面。随着人口迅猛增长，人均淡水供给量也在不断减少。水资源的短缺还表现为河流干枯和地下水位的下降，如尼罗河、黄河和科罗拉多河几乎已无水入海。目前，包括主要产粮区的世界各大洲地下水位正在下降，美国南部的大平原、中国华北平原和印度的大部分地区地下蓄水层正日益枯竭。粮食短缺、资源开发殆尽和环境污染的现象已引起了各国科学家和政治家们的思考和关注，人们纷纷呼吁强化人类自我控制的能力和措施。

从我国的人口状况来看，1949~1981年总人口数由54 167万人增长为100 072万人。由于人口增长过快，1982年9月，党的十二大把计划生育定为我国的一项基本国策，提倡晚婚晚育、少生优生；提出一对夫妇只生一个孩子。计划生育政策实施以来，在控制人口方面卓有成效。从20世纪90年代开始，我国进入低生育水平阶段。我国在刚刚步入21世纪之际，中共中央就做了"关于进一步加强人口与计划生育工作，稳定低生育水平"的决定，之所以要稳定低生育水平，是因为我国人口基数大，人口素质相对较低，人均资源占有量不足，加之我国属于发展中国家，生产力发展水平有限，人口问题始终制约着经济的发展、社会的进步、综合国力的提升。2011年4月，国家统计局发布了2010年第六次人口普查登记主要数据公报，数据显示，全国总人口为133 972万人。与2000年第五次全国人口普查相比，十年增加7390万人，增长5.84%，年平均增长0.57%，比1990~2000年的年平均增长率1.07%下降0.5个百分点，60岁及以上老人比例为13.26%。数据表明，我国人口增长处于低生育水平阶段，老龄化进程逐步加快。然而，生育率低、人口红利缺失、人口结构老化也已经成为未来发展的重大隐患。面对新的人口环境和发展背景，中央适时开始逐步调整生育政策。2012年11月，党的十八大提出"坚持计划生育的基本国策，提高出生人口素质，逐步完善政策，促进人口长期均衡发展。"2013 年 11 月，党的十八届三中全会进一步提出"坚持计划生育的基本国策，启动实施一方是独生子女的夫妇可生育两个孩子的政策，逐步调整完善生育政策，促进人口长期均衡发展。"2013 年 12 月，全国人民代表大会常务委员会通过调整完善生育政策的决议，"单独二孩"政策依法启动实施。"单独二孩"政策实施后，根据国家卫生和计划生育委员会统计，从"单独二孩"政策实施到 2015 年 5 月底，全国共有 145 万对单独夫妻提出再生育申请，申请再生育的比例仅占单独夫妻 13%左右，在相当程度上反映了整体生育意愿走低的现状。60 岁及以上老年人口不断上升，从 2010 年 13.3%上升到 2014 年 15.5%，同时劳动年龄人口从 2011 年开始连续三年出现净减少，老龄化加速和少子化加剧并存的人口结构问题十分突出。为应对老龄化、人口比例失调等问题，2015 年 10 月，党的十八届五中全会提出"促进人口均衡发展，坚持计划生育的基本国策，完善人口发展战略，全面实施一对夫妇可生育两个孩子政策，积极开展应对人口老龄化行动。"2015 年 12 月，全国人大常委会表决通过了人口与计划生育法修正案，于 2016 年 1 月 1 日起正式实施"全面二孩"政策。"全面二孩"政策的正式实施也代表了未来中国人口政策的走向，强调人口发展与经济社会发展之间存在互动关系，使人口增长和社会经济的发展相适应，促进人口长期均衡发展。

（三）价值观念的转变使生育控制成为现实

生育控制只有得到更多人的支持和理解，才可能成为人类控制自我再生产的有效手段，而这必须以价值观念的变化作为前提。从宏观上看，价值观的最大改变是由否定我国人口问题的客观性到对人口问题的充分肯定。新中国成立以后，我们曾长期狭隘理解人口问题，认为人口问题仅仅是失业、贫穷、饥饿，这些是资本主义所固有的，社会主义国家不存在人口问题，鼓励公民多生，并评选多产妇女为光荣妈妈。1957 年我国著名经济学家马寅初在他的《新人口论》中提出：我国最大的矛盾就是人口多（当时人口已超过 6 亿），人口增加太快（人口增殖率超过 20‰），由于消费大，资金积累太慢，使人民生活的改善受到限制，因此，应努力控制人口，实行计划生育，不让人口的增殖拖住科学研究的后腿。然而，由于历史的原因，马寅初先生的《新人口论》遭到了无情的批判。直到十一届三中全会以后情况才有所转变，党的十二大明确指出：人口问题始终是极为重要的问题。人口问题由人口众多的盲目自豪转变成人口忧患意识。从微观上看，人民群众也越来越多地意识到，个体的生育具有社会后果，生育子女的多少、质量优劣，不仅关系到家庭利益和幸福，而且关系到国家富强和民族繁荣，人口的数量、素质、增长率、年龄构成等应与社会、经济、资源和环境相协调。此外，重男轻女的生育观为男女都一样的观念所取代。

（四）医学科学的发展为生育控制提供技术支持

人口增减取决于每一年的出生人口与死亡人口之差，而影响生死人口之差的主要因素就是医学对人的生死两个环节的干预。首先，医学对人类死亡的干预改变了人口规模。在古代，中国的生育状况就以早婚、早育、多产为特征，人口出生率是很高的，如韩非子就曾指出：今人有五子不为多，子又有五子，大父未死而有二十五孙。每人有 5 个儿子尚不为多，出生率之高可以想象。旧中国从未对人口生育状况进行过全面的调查，但从局部地区的一些典型调查数据中，仍可略窥一斑。例如，1917～1918 年间广东省潮州的出生率为 34‰，1923 年河北省盐山县为 58.4‰，1924 年河南、西安、安徽、江苏 4 省为 42.2‰……

平均起来，出生率大致在 35‰～40‰。一个妇女生育期长达 30 年，育龄妇女总和生育率一般为 6 个，多的达到 10 个，但由于医疗卫生条件极差，死亡率高达 30‰左右，故形成了高出生率-高死亡率-低增长率模式，人口增长速度缓慢。新中国成立后，随着我国人民生活水平逐步改善和医疗卫生事业日益发展，我国在降低死亡率方面取得了令人瞩目的进展，从 20 世纪 50 年代的前半期到 70 年代的后半期，不包括中国在内的所有发展中国家的平均粗死亡率由 23.7‰降至 13.4‰，而同期内中国的平均粗死亡率由 14.9‰降至 6.8‰，这样在我国就形成了高出生率-低死亡率-高增长率的模式，使我国人口呈持续猛增的态势。

其次，医学对人类生育的干预，为人类的生育控制提供了大量有效、实用的手段，使人口控制成为现实。20 世纪中叶以前，由于医学发展的局限，人们实行生育控制的愿望难以得到技术上的保证，只能采用堕胎、溺婴等办法来调节妊娠和生育过多的矛盾。近 50 年来，随着避孕和绝育技术的广泛运用，医学科学技术在控制人口增长上起到了重大的作用。可见，医学对人口增长直接产生双重效应。

二、生育控制操作过程中的伦理

生育控制是对人的生育权利的限制，包括对正常人生育权利的限制和对异常特定人的生育权利的限制。前者往往是一个国家为控制人口数量而制定的一种普遍的政策和法令，如计划生育政策；后者往往是着眼于提高人口质量，而对一些严重影响后代生命质量的特定的育龄夫妇实行生育限制。生育控制方法主要包括避孕、人工流产、绝育等，这些技术本身所蕴含的和在实施过程中所引发的伦理问题历来是医学伦理学关注的焦点。

（一）避孕和绝育中的道德问题

1. 避孕的道德问题

（1）避孕的概述：避孕就是用人为的方法破坏受孕条件、阻止妊娠的节制生育的措施，它是生育控制的主要手段之一。避孕作为暂时剥夺人的生育能力的一种技术和方法古已有之，公元前 1900 年至公元前 1100 年古埃及的医学草纸书中已记载有防止妊娠的药方，如用鳄鱼粪、金合欢粉末、药西瓜瓤和椰枣等杀死男性的精子达到避孕的目的。同样，在古代印度、希腊、罗马和中国都有过关于避孕的记载和避孕药方在民间的流传。尽管这些技术和方法大多数无效或效用可疑，但至少表明古代的人们对生育机制已有粗浅的认识，萌发了控制生育的愿望，并对避孕产生了明显的伦理思考。

现代科学的避孕方法始于 20 世纪。目前应用的避孕方法主要包括自然控制生育法和人为控制生育法两大类。自然控制生育法是根据妇女生殖系统周期性的正常生理变化，通过日程表法，观察宫颈黏液和测量基础体温，避开易受孕的排卵期，从而达到避孕的目的。人为控制生育的方法有器具避孕法和药物避孕法。常用的避孕器具有女性宫内节育器和阴道隔膜，男性有避孕套。20 世纪 50 年代口服避孕药的研制和广泛应用给人类社会带来了巨大的变化，使人口爆炸的危机趋于缓和，同时也使妇女挣脱了无休止的生儿育女的羁绊，口服避孕药的问世被誉为 20 世纪最伟大的发明之一。

（2）避孕的伦理认识：尽管避孕技术在今天已为越来越多的人所接受，已成为许多国家控制人口过度增长的有效手段，但避孕技术曾在很长一段时间内得不到社会的承认甚至被指责为不道德。反对的理由有三：一是某些宗教人士认为，婚姻与生育是密不可分的，避孕切断了性行为与生育之间自然而神圣的联系；二是认为避孕预先扼杀了一个人的生命，是杀人的行为；三是指责当时的避孕技术和方法无效，不安全，存在严重的副作用。这三条反对避孕的理由中，前两条随着观念变革和对生命认识的深入，已不再成立，第三条理由随着高效安全的避孕技术的问世，人们也已经转变了这种看法。

虽然避孕技术已在世界范围内广泛运用，但对避孕所产生的社会后果仍然存在道德争议，因此，避孕技术的运用还需要解决如下的认识问题：①避孕技术的使用会不会引起性关系的混乱。这种可能性在一定范围内是存在的，因为避孕技术的运用会减轻人们对性行为后果的心理压力，从而改变人们的性观念，使性关系更加自由和随意，甚至超越道德的界线，弱化人们的性道德责任感。例如，当今世界范围内婚前、婚外性行为大量增多就是例证。然而，我们不能因为害怕性关系混乱而反对避孕，因为避免性行为混乱的关键在于加强教育，以道德和法律来进行约束和控制。②避孕技术的运用会不会使人们最终放弃生育的义务，导致家庭的瓦解以致影响社会的利益与人种的延续。生育对人类个体来讲，既是权利也是义务，然而，避孕使婚姻与生育分离，久而久之可能会使人们不愿再承担生育的义务。研究发现越来越多受过良好教育的女性崇尚丁克（double income and no kid, DINK）家庭，婚后主动放弃生育，使某些地区人口出现负增长，这一现象引起了社会学家们的忧虑，如果妇女普遍放弃生育义务，那么人类社会将面临一场毁灭性的灾难。然而，避孕的目的是有节制地、更合理地生育，人们不会因此自动放弃生育。③避孕会不会导致更多的人工流产。有的科学家认为避孕与人工流产呈正比，即避孕多则相应由于避孕失败所导致的人工流产者也增多。然而，事实上无论是鼓励避孕还是禁止避孕都有可能导致更多的人工流产，二者不存在必然联系，主要取决于当时的社会文化氛围，尤其是现在人们已普遍认为生育不是绝对的义务，因此一旦避孕失败就会求助于人工流产。把避孕说成是导致人工流产增多的因素，是缺乏依据的。

（3）避孕的道德价值：尽管关于避孕技术的运用所带来的社会影响的讨论仍将继续下去，但避孕作为生育控制的有效措施已得到人们广泛接受，其原因：①避孕有利于控制人口增长。人口控制是个世界性问题，从人类发展史来看，世界人口经历了数万年，到1800年才达到10亿，但在其后的百余年间则迅猛增长。例如，从1974年到1999年短短的25年间，世界人口从40亿增加到60亿，按目前世界人口自然增长率计算，每35年人口就增加一倍，人口的"爆炸式"增长令人悚然而思，人类的生存面临着种种难题。因此，人类必须控制自身再生产，掌握自身再生产的主动权，而避孕为人类掌握自身再生产的主动权提供了有力的措施。②避孕有利于保障妇女的权利，提高妇女的社会地位。社会生产工业化的结果，使大批妇女投入到产业队伍中，从而改变了妇女的传统地位和生活方式，妇女不再成为丈夫的附庸和生育机器。然而，过多地生育导致妇女难以参加广泛的社会活动，致使妇女不仅合法的政治地位和社会地位难以保障，甚至经济上也得依赖丈夫，这是妇女受到不平等对待和歧视的重要原因。避孕技术的运用可以使妇女从过度生育的负担中解放出来，以旺盛的精力投入到工作和学习。

我国生育控制政策支持和鼓励避孕技术的运用，在我国采用避孕措施的已婚妇女达70%~80%，避孕在生育控制中发挥了重大作用，是使妇女总生育下降的第一位原因，占下降作用的50%。

2. 绝育中的道德问题

（1）绝育概述：绝育是指用手术方式剥夺人的生育能力，通过切断、结扎、电凝、环夹或用药等方法堵塞女子输卵管或男子输精管，从而阻断精子和卵子相遇，起到永久性避孕的作用。绝育术有悠久的历史，我国古代就有男子绝育术，只不过当时的绝育术不是用于生育控制，而是一种惩罚措施，比如对犯人行"宫刑"，或者作为封建统治服务的手段，如对太监实施的绝育。现代绝育术可以分为两大类：一类是从绝育意愿分类，即自愿和非自愿绝育；自愿绝育即得到接受绝育术者本人的知情同意；非自愿绝育即无须得到本人同意，如有些国家的法律规定，严重智力低下者必须接受绝育术。另一类是根据绝育目的分类：①治疗性绝育，即为了保障育龄夫妇的身体健康和生命安危，对不宜生育者实施绝育术；②避孕性绝育或出于夫妇个人的考虑，或由于社会控制人口数量、提高人口质量的社会需要，实施绝育术使夫妇达到不再生孩子的目的；③优生性绝育，由于夫妇一方或双方有严重遗传病，为保证遗传病不再传递到后代，改善人类基因库质量，造福社会而进行的绝育术；④惩罚性绝育：历史上有些民族对犯罪或反社会行为，尤其是强奸和其他性犯罪，用绝育作为惩罚手段。

（2）绝育的道德争议和道德制约：绝育把婚姻与生育彻底分离开来，使婚姻成为不能或不再能生育的婚姻。因此，绝育术从一出现就遭到了人们的非议，尤其是当绝育成为控制社会人口增长的手段时，遭遇到前所未有的阻力。例如，罗马天主教就认为绝育术剥夺人的生育能力，是对人体完整性的破坏，是违反教义的行为；由于绝育术剥夺了人类神圣的生育权，使人类不能自然繁殖，影响人类的发展，因此，罗马天主教反对绝育。然而，当目睹很多妇女因妊娠而出现生命危险时，罗马天主教会意识到对绝育持完全排斥的态度显然是不行的，治疗性目的的绝育逐渐得到认可。在西方国家，绝育作为个人的权利已被社会承认，但出于社会理由而行绝育术却遭到大多数人的反对，如美国的"人类改善基金会"曾主张对精神病和先天性缺陷者实施绝育，因为这些人的缺陷基因会通过遗传延续下去，给国家造成威胁，所以为了国家利益应牺牲这些人的个人自由，但这个主张遭到了大数人的反对。尽管绝育术从诞生之日起就被置于争议之中，但面对严峻的世界人口形势，绝育术具有不可忽视的道德价值：①对那些患有不宜妊娠的疾病的妇女，绝育术通过防止妊娠来维护其健康，具有其他治疗难以取代的作用；②对遗传病基因携带者或患有严重遗传性疾病的夫妇，绝育可避免有严重遗传性缺陷的婴儿出生，有利于人类素质的提高；③对不适于应用其他节育方法而要求实行生育控制者，绝育是一种安全有效的措施。

现在人们已不再怀疑绝育的必要性和可行性，只要是合理的绝育，伦理学上都能接受。合理应包括两个方面：一是目的合理，即为了控制人口数量和优生优育，为了疾病的预防和治疗，为了满足个人不愿多育的要求等；二是手段合理，术式得当，能保证受术者的健康。

由于绝育术通过切断、结扎、电凝等方法剥夺人的生育能力，因此，对绝育术应该进行严格的道德制约。第一，应严格遵循知情同意原则，主张自愿绝育，尤其是计划生育性绝育，应得到受术者本人和配偶的知情同意，自愿进行；第二，对受术者进行严格筛选，不得对未成年人或未婚者实施绝育术；第三，严格掌握各种绝育术的适应证和禁忌证，选择安全、高效、副作用和损伤小的手术方式。

（二）人工流产的道德问题

1. 人工流产的概述　流产是指在胎儿具有可存活性之前自发地或诱发地终止妊娠，前者称为自然流产，后者称为人工流产。自然流产是由于孕妇或胎儿内在的生理原因导致的妊娠终止，属于人的意志所不能控制的事件，因此不存在伦理问题。人工流产是在胎儿出生前人为地、有意地终止妊娠，根据其性质分为治疗性人工流产和非治疗性人工流产。20

世纪中叶以前，人工流产主要是为了拯救母亲的生命，即引产救母，无论是从医学实践还是从伦理原则考虑，母亲都比胎儿重要，治疗性流产是合法的，不存在伦理上和法律上的问题，而非治疗性人工流产则涉及一系列伦理问题。

2. 人工流产的道德争议 由于人工流产涉及母体和胎儿的权利，以及这种权利与社会整体利益关系的确认等复杂问题，所以，在人工流产问题上存在着保守派与自由派之间相互对立的观点。保守派认为生命始于受孕，因此，胎儿就是人，就具有同人一样的权利，一切形式的人工流产都是不道德的，如以罗马天主教为代表的保守派对人工流产一直持强硬的反对态度，直到 1965 年，第二次梵蒂冈主教会议仍谴责人工流产为罪恶，要求自受孕之日起就给胎儿以最大的护理权利。而自由派则持相反的观点，认为胎儿不是人，至多不过是母亲腹腔中的一块组织，与阑尾差不多，甚至还不如犬、马、牛等高等动物。既然胎儿不是人，因此，就不拥有人的任何权利，胎儿必须在得到亲属的认可和社会的授权以后才能成为人，人工流产在任何阶段，由于任何理由而进行，伦理上都是可以接受的。

纵观保守派和自由派在人工流产上的伦理纷争，其焦点集中在两个问题上：一是胎儿的本体论地位，即胎儿是不是人？二是胎儿的道德地位，即胎儿是否拥有出生的权利？在判断胎儿是不是人时，必然涉及对人的生命定义和理解。保守派从纯生物学意义上理解人的生命，认为人的生命就是能完成吞咽、消化、吸收、排泄等生理过程的生物个体。根据生物学标准，人的生命出现的标志就是受孕，胎儿是人的生命发展过程中的一个阶段，既然人的生命已经开始，那么胎儿的权利就应该得到充分保护，人工流产就是杀人的行为，就应该被禁止。而自由派以社会意义、社会价值及在社会生活中担任一定角色等作为标准理解人的生命，与此相适应的是承认授权标准，即认为人的生命应当以胎儿是否得到亲属或社会承认为标准，这种标准强调的是生命个体的社会学存在。

然而，无论从纯生物学意义或纯社会学意义上界定人的生命，都具有片面性，前者自然滑入生命绝对神圣论，后者对生命的分析控制带有盲目性和空洞性。马克思主义认为：人是自然属性和社会属性的统一体，是生物学生命与社会学生命的有机统一，即人的生命就是能在社会关系中扮演一定社会角色的具有自我意识的活的生物实体。其中生物学生命是社会学生命的载体，没有生物学生命便没有社会学生命，但并非个体生物学生命存在，社会学生命就必然存在。例如，由动物养大的孩子就因没有社会价值和不扮演社会角色而不具有社会学生命，而人的社会学生命是人的生命的本质，是人区别于动物的根本属性。因此，在评价和判断胎儿是否是人的时候，应从胎儿生命的生物学价值和社会学价值两方面进行综合分析。

胎儿与人在生物遗传学上有连续性，是生物人发展过程中一个不可缺少的阶段。因此，胎儿不是一般的"非人"，它既不同于动物，又不同于母体中的一块组织，它可以发展成为现实人的"准人"。但胎儿因未处于社会关系中，尚没有形成自我意识，不具有人的社会学生命，同现实人比较又存在着质的差异，所以胎儿又不等于人。胎儿是具有人类生物学生命的特殊实体，是有待于取得完全资格的"潜在人"，这就是胎儿的本体论地位。

胎儿的道德地位是指胎儿有没有出生权利的问题，关于胎儿出生权利的问题直接与人工流产的道德论证相关。胎儿不是人，其道德地位低于人；胎儿不是动物，其道德地位又高于动物，由此决定了胎儿有出生的权利，对胎儿的这种权利应给予必要的尊重。但胎儿的这种权利是相对的，只要有充分的理由，剥夺胎儿的出生权利即人工流产，在道德上是可以接受的。那么，在哪些条件下人工流产是合乎道德的，这由胎儿的内在价值和外在价值来决定。尽管胎儿不是真正意义上的人，但它毕竟是人类生命的一个部分，所以具有一定的内在价值，但这个内在价值并没有赋予它与婴儿乃至成人同样的权利，因此，当胎儿与父母的利益或社会利益发生冲突时，它不得不让位于后者。胎儿的外在价值依据社会价值取向而定，如在欧洲某些发达国家人口出现负增长，这种现象如果长期存在，就可能导致劳动力严重短缺和人口老龄化，给国家的发展带来严重的威胁，因此，这些国家鼓励生育，甚至采用法律手段严格限制和禁止人工流产，胎儿的价值因社会原因而大为提高。然而，当一个社会人口过度膨胀，如像中国，已严重影响到社会生产和人民生活时，放宽对人工流产的限制，作为避孕失败后的辅助措施是非常必要的，这时胎儿的价值又由于社会原因而大为降低。

因此，在胎儿的利益与母亲的利益或社会的利益发生矛盾时，根据两利相权取其大，两害相较取其小的原则，为了维护社会的利益和胎儿母亲的合法权益，剥夺胎儿的出生权利是符合伦理道德。

3. 人工流产的道德价值和制约　由于人工流产涉及妇女和胎儿的权利，因此，必须进行认真的道德判断和分析，凡属于人工流产适应范围，可进行人流手术，主要见于以下几种情况：①凡是出于个人控制生育和社会计划生育目的，如超生的胎儿等；②避免异常婴儿出生的优生目的，如严重遗传病等；③维护妇女权益的目的，如严重危害孕妇健康的胎儿，非正常受孕（强奸、乱伦）所怀的胎儿等。

然而，对那些出于"重男轻女"的社会性别观念，以"留男去女"而要求做人流手术者应坚决予以禁止。目前在世界范围内男女性别比是 105∶100，如果男女性别比例超出这个范围，将会带来极其严重的社会伦理问题，导致男女婚配比例失调，这种失调将会引发一系列的社会后果，如买卖婚姻、调亲换亲、拐卖妇女、性犯罪增多等，其影响和危害之大难以估计。

第二节　遗传与优生伦理

一、优生伦理概述

（一）刻不容缓的责任

1. 我国目前人口质量现状　近 20 年来，中国的国民素质得到了一定程度的改善，如青壮年文盲率在下降，文盲人口在减少，在业人口的文化素质有所提高。但在世界体系中横向比较，中国的国民素质不容乐观。例如，中国人口平均受教育程度比较低，在业人口中 15～24 岁青年学龄人口依然占了相当的比例，研究表明，中国每年约有 20 万～30 万肉眼可见的先天性畸形儿出生，加上出生数月和数年才显现出来的先天性残疾儿童，总数高达 80 万～120 万。

在中国人口的基本国策中，控制人口数量毕竟是手段，提高人口素质才是目的所在。然而遗憾的是，在一些地方，提高人口素质这般重大的战略性问题则仅仅停留在口头上的呼吁，理论上的强调和实践中的忽视形成了巨大的反差，有的地方采取"一手硬，一手软"的办法，即控制人口数量有硬指标，而提高人口质量则只有软指标甚或无指标，致使提高人口质量的措施难以落在实处。

近年来，我国高层领导已经看到了"生育数量控制"和"生育质量保障"之间不平衡的隐患和弊端，强调要为提高出生人口素质而努力，提出了"全面落实计划生育基本国策"

的口号，具体要求就是使高致残、致畸的出生缺陷发生率有较大幅度的下降，努力消除因围生期因素、孕期及哺乳期妇女缺碘所导致的儿童智力损害，不断提高出生婴儿的身体素质和智能。

2. 改善人口质量现状的措施　解决人口质量问题切实可行的办法就是提倡和实行优生。据统计，在先天性异常的病因中，最主要的是遗传因素，其次是外界环境因素，若能控制遗传因素的影响，问题的主要方面就得到了解决。第一，对那些有严重遗传性疾病的患者如痴呆等，禁止他们结婚或允许其结婚但不允许其生育，以消除遗传病的延续；第二，对那些有可能生育遗传病儿的孕妇进行产前诊断，以便尽早发现问题，并及时进行解决；最后，提高全民对人口质量问题的认识，广泛进行全民优生优育的宣传教育，用新的伦理观念代替传统意识，倡导男孩女孩都一样，并在升学、就业问题上平等对待，认真解决女孩继承权的问题，在立法、执法中不应有倾斜政策。总之，人口质量的提高，需要有优生措施作保障，优生，不但具有迫切的现实意义，更有着深远的历史意义。

（二）优生的概述

广义的优生涉及环境、社会、教育等多个方面，而狭义的优生，则指应用遗传学的知识和原理，采取适当的措施，防止在子孙后代中发生遗传病，提高人口质量，改善人类遗传素质。研究优生的科学，被称为优生学（eugenics）。优生学通常分为两大类；即积极优生学和消极优生学，也称正优生学和负优生学。积极优生学（positive eugenics）是指促进体力和智力上优秀的个体出生，从而提高人类群体中良好基因的频率，扩展人口中优秀个体数量的比例。其实质是通过现代技术变革人类自身。消极优生学（negative eugenics）是指防止和减少有严重遗传性和先天性疾病的个体出生，排除或减少影响优生的有害因素，从而降低人类群体中不良基因的频率，以改进遗传素质。其实质是消除人群中的不良因素。

优生作为一种实践，有着悠久的历史。例如，随着原始社会婚姻关系的进步，禁止直系血亲之间的通婚，这在很大程度上具有优生意义，又如，在许多原始部落，遗弃或处死生下来有显著残疾的婴儿，也可以认为是一种不得已的优生措施，这样做防止了某些致病基因的扩散。然而，优生作为一门学科，仅仅只有一百多年的历史。

1859 年伟大的生物学家查尔斯·罗伯特·达尔文（Charles Robert Darwin）发表了《物种起源》的不朽著作，受他的自然选择理论的启发，1883 年英国博物学家高尔顿（Francis Galton）创立了优生学。高尔顿将优生学界定为：在社会控制下，全面研究那些能够从体力和智力等方面改善或损害后代的种族素质的各种动因的科学。他的优生概念就是促使具有优良或健康素质人口的增加，防止不良素质人口的增加，他的贡献为世人所尊重。然而，高尔顿等一些学者错误地解释了达尔文关于生存竞争和自然选择理论，从错误的遗传知识出发，把社会下层阶级的艰难困境说成是他们在精神德操方面天生的遗传缺陷造成的；并把社会特权带来的利益说成是自然赋予的优秀品质。这种曲解达尔文学说，假借达尔文主义的名义对社会现象进行错误的解释，就是所谓的社会达尔文主义。由于高尔顿过分强调智能的遗传性，宣扬民族优劣而被种族主义和法西斯分子所利用，成为推进惨无人道的种族灭绝政策的理论依据。20 世纪初，国际上出现了优生运动，先是在英美，后流行于德国。直到 20 世纪 50～70 年代以后，人们逐渐认清种族主义者的一些伪科学谬论，遗传学、分子生物学的发展成为优生学的理论基础，优生学才逐渐步入了正确的轨道。优生学的思想只有为人道主义所掌握，才有可能产生和促进民族的幸福，如果被反人道的人利用，带给人类的就只有罪恶和灾难。

（三）优生的措施

优生就是"生优"，即采取一系列措施保证诞生素质优良的一代。根据时间的先后顺序，具体的优生措施包括如下几种：①婚前优生宣传。对青少年进行宣传教育，使他们树立正确的恋爱婚姻观，避免近亲恋爱结婚。对已进入婚期准备的青年，督促他们做必要的婚前检查，如果一旦发现有病，可进行及时的治疗，以免造成婚后痛苦。②婚后优生措施。结婚成家生儿育女乃情理之中的事，当一对夫妇计划要一个孩子的时候，除了考虑学习、工作、经济、身体状况等因素外，还要考虑生育年龄问题。从医学及社会学的角度来看，女性最佳生育年龄为25～29岁，男性为25～35岁。③孕后优生措施。怀孕后妇女应了解孕期中的一系列保健知识，定期进行产前检查，必要时尚需做"产前诊断"，以阻止有严重缺陷胎儿的诞生。同时，应做好围生期保健，分娩监护和新生儿的保健。

20世纪50年代前后，随着生化遗传学、细胞遗传学、分子遗传学等领域内一系列重大进展，孕育于50年代，开发于60年代，发展于70年代的遗传咨询和产前诊断等技术的应用，为实现优生的目标提供了切实可行的措施，以致人们把遗传咨询、产前诊断和选择性流产三者的结合称为"新优生学"，表明了优生学在技术上的一个全新发展。随后，防止药物致畸、污染致畸、辐射致畸、病毒感染致畸等措施不断地补充到优生实践中。现代优生学已成为运用遗传学原理，借助社会措施、医学手段来改善人类遗传素质的一门多学科相互渗透的综合性科学。它的宗旨是将遗传学规律运用于人类生育，从而保证和提高人类的素质。

二、消极优生中的伦理

消极优生是研究如何采取有效的社会措施，防止或减少有严重遗传性和先天性疾病的个体出生，排除或减少影响优生的有害因素，降低人群中有害基因的频率，以改进人群中遗传素质的措施。我国目前采取的优生措施主要是从消极优生的角度，减少遗传病和先天性畸形的发生，达到提高人口素质的目的。

（一）避免近亲结婚

近亲是指血缘关系较近的亲属，尤其是指直系血亲或三代以内旁系血亲。一般群体中每种遗传病的患者数虽然不多，但致病基因的携带者却相当多，近亲之间往往携带某些相同的致病基因。因此，近亲结婚会导致子代患常染色体隐性遗传病、多基因遗传病等的危险性增高。近亲结婚是某些遗传病发生和延续的土壤，对我国河北省唐山市四个乡的近亲结婚调查显示：33户人家共有子女83个，其中呆傻、哑患及其他疾病的有21个，占25%，最严重的一个乡有6户近亲结婚，共有14个孩子，其中7个是白痴，占50%。

近亲结婚的严重危害是使遗传病的发生率明显增加，这些有缺陷的新生儿，不仅给家庭和个人的成长带来痛苦，给国家和社会增加负担，而且势必导致我国人口质量的普遍降低。因此，禁止近亲结婚是十分必要的。

（二）提倡婚前检查和适龄生育

婚前检查是对准备结婚的男女双方可能患有的、影响结婚和生育的疾病进行的医学检查。检查的主要内容包括严重的遗传性疾病、指定的传染病、有关精神病以及其他与婚育有关的疾病。

1986 年卫生部和民政部共同下发《关于婚前健康检查问题的通知》，成为我国强制婚检开始的标志；1994 年颁布的《婚姻登记管理条例》首次把婚检制度纳入法规；1995 年 6 月 1 日起施行的《中华人民共和国母婴保健法》，以立法的形式明确了婚检制度。2003 年 10 月 1 日起施行的《婚姻登记条例》对婚检不再做强制要求，标志着自愿婚检的开始。

婚前检查可以及早发现疾病隐患，提供计划生育咨询，有利于掌握好受孕时机和避孕方法，减少新生儿出生缺陷率，成为保护妇女儿童合法权益的有效途径，是提高出生人口素质、阻断疾病的屏障之一。然而，从自愿婚检实施以来，各地婚检率下降明显，如广东的婚检率从 2003 年的 52%下降到 2004 年的 29%，2004 年南京的婚检率只有 3%，有的地方甚至出现零婚检。与此同时，婴儿出生缺陷率却大幅增高，如广东婴儿出生缺陷率从 2002 年的 13.72‰上升到 2004 年的 21.21‰。因此，为使婚前检查成为切实有效的优生措施，应通过完善婚检制度、规范婚检机构的行为、提高民众的婚检意识等途径提高婚检率，以减少新生儿出生缺陷率，提高出生人口素质。

研究表明，妇女在 20 岁以下，35 岁以上所生孩子死亡率高，低智能儿与先天遗传病患儿多。晚育不利于优生，据调查，在 25～29 岁间生育，唐氏综合征患儿发生率为 1/1500；在 30～34 岁生育，唐氏综合征患儿发生率为 1/900；在 35～39 岁间生育，唐氏综合征患儿发生率为 1/300；在 45 岁以上生育，唐氏综合征患儿发生率为 1/40。早育也会导致不良生育后果，由于母体钙质大量流失等原因，发生异常分娩及并发症的概率较高，早育出生的婴儿身体发育都较正常婴儿落后，新生儿先天畸形率高达 1.2%，先天性疾病发病率比适龄生育高出 50%。

（三）做好遗传咨询

遗传咨询是指医学家或临床医生应用遗传学和临床医学的基本原理和技术回答遗传病患者及其亲属所提出的问题，并就发病原因、遗传方式、诊断、防治、预后以及患者同胞或子女中此病的再发风险率等问题给予解答，对患者及其亲属的婚姻、生育等问题给予必要的医学指导。遗传咨询的目的是减少遗传病带给求咨者及其家庭的痛苦，帮助他们在知情的状况下做出符合他们最佳利益和价值的决定。临床医生在遗传咨询中应持中立、非指令性的态度，为接受咨询的对象提供准确而无偏倚的信息，并尊重其决定，临床医生不能把自己的价值观念强加于接受咨询的对象，不能代替患者及家属做出选择。遗传咨询的对象主要是已生育过有遗传病或先天畸形患儿的夫妇；夫妇双方或一方可能为遗传病致病基因携带者或有遗传病的家族史者；接触致畸或放射性物质者；常见遗传病筛查发现异常者；不明原因的反复流产或有死胎死产等情况的夫妇。

（四）进行产前诊断

产前诊断又叫出生前诊断或宫内诊断，它是预测胎儿在出生前是否患有某些遗传病或先天畸形的有效方法。遗传病是具有严重危害性的常见病，目前多数遗传病尚缺乏有效的治疗方法，即使能通过治疗控制症状，但致病基因仍会继续遗传下去。因此，需要采取措施，在产前对可能出现的遗传病和先天畸形进行检测，判断胎儿质量，为决定胎儿的留舍提供客观准确的生物医学诊断信息。

产前诊断的方法很多，如羊膜腔穿刺及羊水检查、绒毛取样法、超声波检查、胎儿镜检查、X 线检查、DNA 探针、脐静脉穿刺等。对每一个孕妇都进行产前诊断是不必要的，但凡是出现下列情况之一者，必须认真进行产前诊断：①年龄在 35 岁以上的孕妇。随着孕妇年龄的增加，生育染色体异常患儿的相对危险性增加。②生育过染色体异常患儿的孕妇。这些孕妇不论年龄大小，其下一胎出生同样患儿的概率较高。③夫妇一方为平衡易位携带者或嵌合体者，出生染色体异常新生儿的可能性约 20%。④曾出生过开放性神经管异常子女的孕妇，已生过一个无脑儿或脊柱裂儿的孕妇，下一胎出生患儿的可能性为 5%。⑤已生育过一个常染色体隐性代谢病患儿的孕妇，下一胎患同样疾病的可能性为 25%。⑥生育过多发先天畸形患儿的孕妇。⑦有性连锁遗传病史的孕妇，其生育性连锁遗传病患儿的可能性为 25%。⑧近亲婚配的孕妇。⑨有致畸因素接触史的孕妇，如接触过某些有致畸作用的化学制剂和药物，病毒感染及接受放射治疗的孕妇。

通常情况下，性别预测和人工控制性别是禁止的，因为人为的选择生男生女会破坏人群中男女比率平衡，带来严重的伦理问题。然而为了预防伴性遗传病的发生，需要对某些个别孕妇施行胎儿性别预测。伴性遗传病即伴随某一种性别而传递的遗传病，如血友病，这是一种 X 连锁的、以凝血机制障碍为主要特征的遗传病，一般只表现在男孩。如果一对夫妇已生过一个血友病患儿，未来孩子的性别就是一个关键。由于这类患者的母亲是致病基因携带者，若再怀男胎，则有 50% 的可能性又是一名血友病患者，若是女胎，至多是一个携带者。因此，对这类孕妇进行胎儿性别预测是十分必要的。

经产前诊断，有下列情形之一的，医生应当向夫妇双方说明情况，并提出终止妊娠的医学意见：①胎儿患有严重遗传性疾病；②胎儿有严重缺陷；③因患严重疾病，继续妊娠可能危及孕妇生命或严重危害孕妇健康。无论是产前诊断还是医学需要的性别预测，实施终止妊娠手术须经孕妇本人同意，尊重其自主选择，本人无能为力的，应当经其监护人同意，并签署意见。

（五）围生期保健

围生期保健是指对孕 28 周至产后 1 周内，以母体为中心进行系统检测和保健指导。包括围绕围生期可能发生的生理、病理变化，采取一系列有利于孕妇、胎儿、新生儿健康的保健措施。世界卫生组织为了全球人口素质的提高，确定了优生五项，并提倡各国开展优生五项检验工作。优生五项检测是一组微生物检测，包括：风疹病毒、单纯疱疹病毒 I 型和 II 型、弓形虫和巨细胞病毒。孕妇如果感染此类微生物则可能导致流产、早产、胎儿畸形及死亡，分娩时胎儿经产道感染也可导致严重的新生儿疾病。近年来围生期医学致力于防止引起早产、新生儿窒息、产伤等所能影响后代智力和健康因素的研究，这些新生学科虽然并不着眼于改变人群的基因频率，但对于改善人类的素质具有重要的实际意义，受到各方面的重视。

（六）有缺陷新生儿的处理

尽管采取多种优生措施，如遗传咨询、产前诊断和选择性流产，已大大地减少了有缺陷新生儿的诞生，然而，由于从事这些技术的人力和物力紧缺，加之我国地域辽阔，人口众多，短时间内若要在全国范围广泛开展遗传咨询和产前诊断尚存在困难。我国每年有 30 万~40 万缺陷新生儿出生，严重影响了我国的人口质量，阻碍社会经济的发展。

过去，绝大多数缺陷儿要么出生前自然流产，要么出生后不久死去。然而，随着医学科学的发展和进步，过去很多不能存活的缺陷儿，借助高新医疗技术可以使其生命得以长久维持。但却不能改善缺陷新生儿的生命质量，如脊柱裂患儿，尽管在其出生后通过手术方式使脊柱得以闭合，生命得以延续，但是这些患儿将在麻痹、大小便失禁或智力低下的情况下度过一生。这样的治疗是否应该进行？关于这个问题存在着争议。一种观点认为，新生儿就是人，一切人类的生命都是神圣的，缺陷新生儿应该享有人的第一权利，即生的权利，社会和父母有义务维持缺陷新生儿的生命，而这种义务不取决于缺陷新生儿父母和社会的愿望和需要，所以对待那些有严重缺陷的新生儿应该尽力抢救，不论后果如何，不然就是不人道，同杀人无异；另一种观点主张以生命的质量和价值作为治疗决策的基础，对于那些有严重缺陷的新生儿虽然给予精心治疗和抢救，但是他们的生命质量仍然很低，不具有正常人的意识和智慧，没有独立生存的能力，他们虽然活着，但却是无意义、无价值的生命。现实生活中大量的事实也表明医务人员的救治并没有给患儿及其家庭带来幸福，为了维持他们的生命，家庭和社会承受着不堪重负的精神和经济负担。因此，从提高生命质量的角度来看，对严重缺陷新生儿放弃治疗，不应当认为是不道德的。目前，尽管在如何处理严重缺陷新生儿的问题上，出现了各方面的利益和价值的冲突，存在争议，但有一点似乎得到大家的理解和认可，即对有严重缺陷新生儿的抢救不必过分积极。

三、积极优生中的伦理

积极优生又称正优生，是指对人类优良性状和基因给以巩固、延续和发展，使优质人口增加，使下一代的素质超过上一代。积极优生工作主要是开展人类生殖技术的研究，它属于高科技领域，是与生命科学有关的多学科研究，其内容不仅涉及医学技术方面，还包括心理、社会、经济、法律等方面，在伦理上围绕胚胎地位、人类的特性、人伦关系及如何运用这些技术等方面也存在很大的争议。

（一）人工授精与"诺贝尔精子库"

人工授精（artificial insemination），是指用人工方式将精液注入女性体内使其妊娠的方法。

据世界卫生组织报告，全世界育龄夫妇中有 5%～15%的不育症患者，其中男性不育占 1/3～1/2，而且有逐年增高的趋势。人工授精技术应用于人类，主要解决男性不育问题。到目前为止，全世界通过人工授精所生的孩子已达百万以上。人工授精技术涉及捐精者精液储存的问题，随着冷冻精子技术的发展，精子库已在许多国家相继建立。男性不育症者可以从精子库获取精子以便供妻子人工授精时使用。

"精子库"诞生后，有人试图用"名人精子"进行积极优生。美国加利福尼亚州的埃斯孔迪多就曾开设了一个"诺贝尔精子库"，向人们提供诺贝尔奖获得者的精子。1984 年《美国新闻周刊》报道了世界上第一位"诺贝尔男婴"健康成长的情况。1985 年，美国亚利桑那州的一位妇女用诺贝尔精子库的精子生下了第一位"诺贝尔女婴"。

人工授精技术不仅为患有不育症的夫妇带来了希望，解除了他们不能生育的苦恼，使他们能享受天伦之乐，而且也为部分患有遗传性疾病夫妇，免去在其后代中又出现相同遗传病的痛苦，它对确保人口质量和促进优生具有重要的现实意义。

至于利用"诺贝尔奖获得者的精子"对妇女进行人工授精以便产生聪明的后代，提高人类质量的问题，目前存在着较大争议。因为人类智力的发展不仅取决于基因的作用，更离不开培养和教育。即使父母双方所提供的基因均是优秀的，精子和卵子在结合前要经过两次分裂，结合后基因又要重新组合，并不能保证这些"有利基因"就一定能遗传给后代，何况，我们对什么样的基因是好的，尚难得出肯定一致的回答，因此，人工授精技术的运用要慎重。

（二）体外受精与胚胎移植

体外受精（in vitro fertilization，IVF），俗称试管婴儿，是指从女性体内取出卵子，在器皿内培养后加入经技术处理的精子，待卵子受精后，继续培养到形成早早胚胎，再转移到子宫内着床，发育成胎儿直到分娩的技术。体外受精是 20 世纪 70 年代才发展起来的高技术成果，1978 年世界上第一例试管婴儿诞生。体外受精技术给很多不能生育的家庭带来了幸福。据报道，在我国育龄妇女中，约有 255 万人患有不育症，在一些大城市，每 10 对育龄夫妇中就有 1 对不育。体外受精技术主要解决妇女不育问题，试管婴儿和所有婴儿一样都是父母爱情的结晶，只不过试管婴儿的出生借助了现代科技手段，从目前大量试管婴儿的统计情况看，试管婴儿的男女比例基本平衡，智力体力各方面发育的情况与一般婴儿没有任何差别，甚至略好，试管婴儿中的遗传性缺陷发生比例低于一般人群。

体外受精技术不仅可以解决不育的问题，而且具备"优生"的意义，如对于具有娩出 X 连锁疾病患儿危险性的夫妇，可以不必在怀孕后再根据胎儿性别的预测决定取舍，而只要将 X 精子和 Y 精子分开并选用 X 精子作体外受精，就可以保证生女不生男，这样就避免了患 X 连锁疾病的婴儿诞生。体外受精作为积极优生措施具有积极意义。然而，对于应用名人精子、卵子进行体外受精积极优生，因涉及严重的社会、道德和法律问题，亟待认真研究，目前应持谨慎的态度。

（三）重组 DNA 与克隆技术

克隆（clone）是指生物通过无性繁殖方式产生遗传性状与母体相似的后代。20 世纪中期以来克隆技术有了突飞猛进的发展，特别是 1996 年多利羊问世以来，克隆技术成为生命科学领域中发展的新亮点。

人们把遗传咨询和产前诊断，看作整体（胎儿）水平上的优生措施；把人工授精和体外受精看作细胞水平上的优生措施；分子水平上实行的优生措施，则属于遗传工程的领域，克隆技术就是遗传工程技术。

重组 DNA 及克隆技术是现代生物医学工程中的两个尖端的科学技术。重组 DNA 就是基因的重组技术，即把某种生物的基因通过剪切、组合、拼装，然后，引入到另一种生物细胞之中形成新的 DNA，从而创造出具有新的遗传特性的生物体。

克隆技术不仅是现代生殖技术的重大突破，而且具有广阔的应用前景，如珍稀动植物拯救、器官移植等，有人认为克隆技术可以是人工生殖的新方式，可以造福不育症患者。如不育者可以用丈夫或妻子的体细胞作核移植得到后代，从而消除用体外受精等方法造成的家庭人伦关系的隐患。也有人认为，克隆技术是单性繁殖，可作为优生的手段，有利于保护人类的最佳基因。然而，重组 DNA 和克隆技术一旦用于人类生殖，则可大规模复制具有同一遗传特性的人，使人类失去了遗传的多样性，如果这些技术被反人道的人运用，世界将无宁日。此外，从进化意义上说，克隆人缺乏适应自然和生存的能力。因此，对于这两项技术，必须严格控制，不可滥用。

第三节　人类辅助生殖伦理

一、人类辅助生殖技术概述

（一）生殖技术概念

生殖技术（reproductive technology）是指替代人类自然生殖过程中某一环节或全部过程的医学技术。人的自然生殖过程由性交、输卵管受精、植入子宫、子宫内妊娠、分娩等步骤组成，然而，自然生殖过程有时会发生缺陷，需要进行改变、控制或改造，这就产生了生殖技术。生殖技术主要用于治疗不孕不育，故又称为辅助生殖技术（assisted reproductive technology，ART）。

目前，临床上运用的生殖技术主要包括人工授精、体外受精-胚胎移植（IVF-ET）及其衍生技术。至于无性生殖即生殖性克隆，尽管技术上已存在实现的可能性，但由于会引发一系列严重的伦理问题、法律问题及社会认同问题，生殖性克隆遭到国际社会普遍强烈的反对。

（二）人工授精

前已述及，人工授精是指收集丈夫或自愿捐精者的精液，由医师注入女性生殖道，以达到受孕目的的生殖技术。按照精液来源不同，人工授精可分为同源人工授精（artificial insemination by husband，AIH）和异源人工授精（artificial insemination by donors，AID）。

同源人工授精又称夫精人工授精，是指使用丈夫的精液进行的人工授精，适用于因生理或心理障碍，不能通过性交授精或患精子缺少症的男性患者；异源人工授精又称供精人工授精，是指使用捐精者的精液进行人工授精，主要用于男性患无精症、严重遗传性疾病的患者或夫妇 Rh 血型不相容者。

人工授精技术应用于临床始于 20 世纪 50 年代。1953 年美国科学家首次应用低温贮藏的精子进行人工授精并获得成功。这以后，人工授精技术作为治疗男性不育症的手段在临床被广泛运用。1983 年，我国湖南医学院生殖工程研究组用冷冻精液人工授精取得成功。1986 年青岛医学院建成我国第一座人类精子库。

（三）体外受精

体外受精是指用人工方法使卵子和精子在人体以外受精和发育的生殖方法。迄今为止，在体外完成人类胚胎和胎儿发育的全过程还无法做到，只能将发育到一定程度的胚胎移植到母体子宫内进一步发育直至诞生。因此，体外受精和胚胎移植技术总是结合在一起应用的。由于体外受精是在实验室的试管中发生，因此，通过这种方式诞生的婴儿俗称试管婴儿。

自 1978 年 7 月 25 日英国兰开夏奥德姆医院诞生了世界上第一个试管婴儿以来，体外受精-胚胎移植技术已经走过了四代。第一代体外受精技术主要解决女性因输卵管堵塞、无卵或卵功能异常而产生的不孕问题；第二代体外受精技术即卵浆内单精子注射，解决男性少精或弱精而产生的不孕难题；第三代体外受精技术即胚胎着床前遗传学诊断技术，减少遗传病的发生，解决优生优育问题；第四代体外受精技术即卵浆置换技术，主要针对那些虽有排卵功能，但因身体条件不好或年龄偏大，致使卵子质量不高、活力差的女性，这就意味着，只要具备排卵能力，女性的生育年龄将不受限制。

二、人类辅助生殖技术的伦理价值

（一）治疗不孕不育，维护家庭稳定

孩子是联结家庭的纽带，对婚姻的巩固起着至关重要的作用。然而，由于环境污染、生存发展压力的增大，越来越多的家庭遭遇不孕不育的困扰。目前中国育龄夫妇不孕率已高达 12.5%～15%，世界卫生组织调查数据显示不孕症已成为继癌症、心脑血管疾病之后人类的第三大疾病。由不孕不育引发的婚外情、离婚案屡见不鲜。而辅助生殖技术为不孕症家庭带来了希望，合理的运用有利于维护家庭的稳定和增进家庭的幸福。

（二）实现优生优育

辅助生殖技术为避免和减少遗传病提供了有效方法。对于有极大遗传病可能的夫妇，使用健康个体的生殖细胞进行辅助生殖，可以进行消极优生，减少缺陷和疾病婴儿的出生。研究证实若一对夫妇都是隐性遗传疾病同一致病基因的携带者（杂合子），那么他们生出患儿（纯合子）的概率为 1/4；若丈夫为某种显性遗传病患者，那么这对夫妇生出患儿的概率则为 1/2。对于这样的家庭若采用供精人工授精技术，则可以免去其后代发生遗传病的痛苦，对确保人口质量和促进优生具有重要的意义，如挑选优质生殖细胞进行辅助生殖，可以进行积极优生。

（三）提供生殖保险

若一对夫妻所生子女在成长过程中不幸夭折，而此时这对夫妇已经失去了生育能力，如何解决这一难题？生殖技术的发展和应用能够为已婚夫妇提供生殖保险服务。已婚男子在行绝育术之前；军人在出征参战之前；探险家在探险出发之前；从事某种影响生育的职业（如接触放射性物质）之前；因病必须接受某些影响生育的药物、放射线和手术治疗之前等，都可以将自己的生殖细胞进行冷藏，作为生育保险。

辅助生殖技术的应用和进步，给不育夫妇带来了福音，同时也为患有遗传性疾病或有遗传性疾病家族史的夫妇避免其后代再现相同遗传病的危险提供了机会，其所体现的道德价值不言而喻。但辅助生殖技术也极大地冲击了人类传统的自然生殖方式和围绕自然生殖方式所形成的一系列社会伦理观念和法律制度，其产生的一系列伦理问题需要认真思考和对待。

三、人类辅助生殖技术的伦理问题

（一）人工授精的伦理难题

1. 生育与婚姻分离　自古以来，人类的生育与婚姻就像一枚硬币的两个面无法分开，传统道德也将生儿育女看作是婚姻的永恒体现。然而，人工授精技术在为不育症夫妇带来希望，使他们也能够享有生儿育女的权利，体验到天伦之乐的同时，也改变了生育的自然途径，切断了生育与婚姻的必然联系。由于生殖技术不需要夫妻间的性行为就可以培育后代，以人工技术操作代替夫妻间的性行为，把生儿育女与夫妻间的结合分开，把家庭的神圣殿堂变成了一个生物实验室，这是对传统伦理道德观念的挑战。

2. 亲子关系破裂　传统伦理道德的亲子观念非常注重父母与子女之间的生物学联系，即血缘关系，而生殖技术的应用却使父母与子女间的生物学联系发生了分离。现代生殖技术已把精子或卵子的来源扩大到了夫妇以外的第三者，使得生物学的父母与社会学的父母发生了分离，遗传学的父母与法律上的父母发生了分离，从而扰乱了血缘关系和社会人伦关系，使传统的亲子观念受到了冲击，由生殖技术带来的亲子关系分离的案例时有发生。

3. 未婚单亲家庭 现代生育技术能满足单身妇女不结婚而生育子女的愿望，利用供精人工授精技术，可以使未婚、离婚、丧偶的女性不结婚而生育后代。对此，学术界存在两种不同的态度。少数学者认为获得子女是每个人的权利，单身妇女生育后代体现了天赋人权，因而主张允许，不赞同干涉；但多数学者基于社会基本伦理道德，主张限制或禁止非婚妇女实施异源人工授精技术，认为单身妇女用异源人工授精技术建立的家庭，是一个只有母亲而没有父亲的不完整的家庭，缺乏正常的家庭结构，这种环境有可能影响孩子的健康成长，不利于整个社会的稳定和发展。我国《人类辅助生殖技术规范》要求医疗机构不得对不符合国家人口和计划生育法规和条例规定的夫妇和单身妇女实施人类辅助生殖技术。

4. 血亲通婚的危险 在辅助生殖技术的应用中，一个供精者的精液往往会被用于多名妇女，而捐精者与受者、参与操作的医务人员与捐精者之间是互盲的，通过异源人工授精出生的同父异母的兄妹之间互不知情，到了适婚年龄，有可能发生相互婚配、生儿育女的现象，这既增加了血亲通婚的风险，增大后代患遗传病的机会，也有悖法律和伦理道德。因此，应严格规范异源人工授精技术的应用：①限制同一供体的供精次数；②限制同一供体精液的使用次数；③同一供体的精液要在地区上分散使用。

5. 名人精子库是否合乎伦理 生殖技术的成功与否取决于精液的质量和授精的时机。为确保人工授精时精液的质量，必须建立精子库对捐精者提供的精液进行冷冻储存。精子库的建立为接受人工授精的夫妇提供了更多的选择，尤其是对遗传病携带者的夫妇，他们可以选择健康供体的精子进行人工授精，而防止生出有缺陷的婴儿。但问题是能否允许女性以她理想中的男人的想法要求捐精者出自某个种族、要求眼睛和头发的颜色、智力、身高等？在中国，曾经出现的"博士精子库""大学生精子库"，引发了广泛的争论，争论的焦点是使用"博士精子库"或"大学生精子库"的精子能否孕育出博士和大学生？这样的"基因决定论"已遭到了大多数科学家的驳斥，因为人类智力的发展不单单取决于基因，而是遗传物质与社会环境及个人主观努力相互作用的结果。因此，有计划地选择所谓"最佳基因"的精子对妇女进行人工授精，以提高人类质量的做法无法得到伦理辩护。

6. 精液商品化及其影响 围绕精液商品化问题，我国学术界一直存在着激烈的伦理纷争。赞成者认为精液商品化可以解决精液供给不足的问题，中国精子库普遍存在捐献者过少，由此可能引发授精过于单一的问题。但大多数学者认为商品化引发的伦理问题，会大大抵消"商品化后精液供给量增加"所带来的好处。其可能导致的负面影响集中表现在以下几个方面：其一，供精者由于利益的驱动，可能隐瞒自己患遗传病或传染病的病史，使遗传病或传染病通过异源人工授精传给后代；其二，精液商品化可能促使供精者为牟利多次供精，从而造成血亲通婚的发生；其三，精子库由于竞争或追求盈利忽视精子的质量，或为追求高质量，即所谓"最佳"精子，导致人类基因库单一缺乏多样性；其四，精液商品化可能会带来其他人体组织、器官商品化的连锁效应。因此，国内外大多数学者认为，有正常生育能力的健康男性自愿捐出精液用于人工授精，促进他人家庭幸福和社会进步，是值得赞赏的人道行为，但为了牟利而提供精子则是不符合伦理道德的。我国《人类精子库管理办法》规定，禁止以盈利为目的的供精行为，精子库仅可以对供者给予必要的误工、交通和其所承担的医疗风险补偿。

（二）体外受精的伦理难题

1. 谁是 IVF 婴儿的父母　如果说异源人工授精提出"谁是父亲"的问题，那么 IVF 要解决的问题就扩大为"谁是试管婴儿的父母"。在 IVF 中，因配子来源和妊娠场所的不同，试管婴儿的生殖方式有多种。这样一来，试管婴儿就存在五个父母的可能："遗传学父母"（精子和卵子的提供者）、"孕育母亲"（代孕者）、"社会学父母"（养育者）。那么，他们中究竟谁与 IVF 婴儿产生伦理和法律上的亲子关系呢？从世界各国的立法来看，大多认为养育父母应该是合乎道德和法律的父母。对于一个人的成长，提供遗传物质、胚胎营养场所固然重要，但更重要的是后天的养育，真正的亲子关系应该是通过长期的养育行为建立的，所以在有数个父母的情况下，法律确认的合法父母是养育父母，通过 IVF-ET 所生的婴儿是他们的婚生子女，享有婚生子女的一切权利。

2. 医源性多胎妊娠　为提高辅助生殖技术的妊娠率，临床上通常会同时移植多枚胚胎，多胎妊娠的发生率高达 20%～35%。多胎孕育具有高风险性，对母亲和新生儿都会带来创伤和危害。就母体而言，多胎妊娠孕妇易发生妊娠高血压综合征、妊娠糖尿病、产前出血、前置胎盘等；就子代而言，多胎妊娠的流产率、早产率及新生儿死亡率明显高于单胎妊娠。因此，多胞胎作为辅助生殖技术的产物，是一项不容回避的技术和伦理问题。因此，为了母亲和孩子的健康，在发生医源性多胎妊娠时，有必要实施选择性减胎技术。我国 2003 年公布的《人类辅助生殖技术规范》中明确规定，妊娠三胎或三胎以上必须实施减胎术。

3. 胚胎的道德地位　由于体外受精的成功率偏低，且在植入、着床、怀孕等环节上还可能出现失败，很多国家都将冷冻、储存胚胎作为体外受精的常规程序。这样也就面临对多余的胚胎如何处理的伦理问题。能否对受精卵和胚胎进行操纵？将多余的胚胎销毁或丢弃是否构成杀人？这些问题的关键在于对受精卵和胚胎的伦理和法律地位的认定，也就是说受精卵和胚胎像其他生命存在形式一样有价值吗？对此，有两种截然不同的意见：一种意见来源于基督教的影响，认为生命神授，受精卵是人的开始，胚胎是人，因此应尊重他们，不应把他们作为工具、手段来使用，不应伤害和未经主人同意就处理他们。大部分客观、理性的学者却认为，受精卵和胚胎并不是完全意义的社会人，而仅仅是作为人的生命的开端，仅仅具有生物学生命而不具有作为社会的人应该具有的自我意识和理性，尚没有在社会上扮演一定的角色，因此，它们不应具有与社会的人同样的道德地位。但是，既然受精卵和胚胎是人的生命的开始阶段，它具有发展成完全意义的社会人的可能性，因此，它们与一般动物的受精卵和胚胎是不同的，出于人性的尊严考量，对它们是不能任意操纵的。因此，有些国家立法不允许用胚胎进行研究，如德国和法国；而英国允许用 14 天前的受精卵进行研究，同时必须征得接受体外受精夫妇的同意，否则国家有关部门或辅助生殖机构在规定的时限内予以销毁、禁止商品化。我国规定，剩余胚胎由胚胎所有者决定如何处理，禁止买卖。

4. 性别选择的伦理问题　在辅助生殖技术中，性别选择的方法之一就是通过对体外受精培育的胚胎进行植入前遗传学诊断，查明胚胎性别，再将所需的男性或女性胚胎植入妇女子宫继续孕育。随着辅助生殖技术的发展与完善，日趋成熟的性别选择技术冲击着传统的生育伦理观念。

　　人的自然生殖过程中性别的自然选择保持了两性的大致平衡，这是人类长期进化的结果。辅助生殖技术的介入使人类在生育性别选择上从别无选择到技术上的选择自由，这是人类对生命科学不断探索的结果，是人类生育技术发展的重大进步。但从伦理学角度来说，性别选择不仅涉及生育当事人的个人生育意向和行为，它还影响到整个社会男女性别结构比例的平衡。个人生活作为全社会生活的一部分，不能脱离社会而存在，个人意愿应该同社会需求有机地相结合。如果人们对生育性别选择采取放任的态度，只考虑个人需求，势必会造成人口性别比例失衡，不利于人类的繁衍和社会稳定。因此，在生育性别选择上既要尊重个人意愿，又要符合人类社会的根本利益。

　　在我国，重男轻女的传统生育文化影响深远，至今在很多地方还根深蒂固。自 1982 年始，我国出生人口性别比已持续 30 多年超出正常水平，2004 年达到最高峰 121.2∶100，一些省市甚至长期稳定在 130∶100 的水平。尽管男女性别比例失调的根本原因，主要在于违规使用性别鉴定技术（如 B 超）及与之相应的终止妊娠技术（如人工流产），目前辅助生殖技术中的性别选择技术，特别是胚胎植入前遗传学诊断技术，由于费用高、技术难度大、普及率低等特点，尚不是导致男女性别比例失调的主要因素。然而，随着生殖科学的快速发展，辅助生殖技术瓶颈的突破，安全、有效、价格低廉的性别选择技术成熟运用之日不会遥远，因此，应给予高度重视，未雨绸缪，严格掌握性别选择的适应证。

　　5. 代孕母亲的伦理问题　　"代孕"即代替他人孕育，是指能孕妇女接受他人委托，借助人工辅助生殖技术将他人的胚胎植入自己子宫，代替他人孕育胎儿以及分娩新生儿的行为，代人妊娠的妇女被称为代孕母亲。代孕母亲出现于 20 世纪 70 年代末，它的形式有下面两种：①遗传代孕母亲，用自己的卵子人工授精后妊娠，分娩后将孩子交给委托人抚养；②妊娠代孕母亲，利用他人的受精卵植入自己子宫妊娠，分娩后将孩子交给委托人抚养。代孕母亲甘愿冒风险，为因子宫疾病或子宫切除而不能怀孕的妇女带来新的生命，帮助她们得到从血缘关系上讲比领养更亲的孩子，带来家庭快乐，从这一点看，代孕母亲符合道德。但代孕行为也对传统的伦理观念带来了巨大的冲击，引发了激烈的伦理纷争：商业代孕能否得到伦理辩护？代孕是否构成了对妇女和儿童的异化？代孕所生的孩子是不是商品？抚养权的转移是否构成人口买卖？

　　代孕母亲涉及的伦理问题集中表现在以下两方面：一是酬金代孕。妇女以收取酬金为目的，将生殖功能商业化，出租子宫沦为生育机器，使单纯的人类繁衍过程被打上了金钱的烙印。同时，代孕关系强行剥离了孕妇与胎儿建立在生理基础上的母子亲情，将婴儿当作商品在市场中买卖，使婴儿作为人的内在价值丧失，权利受到损害。二是亲属关系的混乱。由于母亲可以替女儿代孕，姐姐可以替妹妹代孕，造成出生婴儿在家庭中的地位微妙，人伦关系混乱不清。

　　对于引发大量伦理问题和法律问题的代孕行为各国的规定并不相同。有的国家将代孕关系看作契约关系，代孕中权利和义务的设立取决于当事人的意愿，如美国；有的国家则对代孕行为进行管制和监督，若无政府许可，不得实施代孕，如英国；法国则禁止代孕行为。

　　我国也禁止代孕行为。尽管代孕行为强烈地冲击着传统的伦理道德和法律秩序，但代孕技术却能让膝下无子的不孕症夫妇有机会享受天伦之乐。因此，对代孕技术是继续依靠一刀切式的禁止还是建立一个有权威的制度有待深入的研究。

四、人类辅助生殖技术的伦理准则

（一）我国辅助生殖技术伦理建设概述

30 多年来，我国人类辅助生殖技术的研究和运用取得了突飞猛进的发展，经历了从常规体外受精-胚胎移植技术到单精子卵胞质内注射、胚胎植入前遗传学诊断等过程。人类辅助生殖技术作为人类自然繁衍方式的一种补充，解决了很多不孕家庭的生育问题。但同时也带来了不少伦理问题，有的问题至今还缺乏理性的认识。因此，需要谨慎应用。我国卫生部于 2001 年 2 月颁布了《人类精子库管理办法》《人类辅助生殖技术管理办法》，同年 5 月发布了《人类辅助生殖技术规范》《人类精子库基本标准》《人类精子库技术规范》和《实施人类辅助生殖技术的伦理原则》，对促进和规范我国人类辅助生殖技术和人类精子库技术的发展和应用，保护人民群众健康，特别是保护妇女和后代的健康权益，起到了积极的推动作用。有鉴于人类辅助生殖技术、人类精子库技术和生命伦理学的不断进步与发展，国家卫生健康委员会于 2003 年 6 月对相应技术规范、基本标准和伦理原则进行了重新修订。在原有的基础上提高了应用相关技术的机构设置标准、技术实施人员的资质要求及技术操作的质量标准和技术规范，并进一步明确和细化了技术实施中的伦理原则。同时，为了防止片面追求经济利益而滥用人类辅助生殖技术和人类精子库技术，维护人的生命伦理尊严，把该技术给社会、伦理、道德、法律乃至子孙后代可能带来的负面影响和危害降到最低程度，修订稿对控制多胎妊娠、减胎技术、适应证、严禁供精与供卵商业化和卵胞质移植技术等方面提出了更高、更规范、更具体的技术和伦理要求。2006 年 2 月国家卫生健康委员会印发了《人类辅助生殖技术与人类精子库校验实施细则》，进一步推动和促进了辅助生殖技术和精子库的规范化应用和法制化管理。

（二）我国辅助生殖技术应用的伦理准则

1. 有利于患者的原则　①综合考虑患者病理、生理、心理及社会因素，医务人员有义务告诉患者目前可供选择的治疗手段、利弊及其所承担的风险，在患者充分知情的情况下，提出有医学指征的选择和最有利于患者的治疗方案；②禁止以多胎和商业化供卵为目的的促排卵；③不育夫妇对实施人类辅助生殖技术过程中获得的配子、胚胎拥有其选择处理方式的权利，技术服务机构必须对此有详细的记录，并获得夫、妇或双方的书面知情同意；④患者的配子和胚胎在未征得其知情同意情况下，不得进行任何处理，更不得进行买卖。

2. 知情同意的原则　①人类辅助生殖技术必须在夫妇双方自愿同意并签署书面知情同意书后方可实施；②医务人员对人类辅助生殖技术适应证的夫妇，须使其了解：实施该技术的必要性、实施程序、可能承受的风险及为降低这些风险所采取的措施、该机构稳定的成功率、每周期大致的总费用及进口、国产药物选择等与患者做出合理选择相关的实质性信息；③接受人类辅助生殖技术的夫妇在任何时候都有权提出中止该技术的实施，并且不会影响对其今后的治疗；④医务人员必须告知接受人类辅助生殖技术的夫妇及其已出生的孩子随访的必要性；⑤医务人员有义务告知捐赠者对其进行健康检查的必要性，并获取书面知情同意书。

3. 保护后代的原则　①医务人员有义务告知受者通过人类辅助生殖技术出生的后代与自然受孕分娩的后代享有同样的法律权利和义务，包括后代的继承权、受教育权、赡养父母的义务、父母离异时对孩子监护权的裁定等；②医务人员有义务告知接受人类辅助生殖技术治疗的夫妇，他们通过对该技术出生的孩子（包括对有出生缺陷的孩子）负有伦理、道德和法律上的权利和义务；③如果有证据表明实施人类辅助生殖技术将会对后代产生严重的生理、心理和社会损害，医务人员有义务停止该技术的实施；④医务人员不得对近亲间及任何不符合伦理、道德原则的精子和卵子实施人类辅助生殖技术；⑤医务人员不得实施代孕技术；⑥医务人员不得实施胚胎赠送助孕技术；⑦在尚未解决人卵胞质移植和人卵核移植技术安全性问题之前，医务人员不得实施以治疗不育为目的的人卵胞质移植和人卵核移植技术；⑧同一供者的精子、卵子最多只能使5名妇女受孕；⑨医务人员不得实施以生育为目的的嵌合体胚胎技术。

4. 社会公益原则 ①医务人员必须严格贯彻国家人口和计划生育法律法规，不得对不符合国家人口和计划生育法规和条例规定的夫妇和单身妇女实施人类辅助生殖技术；②根据《中华人民共和国母婴保健法》，医务人员不得实施非医学需要的性别选择；③医务人员不得实施生殖性克隆技术；④医务人员不得将异种配子和胚胎用于人类辅助生殖技术；⑤医务人员不得进行各种违反伦理、道德原则的配子和胚胎实验研究及临床工作。

5. 保密原则 ①互盲原则：凡使用供精实施的人类辅助生殖技术，供方与受方夫妇应保持互盲、供方与实施人类辅助生殖技术的医务人员应保持互盲、供方与后代保持互盲。②机构和医务人员对使用人类辅助生殖技术的所有参与者（如卵子捐赠者和受者）有实行匿名和保密的义务。匿名是藏匿供体的身份；保密是藏匿受体参与配子捐赠的事实及对受者有关信息的保密。③医务人员有义务告知捐赠者不可查询受者及其后代的一切信息，并签署书面知情同意书。

6. 严防商业化的原则 ①机构和医务人员对要求实施人类辅助生殖技术的夫妇，要严格掌握适应证，不能受经济利益驱动而滥用人类辅助生殖技术；②供精、供卵只能是以捐赠助人为目的，禁止买卖，但是可以给予捐赠者必要的误工、交通和医疗补偿。

7. 伦理监督的原则 ①为确保以上原则的实施，实施人类辅助生殖技术的机构应建立生殖医学伦理委员会，并接受其指导和监督；②生殖医学伦理委员会应由医学伦理学、心理学、社会学、法学、生殖医学、护理学专家和群众代表等组成；③生殖医学伦理委员会应依据上述原则对人类辅助生殖技术的全过程和有关研究进行监督，开展生殖医学伦理宣传教育，并对实施中遇到的伦理问题进行审查、咨询、论证和建议。

（三）我国人类精子库管理的伦理准则

1. 有利于供受者的原则 ①严格对供精者进行筛查，精液必须经过检疫方可使用，以避免和减少出生缺陷，防止性传播疾病的传播和蔓延；②严禁用商业广告形式募集供精者，要采取社会能够接受、文明的形式和方法，应尽可能扩大供精者群体，建立完善的供精者体貌特征表，尊重受者夫妇的选择权；③应配备相应的心理咨询服务，为供精者和自冻精者解决可能出现的心理障碍；④应充分理解和尊重供精者和自冻精者在精液采集过程中可能遇到的困难，并给予最大可能的帮助。

2. 知情同意的原则 ①供精者应是完全自愿参加供精，并有权知道其精液的用途及限制供精次数的必要性（防止后代血亲通婚），应签署书面知情同意书。②供精者在心理、生理不适或其他情况下有权终止供精，同时在适当补偿精子库筛查和冷冻费用后，有权要求终止使用已被冷冻保存的精液。③需进行自精冷冻保存者在签署知情同意书后，方可实施自精冷冻保存。医务人员有义务告知自精冷冻保存者采用该项技术的必要性、目前的冷冻复苏率和最终可能的治疗结果。④精子库不得采集、检测、保存和使用未签署知情同意书者的精液。

3. 保护后代的原则 ①医务人员有义务告知供精者，对其供精出生的后代无任何的权利和义务；②建立完善的供精使用管理体系，精子库有义务在匿名的情况下，为未来人工授精后代提供有关医学信息的婚姻咨询服务。

4. 社会公益原则 ①建立完善的供精者管理机制，严禁同一供精者多处供精并使五名以上妇女受孕；②不得实施无医学指征的 X、Y 精子筛选。

5. 保密原则 ①为保护供精者和受者夫妇及所出生后代的权益，供精者和受者夫妇应保持互盲，供精者和实施人类辅助生殖技术的医务人员应保持互盲，供精者和后代应保持互盲；②精子库的医务人员有义务为供者、受者及其后代保密，精子库应建立严格的保密制度并确保实施，包括冷冻精液被使用时应一律用代码表示，冷冻精液的受者身份对精子库隐匿等措施；③受者夫妇以及实施人类辅助生殖技术机构的医务人员均无权查阅供精者真实身份的信息资料，供精者无权查阅受者及其后代的一切身份信息资料。

6. 严防商业化的原则 ①禁止以盈利为目的的供精行为。供精是自愿的人道主义行为，精子库仅可以对供者给予必要的误工、交通和其所承担的医疗风险补偿；②人类精子库只能向已经获得中华人民共和国国家卫生健康委员会人类辅助生殖技术批准证书的机构提供符合国家技术规范要求的冷冻精液；③禁止买卖精子，精子库的精子不得作为商品进行市场交易；④人类精子库不得为追求高额回报降低供精质量。

7. 伦理监督的原则 ①为确保以上原则的实施，精子库应接受由医学伦理学、心理学、社会学、法学和生殖医学、护理、群众代表等专家组成的生殖医学伦理委员会的指导、监督和审查；②生殖医学伦理委员会应依据上述原则对精子库进行监督，并开展必要的伦理宣传和教育，对实施中遇到的伦理问题进行审查、咨询、论证和建议。

学习思考题

1. 实施生育控制的伦理依据是什么？
2. 人工流产中存在哪些伦理争议？
3. 在如何处理严重缺陷新生儿问题上，存在各种利益和价值的冲突，应如何解决？
4. 一对夫妇腹中的孩子经产前诊断为唐氏综合征患者，经咨询后他们仍愿生出这个孩子，你是建议他们做人工流产还是任由他们自己做出决定？理由是什么？
5. 医务人员在辅助生殖技术运用中需要遵循哪些伦理准则？

（姚莉华）

第十二章　临终关怀与死亡伦理

学习目的

掌握脑死亡标准的伦理意义，临终关怀的道德原则及伦理意义；熟悉脑死亡立法，安乐死及其道德；放弃治疗的伦理问题；了解生死观、安乐死的历史发展。

死亡是生命过程的重要部分，也是生命活动不可逆转的终结，坦然面对死亡是人类富有理性的表现。由于器官移植技术和心肺复苏技术的发展和运用，从根本上动摇了传统的死亡标准，迫使人们去探索新的死亡标准。与此同时，这些新技术和新观念也使医学的力量在死亡这一领域中发挥着越来越重要的作用，但随之也带来了许多复杂的伦理问题。

第一节　死亡判定标准及伦理

一、生死观问题

人生的一个大问题是处理好"生"和"死"的关系。"死"和"生"既是一种生理现象，更是一种精神现象、文化现象，它涉及人生的一系列根本性问题。生死观就是对人生的一系列根本性问题的反思和回答。

（一）我国传统的生死观

孔子早在春秋时代，就从人事出发，在生生不息的宗族或族类的根基上建构了可以安顿人的生死的世俗寄托。孔子罕言天命，而以现世的人伦日用为重。《论语·先进》记载："季路问事鬼神。子曰：未能事人，焉能事鬼？曰：敢问死。曰：未知生，焉知死？"孔子认为个人的生死和生命的意义维系于宗族兴旺发达的历史之中，每个人都应以"孝悌""仁爱"为立身之要义。孔子有言：志士仁人，无求生以害人，有杀生以成仁。孟子也说生亦我所欲，所欲有甚于生者，故不为苟得也；死亦我所恶，所恶有甚于死者，故患有所不辟也。个人虽然重视自身的生死，但有生不求、有死不避，却是为了实现更大的生、消除更大的祸患，这就是关乎人生功业、家国大计的超越于个体生命价值之上的更高的价值。孔孟追求的是《左传》中所说的人经由"立德""立功""立言"而达到的"不朽"价值，也就是把个人小生命转化、融入宗族或族类大生命中而得到永生。

庄子则深邃冷峻地反思人类文明，他认为"功""名""利""禄"都是人自我限制的违背自然人性的不祥之物，追求它们会"伤性殉身"，个人应该效法天地、顺应自然，身心"逍遥"，"生而不说，死而不祸"，与道合一，无挂无牵，主张突破家庭、宗族、族类的樊篱直达于天地自然。道家的自然生死观与儒家重视血缘的生死观相异相对而又相通互补，共同形成了中国人对生死"达观"的基本态度。中国人在血亲之中和天地之间，生则"父慈子孝""天伦之乐"死则"寿终正寝""入土为安"，以此实现"安心立命"。

佛教传入中国后，其生死轮回、肯定"出世"、否定"入世"的主张，被儒家思想改造为以"出世"精神干"入世"的事业（"无我""救苦救难""普度众生"）这一积极的无畏的人生态度，主张人在尘世生活中，破除执迷，"明心见性""随缘放旷"，超脱生死的烦恼。这些生死观都追求一种能够同时包容并安顿生死的最高价值，这个最高价值以"生""死"为体现，并给予"生""死"以终极寄托。

（二）西方文化的生死观

在古希腊，伊壁鸠鲁就提出人活着时死亡还没有来临，人死后已经不知道死亡了，死亡和人无关，从而主张快乐主义人生观。柏拉图主张肉体和灵魂分离，并认为灵魂不死。这一思想被基督教吸收为宗教思想，认为人是上帝的作品，人生就在于赎罪，躯体死后，灵魂仍在，或上天堂或下地狱。启蒙运动和人文主义思想猛烈冲击了宗教哲学，随着自然科学的发展尤其是牛顿经典力学的问世，伏尔泰、笛卡尔等哲学家提出并论证了人是机器的思想，在一定程度上否定了灵魂不死的观点。同时，宗教内部马丁·路德、加尔文等顺应时代的发展进行了宗教改革，赋予现实劳作和幸福以神圣性，一定程度上弥合了"天国"和"尘世"、"圣"和"俗"之间的鸿沟，缓和了生与死尖锐对立的紧张状态。

随着为利润和效率而竞争的资本主义市场经济的形成，以及科学技术的发展应用，人的自我意识空前觉醒，个体之间的激烈竞争和疏远对抗日益加剧。人越是孜孜追求身外之物，就越为身外之物所异化和控制，导致自我和人性的失落及对死的无限恐惧，因为"死"将一笔勾销全部的身外之物。海德格尔从存在论的视角看待生死问题，充分意识到人的生死的依存转化，强调"出生"即"入死"，但他主张的审美静观的天人观具有"神话"的性质，只能高悬于哲人之思的境界，不可能成为人类最基本的生存方式。

（三）正确的生死观

如何才能既纠正人的异化物化之弊端，又超越神学形而上学确立正确的生死观，马克思主义辩证法为我们提供了理论依据。辩证法认为，万物皆变、无物常驻。人作为生生不息的宇宙中的一份子，必然和宇宙偕行，绝不可能滞留不动。从死和生的关系看，死和生的有机统一、相辅相成构成了生命的两翼。二者同时存在即是生命，二者同时消失就是生命的终结。从生理学角度看，人生就是一个不断新陈代谢即不断地生并同时不断地死的过程，人的生理自然条件决定了新陈代谢是一个有限的过程，它在一定的时候开始，必然在一定的阶段终止。从社会角度或人生代际间的链条看，人类社会的历史就是一个生死不断交替、薪火相传的航程，没有老一代的不断死亡和新一代的不断新生，就没有人类社会的存在和发展。死亡是一切生命有机体发展的必然归宿，从根本上讲，没有死亡的社会和人生违背了自然法则，因此，我们既不要奢求长生，也不应畏惧死亡。

二、死亡判定标准

何为死亡？这涉及生命的本质问题。人不仅仅是生物意义上的人，更是社会意义上的人，社会属性是人的本质属性。死亡是人本质特征的消失，是机体生命活动过程和新陈代谢的终止。死亡的实质是人的自我意识的消失，如果一个人不可逆地丧失意识和自我意识，不可逆地丧失社会关系能力，这就意味着死亡。对死亡的明确定义有利于确定衡量和判断死亡的科学标准。

（一）传统的心肺死亡标准

从远古社会开始一直延续到 20 世纪，人们都以心肺功能作为生命本质的特征，把心脏停搏和呼吸停止作为死亡的确切无疑的征象。中国两千多年前的《黄帝内经》称：脉短、气绝，死。1951 年，美国《布莱克法律词典》采用类似的标准定义死亡：血液循环的完全停止，呼吸、脉搏的停止。《牛津法律大辞典》也认为认定死亡的最主要的标准是心跳、脉搏和呼吸的停止。

　　然而，自 20 世纪 50 年代以来，随着现代医学的发展，传统的死亡标准屡屡受到挑战。在长期的医学实践中人们发现人的死亡是分层次进行的复杂过程，心肺死亡作为死亡的一个层次并不绝对预示或标志整个体的死亡，暂时的心跳、呼吸现象的消失，并不一定意味着死亡的来临。心肺复苏术作为心跳、呼吸停止患者的一项临床常规抢救措施就是很好的例证。医学技术在抢救心跳、呼吸骤停方面已有了突飞猛进的发展。尤其是自 60 年代以来，现代医学在心脏移植技术方面取得的突破性进展，使心肺死亡作为死亡标准的权威性受到挑战。为适应现代医学发展的需要，一种被医学界认为更加科学的死亡概念和死亡标准便应运而生。

（二）脑死亡标准

　　脑死亡是指原发于脑组织严重外伤或脑的原发性疾病，致使脑的全部功能不可逆地停止，最终导致人体死亡。脑死亡同心跳和呼吸停止一样，是人的生命现象的终止，是个体死亡的一种类型。人们经过长期的研究和实践证明，脑死亡是不可逆转的。于是，人们便把人的生命主导器官由心脏转为脑，提出了脑死亡标准。

　　早在 1959 年，法国学者 Mollaret 和 Goullon 首次提出"昏迷过度"（beyond coma）的概念，开始提出了脑死亡的定义。1968 年，美国哈佛医学院医学和伦理学特设委员会发表报告《不可逆性昏迷定义》，认为脑死亡就是整个中枢神经系统的全部死亡，即"包括脑干在内的全部脑功能丧失的不可逆转的状态"，并提出了四条诊断标准即哈佛标准：①深度昏迷，无感知和无反应；②没有自主运动和自主呼吸；③脑干反射消失；④脑电波平直。要求以上四条标准在 24 小时内反复检测，结果无变化，并排除体温低于 32℃或刚服用过大量中枢神经系统抑制药物的情况，才能正式做出脑死亡的诊断。

　　继哈佛标准提出之后，不少国家和组织都相继接受脑死亡的概念并制定了各自的脑死亡判断标准，目前世界上已有 100 多个国家和地区建立了脑死亡标准，发达国家几乎均确认脑死亡是科学判断人死亡的标准之一。

　　脑的死亡发生在三个不同的层面：大脑皮质死亡、脑干死亡和全脑死亡。目前国际上采用的脑死亡判断标准是脑干死亡和全脑死亡，大脑皮质弥漫性死亡仍是人体死亡判定的禁区。

三、确立脑死亡标准的伦理意义

（一）有利于科学地判定死亡，更好地维护生命的尊严

　　传统死亡标准以呼吸停止、心脏停搏作为死亡的判断标准并不可靠，"死而复生"的例子时有发生。尤其是医学高新技术的运用，心肺的可置换性使传统死亡标准的权威性受到挑战。大量研究和临床实践表明，脑死亡具有不可逆性，真正的脑死亡是不能"起死回生"的。英国曾有 16 位学者对 1036 名临床确诊为脑死亡的患者进行研究，尽管对这些

患者实施了全力抢救，但无一生还。脑是人的思维的载体，脑死亡后作为人的本质特征的意识和自我意识已经丧失，已不能行使一个社会人的权利和义务，有意义的个体生命终结。采用脑死亡标准判定死亡，既可以避免传统死亡标准的弊端，又能使死者的尊严得到很好的维护。

（二）有利于医疗卫生资源的合理利用

随着医学技术的迅猛发展，大多数心跳、呼吸骤停的患者因高新仪器、设备的使用而获得救治，但亦有为数不多的患者依靠人工机械勉强维系着心跳、呼吸，他们已完全失去了生命的活力，是现代医学无力挽救的脑死亡者。对于这些现代医学无法挽救的脑死亡者，医护人员及亲友需日夜无休止地看护，国家和家庭每日乃至长年需要支付高额的医疗费用。美国每年大约有 1 万个被供养在各所医院里的患者，他们大都因车祸发生了不可逆转的脑死亡，美国每年需要花费 15 亿美元来维持他们的心跳、呼吸和营养。大量稀有的医疗资源被这些无望逆转的患者所占用，从而限制和减少了对有望康复的其他患者的救治。我国每年因车祸死亡的人数已超过 10 万人，其中有相当一部分人处于脑死亡状态，而维持一个脑死亡患者一天的生命需要花费数千元。据统计，我国每年在无效抢救上支出的费用高达数百亿元。而脑死亡概念和脑死亡标准的确认，可以适时地终止对脑死亡者的医疗措施，减少不必要的医疗支出，把有限的医疗卫生资源用于那些需要治疗而又能够达到预期效果的患者身上，同时还能减轻脑死亡者亲属的精神和经济负担。

（三）有利于器官移植的开展

脑死亡概念和脑死亡标准虽然不是为器官移植而定，但器官移植却因此得益。器官移植要求用于移植的尸体器官缺血缺氧的时间越短越好。据有关专家介绍，用于器官移植的尸体器官不可以冷藏，在现代条件下存活的最长有效时间：心脏 4 小时、肝脏 24 小时、肾脏 48 小时、角膜几个星期；实施器官移植术还要求摘取时其缺血和缺氧时间不能过长，心脏不超过 3~5 分钟、肝脏不超过 15 分钟、肾脏不超过 45 分钟、骨和角膜不超过 24 小时，否则，会因器官丧失功能而影响成活率。依靠先进的科学技术维持脑死亡者的呼吸和循环功能，可以使之成为医学上最理想的器官移植的供体。医生可以根据移植的需要，在从容地做好各项移植准备工作后，适时地摘取供体器官，从而提高器官移植的成活率。然而，不确定脑死亡的概念和标准，摘除器官过早，会被认为是杀人；摘除器官过晚，器官移植成活率降低，则又失去了器官移植的意义。脑死亡标准的确立，将为器官移植开辟广阔的前景。

（四）有利于道德和法律责任的确定

确定一个人是否死亡的关键在于找到生与死的临界点，这至关重要。死亡标准在法律领域有着广泛应用，如杀人罪的构成、刑事责任的确立、民事权利的终止、继承的开始、婚姻关系的结束以及诸如合伙、代理等关系的变更等。由于传统死亡标准的局限性，"死"而复生的现象时有发生，因此，脑死亡标准的确立有利于我国法律关系和责任的界定。在道德上，科学地确定人的死亡时间，使医生对患者承担救死扶伤的义务有了明确的结束线，这对认定医生医疗质量和责任具有非常重要的意义。

四、关于脑死亡立法的思考

任何新事物的采纳、推广都要历经研讨、论证、立法和实施的过程，尤其是脑死亡标准的确立直接关系到人的法律定位、对死亡患者的处置、利益的处理等许多问题，必然要经历相当长的时间才可能逐步展开。虽然距离首次脑死亡标准的提出已经过去半个世纪，但脑死亡在各个国家的接受程度却不相同：①用法律确定脑死亡标准，包括芬兰、美国、德国、日本、法国、罗马尼亚等，其中芬兰是世界上第一个以法律形式确定脑死亡的国家；②脑死亡在临床实践中得到承认，但没有指定正式的法律条文，包括比利时、南非、新西兰、韩国、泰国等；③脑死亡没被社会接受，传统心肺死亡标准仍然占主导地位，包括大多数发展中国家。目前从医学和法律两方面承认脑死亡标准成为一种趋势。

脑死亡立法涉及临床医学、法学、哲学、社会学、伦理学等多个复杂领域，波及的社会关系广泛而深刻。我国台湾地区和香港地区通过了脑死亡立法，从20世纪80年代开始，我国大陆有关部门和学者不断对脑死亡标准进行讨论和修改，1986年心肺脑复苏专题座谈会在南京召开，各科专家倡议并草拟了我国第一份《脑死亡诊断标准（草案）》。1989年制定出首个小儿脑死亡诊断标准试用草案。1999年全国器官移植法律问题专家研讨会提出《脑死亡标准及实施办法（草案）》《器官移植法（草案）》。2003年，卫生部脑死亡判定标准起草小组起草了《脑死亡判定技术规范（成人）（征求意见稿）》和《脑死亡判定标准（成人）（征求意见稿）》。5年之后，起草小组发布了完善后的2009版脑死亡判定标准和技术规范。随着脑死亡标准在国内的热议，国家于2012年批准了国家卫生和计划生育委员会脑损伤质控评价中心，并于次年颁布了《脑死亡评定标准与技术规范》。但是，这些都不属于国家法律，在立法层面上我国仍然保持着单一的传统心肺死亡标准。没有立法的权威，在临床实践中，在医疗设备维持下的患者心跳、呼吸都存在的情况下，宣布患者脑死亡很难让患者家属接受，很容易让患者家属误解医生救治不积极，医疗纠纷不可避免会发生。同时，医生也会陷入明知救治无效，又害怕承担失职责任而进行无效治疗的矛盾境地。大量的医学和社会实践困惑呼唤着对脑死亡的法律表态，医学界和法学界人士积极呼吁尽快推动脑死亡立法。2018年9月29日，全国人大教科文卫委员会回复了关于脑死亡立法提案的信函，同意脑死亡立法，采取在现行法律中增加脑死亡和心死亡的"二元死亡标准"（即脑死亡和心脏死亡标准并存的法律认定方式），给死者家属一定选择权。这就意味着我国的脑死亡法真正进入实质性立法的阶段，我国没有关于脑死亡的完善立法的尴尬局面有望在不久的将来终结。

死亡是重要的社会文化问题，有着丰富的文化内涵。从传统的心肺死亡标准到脑死亡标准是一次范式的转换，这种转换包括认知转变和情感转变。由于我国传统文化承载死亡伦理，加之我国医疗和社会发展状况极不平衡、关于脑死亡理念的教育相对滞后，致使脑死亡标准在我国推广和实施面临诸多困境和难题，许多普通民众还没有完全做好接受脑死亡标准的思想和心理准备。因此，需要大量的教育和宣传，普及脑死亡知识，提升全体公民对脑死亡的认知水平，以便为脑死亡标准在我国的确立和实施创造良好的医学人文氛围和环境。

死亡标准的不明确会导致很多医疗实践中的决策难题和法律上的模糊地带。脑死亡作为死亡判断标准是社会进步的重要标志，脑死亡立法有利于确保医疗机构和医务人员在脑死亡判定中医疗行为的规范、统一和有序，防止在实施脑死亡标准中出现违背伦理道德及法律的行为。脑死亡法所确立的法律规范，能够保障与之相关的婚姻家庭关系、继承关系、债权债务关系等处在确定的状态下，从而维护社会稳定和秩序。因此，我国应该加快脑死亡标准的立法进程。

器官移植中器官来源不足并非脑死亡法的立法动机，器官移植只是脑死亡立法的直接后果。即使脑死亡在我国立法，也不意味着就可以轻易地放弃积极、有效地抢救患者，防止脑死亡的发生始终是第一位的，节省医药资源、促进器官移植是第二位的，两者不能本末倒置。为了避免人们对医务人员和患者家属有可能以移植为目的利用脑死亡谋杀患者的担忧，现在已经实行脑死亡法的国家在认定脑死亡时一般都规定，与器官移植相关的医生不得参与脑死亡的诊断。我国在做出类似规定时也应依国际惯例行事。

判定脑干是否已经完全死亡需要借助一些特殊的仪器设备，是一项专业性非常强的技术工作，不是任何一家医院、任何一个医生都具备判定脑死亡的资格和能力。因此，对脑死亡的判断应十分谨慎。国家或卫生主管部门应考虑制定相应的管理条例和细则，严格规定宣布脑死亡的医院、医生的准入资质，明确脑死亡诊断鉴定资格和必须达到的相应的技术标准，凡没有获得国家认可的鉴定资质者不能从事脑死亡的诊断判别，以确保脑死亡判定程序的正当性及结果的权威性。此外，明确相关医务人员的法律责任，完善医疗监管体系，也是推进我国脑死亡立法的重要举措。

第二节　安乐死伦理

随着社会的发展，人们的生死观念正在发生着深刻的变化。一方面，对生命的热爱，对自由的向往，对幸福的追求使人们更加珍惜生存的权利，眷恋人世的美好，坚定生活的信念，力求把生命的神圣与质量和价值统一起来；另一方面，人们已不再把超生避死、延年益寿作为绝对的理想。越来越多的人已逐步认识到，与其在难以忍受的痛苦之中过一种毫无意义的生活，还不如在宁静、安详的状态下有尊严地离世。但是，有权追求生活幸福的人们是否有权在不得不死时选择体面的死亡？这个问题涉及医学、伦理学、哲学、宗教、法律、社会学等许多领域，近些年来，已引发了社会各界广泛而热烈的讨论。

一、安乐死概述

（一）安乐死的含义

安乐死（euthanasia），源于希腊文 euthanasta，原指"快乐的死亡"或"尊严的死亡"，直译为"无痛苦致死术"。由于对安乐死的不同理解，到目前为止尚未形成一个能为大众普遍接受的确切的定义。美国医学会认为安乐死的定义：出于仁慈的原因以相对迅速的并且无痛的方式造成不治之症和病痛患者死亡的行为。《Bluck 法律字典》认为：安乐死是从怜悯出发，把身患不治之症和极端痛苦的人处死的行为或做法。《牛津法律大辞典》的定义：在不可救药的病危患者自己的要求下，所采取的引起或加速其死亡的措施。《中国大百科全书·法学卷》的解释：对于现代医学无可挽救的逼近死亡的患者，医生在患者本人真诚委托的前提下，为减少患者难以忍受的剧烈痛苦，可以采取措施提前结束患者的生命。

医学伦理学对安乐死的定义：对患有不治之症且又极端痛苦的患者，在不违背其真实意愿的前提下，出于对其死亡权利和个人尊严的尊重，为解除患者痛苦而由医务人员实施的终止延长生命的措施使其自行死亡，或采取积极措施以加速其死亡的一种医疗行为。

（二）安乐死的分类

国外有些学者根据安乐死的执行方式将安乐死分为主动安乐死和被动安乐死；根据患者有无意愿表示将安乐死分为自愿安乐死和非自愿安乐死。

1. 主动安乐死和被动安乐死　主动安乐死亦称为积极安乐死或仁慈助死，是指医务人员或其他人在无法挽救患者生命的情况下，采取措施主动地结束患者的生命或加速患者死亡的过程，所采取的措施常为无痛致死术。

被动安乐死又称消极安乐死，是指对于那些生命确实已无法挽救而且极其痛苦的患者，根据垂死患者或其家属的要求，停止无望的救治，终止延长患者生命的医学处理，任其自行死亡。

无论是主动安乐死还是被动安乐死，确定安乐死必须有两个前提：一是疾病不可挽救、不可逆转，处于濒临死亡阶段；二是肉体和精神的极端痛苦。主动和被动安乐死在伦理学上没有本质的区别，但两者在现行法律上却有着本质上的不同。主动安乐死是医生采用药物或其他方法结束患者痛苦的生命，与他杀有时很难鉴别，难以被法律所接受。

2. 自愿安乐死和非自愿安乐死　自愿安乐死是指患者意识清楚的状态下自由表示过安乐死的愿望或知情同意；而非自愿安乐死是指患者已经无法清晰地表达自己的意愿，根据他们的近亲属或者患者清醒时指定的代理人的意愿，对其实施安乐死。非自愿安乐死只是针对那些无行为能力的患者，如婴儿、昏迷不醒的患者、精神病患者和能力严重低下者。

在伦理学上，非自愿安乐死较自愿安乐死受到更多的责难和争议。如果把患者的自愿请求作为安乐死的主观条件，那么非自愿安乐死就不能得到道德辩护。在法律上，对于意识清楚但缺乏本人自愿而由他人强加的安乐死毫无疑问是侵权行为。因此，很多学者不支持非自愿安乐死，而将其从安乐死的定义中剔除。

（三）安乐死的实施对象

关于安乐死的实施对象众说纷纭，一般认为安乐死的实施对象主要有三类：①身患绝症濒临死亡且极度痛苦的患者；②严重畸形或严重先天性疾病的新生儿；③植物人。还有人提出对严重精神病患者，本人已无正常感觉、知觉、认识等，经长期治疗已无恢复可能性；先天智力丧失、无独立生活能力且无恢复可能者；老年痴呆症患者等。

对上述每一类对象是否可以实施安乐死，人们存在不同的看法和争议。相对来讲，对身患绝症濒临死亡且极度痛苦的患者实施安乐死似乎容易被多数人接受，而其他对象则争议很大，如曾被诊断为植物人，而后苏醒的案例时有报道，既然有复苏的可能，就绝对不能轻易地实施安乐死。

因此，确定安乐死的实施对象必须要有严格的标准，现在比较一致的认识是安乐死的对象必须具备下列条件：目前的医学诊断技术确切地证明，患者身患绝症且处于濒死状态；在迫近死亡的过程中，患者遭受着巨大的、难以忍受的痛苦；同时，必须出自患者本人的意愿。

（四）安乐死的历史发展

安乐死的历史可以追溯到史前时代，游牧部落在迁移时就常把患者、老人留下，任其死亡。到了古希腊、古罗马时代，抛弃老人虽然被禁止，但允许患者结束自己的生命，也可随意处置有缺陷的新生儿。希波克拉底提出：不要去治疗那些已经被疾病完全征服的人，须知医学对他们是无能为力的。《黄帝内经·五脏别论篇》曰：病不许治者，病必不治，治之无功矣。1516 年，英国空想社会主义者莫尔在《乌托邦》中提出，由牧师向痛苦而又无望的人建议，劝导其自杀，或接受神的意志致死。17 世纪英国弗兰西斯·培根在他的著作中指出：医师的职责是不但要治愈病人，而且还要减轻他的痛苦和悲伤，这样做，不但有利于他健康的恢复，而且也可能当他需要时使他安逸地死去。

20 世纪，随着医学科学的快速发展，安乐死问题逐步受到人们的关注，欧美各国对安乐死的讨论日趋深化，组建了安乐死的社团并开展了很多相关的活动，以谋求法律上的认可。然而，第二次世界大战期间，希特勒法西斯借安乐死的名义先后屠杀了约 600 万慢性病患者、精神病患者和犹太人的生命，其惨无人道的行径遭到全世界正义力量的一致谴责，使安乐死臭名昭著，一度销声匿迹。

随着生物医学技术的进步和人类对死亡认识的深入，20 世纪 60 年代以后，安乐死又重新成为世界各国的热门话题。1976 年首届自愿安乐死国际会议在日本东京举行，会议强调应尊重人"生的意义"和"死的庄严"，主张在特殊情况下应当有选择死的权利。1980 年，"世界死亡权利联盟"宣告成立。

我国对安乐死问题的关注始于 20 世纪 80 年代，1986 年 6 月陕西省发生的第一例安乐死事件，引发了全国对安乐死的热议，为此，1988 年和 1994 年先后两次在上海召开了全国安乐死专题学术讨论会。30 年来，有关安乐死的报道、民意调查、学术讨论经年不断，至今仍在继续。

二、安乐死伦理争论

安乐死涉及生物学、医学、法学、社会学、伦理学等诸多学科领域，与现行的道德标准、社会习俗相悖，引起了旷日持久且十分激烈的争论，赞成者与反对者各执一词、针锋相对。

（一）赞成安乐死的观点

1. 符合患者自身利益　死亡对每个人来说都是不可避免的，人们不仅希望有美好的生，也希望有安乐的死。安乐死的对象仅限于患有不治之症、濒临死亡且伴有躯体和精神上极度痛苦的患者，任何治疗和抢救的措施不但不能逆转他们已迫近死亡的病程，相反使用这些治疗和抢救措施在维持和延续他们生命的同时，也维持和延续了他们的痛苦以及其家属精神和经济上的负担。因此，安乐死既是这些濒临死亡的患者的迫切要求，也符合他们自身的切身利益。

2. 尊重患者死亡方式的选择　安乐死是对人的死亡方式选择权的尊重，是公民生命权（包括生存权和死亡权）的体现。人们在享受快乐生活、追求高质量生命、提高生存价值的同时，有权要求在死亡来临时，选择恐惧小、痛苦轻、折磨少、能维持尊严的、体面舒适的死亡方式，这既符合医学伦理规范，也符合患者自主原则。因此，安乐死是社会文明的一个重要标志。

3. 体现了生命价值原则　医学目的不但立足于挽救死亡、延长生命，而更应该重视生命质量和价值的提高，谋求生命神圣与质量价值的统一。生命价值表现为内在价值和外在价值两个方面，内在价值取决于生命的质量，外在价值取决于对社会和对他人的贡献。那些身患绝症濒临死亡的患者、脑死亡的患者和有严重缺陷的新生儿，他们自身的生命质量很低，更谈不上社会存在的意义，其生命价值处于低价值、零价值甚至负价值的状态。医学上不惜一切维系他们的生命不过是拖延死亡时间和过程而已，而采取积极的方式缩短其死亡过程，是符合生命价值原则的，具有明显的理智性。

4. 有利于卫生资源的合理分配　当今卫生资源分配不合理、使用不当的现象在世界各国不同程度地存在，已成为十分突出的社会问题和伦理问题，如何公正、合理、有效地分配有限的卫生资源显得十分重要。有资料表明：平均一个人一半的医疗费用花在死亡前的一年，而这一年的医疗费用的 1/2 又是花在临终前一周的治疗和生命维持上。因此，如果能把花费在挽救和维持不治之症患者临终前的大量医药卫生资源节省下来，用于治疗可以康复的患者，无疑既符合资源的合理、公正分配原则，又能产生良好的社会效益，也是临终患者的价值和尊严的完美体现。

（二）反对安乐死的观点

1. 安乐死有悖传统医德　救死扶伤，实行人道主义是古今中外人们对医学目的的认识，不惜一切代价挽救或延长患者的生命是医学活动的内在动力，也是医务工作者的神圣职责和崇高的道德追求。安乐死则让医生放弃责任，用结束生命的办法来解除患者的痛苦，这无疑是慈善杀人，允许安乐死，就是将杀人的刀交给医生，为借口杀人打开方便之门，这显然与传统医学目的和医务人员的天职相悖。

2. 安乐死侵犯人的权利　生命是神圣的，生存是人最基本的权利，无论是传统伦理规范，还是以人权保护为核心的现代法律制度都认为生命是神圣不可侵犯的。每个人都有生的权利，除国家法律规定之外，任何人都不能剥夺他人的生命权。安乐死的最终结果是导致患者死亡，这可能让患者失去病情自然改善的机会、继续治疗可望康复的机会，或者即将发现的某种新技术、新方法使病情得到治疗的机会，这些机会的丧失无疑剥夺了患者的生命权。

3. 安乐死有碍医学科学的发展　由于不同国家、不同地区的医疗技术水平存在差异，对"濒死患者""不治之症"的判断标准也不尽相同，这就可能在一定程度上造成混乱。此外，"不治"和"可治"并没有绝对的界线，人的认识是无止境的，随着医学科学的发展，今天的不治之症，明天有可能就变成了可治之症。而安乐死助长了人们研究不治之症的惰性，失去了寻找新的药物和方法治疗疑难病症的动力，不利于医学科学的发展。

4. 安乐死会引发一系列的社会问题　孝是我国传统文化中的重要内容，儒家强调人以孝为本，"老吾老以及人之老，幼吾幼以及人之幼"的伦理导向，对中国人的家庭价值和规范观念有着深刻的影响。然而，安乐死有可能给一些不义之徒逃避赡养老人的义务甚至谋财害命打开方便之门。安乐死还有可能引发"多米诺"骨牌效应，如给重男轻女的家长以借口，随意处置有"缺陷"的女婴，造成社会上男女性别比例的严重失衡。总之，在目前法制尚不健全，道德尚不完善的情况下，允许安乐死，会引发一系列的社会问题和法律问题，给社会造成严重的危害。

三、放弃治疗的伦理问题

（一）放弃治疗概述

广义的放弃治疗（abandoning treatment）泛指由于各种原因，患者本人或其家属、代理人，以及医疗机构及其医务人员等，对已确诊的病情不给予或撤除相应治疗措施的行为，包括可治愈和不可治愈患者。例如，有部分患者经过治疗还可能维持相当长时间的生命或有一定的治疗价值，本人或家属出于经济上的考虑，要求放弃治疗。狭义的放弃治疗特指根据临床诊治标准，医师结合患者本人或其家属、代理人的意愿，对不可治愈的晚期患者或虽能维持呼吸心跳，但生命质量极度低下且不能恢复意识的患者，不再给予人为地延长生命的治疗。放弃治疗包含两个最基本的条件：一是放弃的对象必须是不可治愈的晚期患者，这其中可能是任何治疗都无法阻止其心脏停止跳动的患者，也可能是那些心脏虽未停止跳动，但却不能恢复意识的患者；二是不给予人为的维持生命的治疗，所谓不给予人为的维持生命的治疗，既包括不采用针对病因的根治性治疗，也包括不采用维持生命的支持治疗。医学伦理学主要讨论的是狭义的放弃治疗。

放弃治疗与安乐死不同，一方面，它不同于主动安乐死，不是以积极的方式人为地缩短患者的生命，而是任其死亡；另一方面，它也不同于被动安乐死，放弃的不仅仅是针对病因的治疗措施，而是全面放弃，包括放弃维持生命的营养和液体等一切支持措施。但是，放弃治疗与安乐死的共同之处在于均与死亡密切相关，是对死亡方式和死亡过程的自主选择。这种选择涉及患者的生命与健康、患者家属的情感和利益、各种利益的平衡和选择，它是一种价值的考量，因此，医务人员在决策过程中不可避免会面临伦理冲突。

（二）放弃治疗面临的伦理冲突

1. 对疾病诊断和治疗的认知冲突 放弃治疗首先必须明确疾病的诊断、科学判断和评价病情的不可治愈性及治疗的无价值性。由于医患双方在医学知识、利益考虑、价值观念等方面的不同，因此在对疾病诊治的认识、理解及期望方面必然会出现差异。患方尤其是患者家属往往对病情的急危状况估计不足，不能正确面对现实病情，对医生的期望过高。医方的判断则是植根于医学科学，认为现代医学还不能解决所有的问题，尽管某些患者的生命借助现代高科技医疗手段在一定时间内可以维持或延长，但其生命已毫无质量可言，继续治疗增加患者痛苦及加重家庭的经济负担。由此产生"应不应该放弃"的冲突。

2. 不同主体的权利冲突 医患双方权利冲突的焦点在于医生决策权与患者生命自主权之间的争论。医生决策权包括疾病认定权、自主确定医疗决策权、医疗干涉权等。患者生命自主权包括：疾病认知权、知情同意权、治疗决策选择权、保护隐私权等。此外，患者与其家属或代理人，由于各自的文化背景、道德标准、价值观念、利益考虑各不相同，故在放弃治疗的抉择上，存在着权利冲突；再加上医疗保险承保者对放弃治疗的选择也有不可忽视的发言权，致使临床医生的最终选择必须面对多元主体，并且要经得起法律、伦理、经济等相应权利的多方位追问和推敲。当各方权利不能同时兼顾时，不可避免会面临难以抉择的伦理难题。例如，当患者表述的意志与医生的意见和科学准则相矛盾时，如何处理？当患者的众多子女意见彼此对立，难以协商一致时如何选择？

3. 同一主体不同权利的冲突 医学关系中的某一主体同时拥有多种权利，如患者拥有生存权、生命决定权、知情权等多种权利。在选择放弃治疗时，患者本身也会面临生存权与基于生命决定的尊严死的冲突。

（三）放弃治疗的伦理原则

1. 恪守科学认定原则 必须把患者利益放在首位，即只有基于患者的最佳利益标准进行生命价值判断才是合乎伦理的。对某个患者该不该放弃治疗，对某种治疗手段该不该放弃，都必须首先进行医学判断和评价，只有具备充分翔实的科学依据，才可做出放弃治疗的医学决策。这就意味着是否放弃治疗，要根据患者的病史、临床表现、治疗经过，结合各项临床检查，经过医学专家的充分论证，对患者的预后及生存质量进行科学的判定和评估，分析患者是否符合放弃治疗的条件。

为了规范放弃治疗行为，确保放弃治疗的对象是治疗无效或治愈无望的患者，而避免放弃本不应当放弃的治疗，美国心脏学会和急症心脏护理学会主张，只有符合以下条件的末期患者才可以考虑放弃治疗：①当患者保持无意识状态时；②当患者继续治疗的经济负担超过任何好处时；③当公认的科学数据提示成功复苏的机会相当遥远时。1997年，中华医学会医学伦理学分会在第九届学术年会上讨论并通过了《慢性病患者生命末期治疗决策与伦理要求》，其中第三、四、五条对终止（放弃）治疗做出以下规定："存在明确的临床死亡体征，可不予复苏；对按常规进行心肺脑复苏且30分钟后仍无效者可终止复苏"。以上是放弃治疗的必要条件，但能否放弃治疗还需依据患者及其家属的意愿而定。

2. 尊重患方自主原则　自主权是患者权利中最为基本的一种权利，是体现患者生命价值和人格尊严的重要内容。医务人员应向不可治愈的终末期患者及其家属履行充分告知义务，详细说明诊断依据和结论、治疗效果、目前状况、预后及费用等信息，在患者和家属完全理解病情并做出放弃治疗的选择后，由其以书面的形式表述意愿并签字。值得注意的是，生命属于患者，是否放弃生命维持技术的决定应当由患者本人做出；只有当患者无决定能力时（如婴幼儿、昏迷患者等）方可由其家属代为决定，且放弃治疗的代理必须严格控制，应当按照放弃治疗的条件建立规范的伦理审查制度和具体的评估机制，只有在医务人员做出符合放弃治疗的伦理审查和评估后，才可由代理人决定是否同意实施。在任何情况下，医生都不能作为患者选择放弃治疗的代言人。

3. 恰当干涉原则　医务人员有特殊干涉权，即医务人员对患方所作出的不利于其正常诊治的错误决策，有权纠正，以实施和坚持正确的医疗决策；对患者出现有害于他人和社会健康权益的行为，医师有权按相关规定加以限制和纠正，这也是医务人员必须尽到的医德义务。因此，在面对患者或家属做出明显错误的放弃治疗的选择，或者是迫于某种利益和条件而做出的无奈选择时，医务人员可恰当行使干涉权，恪守劝导、解释、挽留、纠正等职责。当然，实施干涉权时不能无视和排斥其他必要的准则，要注意化解干涉过程中必然出现的伦理冲突。

4. 遵循必要程序原则　放弃治疗关系到患者生命及健康权益，为了克服其实施过程中的随意性，严防出现疏漏，除了强调医务人员个人医德修养以外，当务之急则是建立和运用监管机制。例如，设置由医学、医学伦理学、法学等专家组成的放弃治疗审查委员会，负责对"不治之症""治疗无效"的鉴定；对放弃治疗是否符合患者最佳利益、是否适当作出鉴定；对患者是否有放弃治疗的决定能力作出鉴定等。

四、国际上安乐死的立法现状

从20世纪30年代起，西方国家就有人倡导安乐死，并引发了安乐死是否应合法化的全球大论战。世界各国对安乐死合法化均持较为谨慎的态度。目前自愿安乐死合法国家主要有荷兰、比利时、瑞士、卢森堡、加拿大和日本，其中除荷兰（2001年）、比利时（2002年）、卢森堡（2009年）三个国家以立法形式将主动安乐死合法化外，瑞士协助自杀及被动安乐死为合法，主动安乐死为非法；日本虽然没有法律明文规定可以安乐死，但是司法却认可了主动安乐死合法，并设置了严格的限制条件；加拿大裁定患有不治之症且意识清醒的患者有权获得"医生协助自杀"。被动安乐死在印度、爱尔兰、哥伦比亚、瑞典、德国和意大利被认为合法。我国台湾地区也明确规定被动安乐死合法。美国的部分地区允许安乐死，如协助自杀在俄勒冈州、佛蒙特州、华盛顿州、新墨西哥州和蒙大拿州是合法的。我国大陆地区目前尚无立法涉及安乐死。

安乐死的法律问题在我国争议很大。1992年第七届全国人大会议上王群等33名代表联名提出有关安乐死的议案，之后，几乎每年的全国人大会议上，都有代表提出安乐死的议案，但均未获得通过。

安乐死立法的核心价值在于解除患者的痛苦，体现对患者生命权的尊重。但是，安乐死立法是一个十分复杂和必须慎重的问题，目前有关部门对安乐死的概念、伦理原则以及安乐死立法相关的一系列伦理学依据和有关法律问题的理论研究还不够完善。因此，我国尚不具备安乐死合法化的理想条件，安乐死的对象范围、实施条件、实施程序等问题亟待深入研究。

（姚莉华）

第三节　临终关怀伦理

一、临终关怀概述

（一）临终关怀的概念

临终关怀（hospice），是指由社会各方面（包括医生、护士、社会工作者、志愿者及慈善团体人士等）组成的机构，为临终患者及其家属提供生理、心理和社会的全面支持与照护，使临终患者的生命得到尊重，症状得到控制，心理得到安慰，生命质量得到提高，也使患者家属的身心健康得到照顾。

现代临终关怀全面适应了当代生理-心理-社会医学模式的要求。生理方面包括了解和帮助患者解决各种生理需要，消除患者躯体疼痛等症状的困扰，尽可能使患者处于舒适状态；心理方面包括了解和理解患者的心理需要，并给予心理支持，采取各种有效的方法使患者正视现实，缓解对死亡的恐惧，勇敢地面对死亡，同时还应安抚家属的悲伤情绪；社会方面包括指导临终患者正确认识生命的价值及其弥留之际生存的社会意义，使患者至死保持人的尊严。

对临终者家属的照护也是临终关怀的重要内容，包括给予安抚、鼓励，指导参与护理患者，帮助他们做好失去亲人的心理准备，并在患者去世后指导协助处理居丧事宜等。

（二）临终关怀的兴起与发展

现代临终关怀事业的建立以1967年桑得斯博士创办圣·克里斯多夫临终关怀院为标志。圣·克里斯多夫以其优良的服务品质，完善的设施成为全球临终关怀组织学习的典范，对世界各国开展临终关怀运动和研究死亡医学产生了重大影响，尤其是在一些发达的国家，如美国、英国、日本等，临终关怀已发展成一门独立的学科。目前世界上已有80多个国家和地区开展了临终关怀服务和研究项目，并取得了许多成功的经验和具有指导价值的科研成果。

我国临终关怀的研究及实践始于20世纪80年代末。1988年10月天津医学院在美籍华人黄天中博士的资助下成立了中国第一个临终关怀研究中心，它标志着中国开始了临终关怀的研究与实践。之后，北京、上海、广州等全国各大城市及地区纷纷因地制宜地创办了临终关怀服务机构，如天津医科大学肿瘤医院、北京松堂医院、南京鼓楼安怀医院。2001年始，由李嘉诚基金会捐资的专门对晚期癌症患者施以"临终关怀"的全国 20 家宁养院相继成立。2006 年中国生命关怀协会成立，是我国临终关怀事业发展的一个里程碑。2007年深圳市民政局试行了临终关怀计划，对需要临终关怀的户籍老人及家属进行资助。然而，临终关怀对绝大多数民众而言仍是一个陌生的概念，临终关怀机构还处于发展的艰难阶段，缺乏相应的人力、物力及财力的投入，因此，尚需要政府及社会各界的关注和支持。

（三）临终患者的心理

临终患者由于疾病的折磨，对生的依恋，对死的恐惧，使其临终心理活动和行为极其复杂。1964 年，美国精神病学家罗斯通过研究提出临终患者心理发展大致经历了五个阶段：①否认期。多数患者在得知自己的疾病已进入晚期时，表现震惊和恐惧，并极力否认突如其来的噩耗，不承认、不接受自己患有无法逆转的疾病的事实。认为诊断出了差错，遂怀着侥幸心理四处求医，希望证实先前的诊断有误。这是否认心理防御机制在起作用，有其合理性，暂时的否认可以起到一定的缓冲作用，以免当事人过分痛苦。患者的这种心理一般持续数小时或数天。②愤怒期。随着病情日趋严重，否认难以维持。强烈的求生愿望无法实现，极大的病痛折磨，加之对死亡的极度恐惧，导致患者出现不满、愤怒的心理反应。通常愤怒的对象是家人、亲友和医护人员，对周围一切挑剔不满，充满敌意，不配合或拒绝接受治疗，甚至出现攻击行为。③协议期。当意识到愤怒怨恨于事无补只能加速病程时，患者开始接受和逐步适应痛苦的现实。求生的欲望促使患者与疾病抗争，此时，患者积极配合治疗和护理，希望通过医护人员及时有效的救助，疾病能够得到控制和好转，期望医学奇迹的出现。④忧郁期。虽然患者积极地配合治疗，但病情仍日益恶化，患者逐渐意识到现代医疗技术已回天乏力，死之将至，患者存有的希望彻底破灭，此时，万念俱灰，加之频繁的检查和治疗、经济负担的压力和病痛的折磨，患者悲伤、沮丧、绝望，终日沉默寡言，对周围的事情漠不关心。但患者害怕孤独，希望得到家人和亲友的同情和安抚。⑤接受期。面对即将来临的死亡，患者无可奈何地接受了这一残酷的现实，患者已不再焦虑和恐惧，表现安宁、平静和理智，对一切漠然超脱，等待着与亲人的最后分别，等待着生命的终结。

临终关怀以提高临终阶段的生命质量为宗旨，体现对生命价值的尊重，对临终患者的心理调适是临终关怀的重要组成部分。首先，应有效地帮助患者解除各种不适的症状，尤其是疼痛这一严重而常见的躯体症状，以减轻患者的恐惧、焦虑和抑郁的情绪；其次，理解和同情临终患者的处境，重视他们的要求，态度诚恳，语言温馨，操作轻柔，处处体现对患者的尊重，用真挚的情感关心体贴患者，陪伴临终患者度过生命的最后历程。

二、临终关怀的伦理原则

（一）照护为主的原则

对临终患者的医学照护主要以高质量的全面护理为主，其目的不在于延长患者的生存时间，而在于提高患者临终阶段的生命质量，维护患者的尊严。

（二）适度治疗的原则

据国内外调查资料显示，晚期患者的基本要求有三条：一是保存生命；二是解除痛苦；

三是无痛苦地死去。对于临终患者而言，既然保存生命无望，他们往往要求解除痛苦，且无痛苦地死去。但考虑到传统观念和习俗，对临终患者如果完全放弃治疗，人们往往难以接受，因此，适度的治疗，即不是以延长生命过程的治疗为主，而是以解除痛苦的治疗为主。

（三）注重心理需要的原则

临终患者的心理是极其复杂的，且因人的经济水平、政治地位、文化程度、宗教信仰、职业与年龄等的不同而有差异。一般来说，其精神痛苦远大于肉体痛苦。因此，对临终患者应加强心理治疗与护理，因势利导，使其心理获得宁静，从而能正确地面对现实和死亡。

（四）全方位服务的原则

所谓全方位服务其实质是以临终者为中心的服务，主要包括：①对临终患者的生理、心理、社会等方面给予关心和照顾；②为患者提供全天候 24 小时的服务；③既关心患者自身，又关心患者家属；④既为患者生前提供服务，又为患者死后提供居丧服务等。

（五）人道主义的原则

在照护的过程中，对临终患者既要充满爱心，关心、同情、理解临终患者，尊重他们的权利与尊严，最大限度地满足患者的临终要求，同时又要对患者家属给予人道主义关怀。

三、临终关怀的伦理意义

（一）临终关怀符合生命价值论和公益论原则，体现了生命神圣、质量和价值的统一，强调义务论和公益论的统一

临终关怀最大限度地解除患者的痛苦，同时给予患者心灵慰藉，以缓解患者的精神压力和对死亡的恐惧。临终关怀通过解除患者的痛苦，从而提高了患者的生命质量，有力地维护了生命的神圣和尊严，同时也使其家属得到了安慰，符合人道主义精神和人类生命发展的需要。

（二）临终关怀是现实社会发展的客观要求

人口老龄化是当今社会发展所面临的严重问题，我国已经进入老年型社会。截至 2018 年年底，全国 60 岁及以上老年人口约 2.49 亿人，占总人口的 17.9%，其中 65 岁及以上人口约 1.67 亿人，占总人口的 11.9%。人口年龄结构的变化必将导致疾病构成和疾病谱发生巨大的变化，恶性肿瘤、心脏病、脑血管病等疾病发生率增高，这些疾病往往呈现相对缓慢的发病过程，致使大多数患者在疾病与死亡之间徘徊，使临终患者的数量增加，这势必给社会、家庭和个人带来身体的、精神的及经济的巨大压力。因此，临终关怀是现实社会发展的客观需要，发展临终关怀事业具有深刻的现实意义。

（三）临终关怀是人类文明进步的体现

临终关怀帮助人们科学地、正确地认识和面对死亡，教育人们树立正确的人生观、价值观和生死观，在临终阶段能够积极评价自我人生，感受到生命的充实而死无遗憾，从而达到现代文明社会所应有的生命境界。

（四）临终关怀有利于医疗卫生资源的公平合理分配

医学高新技术的发展使得临终患者的濒死状态能在较长时间得到延长，但这种延长既

增加了临终患者的痛苦，也加重了患者家属的经济和精神压力，并且耗费了大量的医疗资源，且无法带来患者病情的好转、生命的延续以及生命质量的提高。临终关怀在医疗方面不进行过度治疗和无意义的抢救，其重点是通过解除临终患者痛苦和防止并发症来提高患者的生命质量，这样既保证了临终患者得到必要的医疗服务，同时又避免了医疗资源不必要的过度浪费，提高了卫生资源的使用效率和利用价值，促进了医疗卫生资源的公平合理分配。

（五）临终关怀避开了安乐死的道德难题

临终关怀遵照人道主义、姑息舒缓、全面照护的原则，使患者尊严地、从容地面对生命的归宿。研究发现，凡获得临终关怀帮助的患者，没有再出现要求安乐死以摆脱痛苦的现象。

学习思考题

1. 确立脑死亡标准具有哪些伦理意义？
2. 安乐死伦理争论的焦点主要集中于哪些方面？
3. 临终关怀的伦理意义是什么？
4. 临终关怀的伦理原则是什么？

（马　珺）

第十三章　人体器官移植伦理

学习目的

掌握器官移植供体来源伦理问题，器官分配的伦理困境及消解，人体器官移植的伦理原则；熟悉国际上及我国关于器官移植的伦理规范和指导原则；了解器官移植的概念及分类，器官移植的发展。

人体器官移植，作为一项日趋成熟的医学高新技术，它在挽救无数垂危生命的同时，也伴随着诸多伦理法律问题的发生。可供移植的器官有限，需要移植的患者成千上万，供需矛盾突出，这便催生了器官交易的发生。供移植的器官从何而来，尸体、活体、胎儿抑或是其他物种，供体的权利如何得到保护和实现，这其中也包含不少值得探讨的伦理问题。故器官移植是一把双刃剑，它是造福人类还是祸害人类，关键在于需要加强法律监管和伦理审核，促进器官移植向着良性健康的方向发展。

第一节　人体器官移植概述

一、器官移植的概念

器官移植（organ transplant）是指摘除个体身体上的器官并把它置于同一个体，或同种另一个体，或不同种另一个体的相同部位或不同部位，替代其失去功能的器官的医疗技术。广义的器官移植还包括细胞移植和组织移植。

随着医学技术的不断发展，器官移植根据不同的区分标准可以分为不同的类型。根据供体和受体间是否为同一物种，可将器官移植分为同种器官移植和异种器官移植：同种器官移植是将人类的器官移植给人类患者；异种器官移植是将人类以外的其他动物的器官移植给人类患者。在同种器官移植中，根据供移植的器官是否来自自身，可将器官移植分为同种自体器官移植和同种异体器官移植：同种自体器官移植是指器官移植的供体和受体是同一个体，如断肢再植、烧伤患者的皮肤移植；同种异体器官移植是指将一个个体的器官移植到同物种的另一个体身上。在同种异体器官移植中，以供体是活体还是尸体，器官移植还可分为活体器官移植和尸体器官移植。此外，根据移植的器官是否可以再生，器官移植被分为可再生器官移植（如血液、骨髓、皮肤的移植）和不可再生器官移植（如心脏、肝脏、肾脏的移植）。

二、器官移植的发展

器官移植曾是古代人类的幻想，东西方的历史上都曾有过关于器官移植的神话和传说。到了 18 世纪，陆续有了关于器官移植的动物实验的零星记录。而在 19 世纪的欧洲，为了实现以新的器官替代功能衰竭的器官的愿望，科学家开始步入器官移植的实验研究。起初的研究由于血管不吻合，故移植体难以存活。

人类进入了 20 世纪以后，真正的器官移植时代才逐渐到来。1902 年，法国医生卡雷尔（Alexis Carrel）发明了三线缝合法的血管吻合技术，解决了器官移植在重建供血上的技术问题，为此他在 1912 年获得了诺贝尔生理学或医学奖。同年，奥地利医生乌尔曼（E.Ullmann）开展了犬的肾脏移植手术，移植虽没有成功，但这是人类最早开展的移植肾脏的记录。之后直到 20 世纪前半叶，各种器官移植的动物实验或临床实验相继开展，虽然手术顺利完成，但接受移植的受体都相继死亡，这主要源于当时的医生或科学家对移植中存在的免疫排斥反应尚无认识。1943 年英国生物学家梅达沃（Peter Medawar）解开了免疫排斥反应的谜团，这为后来器官移植的成功铺平了道路，为此他获得了 1960 年的诺贝尔生物学或医学奖。

1954 年，美国医生约瑟夫·默雷（J. E. Murray）在波士顿成功地进行了世界上第一例同卵双生子间的肾移植手术，并且受者存活了 8 年之久，从而开辟了人类器官移植的新纪元。默雷也因其开创性的工作而获得 1990 年的诺贝尔生物学或医学奖。1963 年美国医生施塔尔兹（Starzl）成功地进行了第一例人类同种异体肝脏移植手术；同年，哈迪（Hardy）首次开展了同种异体肺移植；1967 年南非外科医生巴纳德（Christian Neethling Barnard）进行了首例心脏移植手术。这以后，角膜移植、骨髓移植、胰岛细胞移植等组织细胞及器官移植相继成功，使数以万计身患不治之症的患者获得了新生。

自从科学家们认识到了免疫排斥反应的存在后即开始寻找各种抑制免疫排斥反应的方法，从 20 世纪 50 年代开始，曾进行过用 X 线让受者全身照射免疫抑制的方法，以及使用诸如皮质激素、抗代谢及碱基化学药物等免疫抑制药物的方法，到 20 世纪 70 年代瑞士的 Borel 发现了环孢素的免疫抑制功能，使器官移植术的成功率大为提高。1994 年，美国食品药品监督管理局（FDA）批准的 FK-506 比环孢素更有效，服用该药后的成年患者存活率较环孢素有所提高。

中国器官移植始于 20 世纪 60 年代，虽然起步较晚，但发展较快。1974 年成功地移植了第一例肾脏，这以后又成功地进行了肝脏、心脏、胰腺、脾、骨髓等的移植手术，是器官移植技术在器官应用种类上最广泛的国家之一。每年器官移植数量超万例，居全球第 2 位，存活率已达世界先进水平。

三、国际上器官移植的伦理及法律规制

目前，世界上大多数开展器官移植的国家或地区都对器官的捐献和移植在伦理及法律上进行了相应的规约，从而促进器官移植向着良性的方向发展。

1986 年国际移植学会公布有关活体捐献、捐献肾脏的伦理准则，准则共有 7 条，涉及捐献者的年龄要求、捐献动机、准入条件、避免交易等内容。1987 年世界卫生组织在第 40 届世界卫生大会上发布了人体器官移植的九条指导原则，为以治疗为目的的人体细胞、组织和器官的获得和移植，提供了一个有序、符合伦理标准并且可接受的框架。2008 年国际移植学会和国际肾病学会在土耳其伊斯坦布尔召开了国际峰会，会上专门研究了国际上器官倒卖、移植商业化的严峻局势，提出移植旅游正在威胁着世界范围移植领域的根基，批评了让器官移植沦为商业行为的做法，并且发布了著名的《伊斯坦布尔宣言》。该宣言提出了十三条伦理原则，旨在通过更好地规范活体和尸体器官捐献来应对器官交易与买卖。宣言发表后，100 多个国家强化了他们对于器官捐赠的国内法律，成为国际社会对器

官移植与器官捐赠的伦理制度的指引方针。

我国在1999年的医学伦理学年会上讨论通过了有关器官移植的第一个伦理性文件《器官移植伦理原则》，规范了器官移植的道德原则。为了规范和加强人体器官移植技术临床应用管理，保证医疗质量和医疗安全，保护患者健康，卫生部在 2006 年组织制定了《人体器官移植技术临床应用管理暂行规定》，它在一定程度上规范了人体器官移植技术的临床应用，并对器官移植机构实行了准入制，并且明确规定了人体器官不得买卖交易。2007年国务院正式颁布了《人体器官移植条例》，器官移植在法律规制上迈出了重要的一步，构建了器官捐献和移植的大体框架。2009 年，为了更好地贯彻落实《人体器官移植条例》，卫生部制定了《关于规范活体器官移植的若干规定》，进一步明确了各级卫生行政部门对器官移植工作的监管任务。

第二节　器官移植供体来源伦理

一、活体器官捐献伦理

活体器官移植是从活的供体身上摘取复数器官中的一个（如肾）或具有良好再生能力的器官的一部分（如肝、肺、骨髓）。目前，活体移植手术开展最多的是肾移植，其次是肝移植。活体供体：①亲属活体供体，指有直接血缘关系的亲属活体供体，这种移植组织配合好，术后排斥少、存活率高。世界上存活时间最长的一例亲属肾移植已超过了 40 年；②非亲属活体供体，指没有血缘关系的活体供体。非亲属活体供体又分为情感性供体，如夫妻；利他动机供体，即"赠予"，利他行为是指在毫无回报的期待下表现出帮助他人的一种行为，如养父母与养子女；有偿捐献供体，即对公民因实施捐献行为，而给他造成的有关损失的补偿，有偿捐献供体移植分歧较多，在伦理学上不能被普遍接受。

活体移植中器官的摘除、组织的提取等都有可能损害供者的健康，或给供者未来的健康增加风险。那么，活体器官移植面临的主要伦理问题之一即是为了某一个人的利益究竟在多大程度上可以损害另一个人的利益。功利主义倡导幸福最大化和痛苦最小化，而道义论则主张人的尊严和自主权的至高无上性，两者的最佳融合就在于正确区分"可以允许"和"必须做"。器官捐献具有正当性，应该被允许，但这并不意味着捐献者有义务或必须被迫捐献，因此，器官的捐献必须征得供者的自愿同意。供者享有捐献或者不捐献其人体器官的权利，对已经表示捐献其人体器官的意愿，也有权予以撤销；任何组织或者个人不得强迫、欺骗或者利诱他人捐献人体器官。当供者是未成年人，或因其他原因成为无行为能力的人，无法进行有效的知情同意时，一般不能作为活体供体。

活体器官移植的另一个伦理问题就是器官商品化的问题，即器官捐献者有偿转让其器官。赞成者认为个体有自由权和自主权，是其身体的主人，对其身体器官享有处置和支配的权利；同时，允许器官买卖可以增加器官供应，解决器官短缺的问题。而反对者则认为允许器官商品化，带来的结果必然是有钱人可以任意购买器官，享受器官移植的好处，而穷人则为生活所迫只能出售自己和亲属的器官；反对者认为器官商品化可能成为富人掠夺穷人的另一种方式。同时贩卖者为了金钱常常隐瞒自己的病史，这就可能导致疾病被传染给接受器官移植的人。因此，世界卫生组织明确宣布，人体器官交易不符合人类的基本价值观，违反了世界人权宣言和该组织的最高准则，凡贩卖人体器官的行为均应作犯罪论处。为了防止器官的商品化和器官移植的商业化，欧洲许多国家将活体器官移植限定在亲属之间。我国的活体器官移植也限定供受双方为直系血亲或者三代以内旁系血亲、结婚 3 年以上或者婚后已育有子女的配偶、因帮扶等形成亲情关系（仅限于养父母和养子女之间的关系、继父母与继子女之间的关系）。

二、尸体器官捐献伦理

尸体器官移植是指利用死者的遗体器官进行的器官移植。目前尸体供者是移植器官的主要来源，占已施行的器官移植总数的 2/3～3/4。尸体器官的获取有四种类型：①自愿捐献。这是采集器官的基本道德准则，它包括自愿和知情同意两项原则。生前本人同意捐献或死后近亲同意捐献均可。若本人生前自愿捐献，死后其亲属不能取消；若本人生前没有表示过要捐献器官，死后其近亲可以捐献其器官，除非已知死者生前表示过不愿意捐献器官。②法定捐献，又称推定同意。即如果没有来自本人或其近亲表示不愿意捐献器官的特殊申明或登记，都被认为是愿意捐献。国家授权医生摘取有用的组织或器官，不考虑死者和亲属的意愿。③有偿捐献。西方有的国家尝试通过一些财政手段鼓励器官捐献，如给死者家属减免部分治疗及住院费用等。这种做法存有较多争议，主要是担心可能破坏利他主义价值观，损害人类的尊严，给器官移植带来消极影响。④需要决定。根据拯救生命的实际需要和死者的具体情况，决定是否摘取其组织和器官，并按规定的程序办理审批手续，不需考虑死者和家属的意愿。

尽管尸体供体已不存在健康损害的问题，但死后器官能否捐献，尚受许多因素的影响，因此，尸体器官移植需遵循自愿知情同意原则。首先，传统文化"身体发肤，受之父母，不敢毁伤，孝之始也"的影响及"生要金肤，死要厚葬"的观念阻碍，导致器官来源匮乏，死后愿意捐献器官的人和同意捐献亲人器官的人微乎其微。其次，即便本人生前同意死后捐献器官，虽在他们死后医生不经家属同意摘取器官并没有严重的伦理和法律问题，但实际上大多数时候医生和医院管理人员不得不考虑死者家属当时的悲伤情感，造成实际得到的尸体器官受到限制。再者，推定同意的器官捐献不能真正体现自愿和知情同意的原则，这种操作是否符合伦理、是否可行，这涉及尸体及尸体器官归属权的复杂问题。

尸体器官移植还涉及科学地确定死亡时间的问题，故死亡标准对器官移植有重要影响。脑死亡之后，心跳呼吸停止之前摘取供体器官，由于此时未受缺血的影响是最为理想的。然而，脑死亡过去在我国没有立法，医生无法获得摘取器官的最佳时间，影响了器官移植的实际有效开展。2018 年 9 月全国人大通过了脑死亡立法的提案，国际上通用的"脑死亡就等于机体整体死亡"的标准在我国将能获得法律认可，则我国将有更多的患者可以通过有效的器官移植而获得新生。

尸体器官移植还涉及死刑犯器官的伦理问题。关于因犯罪而被判死刑的罪犯能否作为供体有着两种针锋相对的意见。赞成者主张死刑犯作为一个人，做出同意捐献其器官的决定，是其自决权的一部分，应该得到尊重。利用死刑犯的器官不仅可以解决供体器官不足的问题，同时也为死刑犯提供了赎罪的机会。反对者则认为，死刑犯处于弱势地位，其人身自由受到限制，很难真正地知情并有效地表达死后的意愿；并且利用死刑犯的器官开展移植还可能带来器官移植的"道德滑坡"以及增加器官商业化的风险。尽管在死刑犯尸体器官利用上存在着争议，但若采用死刑犯作供体必须遵循以下原则：①坚持尊重人权的原则。死刑犯虽被依法剥夺了生存的权利但他们仍享有基本的人权，通过遗嘱或遗言的方式处理自己死后的器官，应在允许之列。②坚持自愿和无偿原则。这种自愿必须是捐献者真实意愿的表达，必须排除任何压力和不当诱惑的影响。同时，捐献器官应无偿进行，不能造成对死刑犯或亲属经济上的利益驱动。我国从 2015 年起，已经全面停止使用死囚器官作为移植的供体来源。

三、流产胎儿器官捐献伦理

所谓流产胎儿器官捐献是指利用不能成活或淘汰的活胎或死胎作为器官移植的供体。由于胎儿器官组织抗原性弱，免疫排斥反应小，受体对其识别能力低，移植成功的可能性大，因此，在某些特定的疾病治疗中胎儿器官更受青睐。但是，胎儿供体的采用涉及胎儿生存权利、淘汰胎儿的标准、胎儿死亡鉴定及处置权限、胎儿的利益、妇女权益、人工流产等诸多伦理问题。必须避免因经济利益驱使或者为了获取胎儿组织器官而选择人工流产而导致的流产泛滥，甚至胎儿器官买卖的现象。

目前国际上对胎儿器官移植尚没有以法律形式做出明确的规定。我国实践中普遍认为应该遵循以下伦理原则：①确定胎儿供体必须由下述三方知情同意和参与，即供体、受体、医疗卫生单位：胎儿父母或其直系亲属、受体方或其代表、胎儿的医学监护方法人或司法代表。②淘汰胎儿的确定至少应当符合下列几个条件：低体重（体重小于 1000 克）或有其他生命质量极低指标者，有明确的严重遗传缺陷或严重畸形无法矫正和不能存活者，妊娠危及母亲安全或非婚姻关系妊娠的未成熟胎儿以及其他自愿终止妊娠者的未成熟胎儿等条件。③除人工引产或自然流产外，确定胎儿死亡需围产医学责任人的参与。④禁止人类配子、受精卵、胚胎及胎儿器官或组织的买卖交易。⑤必须经过医院伦理委员会的审查和认可。

四、异种器官获取伦理

据报道，全球需要紧急器官移植的患者数量与捐献的人体器官数量之比为 20：1，若加上那些用药物维持正等待器官移植的患者，比值将扩大为 30：1。供体器官来源的缺乏，促使科学家们开始把目光转向动物器官。

异种器官移植是指将器官、组织或细胞从一个物种的机体内取出，植入另一物种机体内的技术。从 1905 年法国医生 Princeteau 进行了世界上第一例临床异种移植手术（他将一只家兔的肾移植给了一位肾衰竭儿童），到 1984 年著名的美国 Loma Linda 医学中心为患有左心发育不全综合征的女婴 Baby Fae 移植了一颗狒狒的心脏，以至今天，虽然异种器官移植目前还没有成功的案例和成熟的方案，但很显然，如果异种器官移植能在临床成功有效地应用，对于解决世界性器官匮乏问题具有重要的意义。但是，异种器官移植除了要解决生物医学领域内存在的大量难题（如更为强烈的免疫排斥反应）外，还面临着比同种器官移植更为复杂的伦理难题，这些难题在一定程度上制约着异种器官移植技术的发展。

（一）跨物种感染的安全性问题

动物是一些病毒（或传染病）的天然宿主，而转基因器官移植则为传染病尤其是病毒性疾病从动物向人类的传播提供了可能。跨越物种间的屏障后，病毒在新宿主体内可能发生难以预测的改变，不同物种间的病毒可能互相重组，形成新的更加危险的病毒，一旦在人群中传播开来，就可能引发全球性的大灾难。

（二）人类基因的纯洁性和人的完整性问题

人之所以是人，其本质在于人类有一套共同的基因组，如果人类基因组被能表达动物性状的动物基因入侵，就会在人类身上表现出动物性状；反之，能表达人类性状的基因被重组进入其他物种，也会在其他物种身上表现出人类的性状。这种性状既可以是生理性状，也可以是心理和行为性状。如此这般，似人非人的生物就有可能出现，异种移植便带来了人及其身体的"去人化"，并产生了对"人之所以为人"的内在本质的质疑，这既是对人类物种的最大威胁，也是对人类完整性和同一性的巨大挑战，是绝不容许出现的。

（三）动物权利问题

早期的人类中心主义的思想忽视了动物的权利，后来的伦理学家开始认识到动物虽然没有绝对权利，但它们也有自己的偏好、利益和内在价值，故不应该给它们带来不必要的伤害和过多的痛苦。异种移植中由于灵长类动物，如狒狒、大猩猩、猴等在生理特性和生活习性上与人有很多相似之处，为减少排斥反应，维护器官功能的完好，提高器官移植的成功率，异种器官移植临床试验多以灵长类动物作为首选。但动物保护主义者和生态伦理学者认为，灵长类动物有感受苦乐的能力和初步的意识能力，人类摘取它们的器官侵犯了动物的生存权。在我国灵长类动物属珍稀物种，有的还濒临灭绝，受到国家法律的保护。此外，目前除灵长类动物外，猪被视作最适合的异种器官来源，但因为人类和猪之间物种差异大，存在超急性排斥反应，故需对猪进行基因改良，而基因改良会使动物对疾病的天然抵抗能力下降或出现行为异常，这势必造成为了满足人类利益而对其他物种带来不必要的更多的伤害。

第三节　器官分配的伦理困境及消解

人体器官是稀有资源，在供不应求的情况下，谁应该优先接受移植手术呢？是按排序的先后？出钱的多少？还是病情的严重程度？究竟以什么标准来进行器官的分配呢？目前的做法是依据医学标准和社会伦理标准进行综合判断。

首先依据的标准是医学标准。医学标准是指由具备有关知识和经验的医务人员在进行器官移植前，根据器官移植的适应证和禁忌证对患者进行全面的评估和判断。医学标准主要包括三个方面：①器官功能衰竭而无其他疗法可以治愈，短期内不进行器官移植将导致死亡者；②受体心理状态和整体功能良好，对器官移植手术可耐受而且无禁忌证者；③免疫相容性好，移植术后有良好的存活前景。医学标准较为客观，但在器官资源有限的情况下，仅凭医学标准，则将有众多合格受体，因此，绝大多数情况下分配的难点都在第二步，即社会伦理标准。社会伦理标准对器官分配主要参考以下因素。

一、前提考虑因素

在进行某一例器官移植手术前，首先需要评估患者通过器官移植是否可以获得成功的治疗。评估的依据即是器官移植的医学标准，即器官移植的适应证和禁忌证，它是器官移植受体选择的必要前提因素，如果这个前提因素不具备，则器官移植就没有开展的必要。如果有多名患者都具备了这个前提因素，则需要依次考虑以下的其他因素。

二、至上考虑因素

所谓至上考虑因素是指捐献者的意愿具有至上性。无论是尸体器官的捐献者还是活体器官的捐献者，器官捐献给谁使用，都应该尊重捐献者的意愿。我国《关于规范活体器官移植的若干规定》就规定了供受双方为直系血亲或者三代以内旁系血亲、结婚3年以上或者婚后已育有子女的配偶、因帮扶等形成亲情关系（仅限于养父母和养子女之间的关系、继父母与继子女之间的关系）。可见活体器官的捐献是给予法规明确指定的相关受体人员。对于尸体器官的捐献者，捐献者如在生前明确表达和指定了器官的接受者，则应该完全尊重捐献者的意愿，将器官移植给指定的受体人员。

三、优先考虑因素

所谓优先考虑因素是指当曾经的器官捐献者及其家属成为器官移植的需要者时，他们可比一般的器官移植需要者优先获得可供移植的器官。这种优先考虑因素一方面符合等利交换的公平原则，另一方面也可鼓励更多的人自愿捐献器官，为更多地需要者提供获得生存的机会。

四、通常考虑因素

所谓通常考虑因素是指在选择器官移植受体时按照先来后到（登记的先后顺序）的顺序分配可供移植的器官。当前述三个因素均已考虑，器官仍未能实现公平有效的分配时，则按照登记的先后顺序对器官进行确定分配。

五、辅助参考因素

所谓辅助参考因素，是指前述四个因素均已考虑，然而多个受体均能满足前提因素，又没有按照至上因素指定的受体对象，多个受体均不符合优先考虑因素，在登记的先后顺序上非常相近或相似，此时便需要参考辅助因素。辅助参考因素可包括多项内容，如考虑患者过去的社会贡献，考虑患者未来对社会的作用，重视患者在家庭中的地位和所承担的责任，移植的科研价值，患者的余年寿命，患者有无不良嗜好和不良行为、供受双方距离的远近等。辅助参考因素中的多个因素需要综合考虑，但有时其中的个别因素在特定条件下也许成为决定性的因素，如患者的余年寿命、供受双方距离的远近。

需要说明的是，以上五个参考因素的关系并非平行对等和同时考虑，它们具有等级排序，需逐个因素进行考虑。首先考虑前提因素，只有符合器官移植医学标准的患者才可能开展移植手术，才可能进入器官分配的受体队伍中。对于符合手术适应证且没有禁忌证的受体，如果器官捐献者有指定的受体对象，则按照至上因素进行分配。如果捐献者没有指定的受体对象，再考虑受体是否曾经捐献过器官或是曾经器官捐献者的家属，从而可以优先获得器官。当受体既不是器官捐献者的指定受体对象，也不具有优先获得器官的资格，则按照通常考虑因素，即登记的先后顺序对器官进行确定分配。如果在经过了以上因素的比较之后受体之间仍然高度相似，则按照辅助因素进行综合考量之后进行分配。

第四节　人体器官移植的伦理准则

一、人体器官移植的伦理原则

（一）健康利益至上原则

人类健康利益至上是一切医学行为的基本道德原则，器官移植也不例外。就目前医学发展的水平而言，器官移植对于供受体双方仍然是风险较大的治疗方法，故应努力防止器官移植对供体和受体可能造成的伤害。因此，开展器官移植手术既要考虑手术的必要性，还应充分考虑风险-收益比，在收益明显超过可能的伤害时才能考虑开展，避免功利化驱使下的器官移植。此外，对于活体器官移植，不能摘取他或她唯一的、不可再生或不能分割的器官或组织，未成年人或没有行为能力的人一般情况下不能作为供体；尸体器官移植要注意保护供体及其家庭的利益；胎儿组织或器官的移植要注意保护妇女及胎儿权益。器官移植技术在拯救人类生命上具有崇高的道德价值，需要促进其发展，但同时也要防止该技术发展的异化，防止该技术被恶意利用，从而侵犯人的生命健康和人格尊严。

（二）知情同意原则

所谓知情同意，指医务人员必须做出充分信息披露以便使具有表意能力的患者在充分理解的基础上得以据此完全自愿地就某种医疗方案、医疗行为或医疗措施做出是否同意的决定。在器官移植中，这种知情同意包括供体和受体双方。作为供体的知情同意，即在器官捐赠者决定捐赠前，医务人员必须明确告知其捐赠的意义、过程和后果，尤其是活体捐赠者可能发生的并发症和意外，在捐赠者充分理解之后，捐赠者或死者家属才在知情同意书上签字。供体必须是自愿捐献，不受任何威胁利诱等外在强迫性压力，任何人无权强迫、欺骗、诱导他人生前或死后捐赠器官。在摘取器官之前，捐赠者或死者家属有随时取消捐赠的权利。活体器官捐赠只限于配偶、直系血亲或三代以内的旁系血亲、有证据证明供受双方因帮扶形成的亲情关系，并且捐赠者必须年满 18 岁并具有完全民事行为能力。作为受体的知情同意，受体及其家属需要知情的内容如下：患者病情的严重程度，包括器官移植在内的所有可能的治疗方案，器官移植的必要性，器官移植的程序，器官移植的预后状况（包括可能的并发症、排斥反应、危险、死亡率等），需要终身随访，器官移植及使用免疫抑制剂的费用等。受体有选择或拒绝器官移植的权利，并有知晓器官来源的种类的权利。

（三）保密原则

保密原则指医疗活动中医生应该尊重患者的隐私权。在器官移植中，该原则指从事器官移植的医务人员应该对供体和受体的与此手术有关的私人信息最大限度地给予保密。这种保密是要在供体和受体之间做到互盲，一方面，摘取了供体的何种器官、移植给了谁以及受体接受了什么器官、健康状况如何，要对社会和他人保密；另一方面，在尸体器官捐献中要坚持匿名捐献原则，即不可向受体透露尸体器官捐献者及其亲属的个人信息。简言之，保密就是不透露器官移植给何人，也不透露器官来自何人。再者，对于活体器官捐献者而言，患者家属的医学检验信息应该作为保密内容，尤其当配型合适而家属不愿意作为器官捐献者的时候。

（四）公正原则

人体器官是极为稀缺的医疗资源，在供需不平衡、供需矛盾突出的情况下，保证器官公平、公正、透明地分配，不仅体现在器官移植领域，也反映了社会的公平性并影响社会的稳定性。在器官分配中，应制定相应的医学标准和社会标准，并建立医学伦理委员会来做出分配决定和进行有效监管，避免仅考虑支付能力和社会地位，避免器官的无谓浪费。具体而言，政府需建立全国统一的器官捐献的登记、联网、查询、信息共享系统和全国统一的器官分配系统，同时还需制定和执行合理有效的器官分配规则，从而帮助器官能够得到有效的利用和公正的分配。

（五）严禁商业化原则

严禁器官商业化的原则体现为，任何组织或个人不得以任何形式买卖人体器官，不得从事与买卖人体器官有关的活动。禁止将人体器官和组织作为商品买卖，尤其是活体器官和组织。世界卫生组织明确规定，人体器官交易违反了世界人权宣言和该组织的最高准则，凡贩卖人体器官的行为均应作犯罪论处。我国的《人体器官移植条例》也明确规定，严禁任何组织或个人的任何形式的器官交易及相关活动。

二、世界卫生组织关于器官移植的指导原则

世界卫生组织在 2010 年 5 月召开的第 63 届世界卫生大会上通过了第 63.22 号决议，批准了《世界卫生组织人体细胞、组织和器官移植指导原则（草案）》，一共包括十一条指导原则。

指导原则 1：细胞、组织和器官可以从死亡或者活体身上摘取用于移植，如果：（a）已得到符合法律规定的任何同意意见，以及（b）没有理由相信死者生前反对这种摘取。

指导原则 2：确定潜在捐献人死亡的医生，不应直接参与从捐献人身上摘取细胞、组织或器官，或参与随后的移植步骤；这些医生也不应负责照料此捐献人的细胞、组织和器官的任何预期接受人。

指导原则 3：死者的捐献应显现出其最大的治疗潜力，但成年活人可在国内法律允许的范围内捐献器官。活体捐献人一般应与接受人在基因、法律或情感上有关系。活体捐献在以下情况下才可接受：捐献人知情并获得其自愿同意，已保证对捐献人的专业照料和完善组织后续步骤，并已审慎执行和监督捐献人选择标准。应以完整和可理解的方式告知活体捐献人，其捐献可能存在的危险、捐献的益处和后果；捐献人应在法律上有资格和能力权衡这些信息；捐献人应自愿行动，不受任何不正当的影响和强迫。

指导原则 4：除了在国家法律允许范围内的少数例外情况，不可出于移植目的从未成年人身上摘取任何细胞、组织或器官。应当具备保护未成年人的具体措施，在任何可能情况下都应在捐献前获得未成年人的同意。对未成年人适用的内容也同样适用于没有法定能力者。

指导原则 5：细胞、组织和器官应仅可自由捐献，不得伴有任何金钱支付或其他货币价值的报酬。购买或提出购买供移植的细胞、组织或器官，或者由活人或死者近亲出售，都应予以禁止。禁止出售或购买细胞、组织和器官不排除补偿捐献人产生的合理和可证实

的费用，包括收入损失，或支付获取、处理、保存和提供用于移植的人体细胞、组织或器官的费用。

指导原则 6：可依据国内法规，通过广告或公开呼吁的方法鼓励人体细胞、组织或器官的无私捐献。应禁止登广告征求细胞、组织或器官并企图为捐献细胞、组织或器官的个人提供或寻求付款，或在个人死亡情况下，为其近亲提供或寻求付款。参与对此类个人或第三方付款的中间行为也应予以禁止。

指导原则 7：如果用于移植的细胞、组织或器官是通过剥削或强迫，或向捐献人或死者近亲付款获得的，医生和其他卫生专业人员应不履行移植程序，健康保险者和其他支付者不应承担这一程序的费用。

指导原则 8：应禁止所有参与细胞、组织或器官获取和移植程序的卫生保健机构和专业人员接受超过所提供服务的正当费用额度的任何额外款项。

指导原则 9：器官、细胞和组织的分配应在临床标准和道德准则的指导下进行，而不是出于钱财或其他考虑。由适当人员组成的委员会规定分配原则，该原则应该公平、对外有正当理由并且透明。

指导原则 10：高质量、安全和功效好的操作程序对捐献人和接受人同样极为重要。对活体捐献人和接受人双方都应进行细胞、组织和器官捐献和移植的长期效果评估，以记录带来的好处和造成的伤害。移植用人体细胞、组织和器官属于具有特殊性质的卫生产品，其安全、功效和质量水平必须不断加以维护并做到最大化。这需要有高质量的系统加以实施，包括可追踪机制和防范机制，并伴有不良事件和不良反应的情况报告。这对国内和输出的人体产品都应如此。

指导原则 11：组织和实施捐献和移植活动以及捐献和移植的临床后果，必须透明并可随时接受调查，同时保证始终保护个人匿名以及捐献人和接受人的隐私。

三、国际移植学会活体器官捐献准则

1986 年，国际移植学会公布了有关活体器官捐赠者、捐献肾脏的七条伦理准则，如下所述。

伦理准则 1：只有在找不到合适的尸体捐赠者，或有血缘关系的捐赠者时，才可以接受无血缘关系者的捐赠。

伦理准则 2：接受者及相关医师应确认捐赠者系出于利他动机，而且应有一社会公证人出面证明捐赠者的知情同意书不是在压力下签字的。也应该向捐赠者保证，若切除器官后发生任何问题，均会给予帮助。

伦理准则 3：不能为了个人利益，向没有血缘关系者恳求，或利诱其捐出肾脏。

伦理准则 4：捐赠者应该已经达到法定年龄。

伦理准则 5：活体无血缘关系之捐赠者应和有血缘关系之捐赠者一样，都应符合伦理、医学与心理学方面的捐赠标准。

伦理准则 6：接受者本人或家属或支持捐赠的机构，不可付钱给捐赠者，以免误导器官是可以买卖的。不过补偿捐赠者在手术与住院期间因无法工作造成的损失与其他有关的开支是可以的。

伦理准则 7：捐赠者与接受者的诊断和手术，必须在有经验的医院中施行。而且希望义务保护捐赠者的权益的公正人士，也是同一医院中的成员，但不是移植小组中的成员。

四、我国人体器官移植的伦理规范

2006 年卫生部组织制定了《人体器官移植技术临床应用管理暂行规定》，2007 年国务院正式颁布了《人体器官移植条例》，2009 年卫生部制定了《关于规范活体器官移植的若干规定》，这一系列文件的出台，进一步规范了我国人体器官移植的有效、有序开展。具体可体现：严把器官移植准入；建立公平公正的器官分配机制；禁止器官交易和商业化；严格伦理审查和监督；尊重和保护供体利益；完善术后保护机制等。

学习思考题

1. 人体器官移植的供体来源有哪些伦理问题？
2. 人体器官移植的受体分配面临哪些困境？如何处理？
3. 人体器官移植的伦理原则是怎样的？

（马　珺）

第十四章 医学科学研究中的伦理

学习目的

掌握医学科研的伦理准则，人体实验的伦理原则，动物实验的伦理原则；熟悉医学科研伦理的意义，医学科研中的伦理问题，人体实验的伦理意义与伦理矛盾，动物实验的伦理争议，人体实验的伦理审查；了解医学科研概念及特点，人体实验概念及类型，医学伦理委员会的产生和发展。

医务人员除了要完成防病、治病的任务，还肩负着医学科研的重任。而崇高的医学科研道德，是促进医学科学发展的重要因素。医务人员只有遵循科研伦理的要求，才能在探求生命运动和疾病发生、发展规律中，寻找出保障人类健康、战胜疾病的有效方法和途径。

第一节 医学科研伦理

医学科研活动与其他科研活动一样，常常存在着令研究者纠结的矛盾冲突，需要研究者进行辨别、权衡、选择。医学科研活动中也存在许多学术不端行为，需要研究者与制度共同协力、防患于未然。医学科研人员在科研活动中需要遵循基本的道德规范。

一、医学科研概述

（一）医学科研概念

医学科研是指人们为了反映和揭示人体的健康、疾病及其防治中的本质和规律而进行的一种实践活动。构成这种活动的基本要素就是问题、实验观察和理论思维。其基本任务是认识和揭示疾病的发生、发展和转归过程，提出防治的有效措施和方法，并以此提高医学科学水平，促进人类健康，保证社会安定和繁荣。医学科研主要包括人体实验（涉及人的生物医学科研）和动物实验（动物科研）。医学科研涉及生命、人体、医患关系、医疗政策、卫生经济、医疗保险、医药公司、人类存在等多方面问题，与其他自然科学研究相比，医学科研有其自身的特点。医学科研人员会面临更严重的矛盾冲突和利益纠结，因此，对医学科研实践进行正确的价值选择与道德规约具有重要意义。

（二）医学科研的特点

1. 对象特殊 医学科研的主要对象是生命，主要包括动物的生命和人的生命。生命，是世界上最复杂、最神奇的事物。生命现象是物质世界长期演变、进化的产物，作为高级的物质存在方式，生命现象具有不同于非生命现象的客观属性和逻辑。随着人类基因组计划的实施和后基因组时代的到来，科学家们逐渐意识到，生命并非是一架基于还原论原理建造的自动机，而是一个按照与还原论大相径庭的方式构成的复杂系统。生命复杂系统的典型特点是非线性，即整体不等于它的部分之和。生命中的各种生物分子，如基因和蛋白质之间存在着广泛而复杂的相互作用，这些作用可能是物理的方式，也可能是化学的方式。

这些相互作用导致了生物体形形色色的网络，如基因转录调控网络、信号转导网络或代谢网络，生命的所有活动都建立在这些网络的结构和功能之上。

在医学科研对象中，人的生命现象更是极其复杂，人是宇宙的缩影，人体被佛、道、中医称为小宇宙，许多传统文化和宗教均主张天人合一。《南华经》讲：天地与我并生，而万物与我为一。《老子章句》曰：天道与人道同，天人相通，精气相贯。《灵宝毕法》云：道生万物，天地乃物中之大者，人为物中之灵者，别求人道，人同天地。人既具有生物性，又具有社会性，既具有一般的生理活动，又具有特殊的精神活动。人体的生命现象既不能用一般的物理化学运动规律来解释，也不能用一般的生物学规律来解释。无论医学发展到多么高级的阶段，都不可能把人这种生命体约化成为高度抽象化和理想化的客体。因此，医学科研很难把它的对象归结为完全标准化的、无例外的理想对象。医学科研也常常因为这种难以克服的例外而导致无法进行最一般的概括，只有掌握个体差异性，才能更好地理解医学科研中的基本概念。因此，医学科研中有一般原理，但无固定公式，面临每一个个体，都要求我们根据一般原理做进一步的识别和思考。

2. 方法困难　医学科研对象的特殊性，导致了医学科研过程的复杂性和医学科研方法的困难。几乎其他所有的学科都可直接利用和处理自己的研究对象，向其施加各种受试因素，需要时可以剖而视之，甚至完全解体或粉碎。医学科研显然不能如此。无论是对生命群体、个体的观察归纳，还是对群体、个体的实验分析，其实验设计、实施过程会受到许多不可控因素的干扰和影响，使得医学科学研究的用时比非生命现象研究的用时要长，干扰因素要多，可重复性验证困难，过程的连续性、可控制性和客观性差得多。对人体及动物的研究方法还会受到伦理制约，不能随意对人体和动物做直接试验。医学科研必须首先遵循不损害人体健康、保障人体安全这一原则，在此基础上，严格设计科研方案，既要保证科研的科学性，又要保证科研的伦理性。

3. 内容复杂　人体既具有器官系统的独特性，又有其对立统一的整体性；既有特殊的内在活动规律，又有复杂的外界环境影响。医学科研的对象看来简单，仅仅是一个人体，但以此为中心展开的范围却十分广泛。在深度方面，对人体的生老病死的每一个阶段都要进行研究；在广度方面，对周围自然环境和社会环境中可能影响人体健康的各种因素也要进行探究。深度与广度之间的关系交织在一起，使得医学科研的内容变得十分复杂而庞大，几乎任何一个学科都难以与之相比。

二、医学科研伦理的意义

（一）维护医学科研的正确方向

科学精神是一种探求真理的精神、怀疑的精神、批判的精神，因此，医学科研总是不满于现状，永远会大踏步地向前迈进，如克隆技术、基因编辑技术、辅助生殖技术、器官移植技术、人体冷冻技术等，这些技术一方面满足着人类越来越多样化的需求，同时也带来了复杂的社会问题和伦理问题，根本原因在于医学科研的超前性与医学伦理的滞后性之间的矛盾。解决这些问题需要医学科研伦理的指导。医学科研伦理为医学科研指明了正确的方向，指出医学科研的根本目的是为维护和增进人们的身心健康、防病治病、提高人口素质、造福人类。这就要求医学科研工作者坚持正确的服务方向、具有忘我的献身精神、正确对待个人的名利。

（二）促使医学科研健康发展

历史上每一次医学科研领域的重大突破与发展，必然会对人类的思维方式、行为方式及价值观念带来不同程度的影响和冲击，尤其是在道德领域产生一些新的道德观念，当然也会带来一些新的伦理问题。一方面，医学科研的新发展和新成果拓宽了医学伦理学的研究领域，医学科研为医学伦理提供了新内容、新课题、新挑战，进一步深化和丰富了医学伦理的基本观点，促进了医学伦理的发展。另一方面，医学伦理为医学科研提供了正确的价值取向，为医学科研健康发展保驾护航，创造良好的伦理环境，促进医学科研事业健康发展。特别是在科学技术的负面效应日益明显的今天，更应重视科研伦理的基本价值，运用科研伦理规范来兴利防弊，努力防止和减少负面效应，促使医学科研健康发展。

（三）调动医学科研的积极性

制定医学科研伦理规范，提出医学科研伦理原则，实施医学科研伦理审查，其目的不是给医学科研伦理设置关卡或障碍，而是为了医学科研的健康发展。在没有医学科研伦理规范的时代，科研人员随意地开展科学研究项目，研究项目既缺乏科学性，更缺乏伦理性。科研人员也不很清楚什么样的科研可以做，什么样的不可以做，因而科研活动缺乏科学性、规范性、组织性和持续性，科研人员也缺乏积极性。医学科研人员在明确的伦理规范下开展科学研究，有法可依，有据可循，医学科研与医学伦理相互合作、相制相成、相互促进，极大地调动了医学科研的积极性。

三、医学科研中的伦理问题

（一）医学科研中的利益冲突

21世纪的医学科研身处一个机遇与危险并存的年代，即使是职业科研人员也常常难以自如地应对这个时代的挑战和机遇，以及随之而来的利益关系冲突。现有的科学教育内容缺乏价值观、道德观、责任伦理方面的充分引导，但公众却比以往任何时候都对科学更加挑剔和质疑。因此，关于科学研究中的利益冲突，研究者需要理性的认识、辨别、权衡，进而做出恰当的选择。

1. 利益冲突的含义 一般来说，利益冲突指当事人身负的委托利益有可能受到其自身利益不当影响的一种境况或行为。在科学活动领域，科学家、科研管理人员或科研机构自身在研究过程中和将研究成果转让及商业化中，受到个人利益或某些利益主体的影响而做出或可能做出倾向性结论或判断，使科学研究的客观性、准确性及科学活动的公正性受到影响，使委托方利益受损，均属于利益冲突范畴。

对于从事科学活动的科学家来说，利益冲突是指一种境况，在这种境况下，科学家因处于某种（某些）利益之中，而有可能干扰他在科学活动中做出客观、准确、公正的判断。在科学的建制化完成之后，学院科学渐渐走出了象牙塔，越来越多地参与到社会发展中。企业对大学/医院科研的投入急剧增加，成为政府以外科学研究最大的资助者，大学/医院也开始主动与企业合作。科学家逐渐拥有了"双重角色"，既要科学研究又要成果转化、既要科研成果又要经济效益、既立足于大学/医院又就职于企业。因此，现代的很多研究者处于无法避免的利益冲突之中。

2. 利益冲突的种类 利益冲突的来源不同、层级不同，影响也不同，因此对待不同的利益冲突，我们的警惕性和态度也有所不同。①内在于科学事业自身的利益冲突，如科学家的教育背景、理论偏好、科学声望、获得认可等。科学家对这些利益的坚持和追求，恰恰是整个科学事业发展的"原动力"。它们是挥之不去和无法清除的。②所有科学家所共有的利益冲突，如科学家的宗教信仰、民族情结、政治立场等。这些利益冲突有可能带来偏见，需要通过科学共同体的集体活动被发现和纠正。它们也是挥之不去和无法清除的。③外在于科学事业自身的利益冲突，如科学家接受企业丰厚的出场酬金或演讲费、享受奢华的旅游与食宿安排、为了获得企业资助而采用不当的模型和方法、接受企业提供的持有所研究产品公司的股份、在所研究产品公司任职等。科学家对这些利益的追逐可能会阻碍科学事业的进步。可以通过制度安排尽量合理化和避免此类利益冲突。

3. 利益冲突的特点及对策　由此可见，存在利益冲突并不一定就是坏或恶，利益冲突是一个不好不坏的中性语词。科学活动中的利益冲突有两个鲜明特征：其一，利益冲突只是一种境况或际遇，而不是一种确已发生的行为；其二，利益冲突是同一个主体处于两种（或多种）不同利益冲突情境之中，而不是不同主体之间的利益纷争。无论怎样，利益冲突可能会影响科学的真实性和客观性，会对科研诚信产生威胁。而在医学临床试验中，利益冲突可能会威胁到受试者的健康与生命，一个典型的例子就是宾夕法尼亚大学的基因治疗试验，18 岁的 J. Gelsinger 在试验中死亡，这个试验中因存在诸多利益冲突而导致在受试者招募、受试者知情同意等方面存在重大伦理缺陷。因此，还是要对重大的、明显的利益冲突进行控制。根据利益冲突的大小，应对涉及人员分别采取回避、（在不同范围内）公开、审查、教育等不同对策，以控制和减少利益冲突带来的负面影响。

（二）学术不端行为

第二次世界大战以来，政府、公司、财团对医学科研的经费投入越来越多，医学科研成果对人类的生命健康、少病长寿的影响越来越大，科研人员的责任和压力也越来越重。20 世纪 70 年代初期，美国科学界甚至流行一句话：要么发表，要么灭亡（publish or perish）。我国香港的大学 90 年代起开始效仿，而今天中国内地的学术界更是有过之无不及，在这样的社会背景和科研环境中，学术不端行为日益增多，表现形式多样，越来越富有隐蔽性。从韩国"民族英雄"黄禹锡伪造数据和非法买卖卵子，到日本"美女博士"小保方晴子学术造假丑闻，到全球泛滥的因作者编造审稿人和同行评审意见而出现的撤稿事件，频繁出现的学术不端案例提醒我们要对学术研究进行约束和监督。

1. 学术不端行为概念　美国白宫科技政策办公室于 2000 年公布了一个"共同的定义"（common definition），确定了简称为"FFP"的学术不端行为三项主罪：伪造（fabrication）、篡改（falsification）或剽窃（plagiarism）。医学科研学术不端行为可以定义为，在生物医学研究的计划、实施、评议研究或报道研究结果中伪造、篡改、剽窃或违背人体生物医学研究国际伦理准则等科学共同体公认的科研行为准则的行为。医学科研不同于其他研究领域，它的研究成果对于人的本质属性、自然界的生态和谐等具有直接的影响和冲击。因此，对于医学科研中的学术不端行为，一方面要考虑研究本身不能弄虚作假及违背医学伦理道德，另一方面还要注意研究成果的使用不能危害人（类）、动物和自然生态。

2. 医学科研学术不端行为具体表现

（1）研究选题与资源配置不合理：在科研查新方面伪造和提供虚假信息；剽窃他人学术思想和研究计划；夸大科研项目的理论意义和实用价值；选题无创新性，低水平重复研究，或盲目模仿他人，或改换题目重复自己已做的研究；侵犯他人的知情权和署名权；隐匿或忽视科研项目实施后可能存在的负面影响；在项目申请书中提供虚假信息；选题涉及人类受试者或实验动物而未经伦理审查机构批准；课题经费预算不合理；设定研究任务超出最大工作负荷，没有统筹安排临床工作与科研工作时间。

（2）数据的收集、保护和共享存在重大偏倚：对公众健康或公共卫生等有重要影响的数据未及时上报或公布；数据损毁、灭失或被篡改；收集或使用个（他）人信息未获知情同意；在研究材料中不真实地描述实际使用的材料、仪器设备、实验过程等，或不适当地改动、删除数据、记录、图像或结果，使研究过程及结果不能得到准确地反映；应予以保密的数据泄露；数据归属和使用缺乏监管。

（3）学术报告署名与学术成果出版不真实：署名顺序未按贡献大小排序；未经本人同意将其列入作者名单（如导师、专家）；科研论文一稿多投；研究成果重复发表、自我抄袭、搬来主义、随意摘用或东抄西凑；该署名者没署名，不该署名者署名；剽窃他人学术思想、研究计划或研究成果；伪造证明材料，提供虚假信息。

（4）科研管理与同行评议缺乏严肃、公正：科研项目申请、审批、检查、督查和成果报奖材料真实性、准确性审核及程序公开、公平、公正存在漏洞；科研经费管理混乱；科研管理存在行政干预或违规行为；私下与被评议人直接接触；评议过程不客观、不公正；同行评议过程中剽窃他人思路、数据，占为己有；编造审稿人和同行评议意见；申请、评议、公示、审稿期间拉拢、贿赂评审人员或项目管理人员；未经同意泄露他人科研成果；同行评议隐瞒重要科研成果或压制不同学术观点；对已知他人的科研不端行为故意隐瞒或给予配合。

（5）研究对象的保护措施不足：医学科研涉及人类受试者和实验动物，保护受试者权益、保障实验动物福利是基本的伦理要求，对研究对象保护措施不足是医学科研学术不端行为的特有内容。表现：研究设计和实施未充分权衡受试者的风险或利益；招募受试者过程中存在诱导或误导；知情同意内容不充分；受试者的医疗保护、伤害赔偿、个人隐私及弱势群体的保护不充分；研究中潜在的利益冲突未做处理；关怀实验动物不充分。

四、医学科研的伦理准则

人类从事医学科研活动的目的是为了揭示生命、健康与疾病发生发展的内在机制，探索战胜疾病、保障人类健康的有效方法和途径，提高人类的健康水平和生命质量。但是，由于科研工作的探索性和不确定性，研究过程潜在一定的负面效应，现代医学科研活动还受到来自各方面利益的影响和干扰，这就要求医学科研工作者必须遵循一定的伦理规范，以确保医学科研工作健康、有序地进行。

（一）动机纯正，勇于创新

纯正的动机能激励研究者发扬勇于创新、直面挑战、百折不挠、奋斗不息的精神。医学科研的目标是繁荣医学，造福人类，背离这一目标的研究是不道德的。医学科研的复杂性和艰巨性要求研究者不图名利，遵循医学伦理基本原则，遵循医学科研试验的道德要求，坚持救死扶伤，防治疾病，增进健康的目标。创新的伦理素质：科学精神与人文精神的统一；实践品格与理性素养的统一；科学的怀疑精神与坚持真理的统一；精英意识与群体意识的统一。

（二）尊重科学，严谨治学

科学来不得半点虚假，医学科学研究必须尊重事实，坚持真理；假的科研成果不仅危害科学，而且违背国家、人民的利益，这是医学科研伦理绝对不允许的。在医学科研实验中，实验材料、数据等是否客观、精确、可靠，直接影响着科研的进展及其结论的正确性，在实际运用时还可能影响到患者的健康、生命的安全。在实验中，如果研究人员只按自己的主观愿望和要求，随心所欲地取舍数据，甚至伪造资料、杜撰不真实的结果，通通都是不符合科研伦理的行为，有损于医学科研的信誉。

（三）谦虚谨慎，团结协作

科学研究是有继承性的，任何一项科学研究，都是以前人的研究基础和研究成果为起点的，牛顿曾形象地比喻说"如果我比笛卡尔看得远些，那是因为我站在巨人肩膀上的缘故"。疾病和健康问题需要生物学与物理学、化学、计算机科学、心理学、伦理学、社会学等多学科的相互交叉与渗透才能获得解决。一项科技成就往往不是依靠个人的力量就能取得的，而是需要各方面力量的有机组合。它包括情报的相互提供、思想的互相交流、实验的互相配合、同事间的互相帮助、部门间甚至国际上的相互协作等。

（四）科研保密，反对垄断

医学科研是为人类健康服务的事业，其每一项进展和成果都是为了繁荣医学、造福人类。从这个意义上讲，医学科研成果应向全世界公开，没有绝对保密。但由于现实社会生活和世界局势的复杂性，医学科研活动常常受到社会政治经济等因素的影响，会在一定时期或一定范围内存在保密的问题。另外，强调科研保密及发现者或发明人的优先权，对于激励科研人员的工作热情具有一定的积极作用。因此，医学科研成果也存在保密问题。

在医学科研过程中，研究人员除了正确认识和对待科研保密，还要反对垄断，因为如果一个人或一个单位、组织、集团为了自己的私利，把医学科研成果和新发现当作绝对的秘密垄断起来，或者出于自己其他方面利益的考虑，不将新成果用于维护人类健康，这种保密在一定程度上阻碍科学的进步，不合乎社会道德，不符合人类利益。当然，对于涉及民族、国家利益的医学科研成果或医学研究资源，要进行必要的保密，如关于我国人类遗传资源方面的研究，必须按照国家有关的法律法规精神，开展对外合作，而不能擅自将我国的遗传资源或研究成果泄漏出去。

此外，由于医学科学研究的特殊性，医学科学研究工作者还需要严格遵循《贝尔蒙报告》《赫尔辛基宣言》《涉及人的生物医学研究国际伦理准则》《涉及人的生物医学研究伦理审查办法》《药物临床试验质量管理规范》《医疗器械临床试验质量管理规范》等国际国内文件所规定的各项基本伦理准则。

第二节　人体实验伦理

人体实验古今中外都客观存在，它是医学科学发展的基础和前提。由于医学科学发展及人类健康促进的需要，人体实验短期内不可能被禁止。人体实验的研究对象是人，就涉及研究者、受试者、资助者等各方利益及伦理问题。因此，遵循伦理原则，建立伦理审查机制，正确处理其中的伦理问题，对于促进医学科学的发展，维护人类自身利益，具有极其重要的意义。

一、人体实验概述

（一）人体实验概念及类型

1. 人体实验的概念　人体实验也被称为涉及人的生物医学研究（biomedical research involving human subjects），是直接以人体作为受试对象，用人为的实验手段，有控制地对受试者进行观察和研究，以判断假说真理性的生物医学研究过程。中华人民共和国国家卫生和计划生育委员会 2016 年颁布施行的《涉及人的生物医学研究伦理审查办法》中明确"涉及人的生物医学研究"包括以下活动：①采用现代物理学、化学、生物学、中医药学和心理学等方法对人的生理、心理行为、病理现象、疾病病因和发病机制，以及疾病的预防、诊断、治疗和康复进行研究的活动；②医学新技术或者医疗新产品在人体上进行试验研究的活动；③采用流行病学、社会学、心理学等方法收集、记录、使用、报告或者储存有关人的样本、医疗记录、行为等科学研究资料的活动。

2. 人体实验的类型

（1）自愿实验：即受试者本人自觉、自愿参加的实验研究。受试者可以是患者，也可以是健康人，这是目前人体实验中最常见的一种。参加实验及中途退出实验，都秉承自愿原则，研究者会给受试者一份知情同意书并解释其内容，受试者与家人商量决定参加试验后要签字确认，不会受到任何欺骗、利诱或强制。

（2）自体实验：即研究人员利用自己的身体进行的实验研究。自体实验的受试者同时也是研究者，他做实验也是自愿的，但其重点是他是在自己身体上做实验。为了减少患者痛苦，获取新的知识，历史上拿自己做实验的医生并不少，其中有许多还推动了医学的进步。

（3）欺骗实验：即研究者在完成人体实验过程中，由于各种私利的影响，为了让受试者同意参加实验，通过向受试者传达虚假信息的欺骗方式而使受试者参加的人体实验。欺骗实验在人权观念尚未蓬勃的人类历史上曾经大量存在，20 世纪中叶以来，明目张胆的欺骗实验越来越少但并未消失，欺骗的方式更加隐蔽和富有伪装性。

（4）强迫实验：即违背受试者意愿而强迫受试者参加的人体实验。一般见之于战争年代，通常是在一定的军事、政治或行政组织强大的武力压力或精神压力下，强迫受试者接受他们不愿意参加的人体实验。

（二）人体实验的伦理意义及认识误区

1. 人体实验的伦理意义　人体实验是医学科研成果从动物实验到临床应用的唯一中介，是医学实验不可缺少的必要环节。它在伦理上的正当性可以得到辩护。

首先，由于种属的差异性，从生物属性和生理特征上来看，动物实验并不能完全取代人体实验，经动物实验所获得的研究成果必须经过人体实验进行最后验证，以确定其在临床中的应用价值。

其次，人有不同于动物的心理活动和社会特征，人的某些特有的疾病不能用动物复制出疾病模型，这类研究就更离不开人体实验。如果取消人体实验，而把只是经过动物实验研究的药品和技术直接、广泛地应用于临床，那么就等于用所有的患者做实验。这实际上是对广大民众健康和生命不负责任，这才是极不道德的。

人体实验可以得到伦理学辩护，是因为科学所追求的不仅仅是理论上知识的积累，它最终会在整体上使更多的人和社会受益。人体实验的目标是以提高诊断、治疗和预防技术水平为目标，以达到了解疾病的病因与发病机制，从而更好地维护与增进人类健康，促进医学发展。因此，人体实验不仅是必然、必要的，而且也可以得到伦理的辩护和支持。

2. 人体实验的认识误区

（1）参加人体实验就是把受试者当成小白鼠：很多人谈人体实验色变，认为受试者就是小白鼠，因而拒绝参加临床实验。实际上，现代的临床实验有科学的、完备的、周密的实验设计，实验应用的药物或医疗器械，都是经过数年的实验室研究、动物实验，才会做人体实验。人体实验方案要得到国家市场监督总局的批准或备案，还要得到各研究机构伦理委员会的批准，研究者都是高水平的专业医疗团队，研究者会按照实验方案对受试者实验状况进行严密的监护和记录，有任何不良反应都会及时上报并紧急处理，出现因实验而导致的损害受试者会得到赔偿。因此，现代人体实验的受试者绝不是小白鼠。

（2）参加人体实验对受试者不会有太大帮助：从人体实验的目的来看确实如此，人体实验是为了获得新知识，而不是为了治疗或帮助受试者，尤其是当受试者是健康人时。但是客观上来看，对患者受试者来说，参加临床试验有可能是一个获得最新疗法的机会，甚至可能成为命运的转机。例如，癌症患者可以在第一时间免费获得医疗界最新的抗癌药物或疗法；对于末期没有治疗希望的患者而言，人体实验可能会改变他的病情；对于罹患慢性病、长期服药却无改善、甚至副作用缠身的人，人体实验可能会扭转现状。但不可否认，实验药物依然存在不确定性，因此需要在了解其益处和风险之后，再决定是否尝试。

（3）参加人体实验的受试者都是没有其他选择的晚期绝症患者或经济条件差的人：事实并非如此。人体实验的实验药物或疗法涵盖所有疾病的种类和阶段，而并非只有那些治疗晚期绝症的药物才做人体实验。研究人员研发新的药物，是为了改善现有的治疗和预防疾病的方法，并不局限于晚期病症。人体实验研发的新药、新器械所需的受试者，有各种疾病各期的患者，有想要防止病症复发的痊愈者，有想要预防疾病的健康人群。而且招募受试者要在自愿的前提下，根据研究方案设定的标准严格筛选。人体实验绝不会把晚期绝症患者当作医学研究的工具，也绝不是穷人用来赚钱的工具。

（4）参加了人体实验的受试者不能退出实验：所有人体实验都会给受试者免费提供受试药物/器械和对照药物，与实验相关的各项检查项目全部免费，多数人体实验会给受试者提供一定金额的交通、误餐补助，健康受试者更加可以获得较大金额的补助。有些受试者非常善良，出于"拿人手短，吃人嘴短""得人钱财，替人办事"的心理，不能正确认识、理解和实践受试者随时退出的权利。事实上，签署了知情同意书参加人体实验的受试者可以不需要理由随时退出试验，医生会将你转入标准治疗。

二、人体实验的伦理矛盾

（一）科学利益、社会利益与受试者利益的矛盾

人体实验不管成功还是失败，对科学发展都是有益的，但对于受试者和社会却不一定。成功的人体实验对三方都有益，但失败的人体实验或是对人体无害，或是对人体有害。对人体有害的失败的人体实验在伦理上是无法得到辩护的。科学利益与受试者利益，从根本上看是一致的，但在实践过程中又是矛盾的。如果试验内容与治疗受试者所患疾病有关，

这种矛盾可以得到缓和；如果没有直接关系，或受试者是健康人，那么这种矛盾就容易激化。

（二）动机与效果的矛盾

动机与效果是道德行为过程的两个方面，是伦理学中关于道德评价的一对重要概念。人体实验由于实验本身所具有的不确定性、受试者的个体差异等因素的影响，动机与效果的统一是一个复杂曲折的过程，任何一个环节出现意外都有可能导致伤害受试者或损害社会利益的结果。为了确保好的效果，首先要保证研究者在进行科研时具有纯正的善良动机，其出发点和落脚点应是一切为了受试者的利益。

（三）利与弊的矛盾

人体实验都是要先通过动物实验与毒性实验，但这并不代表人体实验是安全的，在实验过程中仍然可能出现头晕、恶心等症状，局部或全身的抽搐、颤抖、脱水、水肿、各种疼痛或灼热感，甚至是肾衰竭等致死病症。某些实验在施行期间看似安全，但也许某些症状多年以后才会显示出来，甚至造成永久性的伤害。人体实验本身处于利与弊的矛盾状态中，许多新疗法、新器械和新药物同时存在着利弊两面性。正是利与弊之间内在的矛盾使医学研究者畏惧人体实验，受试者质疑人体实验，普通公众诟病人体实验。

（四）主动与被动的矛盾

人体实验中研究者是实验的设计者、实施者，完全明确实验的目的、要求、途径和方法，在一定程度上对后果的利与弊也有所估计，且对可能出现的危害制定了相应补救措施，甚至为了研究能顺利进行，研究者会隐瞒不良信息和严重利益冲突，因而研究者是主动的。而受试者只是实验的对象，对研究项目的来源、资助方、利益关系无从知晓，对实验的目的、要求、方法及后果都不太明确，对可能发生的危害亦无相应的措施，因此是盲目的，也是被动的。受试者先天的弱势或劣势地位，极易导致其权利无法得到维护。而双方的这种地位是人体实验的本质，是人体实验内在的伦理矛盾，是不容易改变的。

（五）自愿与无奈（强迫）的矛盾

人体实验是以人体作为受试对象的，因此作为受试者应是自愿的。但有的受试者自愿参加实验是由于金钱、生活所迫，或是出于对自己疾病救治的盲目期望，这种情况在道德上就会出现自愿与无奈的矛盾。至于非自愿（强迫）实验，即迫于武力或政治压力、受医师的欺骗、胁迫、诱导而参加的实验更不是真正的自愿。

（六）安慰剂对照和双盲法与知情同意的矛盾

在严格的临床实验设计过程中，为消除患者主观感知和心理作用对实验结果的影响，客观反映实验效果，一般都遵循安慰剂对照和双盲法的联合运用，这种方法可以确保实验结果的客观性，但受试者是完全不知情的。反对者认为双盲法明显与知情同意原则相矛盾，而安慰剂的使用则将科学利益、社会利益凌驾于患者个人利益之上。受试者的知情同意自主权与医学科学发展的功利追求在这里发生了严重碰撞。

（七）受试者无偿参加与研究者有偿回报的矛盾

根据国际伦理规范，为避免利益引诱和无效的知情同意，人体实验不能向受试者支付高额报酬，往往只有象征性的交通、误餐补助。但实验结束后形成的实验成果，如开发出某种疗效很好的新药或新的治疗手段，则可以为研究者带去可观的经济回报和荣誉，为其他能享用到这些成果的患者带去利益，为医学知识的积累和医学科学的发展带去好处，而唯独对付出自己健康代价，冒着生命风险的受试者没有任何利益。受试者无偿参加研究而研究者获得有偿回报似乎形成了非常明显地在利益和负担分配方面的不公正。这样的矛盾也是人体实验内在特有的。

（八）发展中国家与发达国家的利益格局矛盾

现代医学人体实验国际合作越来越多，由于发达国家占有技术和财力上的优势，在人体实验中发展中国家往往充当参与者和受试者的角色，成为国际生物医学研究的基地和新药实验场，而发达国家占据最终的研究成果。弱化并消除发展中国家和发达国家的利益格局矛盾，需要发达国家主动承担起拉近差距的责任，以确保人体实验在知情同意、有利无害和公正公平原则上合理进行。

总之，人体实验发展过程中面对的诸多伦理矛盾是不可避免的。医学界需要将伦理与科学取得平衡并落实在人体实验中。在人体实验中遵循一些最基本的伦理原则，才能在最大程度上减少人体实验内在矛盾带来的伤害。

三、人体实验的伦理原则

（一）医学目的原则

医学目的原则是人体实验的最高宗旨和基本原则。这一原则要求人体实验的目的必须正确而明晰，即人体实验的目的只能是为了研究人体的生理机制，探索疾病的病因和发病机制，改进疾病的诊疗、预防和护理措施等，以利于提高人类健康水平以及促进医学科学和整个社会的发展。

（二）知情同意原则

知情同意是人体实验进行的前提。凡是采取欺骗、强迫、经济诱惑等手段使受试者接受的人体实验，都是违背道德或法律的行为。这一原则要求：首先，必须保证受试者真实、充分地知情，即研究者必须将实验的目的、方法、预期的好处、潜在的危险等信息告知受试者或其代理人，让其理解，并回答对方的质疑。在知情的基础上，受试者表示自愿同意参加并履行书面的承诺手续后，才能在其身体上进行人体实验。如果受试者缺乏或丧失知情同意能力，则由其家属、监护人或代理人代替行使知情同意权。其次，正在参与人体实验的受试者，尽管他已经签署了知情同意书，但仍享有不需要陈述任何理由而随时退出人体实验的权利。若退出的受试者是患者，则不能因此而影响其正常的治疗和护理。

（三）维护受试者利益原则

维护受试者利益原则是人体实验最重要、最核心的伦理原则。这一原则要求：首先，必须以动物实验为基础，在获得了充分的科学根据并且确认对动物无明显毒害作用以后，才可以在人体上进行实验；其次，人体实验的全过程要有充分的安全防护措施，一旦在实验中出现了严重危害受试者利益的情况，无论试验多么重要，都要立即停止，并采取有效措施使受试者可能遭受的身心不良影响减少到最低限度；最后，人体实验必须有医学研究的专家或临床经验丰富的专家共同参与或在其指导下进行，并且运用安全性最优的途径和方法。

（四）科学原则

科学的实验设计不一定就是符合伦理的，但不科学的实验设计一定是不符合伦理的。保证人体实验符合伦理原则，避免对受试者造成伤害，其前提条件是确保人体实验方案设计严谨科学，有确实可靠的动物实验数据，严密监督实验过程。保障科学性原则有以下两个基本要求：首先，人体实验的全过程都必须遵循医学科学研究的原理，采用对照和双盲的方法，以确保实验结果的科学性，经得起重复的验证；其次，在人体实验结束后，必须做出实事求是的科学报告，不得篡改、编造实验数据。

第三节 动物实验伦理

动物实验的目的是通过对动物本身生命现象的研究，进而推用到人类，探索人类的生命奥秘，控制人类的疾病和衰老，延长人类的寿命。动物实验已经成为现代科学技术不可分割的一个组成部分。但是，动物实验必定会给受试动物带来不同程度的疼痛、痛苦和伤害。从伦理学的角度去思考善待实验动物的伦理原则，不仅可以保证生命科学研究的可持续发展，也是和谐社会文明进步的一种表现。

一、动物实验概述

医学科研中的动物实验（animal experiment）是指为了获得有关生物学、医学等方面的新知识，或者发现解决具体临床问题的新手段，而在实验室内使用实验动物进行的科学研究。动物实验是由经过培训或具备专业技术能力的人完成的，是生命科学研究中不得不用的手段。尽管动物实验对生物医学、生物技术的发展起着非常重要的作用，但仍然受到动物保护主义的严峻挑战。

动物实验在现阶段仍然具有重要的意义和价值。现代医学各领域中许多最重要的进步都是以动物实验研究与探索为基础的，各国医学界也普遍认为，动物实验仍然是现代生物医学研究的主要手段，如医学新知识的获得、医疗新方法的应用、探索人类疾病的发病机制、寻找治疗新途径、评价新药疗效和安全性等，往往需要首先借助动物实验。其他领域，如化妆品毒性、食品公害、产业公害等直接影响人体健康的问题，也必须首先通过动物实验加以解决。没有实验动物的巨大贡献，人类对于生命的理解绝对不可能达到现在这个程度。如果禁止使用动物进行医学实验，将未经动物实验的产品、器械、治疗方法直接用于人类，那相当于是用人类/人体直接做实验，相比之下是更加不妥当和不符合伦理的。

为了人类的利益，千千万万实验动物奉献了生命，为医学事业做出了巨大贡献。作为已步入文明社会的人类，应该重视实验动物伦理，尊重动物、保障动物福利应该成为医学科研人员和医学生的自觉行为。

二、动物实验的伦理争议

现代医学和行为学研究表明，动物与人类相似，是有感情的，它们在受到伤害或疼痛刺激时，也会表现出痛苦的表情和反应；特别是高等脊椎动物是具有情感、记忆、认知和初级表达能力的。至于动物的理性，现在正处于研究状态，因此，有关动物实验的伦理争论从未间断过。

（一）动物实验有必要的观点

各国医学界认为，动物实验仍然是现代生物医学研究的主要手段，20 世纪大约 70% 的诺贝尔生理学或医学奖项都用到实验动物，没有实验动物的巨大贡献，人类对于生命的理解绝对不可能达到现在这个程度。动物保护主义者错误地把人与动物完全等同起来。如果禁止使用动物进行医学实验，将未经动物实验的产品、器械、治疗方法直接用于人类，将危及医学发展和人类自身的生命健康，显然"我们不能为了拯救动物的生命而牺牲人的生命"。医学界在这一问题上的一贯立场是：为了人类自身的健康，动物实验还要继续做下去。

（二）动物权利主义的观点

动物权利主义是生态伦理学的一个流派，主张把道德关怀运用于非人类身上。它认为动物也是有生命的道德主体，动物和人拥有平等的权利。动物权利论者认为，不但要尊重人的天赋权利，而且也要尊重动物的天赋权利。在道德上，既然以一种导致痛苦、残疾和死亡的方式来对待人是恶的，那么以同样的方式对待动物也是恶。平等不是同等，动物权利主义者并不主张动物与人类享有完全同等的权利。例如，他们不认为家禽应该享有选举权，而是要平等地考虑人和动物的权利。保障动物的权利的最终目的，是希望促进最大的善和最小的恶，所以保障动物权利的作用是提升动物的地位，而非贬低人类的地位。

（三）动物福利主义的观点

长久以来，动物是否具有同人类一样受尊重的生存权，是否具有权利或福利以及相关的定义是什么一直存在争议。多数观点认为，将动物与人绝对等同起来，让动物享有人类同等的权利是不现实的。相反地，只将动物当作一般物权的存在，不考虑其生理心理感受而施加随意对待也是不人道的。弗雷泽（David Fraser）提出的动物福利概念受到广泛推崇。动物福利（animal welfare）是指人类应该避免对动物造成不必要的伤害，反对并防止虐待动物，让动物在康乐的状态下生存。国际上普遍认可的实验动物福利为"五大自由"，即"5F"（five freedom）原则，包括享受免遭饥渴的自由（生理福利），享受生活舒适的自由（环境福利），享受免遭痛苦伤害和疾病威胁的自由（卫生福利），享受生活无恐惧、无悲伤感的自由（心理福利），享受表达天性的自由（行为福利）。其中，前面三个福利是动物的生理福利，后面两个福利是动物的心理福利。

三、动物实验的伦理原则

医者仁心，对待动物也不应例外。生命无高低贵贱之分，对生命善始善终，不仅是人类对道德底线的维护，也是医者对健康事业的守护。法国科学家彭加勒曾说过：即使对低等动物，生物学家必须仅仅从事那些实际上有用的实验，同时在实验中必须用那些尽量减轻疼痛的方法。在英国《人道实验技术的原则》（1959 年）、我国科学技术部《关于善待实验动物的指导性意见》（2006 年）中分别提出、解释了保护动物实验的"3R"伦理原则，即：替代（replace）、减少（reduction）、优化（refinement）。1985 年，美国芝加哥"伦理化研究国际基金会"在此基础上增加了责任（responsibility），形成了"4R"原则。

（一）替代

常用的替代方法分为绝对替代和相对替代。绝对替代是指在实验中不使用动物，而使用没有知觉的实验材料代替活体动物，现在比较先进的做法是编写程序，运用计算机技术进行模拟实验，如细胞芯片的使用；相对替代是使用低等动物或者动物的细胞、组织、器官替代高等动物进行实验，并获得相同的实验效果，如用鱼来替代灵长类动物。

（二）减少

就是在动物实验时尽量减少动物的使用量，使用较少量的动物获取同样多的实验数据，或使用一定数量的动物能获得更多的实验数据的科学方法。具体的方法包括：一体多用，重复使用；充分利用已有的数据（包括以前已获得的实验结果及其他信息资源等）；用低等动物，以减少高等动物的使用量；使用高质量的动物，以质量换取数量；使用正确的实验设计和统计学方法，减少动物的使用量。

（三）优化

是指在必须使用动物进行实验时，给动物创造一个好的实验环境或减少给动物造成的疼痛和不安，提高动物福利。通过改善动物的生存环境，精心选择设计实验方案和实验手段，优化实验操作技术，尽量减少实验过程对动物机体和情感造成伤害，减轻动物遭受的痛苦和应激反应。其主要方法：优化实验方案设计和实验指标选定，如选用合适的实验动物种类及品系、年龄、性别、规格、质量标准，采用适当的分组方法，选择科学、可靠的检测技术指标等；优化实验技术和实验条件，如麻醉技术的采用，实验操作技术的掌握和熟练，实验环境的适宜等。

（四）责任

它要求医学科研人员在动物实验中增强伦理观念，呼吁实验者对人类、对动物都要有责任感。不仅要加强从业人员的技术培训和考核，更要加强动物实验中的人性化教育，培养医学人文思想，在动物实验中通过"换位思考"的方式，考虑动物的感受，感知动物的伤痛，不把动物仅仅看作是工具，而是视为真正的生命，对其施与负责任的实验操作。

随着动物实验的规范化，很多大学的动物实验课之前老师都会带学生做一次道德默哀：感谢实验动物，并且宣誓尽量做好实验，减少它们的痛苦，对得起它们的牺牲；涉及动物实验的科研论文及科研项目也要求获得医学伦理审查委员会（IRB）的伦理审查批准，要求作者详细介绍实验动物的品种、数量、选取原则，以及对实验动物的麻醉方法，介绍尽量减轻动物的恐惧和疼痛的操作方法。为实验动物画好休止符，是对生命的尊重，也是对科学的敬畏，只有在道德和法律层面上都合乎规范，才是完整的实验。

第四节　医学伦理委员会及伦理审查

尽管制定了医学科研的伦理准则和人体实验的伦理原则，但在涉及人类受试者的生物医学研究中，实验利益凌驾于受试者利益的不道德事件仍时有发生。为了确保人类受试者的权利和福利，建立医学伦理委员会，对所有涉及人类受试者的生物医学研究进行伦理审查是完全必要的。

一、医学伦理委员会的产生和发展

1900年普鲁士政府第一次从政府级别发布了规范人体实验的行政命令,明令禁止对孩童和无能者进行人体实验,并要求实验进行之前,研究者需向受试者清楚说明实验的可能结果,同时应取得受试者本人的明确同意。即便如此,不幸的事还是在第二次世界大战中的纳粹集中营和日本731部队发生了。1946年《纽伦堡法典》的制定宣示医学人体实验的严肃性,要求全世界医学研究者秉持良知做科学家,尊重人性,保护受试者。《纽伦堡法典》不完全依赖于人的良知,而是制定了一些具体的伦理规范,要求人体实验务必遵照规范来从事。但是,战后的美国、英国、法国等许多国家仍然发生了很多人体实验的不良事件。这些事实告诉我们,空洞的伦理规范、苍白的道德要求并不能保障受试者的安全,也不能保证好的科学研究。因此,对研究者、研究机构的外部监督就显得尤为重要了。

首次提出对医学科学研究进行伦理审查的文件是1975年《赫尔辛基宣言》(以下简称"宣言")的第一次修订稿,宣言第一部分第2条明确了要求建立独立的委员会(independent committee)的伦理审查机制,要求用人体作受试者的每一个实验方法的设计和执行,必须在实验报告中明确记录,并送一份至特别任命的独立委员会备案,以供考虑、评议和指导。此后诸多国际文件开始对伦理委员会的功能、意义、程序等有了越来越明确的要求。1993年国际医学科学组织理事会与世界卫生组织共同制定了《涉及人的生物医学研究的国际伦理准则》(2002年修订),2000年世界卫生组织制定了《生物医学研究伦理审查委员会运作准则》,2002年世界卫生组织制定了《伦理审查工作的视察与评价——生物医学研究伦理审查委员会操作指南的补充指导原则》,2005年联合国教科文组织科学与技术伦理司颁布了《世界生命伦理与人权宣言》,我国国家食品药品监督管理总局、国家卫生计生委先后颁布了《药物临床试验质量管理规范》(修订稿)(2016)、《医疗器械临床试验质量管理规范》(2016)、《涉及人的生物医学研究伦理审查办法》(2016)等。这些国际、国内准则将对伦理审查的要求逐渐从一个宏观的概念逐渐演变为越来越具体细化的审查程序,以确保参与研究的人类受试者的尊严、权利、安全和福利,并确保研究结果的科学性。伦理审查机制的地位逐渐得到巩固和加强,成为一般国际法规、各国相关法律暨专业医疗组织共同采取的措施之一。

二、医学伦理委员会的性质、职责与意义

(一)医学伦理委员会的性质

医学伦理委员会,在美国通常称为机构审查委员会(Institutional Review Board, IRB),一般定义:是建立在医学院校、学术期刊和医学科研机构中,由多学科人员组成、对医学科研选题、开展、结题、成果发表等是否符合人类伦理和法律规定进行审查的组织。根据国际、国内准则,任何涉及人的生物医学研究(包括疾病病理生理研究、制药、生物制品、医疗设备、医学影像、外科技术的临床研究、医疗记录和可识别的生物医学标本和信息的使用、心理学研究等)必须接受专门的伦理审查。

医学伦理委员会不是行政决策部门,但是可以影响决策部门,它不是权力机构,但却是权威机构。医学伦理委员会对医学科研项目的审查完全是独立的,它依据一定的伦理学规范、学术标准、人道主义原则来审查、决策、监督生物医学科研的方案、过程和结论,

任何单位和个人不得干预伦理委员会的伦理审查过程及审查决定。医学伦理委员会的工作是为了保障涉及人体的生物医学研究能够在正确的道路上进行，而不是阻碍其进行。目的是维护人类受试者的健康利益和其他权益，体现人体实验保护受试者的根本宗旨。

医学伦理委员会组成的合理及规模的适当对于其功能的有效发挥至关重要。根据《涉及人的生物医学研究伦理审查办法》（2016）的要求，综合参照国际惯例，结合实际情况，有效汲取国外伦理审查委员会运作经验及在中国运作的现实，在成员资格、多样性、人数、任命等方面有以下大致的规定和要求。

成员资格：医学伦理委员会成员应该对道德问题有兴趣，有丰富的实际工作经验，在社会和群众中享有正直、公正的声誉，有一定的文化修养和维护受试者权益的公众意识，并有一定的分析、判断、研究及处理伦理问题的能力。医学伦理委员会委员应当具备相应的伦理审查能力，并定期接受生物医学研究伦理知识及相关法律法规知识培训。

多样性：医学伦理委员会成员组成应多学科、多部门和多元化，要涵盖有关的知识专长，年龄和性别分布合理，有生物医学领域的专家，同时也有一定比例的法律、伦理学、社会学等非生物医学领域专家，还要包括非本机构的社会人士，少数民族地区应当考虑少数民族委员，并且应当有不同性别的委员。必要时，可以邀请社区代表、患者代表和特殊利益群体等外行人或独立顾问参与审查，受邀人及独立顾问对所审查项目的特定问题提供咨询意见，不参与投票表决。

人数：可根据建立医学伦理委员会机构的大小及需要而定，一般来说，人数不得少于7人，委员会根据需要还可下设专门小组。

任命：医学伦理委员会设主任委员一人，副主任委员若干人。医学伦理委员会要制定主任委员、副主任委员、委员的选择程序（提名或选举）、任命方式及任命的相关事宜（任期、连任政策、委员更换制度等）。

委员更换制度：应实行按期、按比例轮换制度，以保持医学伦理委员会工作的连续性和专业水平，并不断吸收新思想和新方法。医学伦理委员会委员任期5年，可以连任。

（二）医学伦理委员会的职责

2000年1月世界卫生组织发布的《生物医学研究伦理审查委员会运作准则》中指出：审查生物医学研究的伦理委员会的目的是为维护实际的或可能的研究参与者的尊严、权利、安全与安康做出贡献。涉及人类参与者的研究的基本原则是尊重人的尊严。研究的目的虽然重要，但绝不允许超越研究参与者的健康、福利与对他们的医疗关护。伦理委员会还应考虑公正的原则（"研究参与者"即"受试者"）。2016年我国国家卫生和计划生育委员会颁布的《涉及人的生物医学研究伦理审查办法》指出，伦理审查制度为保护人的生命和健康，维护人的尊严，尊重和保护受试者的合法权益。

《涉及人的生物医学研究伦理审查办法》（2016年）对医学伦理委员会的职责做了如下具体规定：①保护受试者合法权益，维护受试者尊严，促进生物医学研究规范开展。②对本机构开展涉及人的生物医学研究项目进行伦理审查，包括初始审查、跟踪审查和复审等。对受理的申报项目应当及时开展伦理审查，提供审查意见；对已批准的研究项目进行定期跟踪审查，受理受试者的投诉并协调处理，确保项目研究不会将受试者置于不合理的风险之中。③在本机构组织开展相关伦理审查培训。培训内容主要是保护人类受试者法规及研究伦理学的教育，提高研究伦理意识。培训对象包括医学伦理委员会成员、研究人员、负责研究的管理者。

（三）医学伦理委员会的意义

医学伦理审查委员会在保障受试者权益和规范生物医学科研方面有着十分重要的意义。

首先，保障受试者在临床实验中的权益。在临床实验中，受试者是弱势群体，医学伦理委员会是保护受试者权益的重要机构，通过医学伦理委员会对研究方案、研究人员、受试者知情同意等问题进行伦理和科学方面的讨论，可以保障研究方案科学，研究人员资质合格，向受试者说明有关实验的情况充分且通俗，即让受试者完全知情。如果一旦出现利弊并存的矛盾，在权衡利弊时应采取两害相权取其轻的原则，并尽可能采取措施予以避免。如判断研究对受试者有可能出现伤害的情况，应立即予以停止，保障受试者在临床实验中的权益。

其次，促进生物医学科研规范有序发展。生物医学科研规范、有序、健康的发展主要取决于对生物医学科研风险与利益冲突的控制与防范。控制与防范体系可体现在两个层面：其一，是国家相关科研政策及伦理规范的制定、颁布或修正。其二，是对相关科研机构中研究者个体的规范、教育及指导。生物医学科研工作要达到伦理学的高标准，关键在于科研人员本身的科研能力和道德水平。医学伦理委员会的建设有利于国家相关科研政策及时解决或调节生物医学科研中的问题，有效行使了对科研活动和科研人员进行舆论监督、学术规范与价值导向的社会职能。

三、人体实验的伦理审查

医学伦理委员会对其受理的生物医学科研项目应当及时开展伦理审查，并提供审查意见。对已批准的科研项目进行定期跟踪审查，受理受试者的投诉并协调处理，确保项目的研究不会将受试者置于不合理的风险之中。

（一）伦理审查的程序

《赫尔辛基宣言》（2013 年）第二十三条对研究伦理委员会及其审查程序做出了框架性规定：研究开始前，研究方案必须递交至相关研究伦理委员会，供其考虑、评论、指导和批准。该委员会的工作必须透明，必须独立于研究者、申办者和其他任何不当影响之外，且有正规资质。委员会必须考虑本国和研究项目开展所在国的法律和法规以及适用的国际规范和标准，但这些绝不允许减少或删除本宣言提出的对研究受试者的保护；委员会必须有权监督正在进行中的研究。研究人员必须向该委员会提供监督的信息，特别是关于任何严重不良事件的信息；未经该委员会的考虑和批准，不得修改研究方案；研究者在研究结束后，应当向伦理委员会递交最终报告，包含对于研究发现及研究结论的总结。

以我国《涉及人的生物医学研究伦理审查办法》中的规定为主，结合其他国际、国内相关伦理规范，伦理审查的工作程序及步骤如下：

1. 伦理审查会前准备工作程序要点

（1）涉及人的生物医学研究项目的负责人作为伦理审查申请人，在申请伦理审查时应当向负责项目研究的医疗卫生机构的伦理委员会办公室提交下列材料：伦理审查申请表；研究项目负责人信息、研究项目所涉及的相关机构的合法资质证明以及研究项目经费来源说明；研究项目方案、相关资料，包括文献综述、临床前研究和动物实验数据等资料；受试者知情同意书；伦理委员会认为需要提交的其他相关材料。

（2）伦理审查委员会秘书审核各项目的报送材料（委员人手一套）。

（3）确定每个项目的主审委员。

（4）通知研究者、医学伦理委员会委员参加伦理审查会议。

2. 会议审评工作程序要点

（1）研究者简述项目的研究背景、研究内容及伦理保护措施。

（2）主审及其他委员提问。

（3）研究者答辩。

（4）固定专人做好会议记录。

（5）研究者及其他无关人员回避，医学伦理委员会委员充分讨论研究项目，并进行记名投票，一人一票表决评审意见（非委员顾问不投票，参与该临床实验的委员应当回避不投票）。

3. 会后整理工作程序要点

（1）秘书协助主审整理正式的书面评审意见，并附上出席会议人员的名单、专业情况及签名、评审意见及签名。

（2）医学伦理委员会对审查的研究项目做出批准、不批准、修改后批准、修改后再审、暂停或者终止研究的决定，并说明理由。

（3）伦理审查委员会做出的决定应当得到全体委员的 1/2 以上同意。

（4）伦理审查批件由医学伦理委员会主任委员签发。

（5）项目申报材料和审查批件归档保存，记录保存至临床实验结束后 5 年。

（6）建立跟踪审查程序，确定需要进行跟踪审查的条件。

（7）接收或收集研究中的不良事件并及时处理。

（二）伦理审查的内容

医学伦理委员会的基本任务是审查研究方案及其支持文件，特别关注方案的知情同意过程、文件和方案的适宜性及可行性，还应考虑相应法律和法规的要求。根据 2016 年我国国家卫计委颁布的《涉及人的生物医学研究伦理审查办法》的相关规定，结合世界卫生组织在《评审生物医学研究的伦理委员会工作指南》中对伦理审查委员会的审查内容的规定（引自 WHO 译本"6. 评审"部分），伦理审查委员会收到申请材料后，应当及时组织伦理审查，并重点审查以下内容：

1. 研究方案的科学设计和执行　审查与研究目的有关的研究设计的合适性，统计方法学（包括样本量的计算），用最少量的受试者获得可靠结论的可能性；受试者可能遭受的风险程度与研究预期的受益相比是否在合理范围之内；对照组包括安慰剂组的使用能否得到合理性论证；受试者提前撤出研究的标准；暂停或终止整个研究的标准；对研究实施情况进行监督审查的规定的适宜性，包括组建数据监督委员会与安全性监督委员会的适宜性；研究所在地的条件（包括辅助人员、可用的设施和紧急措施）是否充分；报告和出版研究结果的方式；中医药项目研究方案的审查，还应当考虑其传统实践经验。

2. 知情同意的内容与程序　知情同意书提供的有关信息是否完整易懂，获得知情同意的过程是否合规恰当；获取知情同意的程序，包括确定负责取得知情同意的人；给受试者或他们的合法代理人的书面和口头信息的充分性、完整性和可理解性；欲将无同意能力的人作为受试者的明确理由，以及为这些人的参与而取得同意或授权同意所作安排的详细说明；保证受试者在研究过程中可得到与他们的参与有关的信息（包括他们的权利、安全和安康）；是否有具备资格或者经培训后的研究者负责接收并答复来自受试者或其合法代理人的询问和意见的渠道。

3. 受试者的医疗保健和保护　在研究中或研究后准备向受试者提供的医疗保健；对受试者的医疗监督和心理-社会支持的充分性；受试者在研究过程中可以随时无理由退出且不受歧视的权利；如果研究过程中受试者自愿退出时将采取的措施；扩大使用、紧急使用和（或）出于善意而使用研究产品的标准；在研究后向受试者提供研究产品的任何计划的描述；受试者任何财政花费的描述；受试者的奖励和补偿（包括金钱、服务和（或）礼物）；由于参与研究造成受试者的伤害、残疾、死亡的赔偿、治疗的规定；对保险和赔偿的安排。

4. 征募受试者的途径和方法　选取受试者的人群特征（包括性别、年龄、教育程度、文化背景、经济状态和种族）的合理性；准备采取什么方式开始接触和征募受试者；将所有信息传达给潜在受试者或其合法代理人的方式；受试者纳入的标准；受试者排除的标准；受试者的纳入和排除标准是否恰当、公平。

5. 保护受试者的隐私　对于有可能接触受试者个人资料（包括医疗记录和生物标本）的人员的描述；保证受试者个人信息保密和安全的具体措施。

6. 研究者的资质　研究者的专业、资格、经验、技术能力等是否符合实验要求；研究者的时间安排、精力等是否可以保证全身心地投入和指导研究项目；研究者是否涉及利益冲突，如研究者与受试者之间、研究者与医学伦理委员会委员之间、研究者与申办方之间等的利益冲突。

7. 社区的考虑　研究对受试者所在社区的影响和意义；社区对个人同意是否参与研究过程的影响；研究对于社区建设的贡献程度，如提高当地的医疗保健、研究和对公共卫生需求的应对能力；关于研究完成后任何成功的研究产品在有关社区的可获得性和可承受性的描述；受试者与有关社区获得研究结果的方式。

学习思考题

1. 在当代医学科研中，如何避免利益冲突？
2. 人体实验有哪些无法避免的内在矛盾？如何处理这些内在矛盾？
3. 你认为人体实验的受试者应当由于参与人体实验项目而获得较高的收入吗？
4. 关于动物实验伦理争议的三种观点，请思考它们的来源及文化背景。
5. 请思考影响医学伦理委员会伦理审查质量的因素，以及如何保证医学伦理委员会的伦理审查质量。

（邓　蕊）

第十五章　医学前沿技术研究与应用伦理

学习目的

掌握国内外伦理学界对人类干细胞研究、克隆技术和基因治疗的主要观点和争议，解决这些主要伦理问题所需的伦理原则；熟悉医学前沿技术发展和应用中的主要伦理问题，了解这些问题产生的原因以及相关医学前沿技术本身的临床价值。

当代科学技术的高速发展，已成为促进经济繁荣，推动社会文明进步的直接动力。随着现代科学技术不断地向医学渗透，现代医学也不断产生新的技术手段。这些高新医学技术的运用为人类征服疾病、延长寿命、提高生活质量带来了福祉，但同时也引发了新的伦理冲突，导致了新的医学伦理难题。面对这些伦理问题，我们必须有一个辩证科学的认识，首先应辨明哪些是新的伦理问题，哪些是主观臆造的伦理冲突，尔后，集中精力探索解决医学高新技术有关伦理问题的途径和方法，使医学伦理成为促进医学发展的精神动力，而不是阻碍医学发展的绊脚石。

第一节　科学技术与道德

科学技术是人们认识客观世界和主观世界的一种探索性的活动，它以追求真理为最高目标。伦理道德是一种社会意识，它以追求善为最终目的。科学技术和伦理道德——真和善是社会进步的重要动力，两者相辅相成，不可或缺。近代实验科学的建立，尤其是始于20世纪40年代的第三次科学技术革命浪潮，使科学技术得到了迅猛的发展，成为推动人类社会进步和发展的巨大动力，给人们的生活带来了日新月异的变化。但科学技术在给世界带来惊喜的同时，也随之带来了诸如环境污染、生态破坏、水土流失等严重问题。科学技术的这种双重效应触目惊心，迫使我们不得不重新思考它与伦理道德之间的关系。

一、科学技术对道德的影响

科学技术作为一种认识、改造自然的工具和知识的集合体，其本身并不具备道德评价的意义，不存在善的科学技术或恶的科学技术。但是，科学技术一旦应用于社会，就必然产生有利于人类或不利于人类的社会影响。因此，科学技术用于怎样的目的、如何应用、由谁来使用都需要道德评估和价值判断。

科学技术作为推动人类社会进步的革命力量，其自身的进步和发展必然会影响包括道德在内的各种社会意识形态。新科学技术的应用往往带来人的行为方式的改变，由此带来道德观念的变化并产生与传统道德的冲突，最终突破旧的道德规范，促进新的道德规范的形成。

首先，科学技术的一些新成果及其运用直接引发出一些新的引人关注的道德问题，使人们不得不从新的角度对道德问题进行思考，从而拓展了伦理道德的范围，并为伦理道德的研究提供了新方法、新途径。每一项新的科学技术，如原子弹、核武器的研制、克隆人、试管婴儿、基因工程、医学影像等都给伦理道德提出了许多新问题，为解决这些新问题，生态伦理学、核伦理学、生命伦理学、环境伦理学等新的应用伦理学应运而生。科学技术的进步把伦理道德研究的领域从人与人之间的关系为主推进到人与人的关系和人与自然的关系并进的阶段。

其次，科学技术的发展必然产生对原有的伦理道德观念的叛逆，并在否定原有道德观念的基础上，催生出新的伦理道德。科学技术的每一重大发现或发明，都是对旧有道德观念的冲击，如哥白尼的"日心说"和达尔文的"生物进化论"强烈地震撼了"上帝创世说"，给统治欧洲近千年的中世纪宗教道德以沉重的打击，促进了人们道德观念的改变。现代科学技术的飞速发展，使人们的生存环境、生活方式发生了极大的变化，这种变化必然给现有的伦理道德观念以强烈的冲击，像基因工程、试管婴儿、器官移植、克隆技术等医学新技术，都在动摇着原有的伦理道德根基，迫使传统的伦理道德通过自我否定而更新变革，推动着伦理道德的进步。

再次，科学作为一项社会实践活动，其本身需要相应的道德规范，因而科学技术的发展会孕育出一定的道德观念。科学活动是一项十分艰辛的创造性劳动，有利于道德主体坚强意志的磨炼和道德品质的塑造。在科学活动中，主体通过认知的启迪、情感的陶冶和意志的磨砺逐渐达到认知的自觉、情感的自主和意志的自律，从而使思想不断地解放、道德观念不断地更新、道德水平不断地提高。同时，科学也是一项追求真理的事业，它需要严谨求实的科学态度。此外，科学还是一项探索性的事业，它需要科学家敢于怀疑，勇于创新。科学家在科学活动中形成的与科学本身发展相一致的行为规范和价值观念，不仅构成了科学家共同遵守的道德准则，而且也深刻影响着社会其他成员的精神面貌和价值观念，进而促进社会道德水平的整体提高。

当然，善恶同在，每有一善必伴有一相应的恶。科学技术的应用在促进道德进步的同时，也必然给伦理道德带来相应的不良影响。例如，生物医学技术的发展，人工干预人类生殖过程和生命过程所造成的伦理道德、财产继承与分割、社会关系的归属等问题使人类面临相当困难的选择；基因重组技术的出现，人们不禁能够制造出地球上从来没有的新物种，还可能通过改变基因来改变地球上的任何物种，包括人本身。这些技术若被滥用，很可能给人类带来巨大的灾难，造成人的价值混乱和信仰缺乏。但必须指出科学技术本身只是一个中性的事实存在，因而只能对它作"真"与"不真"的事实判断，绝不能做善与恶的价值判断。人对科学技术的应用导致道德的进步或退化，不是科学技术本身的问题，而是人在应用时带来的伦理问题。因此，每当新的科技出现或将要出现时，伦理无权过问它是否应该出现，只能要求人类合乎道德地运用新的科技，否则，越权而为，非但不能解决问题，可能会适得其反，既阻碍科技进步，又抑制道德的发展。

二、道德对科学技术的作用

伦理道德作为一种社会意识形态，是通过社会舆论的力量，使人们逐渐形成一定的信念、习惯、传统，从而对社会发生作用，对科学技术的发展产生影响。人类科学技术发展史和社会伦理道德发展史表明伦理道德对科学技术的发展有着重要的作用，这种作用主要体现在三个方面。

一是原有道德中的落后道德观念会束缚人们的思想，阻碍科学技术的发展。由于旧的道德规范已在人的头脑中形成思维定式，使人们对事物的看法产生固定的观念，当新事物产生时，人们总会以怀疑的眼光去看待，并以旧的道德观念来加以评判，从而阻碍新的科学技术的产生和发展。科学技术的发展如果失去了社会的伦理道德的舆论支持，它的存在和发展就会受到极大的阻碍。西方近千年的"黑暗的中世纪"，封建统治阶级的宗教迷信占据主导地位，科学家遭迫害，科学著作成禁书，从而严重影响了科学技术的发展。

二是原有道德中的优良部分会给予新的科技以支持。一定时代的先进的、开放的伦理道德氛围是一定时代科学技术发展的重要的舆论环境，社会上尊重科学和热爱科学的氛围是促进科学技术发展的重要因素。在西方，正因为古希腊时期和文艺复兴以来，社会伦理道德有力地支持和促进科学的发展，才有了人类历史上特别是西方历史上科学巨匠群星闪烁的春天。伦理道德对科学技术成果的运用也起着正确的指导和规范作用。科学技术究竟向何处发展，如何造福于人类，这不是由科学技术本身所能决定的，而必须借助于伦理道德的力量，通过道德评价和价值判断，指导科技人员对其科学技术行为做出道德选择，从而使科学技术朝着造福人类的方向发展。

三是在原有道德自我否定的基础上产生的新道德会形成有力推进科技进步和发展的精神动力。由于科学技术的应用，并不都是对人类社会产生积极的正面的影响，在特定的情况下，有些科学技术甚至被完全用于反人道、反人类的目的。因此，科学技术的应用必须用道德和法律来加以规范，以使科学技术造福于人类，有利于人类的长期生存和发展，以避免由于科学技术的滥用给人类带来的消极影响。

科技伦理的任务就在于发现并剔除旧的阻碍科技进步的伦理道德，利用现有的、优良的道德资源为科技发展创造良好的舆论环境，为新科技的合理运用提供伦理辩护和理性指导。

三、促进科学技术的发展，规范科学技术的应用

科学技术的发展是一个不断突破旧理论、创造新技术的过程。在发展科学技术的过程中，一方面我们要鼓励学术自由，倡导探索无禁区，以促进科学技术快速发展，但同时又必须十分重视科学技术应用所带来的社会后果，用道德良知来规范科学技术的应用，从而促进科学技术的发展和人类的进步。爱因斯坦说，科学一方面，它所产生的发明把人从精疲力竭的体力劳动中解放出来，使生活更加舒适和富裕；另一方面，给人类带来了严重的不安，使人成为技术环境的奴隶，而最大的灾难是为自己创造了大规模的毁灭手段。随着科学技术的迅猛发展，科学技术的这双重效应更为突出。一方面，科学技术迅速扩大了人类认识与变革自然的广度和深度，极大地提高了人类驾驭自然的能力，把人类的文明推进到了一个前人难以想象的高度；另一方面，科学也在更大规模、更多方面和更大程度上，成为对人类生存与发展的潜在威胁手段。因此，如何兴利除弊是人类发展科学技术所共同面临的一个重大课题。

对科学技术与伦理道德关系的讨论和研究其根本意义在于寻找社会全面发展、科学技术与伦理道德共同进步的最佳结合点。科学技术的力量是巨大的，它的运用需要人类的理性引导，这样才能使其发挥出服务于人类的巨大威力。同时，伦理道德观念也必须根植于科学技术的土壤之中，不断吸取科学进步成果的丰富营养，并随着科学技术的发展而不断进步，保持鲜活的生命力，真正成为正确指引科学技术发展的前导，而不是阻碍科学技术

发展的羁绊。只有调整好科学与道德之间的内在关系，使道德在科学的推动下不断发展和完善；同时，用完善的道德去激励和规范科学发展，以确保科学永远朝着造福于人类这一预期目标而健康地发展。

第二节　人类胚胎干细胞研究与应用伦理
一、人类胚胎干细胞研究概述
（一）人类胚胎干细胞的概念及分类

干细胞（stem cell）是指具有多向分化潜能和自我复制能力的原始细胞，是形成各种组织、器官的原始细胞。由于干细胞在一定条件下能发育成各种需要的组织，因而具有治疗多种疾病所致的组织损伤，恢复组织结构和功能的潜能。

根据其功能干细胞分为全能干细胞（totipotent stem cell）、多能干细胞（pluripotent stem cell）和专能干细胞（unipotent stem cell）。全能干细胞又称胚胎干细胞，能分化成人体各种细胞类型、发育成器官或完整的个体；多能干细胞有分化为各细胞组织的潜能，但失去发育成个体的能力；专能干细胞只具有向一种类型细胞或相关类型分化的能力。

根据其来源干细胞分为成体干细胞（adult stem cell）和胚胎干细胞（embryonic stem cell）两类。成体干细胞是指存在于机体各种已经分化的组织中的未分化细胞，这种细胞在组织和器官中能够自我更新并且能够分化形成具有一些或全部特殊功能的细胞类型。成年个体组织中的成体干细胞在正常情况下大多处于休眠状态，在病理状态或在外因诱导下可以表现出不同程度的再生和更新能力。在特定条件下，成体干细胞或产生新的干细胞，或按一定的程序分化，形成新的功能细胞，从而使组织和器官保持生长和衰退的动态平衡。胚胎干细胞是指存在于人早期胚胎中的具有发育全能性的细胞，理论上讲，胚胎干细胞可分化为人体 220 种细胞中的任何一种，并发育为相应组织器官，故而被用来治疗组织器官缺损或功能障碍等疾病。大量的研究结果已经证明，干细胞研究为目前许多不治之症，如阿尔茨海默病、帕金森病、糖尿病、恶性肿瘤等，提供了更为有效的治疗手段。

由于干细胞有多向分化与无限增殖的特点，可以诱导分化为心肌、神经、胰腺、软骨等组织细胞，被认为具有巨大的医学应用价值和广阔的产业化前景。成体干细胞的可塑性有限，而胚胎干细胞却具有全能性和多能性，故大部分研究人员都把研究的焦点放在如何从人类胚胎中获得干细胞。1998 年，美国威斯康星大学的汤姆森（James Thomson）教授和他的助手从不孕症夫妇用于辅助生殖的多余胚胎中提取胚胎干细胞，在世界上首次建立了胚胎干细胞系。然而，由于胚胎干细胞的提取过程需要摧毁人类胚胎，所以饱受争议。尤其是由辅助生殖技术产生的胚胎，若只是为培植胚胎干细胞之用而非诞生婴儿之用时，招致更多的伦理争议。

（二）人类胚胎干细胞的研究现状

干细胞研究是当今生命科学中关注度较高的前沿研究领域之一，干细胞研究水平已经成为衡量一个国家生命科学发展状况的重要指标，且具有巨大的社会效益和市场前景，各国对此均高度重视，纷纷放宽政策限制，投入大量资金支持相关研究。2002~2011 年，美国国立卫生研究院投入 80.68 亿美元支持干细胞研究。2005 年英国发布干细胞计划，制定了干细胞研究、治疗与相关技术发展的 10 年战略，计划每年投入 4100 万~1.04 亿英镑用于干细胞治疗方法和技术研究。2007 年日本决定在未来 5 年内投入 70 亿日元用于干细胞研究。韩国政府计划到 2015 年，将干细胞研究年度经费从 3300 万美元提高到 9800 万美元，建立至少 5 个世界级研究团队。我国政府和科学界自 20 世纪 90 年代后期以来一直高度关注干细胞研究，科技部 973 计划、国家重大科学研究计划、863 计划、国家自然科学基金和重大专项等均给予干细胞研究大力支助。

干细胞领域的基础研究已经取得诸多进展，例如，已经证明接受干细胞治疗的脊髓受损小鼠可以恢复运动能力；一系列的研究成果显示干细胞将使人类从药物治疗时代真正进入细胞治疗时代；自体组织再生和替换移植将成为可能。干细胞领域的临床实验研究也正在各国如火如荼地开展，美国始终处在领先的地位，美国 FDA 已批准部分干细胞临床应用研究计划，涉及的疾病包括退行性神经病变，如帕金森病、缺血性心脏病、小儿脑部损伤、克罗恩病、脊髓损伤、Batten 病等。美国加利福尼亚州的杰龙（Geron）生物医药公司开始启动首期胚胎干细胞人体临床试验。英国药品与保健产品监管局已经许可针对视网膜黄斑变性开展首个干细胞人体治疗试验。欧盟目前大约正在进行 40 个利用干细胞再生缺损或受损的组织或利用干细胞治疗癌症的临床试验。

在政府和科学界的高度关注下，我国干细胞研究也取得了快速的发展，相关领域论文发表数和专利申请数增长迅速，部分干细胞科研成果获得了国际同行的认可与好评。根据 PubMed 数据库的检索结果，以我国为第一承担单位发表的干细胞相关论文数由 1998 年占全世界总数 0.3% 上升至 2010 年的 7.5%。截至 2010 年 3 月，中国干细胞相关发明专利申请量和作为专利优先权国家的专利数量分别位居世界第 6 位和第 3 位。2009 年，中国科学院动物研究所周琪研究员和上海交通大学医学院曾凡一研究员在世界上第一次获得了完全由诱导性多能干细胞（iPS）制备的活体小鼠，有力证明了 iPS 细胞具有真正的全能性。但是我国在干细胞转化研究领域的核心技术与成果明显不足，目前尚无规范化的干细胞产品面世。

（三）人类胚胎干细胞研究的伦理价值

人类干细胞研究的目的主要是利用人类干细胞培养或再生人体组织和器官。生殖性干细胞研究以克隆人为目的，已被全面禁止。而治疗性干细胞研究以解除病痛、挽救生命为目的，在一定程度上被允许和鼓励，其生物医学价值巨大。首先，人类干细胞研究为探索胚胎发育机制奠定了基础。由于受到法律和伦理制约，目前对人胚胎的了解还局限于从胚胎组织切片和其他种属胚胎的研究中获取的信息。通过干细胞的体外培养、建系、扩增、遗传操作、选择、克隆等研究，可以在分子水平上寻求和理解人类发育分化的机制。对于一些人类严重的疾病，如遗传病等，干细胞研究可以描绘到这些疾病的基本错误，为探寻治疗方法奠定理论基础。其次，对疾病治疗提供了新的途径。对于目前人类尚无满意治疗手段的严重疾病，如心脏病、糖尿病、肾病、白血病、帕金森病等，可以借助"治疗性克隆"途径，即将取自患者细胞的核转入去核的母细胞中重新激活并建立多能干细胞系，再将这些细胞诱导成患者所需的细胞、组织或器官，从而实现疾病组织器官的再生、修复或移植。再次，人类干细胞研究能极大地改进药物研制和安全性实验的筛选方法。由于人胚胎干细胞可以在体外培养出人体 200 多种不同类型的细胞，因此，可以对不同药物进行不同细胞类型的细胞水平的致畸实验和药物筛选，尽管人类干细胞系药物实验尚不能取代动物实验，但能使药物的研制过程更趋合理有效，在细胞系实验证实药物的安全性和有效性之后，再进入动物实验，这样既可以缩短筛选时间，又能避免消耗大量的实验动物。

二、人类胚胎干细胞研究中的伦理问题

（一）人类胚胎干细胞研究中胚胎的伦理地位问题

人类胚胎干细胞研究的伦理争议主要是针对胚胎干细胞的提取必然导致胚胎损毁的问题。胚胎作为人类生命的早期形式，具有发育为人的潜质。如果人类胚胎是人的生命，因研究所需毁损胚胎显然不道德；若胚胎不是人的生命，则摧毁胚胎用于研究以救治众多至今尚无法治愈疾病的患者就应该是道德的。因此，人类胚胎干细胞研究伦理争议的焦点本质上是围绕着"人的生命究竟从何时开始"展开的。

由于各国的宗教信仰、文化习俗不同，因而人们对人类生命起始的认识存在很大的差异，目前有两种针锋相对的观点：一种观点认为人的生命始于受精卵的形成，人类胚胎干细胞研究损毁了胚胎，是对人的不尊重，是侵犯人权，谋杀生命。因此，反对人类胚胎干细胞研究，有的国家甚至以法律形式禁止堕胎和胚胎实验。另一种观点认为早期胚胎只是一团生物细胞组织，只是生物学意义上的人的生命，只有当胚胎发育到14天后原胚条出现才开始有了感觉神经系统，具有了人格生命，才算得上是道德意义上的人。将原胚条的出现作为判断生命起点的依据。原胚条出现前，胚胎可能发生分裂，进而发育成为在遗传上等同的双胞胎，也就是说个体的单一性是在原胚条出现以后才确立下来。在此之前，生命体独特的个性并不存在，而个性是判断人格和道德地位的核心价值。赋予一个可能"分裂"的个体以人格性是不合适的。因此在原胚条出现前的阶段，胚胎还不能被认定为是特定的个体，还不具有道德地位。所以，持此种观点的人认为前胚胎时期，在严格管理调控下进行胚胎干细胞研究，伦理上是可以接受的。例如，英国、日本、以色列等国允许将发育14天内的胚胎用于特定目的的研究。2003年12月，我国科技部和卫生部共同颁布了《人胚胎干细胞研究伦理指导原则》，认为人类胚胎干细胞在遵循知情同意与知情选择和保护受试者的隐私的原则下，允许将14天以内的人类胚胎用于实验研究。

（二）人类胚胎干细胞研究材料来源的合理性问题

人类胚胎干细胞研究的材料来源主要有以下几种形式：①为生育目的通过体外受精（IVF）方式获得的多余的胚胎（IVF-剩余胚胎）；②为研究目的自愿捐献配子通过体外受精方式获得的胚胎（IVF-研究胚胎）；③自然或人工流产胎儿的细胞；④通过体细胞核转移术（SCNT）获得的胚胎。关于这四种胚胎干细胞研究的材料来源是否合理存在争议，需要认真分析。

为了提高因生育目的而施行的体外受精技术的成功率，在体外受精实施过程中往往会有多个胚胎形成，当将用于生育的胚胎植入女性子宫后，对于剩余的胚胎即IVF-剩余胚胎有三种处置方式：①在辅助生育完成后，立即毁灭；②将剩余胚胎冷藏起来以备将来之用；③捐赠剩余胚胎作为科学研究之用。一旦辅助生育成功，IVF-剩余胚胎即使不被立刻毁损或用于研究，冷冻保存一段时间后最终也会毁损丢弃，因此，赞成者认为利用14天以内的人类胚胎用于实验研究，以推动医学的进步造福人类社会伦理上是可以接受的，但必须获得提供配子产生胚胎的夫妇双方的同意。值得重视的是，在夫妇双方尚未做出选择前，工作人员必须严肃地保证，无论他们的选择是什么，即使是选择不捐赠剩余胚胎，也绝不会影响辅助生育的治疗和工作人员的态度及服务。IVF-研究胚胎与IVF-剩余胚胎有着本质的不同，IVF-研究胚胎纯粹是为研究目的借助体外受精方式获得的胚胎，尽管配子也源自男女双方的自愿捐献，但其意图却是研究而非生育。IVF-剩余胚胎被造的原意就是生育，不具有此外任何其他意图。为诞生孩子通过体外受精获得胚胎，这个意图是道德容许的，当辅助生育成功后，余下的胚胎发展为孩子的可能性不再存在时，其身份才被降低为"剩余胚胎"，这个被降低的身份并不会改变原初制造它的道德意图。然而，产生 IVF-研究胚胎的意图就非常不同了，IVF-研究胚胎的产生纯粹就是为了获取干细胞，胚胎这种人类生命的早期形式被沦为一种工具、一种手段，是无法得到伦理辩护的。因此，加拿大、美国和大部分欧洲国家认为这种干细胞来源是道德不容许的。

从自然流产或自愿选择人工流产的胎儿细胞中提取干细胞时，由于自然流产属于人的意志所不能控制的事件，从流产胎儿细胞中提取干细胞开展基础研究或应用研究不存在伦理争议，但应当征得发生流产的妇女及家庭成员的知情同意。对于因家庭生育控制或者因病已经自愿选择人工流产的妇女及家人，在实施堕胎手术前应遵循其意见是否愿意捐献流产胎儿以便提取干细胞用作研究，在充分知情并自愿同意的情况下方可实施，避免因利益驱使或者为了获取胎儿干细胞而导致流产泛滥，甚至胎儿买卖。

另外一种胚胎干细胞来源途径是运用体细胞核移植技术将人的体细胞核去除转入去核的卵细胞中，在体外发育成胚胎，即克隆技术。克隆技术制造胚胎引发了激烈的伦理争议，争议的焦点是生殖性克隆的问题。

（三）人类胚胎干细胞研究是否会最终滑向生殖性克隆问题

将克隆技术运用于人类生殖，即所谓的克隆人，遭到全世界各国的反对。我国政府也明确表态反对生殖性克隆，2003 年颁布的《人胚胎干细胞研究伦理指导原则》中第四条明文规定"禁止进行生殖性克隆人的任何研究"。

治疗性克隆是指将患者健康的体细胞核取出并移植入已去核的卵细胞中，当该重构卵发育到胚泡期时，再取出其内细胞团的细胞培养成胚胎干细胞，并进一步将其分化成患者所需要的特定细胞。生殖性克隆与治疗性克隆的第一步完全相同，均是将体细胞核取出并移植入已去核的卵细胞之中，当该重构卵发育成胚胎后，生殖性克隆需要将人类早期胚胎植入子宫内继续发育，最终培养出存活的个体。由于治疗性克隆与生殖性克隆的界线极为模糊，因此，人们担心利用治疗性克隆技术获取人类胚胎干细胞会滑向生殖性克隆，故而强烈反对治疗性克隆技术的运用。例如，在联合国《禁止生殖性克隆人公约》的研讨会上，美国、西班牙等国家要求公约禁止一切形式的克隆研究，否则可能出现以科研实验为由而进行生殖性克隆的现象发生，一旦克隆胚胎大规模出现将难以控制。但赞成者认为胚胎干细胞研究通过克隆技术获取早期胚胎，从中提取干细胞并使之分化形成各种组织和器官，如神经、肌肉、血液、骨骼等，成为治疗人类疾病但不产生排斥反应的替代组织和器官，可以造福人类社会，只要研究者提取干细胞后将胚囊毁损不植入人体，就可以杜绝生殖性克隆的发生。我国及世界卫生组织内的许多国家则主张，应坚决反对生殖性克隆，绝不允许科学研究损害人的尊严，但也不能因噎废食，阻碍医学研究及应用给人类社会所带来的积极影响。

三、人类胚胎干细胞研究及应用的伦理原则

鉴于利用人类胚胎干细胞过程中的未知和不确定因素太多，已有的手段对可能产生的

后果难以评估，为了促进干细胞研究技术对人类的益处最大、风险最小，必须寻求必要的伦理原则来规范人类胚胎干细胞的研究及应用。生命伦理学是科学与人文相互交融的重要领域，致力于在科学与人文两者之间寻求平衡与和谐，既要维护和促进科学技术的健康发展，又要维护人的权利和尊严，根据人类胚胎干细胞研究的特点和社会要求，制定国内外较为公认的人类胚胎干细胞研究及应用中应当遵循的伦理原则。

（一）尊重原则

人类胚胎是人类生命的早期形式，具有一定的价值，必须得到尊重，若没有充分的理由不能随意操纵和毁损。人类胚胎干细胞研究对于治疗人类多种疾病具有潜在价值，应允许和支持研究者在一定规范管理下利用人类胚胎进行干细胞研究。同时，应尊重配子捐赠者的隐私权，保护捐赠者的私人信息；尊重配子捐赠者拒绝获悉有关身体组织、细胞、基因等资讯的权利，即不被告知的权利，也尊重配子捐赠者希望获悉相关信息的权利，即被告知的权利。

（二）知情同意原则

必须告知人工流产的胎儿组织或体外受精成功后剩余胚胎的潜在捐献者、配子或体细胞的潜在捐献者有关干细胞研究的相关信息，获得他们自由表示的同意，并给予保密；若未来在将干细胞研究用于临床时，也必须将有关信息告知受试患者及其家属，以获得他们的自由同意。这些信息包括：抽取干细胞后，胚胎同时灭亡；仅有少数的干细胞可以培养成为干细胞株；成功培养的干细胞株可以无止境地生存下去；干细胞株可以被用在不同甚至未知的研究项目上；胚胎捐赠者不可限制或干涉任何对干细胞株的研究；干细胞株有可能会被用在医治疾病的用途上；干细胞株有可能发展成为有商业价值的医疗工具，研究机构并会申请专利权，但胚胎捐赠者不会分享任何由干细胞株产生的直接或间接利润等。

（三）安全和有效原则

在取得与干细胞研究相关的原材料的时候，必须确保生物材料的取得符合国际公认的研究伦理标准，在可能的情况下，用于细胞培养或保存的源于动物的材料，应该用人类的材料或用化学方法合成的材料替代，以减少将生物材料或病原体意外传染给受试者的风险。在对干细胞的处理与加工过程中，推进细胞培养期间相关参考标准的建立，以保证细胞治疗的有效性和安全性，积极开展国际上的合作与交流，参与国际标准制定，为干细胞的捐献、采集、检验、编码、制备、细胞潜能的保持、细胞的储存及运输等环节制定合适的质量管理体系。在开展临床前研究的过程中，要严格规范研究过程，自觉接受独立同行审评及管理监督，保证临床研究能满足在科研和治疗上的要求和条件。加强应用于临床试验细胞的安全性评价，保存完整的原始实验数据。必须设法避免给受试者带来伤害，在使用人类胚胎干细胞治疗疾病前必须先进行动物实验，在证明对动物安全和有效后方可进行临床试验。临床试验应遵照国家药物管理局有关新药临床试验和基因治疗的相关规范。

第三节　克隆技术研究与应用伦理

一、克隆技术概述

克隆（clone）是指在人工诱导下的无性繁殖，是用胚胎细胞或在功能上已分化定型的体细胞进行细胞核移植，培养出遗传基因完全相同的胚胎或个体。克隆技术是一种无性繁殖技术，是指在基因研究的基础上，通过细胞融合的方式完成生物单一亲代的无性繁殖的一种技术。克隆技术的特征主要表现在两方面：①克隆与被克隆具有相同的基因型，即子代与亲代间遗传物质完全相同；②可产生细胞群或个体群，即产生大量相同基因型的个体。如今克隆技术已被广泛应用于动物、植物的生产实践和科学研究。

1997 年 2 月，英国爱丁堡罗斯林研究所的科学家用细胞转移的方法，克隆出了世界上第一只克隆绵羊"多莉"，引起了全球的轰动，随着克隆羊"多莉"的分子生物学和遗传学证据的呈现及克隆鼠、克隆牛、克隆猪的相继问世，科学界确信了克隆技术史上的这一重大突破。克隆技术的发展也向人们预示着克隆人的可能性，一些组织和科学家开始筹划克隆人的研究，从而引发了激烈的争论。

克隆人的技术类似于克隆羊"多莉"所采用的技术，即将体细胞核植入已去核的卵细胞内，并使其在实验室内发育成胚胎，再将这一胚胎植入母体子宫内，发育成成熟的个体。依据克隆目的克隆技术分为治疗性克隆与生殖性克隆。

治疗性克隆，是指将从患者身上提取的体细胞核植入去核卵细胞内形成重组胚，将重组胚在体外培养成为胚囊，然后从胚囊中分离出具有定向分化功能的胚胎干细胞，最后将胚胎干细胞定向培育成患者需要的各种组织、器官以用于治疗疾病的一种技术。由于治疗性克隆存在能治愈目前其他医学手段尚不能治疗的某些疑难杂症的可能，因此在伦理上是可以得到辩护的，故世界上多数国家对治疗性克隆技术都采取了相对宽容的态度。

生殖性克隆，是指运用与治疗性克隆相同的技术产生出重组胚后，将重组胚植入妇女子宫内，导致一个无性生殖婴儿，即克隆人诞生。克隆人就是用无性生殖手段制造出的与供体遗传上完全相同的人。尽管目前世界各国普遍反对克隆人的研究与实验，但仍不时有研究者扬言正在私下研究，更甚者宣布克隆人已经诞生。类似的消息在美国、韩国等地均曾有传言，尽管其真实性受到人们的质疑，但却在各国学术界、政界甚至广大民众中引发了轩然大波。因为单纯从技术上看，治疗性克隆与生殖性克隆没有明显差异，因此，当务之急是如何从伦理道德和法律上规制此项技术。

二、克隆技术研究和应用中的伦理争议

在伦理学领域没有任何一个问题像克隆人问题那样引发如此强烈的社会震撼、巨大的观念分歧和激烈的学术论战。

（一）治疗性克隆

1. 赞成者的理由　治疗性克隆技术研究和应用的目的是利用胚胎干细胞克隆人体组织器官，既可以治疗现有医疗条件下无法治愈的不治之症，又能够解决器官移植供体不足问题，同时还能避免从异体胚胎干细胞获得的组织器官所引发的免疫排斥反应。国际科学界和伦理学界对此给予认可，大多数学者认为人类胚胎的伦理地位并不应妨碍有控制地利用胚胎来达到治病救人的人道目的，但前提是用于治疗性克隆的胚胎不能超过妊娠 14 天的界线。利用发育不超过 14 天的胚胎作为干细胞源，培育各种各样的人体组织和器官，如肝、肾、骨髓、神经细胞或肌肉细胞等，在治疗疾病方面存在着不可估量的潜在医疗价值。

2. 反对者的理由　治疗性克隆的治疗效果临床尚不确定，治疗性克隆的治疗优势也还尚未显现，未来应用还只是一种潜在的可能性；即使是采用不超过妊娠 14 天的胚胎进行

研究，在提取干细胞之后仍然要毁坏人类胚胎，而这种损毁人类胚胎的行为是否符合伦理有待商榷；治疗性克隆与生殖性克隆难以明确区分，尤其是实验室研究过程中缺乏外界有效监管，仅仅依靠研究者的自律，很难避免生殖性克隆的发生。

（二）生殖性克隆

1. 反对者的理由 生殖性克隆研究和实验在世界范围内遭到了科学界、伦理学界、宗教界以及多国政府和许多国际组织的普遍强烈的反对。综合起来看，反对的主要理由如下。

（1）有悖生命的独特性，侵犯人的尊严：人是具有社会属性和自然属性的高等动物，就人的自然属性而言，人是个人基因的偶然产物，人类个体之间基因存在着很大差别，这从自然性方面决定了人类具有丰富性、多样性及独特性。然而，生殖性克隆却违背自然法则，将神圣的人降格为物，使人被沦为技术操纵的对象，成为可以在流水线上批量生产的"物品"。个体生命的诞生将不再是令人敬畏的奇迹，而只是实验条件控制下的必然。从某个已知个体的体细胞中克隆出的一个或多个人类生命，其基因与亲代基因完全相同，于是，人类个体生理甚至心理上的独特性被破坏，同时使源于宗教和哲学的人的尊严感、荣誉感受到侵害，人类的传统人生价值受到质疑。

（2）存在较大的安全风险和技术隐患：从技术上看生殖性克隆存在较大的技术隐患和安全风险。英国爱丁堡罗斯林研究所的科学家们经过277次试验才最终培育出克隆羊"多莉"，然而，"多莉"在壮年时就罹患了多种慢性疾病，包括风湿、早衰及进行性恶化的肺病。是否克隆动物都会早衰呢？生殖性克隆技术上的不成熟有可能带来较为严重的安全隐患，导致大量有缺陷的克隆人出生。

（3）违反生物进化的自然发展规律：从生物学遗传的发展历史来看，从无性生殖到有性生殖是生物进化的结果，有性生殖是高等动物区别于低等动物的显著标志，是形成生物多样性的重要基础，因此，生殖性克隆会破坏人类基因的多样性，导致社会群体的自然性基因生态失衡。进化史表明，有性生殖能使后代通过遗传和变异，体质更健康、更有生命力。而通过生殖性克隆产生的个体，由于只有来自一个亲体的遗传物质，会导致人类基因的纯化，个体生存能力下降。人类在几百万年的自然演化过程中形成了丰富的人类基因库，构成了人类基因的多样性，而生殖性克隆有可能造成这种自然形成的基因生态失衡。

（4）扰乱社会家庭的伦理和法律关系：生殖性克隆破坏了人类男女之间自然的、基于性爱获得后代的生育方式，通过将体细胞核移植到去核卵细胞产生与单一亲代遗传性状完全相同的子代，这似乎意味着人类社会只要有女性的存在就可以繁衍生存下去，而不再需要两性的参与，这有可能导致婚姻家庭关系解体，社会结构发生巨大的动荡和改变；克隆人一旦出现，其身份模糊难以确定，提供体细胞核的、遗传性状与克隆人完全相同的供者，与克隆人之间既非传统意义上的亲子关系，也非兄弟姐妹关系，因此，其伦理和法律关系无法界定，权利义务难以落实。

2. 赞成者的理由 在克隆人问题上也有不少科学家、伦理学家、社会团体秉持赞成的态度。他们认为人生而平等，每个人都拥有与其他人相同的生育后代的权利。有些人由于先天或后天的原因丧失了生育能力，而克隆技术作为生殖技术的一种形式，可以帮助这些人实现其生育的权利，因此，应允许克隆人；生殖性克隆是辅助生殖技术的一种形式，既然允许采用其他的辅助生殖技术，如人工授精、体外受精等，也应该允许采用克隆人这种辅助生殖形式；同时，生殖性克隆还可以实现优生、满足人们对去世亲人的思念等。赞成者认为克隆人不可避免，既然禁止不住，就不如允许克隆人技术的研究和应用。

三、国际社会对克隆人的看法

（一）克隆人技术的国际条约

欧洲理事会在 1997 年 4 月 4 日通过的《人权与生物医学公约》第 18 条规定：在法律允许试管胚胎的研究时，应保障对该胚胎进行保护，并禁止旨在单纯的研究目的创造人类胚胎。1997 年 5 月 14 日，在世界卫生组织第 50 届世界卫生大会上，191 个成员国一致通过反对克隆人的决议，认为将克隆技术用于人体个体复制，无论在道义上还是伦理上都是不能被接受的，也违背了人类的尊严和道德观。决议还呼吁有关人员自觉避免参加克隆人的研究活动。联合国教科文组织 1997 年 11 月 11 日通过《世界人类基因与人权宣言》规定：禁止进行与人类尊严相违背的行为，如生殖性克隆人。各国及有关国际组织要加强合作，在国际和国内识别这种做法，并在必要时采取措施，以保证本宣言原则的实施。1998 年 1 月，欧洲理事会的 19 个成员国在巴黎共同签署了严格禁止克隆人的《人权与生物医学公约》议定书，公约规定：禁止各签约国的研究机构或个人使用技术蓄意培育遗传物质完全相同的人，否则将予以重罚，并追究其法律责任。这也是国际上第一个禁止克隆人的法律文件。1999 年 3 月，国际人类基因组织伦理委员会发表关于克隆的声明，声明表示不应该试图通过体细胞核移植产生出一个现存的人的遗传"拷贝"。联合国教科文组织于 2001 年 10 月，在法国巴黎召开了以"生命伦理：国际重大问题"为主题的科技部长圆桌会议，会议强调，生殖性克隆破坏人的尊严和道德，应采取有效措施，禁止人的生殖性克隆。

（二）克隆人技术的各国立法

英国在 1990 年制定的《人类受精与胚胎法》中规定禁止克隆人类胚胎。但后来出于人类医疗对克隆技术的需要，2000 年年底，英国众议院通过一项法案，允许科学家克隆人类早期胚胎，并要求各部门在批准和执行期间对其有用性进行严格审查。英国政府在 2001 年 11 月 22 日颁布了一项新法案，法案明确规定禁止生殖性克隆，由此英国成为世界上第一个明确立法反对生殖性克隆的国家。1990 年德国制定了《遗传工程法》，规定禁止制作克隆人、复制人和嵌合体，禁止向动物和人的胚胎内进行移植试验，违反者将处以 5 年以下有期徒刑。1991 年又颁布了《胚胎保护法》，明确禁止进行胚胎干细胞的研究。法国在 1994 年修订的《生命伦理法》中规定，禁止改变人的遗传性状，违反者将处以 7 年监禁。2001 年 1 月法国总统若斯潘表示，可以允许人体器官克隆技术用于医疗目的研究。1997 年美国总统克林顿提交了《禁止人类克隆法案》，并表达"要求国会通过法案，使任何人的复制活动成为非法。"继任总统布什也一再表示，坚决反对克隆人。2001 年 7 月 31 日，美国众议院通过了禁止以任何科学研究名义所进行的人类克隆行为议案，违反者将被处以 100 万美元的罚款和判处最高 10 年的徒刑。2000 年 4 月日本内阁会议通过了《关于限制对人的克隆技术》的一项法案，明确规定严格处分把胚胎移植到动物或人的子宫内的违法行为，违反者可判处 5 年徒刑。我国政府在 1997 年就明确表达了反对克隆人研究。2003 年我国颁布的《人胚胎干细胞研究伦理指导原则》明文规定"禁止进行生殖性克隆人的任何研究"。

第四节　基因技术研究与应用伦理

一、基因及人类基因组研究概述

（一）基因及人类基因组计划

1. 基因及基因组　基因一词来源于英语 "gene" 的音译，是 "开始" "生育" 的意思。19 世纪奥地利生物学家孟德尔（Gregor Johann Mendel）从豌豆试验中推导出存在着专门承担遗传作用的遗传因子，从而演绎出孟德尔的遗传规律。1901 年丹麦植物学家和遗传学家威·约翰逊（Wilhelm Johannsen）提出用基因来指称孟德尔 "遗传因子" 的概念。但此时，人们还并未明白基因的真正含义。直到 1953 年，美国生物化学家詹姆斯·沃森（James D. Watson）和英国分子生物学家弗朗西斯·克里克（Francis Crick）在肯定了基因的化学成分主要是 DNA（脱氧核糖核酸），并且建立了 DNA 的双螺旋结构模型之后，才终于明确了遗传和发生变异的物质基础，并弄清了生物遗传和变异的发生机制。

基因是 DNA 分子上具有遗传效应的特定核苷酸序列的总称，是具有遗传效应的 DNA 分子片断。基因位于染色体的特定位置上，并呈线性排列。基因不仅可以通过复制把遗传信息传递给下一代，而且还可以使遗传信息在下一代身上得以表达。基因组（genome）则是指一个物种的全部遗传信息的总和。人类基因组指人的 23 对染色体（22 对常染色体和 1 对性染色体）的全部 DNA，由大约 30 亿个核苷酸对组成。

2. 基因工程和基因治疗　1973 年，美国斯坦福大学教授科恩（Stanley Norman Cohen）从大肠杆菌里 "裁剪" 下两个不同的基因，再将其 "拼接" 在一起后植入大肠杆菌内，结果发现这种杂合的基因物在细胞分裂时也能自我复制，并且同时具有两种不同基因的特性，科恩的实验首次打破了不同物种在亿万年中形成的天然屏障，他的成功标志着任何不同种类的生物基因都能通过人为的技术重组在一起，人类可以根据自己的意愿来定向改造生物的遗传特性，甚至创造出新的生命类型。由此，科学家们提出基因工程，即人工进行基因的切割、重组、转移和表达的技术，或者说是在分子水平上对生物遗传做人为地干预的技术。一旦基因工程完成，则可以完全不受生物种类的限制，而按照人类的意愿去拼接基因，创造新的生物。

基因治疗就是对细胞的基因进行修补或改造以达到治疗相关遗传疾病的目的。细胞是构成人体的基本单位，分为体细胞和生殖细胞两种。其中，体细胞为二倍体，每个体细胞有 23 对 46 条染色体；生殖细胞为单倍体，每个生殖细胞有 23 条染色体。体细胞构成人体的基本组织，进而构成各种器官与系统，如皮肤、神经、消化、运动、循环与生殖系统等；生殖细胞有精细胞和卵细胞两种，精细胞和卵细胞结合形成受精卵，然后发育成胚胎和个体。根据希望达到的目的可以将基因治疗分为两种类型：一是治疗明确的疾病，即体细胞基因治疗和生殖细胞基因治疗；二是希望实现某些性状的优化，即增强基因工程和优生基因工程。

科学家在不断深入的研究中发现，有些疾病由单基因所致，有些疾病，如心脑血管疾病、精神神经性疾病、糖尿病、风湿病等则属于多基因疾病，更为重要的是无论单基因疾病还是多基因疾病，在发病中实际上都涉及很多基因的作用，只是作用的主次、时间的前后不同而已。因此，若要弄清疾病发生的机制或健康状态的机制，必须从基因组层面上着手，而不只限于单个基因的研究。1986 年 3 月美国分子生物学家达尔贝克（R.A. Dulbecco）

在《科学》杂志上发表文章《癌症研究的转折点——人类基因测序》，正式提出了"人类基因组计划"的构想。

3. 人类基因组计划的实施　人类基因组计划（human genome project，HGP），是由美国政府耗资 30 亿美元并于 1990 年 10 月正式启动的一项浩大的科学工程，其目的是揭示和鉴定所有人类基因序列，并对人类基因组进行排序，具体而言，HGP 的内容大概包括：①识别人类 DNA 中所有基因；②测定组成人类的 30 亿碱基对的序列；③将这些信息存储于数据库中；④开发出有关数据分析工具；⑤致力于解决 HGP 可能引发的伦理、法律和社会问题。工程启动后，又有英、法、德、日、中等 5 国科学家先后加入，实施过程中共有 16 个实验室，1100 名生物学家、计算机科学家和技术人员参与。2000 年 6 月完成了人类基因组序列框架图，2001 年 2 月 15 日，公布了人类基因组的精确图，2003 年 6 月该计划提前完成，其任何一个碱基的准确率均达到 99.99%。由于 HGP 深远的影响和潜在价值，在 HGP 实施过程中，许多生物技术公司的积极配合，加速了 HGP 的研究进程。人类基因组图谱的破译，在分子水平上打开了人类认识自我的大门，将对人类疾病的诊断、预防和治疗带来革命性变化。

（二）人类基因组计划的伦理价值

人类基因组计划被誉为人类生命科学史上最伟大和最有影响的工程，与曼哈顿原子弹计划、阿波罗登月计划一起并称为人类 20 世纪科学史上的三大里程碑，HGP 无论从合作的广度还是研究的深度上都是一项世界工程。人类基因组序列的测定具有重大的科学价值，人类基因组的破译和解读也将导致新的医学革命和生物学革命，为人类社会带来的巨大的影响和作用。

1. 人类基因组计划将促进 21 世纪的医学革命　获得人类全部基因序列将有助于人类认识许多遗传疾病及癌症等疾病的发病机制，为分子诊断、基因治疗等新方法提供科学依据。目前医学上已确证的 6000 多种遗传疾病以及恶性肿瘤、心血管疾病等的发生都与基因有关。人类基因图谱的完成，可以揭示导致各种疾病的基因变异机制，使人类对疾病机制的认识深入到分子水平，使医学能实现"治本"的目标。同时，对 DNA 序列差异的研究，可以使人类更多地了解不同个体对环境的易感性与疾病的抵抗力。医生甚至可以依照每个人的"基因特点"对症下药，使医学成为个体化的医学。随着越来越多的基因被定位、分离和鉴别，以及对基因表达物——蛋白质的研究，许多疾病可以在没有症状出现前，就可以通过遗传咨询和检测，找到致病基因，从而可以确诊疾病或提前数年发出"预警"。更重要的是在不久的将来，有可能将人类医疗保健模式从消极的"病后治疗"模式转变为"预防"和"预测"的积极模式。因此，人类基因组计划将促进医学向"治本的、个性化的和预测的"模式转变。

2. 人类基因组计划将有助于对人类自身发展、进化历史的认识和了解　人类基因组计划所展示的可能性已表明，对人类进化的研究将不再建立在假说的基础之上，而可以利用比较基因组学，通过研究古代生物 DNA 来揭示生命进化的奥秘以及古今生物的联系，以便为弄清人类进化的历史提供有说服力的证据。

3. 人类基因组计划将促进生物产业和新兴技术的发展　人类基因组计划所揭示的信息，为生物产业的发展提供了重要机遇，其中制药、保健、农业和食品制造等产业将率先发生革命性变化。越来越多的企业会迅速认识到及时获取遗传信息的重要性，会看到潜藏在 HGP 中的巨大商机和丰厚利润回报。为此，目前许多新上市的公司已把投资方向选定在基因工程类药物方面，世界各大制药、化工和农业公司也都在积极地进行改组、合并和建立新的联盟，试图通过基因相关的研究和开发加强自己的竞争实力。从制药行业来看，如今兴起的药物基因组学在生物技术和医药工业界掀起了前所未有的高潮。因为通过对基因作用或基因组相互作用的信息来确定药物作用的分子靶，可以获得新药设计的途径。如今欧美的一些制药公司以基因组为基础的药物已占据开发的主体，有的公司已有 50% 以上的试验性新药是通过基因起作用的。此外，基因诊断、基因治疗、克隆技术等均具有极大的市场。毫无疑问，生物产业将是 21 世纪最为兴旺的产业，将极大地促进世界经济的繁荣。

（三）人类基因组计划的伦理问题

人类基因组计划的目的是测出人类基因组的全部 DNA 序列并读懂这些序列，理解全部基因在染色体上的位置和各 DNA 片段的功能。随着人类基因组测序工作的完成，即将揭示出决定人类生、老、病、死的奥秘；基因筛查、基因诊断和基因治疗将会在世界范围内广泛开展。然而，这些技术的运用，也将使隐藏在人类基因组中的秘密公开化，从而引发一系列伦理问题。

1. 基因隐私问题 隐私权，是自然人就个人私事、个人信息等个人生活领域内的事情不为他人所知悉、禁止他人干涉的权利，是基于个人与社会相互关系处理过程中产生的保护人的内心安宁以及与外界隔离的宁居环境的权利。确立和保护隐私权，是人类文明发展的重要标志，是实现人与社会和谐、促进社会安定的必然要求。世界各国都很重视隐私权的保护，隐私权已被各国纳入了法律保护的范畴，联合国也将隐私权作为一项基本人权写进国际公约条款。从法律角度讲，隐私权是指与他人无关的私人事务和私人信息，是人的基本权利之一，若一个人的隐私被公之于众，则极有可能对当事者造成极大的伤害和损失，甚至会危及与之有关的人的正常生活，同时对社会稳定与发展会带来严重的影响。

人类基因组图谱揭示人类中的每一个体都分享着 99.9% 的相同基因，个体之间的独特性是由剩下的 0.1% 的基因差异决定的。但就是这 0.1% 的差异构成了个人的基因隐私。由于每个人的基因所蕴含的遗传信息与众不同，所以基因是人的"身份证明"，属于个人隐私，绝非一般的医学数据。正如基因研究已经展示的，基因可以提供的信息非常丰富，不仅能揭示出疾病的产生，也决定着人的高矮、胖瘦、肤色、视觉等。而利用一个人的一滴血或一根头发便可获得此人的基因图谱。那么谁将掌握这些遗传信息？谁该获知这些遗传信息？个人和家族对自己的信息是否有知情权？知情权又将如何实现？若某人不想知道自己将来会不会患阿尔茨海默病，以免陷入莫名的恐慌和痛苦之中，可否有"不知情之权"？随着人类基因组计划研究的深入，这些问题也逐渐暴露出来。

2. 基因歧视问题 随着人类基因组图谱的绘制完成，人们生而有之的基因特征将可能被公开。现实社会中已然存在着各种歧视，如性别歧视、年龄歧视及性状差别的歧视等，倘若人们一旦认识到某些性状差别与基因有关，基因歧视就难免发生。以保险为例，过去获得保险和保险费，是根据投保群体全体成员患遗传病的共同风险来确定，现在通过基因测试，能准确无误地查出投保人的遗传疾病，拒保现象就很难避免。美国乔治城大学一位社会学家曾对 332 个有遗传病史的家庭进行了调查，结果发现 22% 的家庭被医疗保险拒之门外。基因测试"不好"的人是否会被雇主拒之门外呢？有报道称美国有不少公司已开始对其职员或求职者进行基因检测；某些研究机构也正在着手建立所谓的"智力基因库"，这些都在为基因歧视提供条件。历史的教训不能忘记，第二次世界大战期间，数百万人因明显的遗传特性失去了生命，人类绝不能对歧视问题掉以轻心，而应保持高度的警惕。

3. 基因专利的问题 1991年，美国国立卫生研究院为几百个功能尚不清楚的DNA序列片段申请专利，从此引发了人类基因是否应该专利的争议。对于基因是否可以申请专利，学界并未形成共识，主要有三种观点：①持否定观点的人认为基因是科学发现而非技术发明，不具备申请专利的前提；②赞成者认为基因虽非科学发明，但基因研究需要耗费大量资金，申请基因专利，有利于促进基因研究，推动基因研究技术的发展；③另外一种观点认为应区别对待基因序列与基因功能，前者是碱基排序，不应申请专利；后者是对功能基因测序、分离应授予专利。概括而言，基因专利的伦理问题集中表现在以下两个方面：①如何处理基因专利与基因资源公平使用问题。人类只有一套基因组，人类基因是一种有限的资源，基因专利带来的利益能否公正地分配给全社会，提供原始基因资源的人应是否分享部分利益或补偿，发达国家（或公司）是否应给予提供基因资源的发展中国家（或地区、群体）适当补偿或产品。②基因专利是促进还是阻碍科学发展与社会进步的问题。专利制度的排外性保护了投资者和发明者的利益，是科研创新和社会发展的原动力，允许基因专利是对投资风险和科研风险的回报，近年遗传学的迅猛发展与此密切相关，目前，全球生物技术工业的产值约170亿美元，若不允许基因专利，生物技术的发展可能因资金匮乏受阻；同时由于基因专利保护，消费者或科研人员若想利用专利成果则必须为此付出高昂的专利使用费。与人类基因有关的专利相当部分是与疾病相关的基因，如果患者不得不为疾病的检测、诊断和治疗付出昂贵的费用，那么患者就可能因无法承担费用而得不到救治。发达国家也可能利用经济和技术优势抢先开发发展中国家的遗传资源，申请专利进行保护，当发展中国家需要使用相关专利产品时却需要付出高昂的专利使用费，遭受不公和剥削。

二、基因研究和开发中的伦理

人类基因库是基于人类基因组图谱，运用信息技术，在大范围群体内展开与人类疾病相关的基因信息的收集、处理和保存活动。由于人类遗传数据和信息并非一般的医学信息，因此，人类基因库的建设具有潜在的伦理风险。

（一）人类基因库的内涵及特点

广义的人类基因库是指与个人遗传有关的任何资料，包括家系分析、临床表型的观察资料、蛋白质序列分析数据等。狭义的人类基因库是指由人的遗传密码组成的数据库，包括由核型分析（染色体数量和状态）、DNA和RNA序列分析（包括线粒体DNA）及基因多态性研究获得的遗传数据和信息。

根据研究目的不同，人类基因库分为三类：一是数据资料库。主要是人类DNA序列、动植物基因信息，作为基因科学研究的原始数据，如美国的基因库（Genbank）。二是刑事DNA数据库。收集所有被记录的犯罪嫌疑人的DNA样本。三是群体样本库。以寻找致病基因为目的、群体为对象，研究样本数量达数万至数十万的人口基因数据库，如英国、瑞士等国开展的生物银行计划（biobank initiative）。

人类基因库不同于传统组织样本库，具有以下特点：①样本采集对象是具有遗传相似性的大规模人群而非少量个体，能够取得统计学上较为全面和准确的数据，能为临床治疗和公共卫生提供丰富的研究资源。②样本的采集工作是持续且是长期的。建立人类基因库的目的是了解群体中遗传物质的变异情况，弄清遗传因子与疾病的关系，需要对样本提供者进行长期持续的跟踪研究，有的甚至长达几十年。③人类基因库建设是一项重大的基础研究科学，涉及不同地区、不同国家、不同领域的交叉合作，涉及公共部门、私人资金及商业组织的共同参与，需要对分散在不同地区、不同国家和不同机构的样本库进行标准化整合，实现人类遗传资源的共享及多元利益的平衡。

（二）人类基因信息采集中的知情同意

知情同意原则是一项涉及人体研究的基本道德原则，是尊重生物样本提供者权益的基本要求，也是涉及人体研究伦理合法性的前提。

1. 基因知情同意 遗传信息与一般的医学信息相比有其特殊性，它既能显示个体特征、预期寿命和未来疾病信息，还能显示家族其他成员的遗传倾向和信息，因此，对个体的遗传研究，其收益和风险不仅关系到本人，也涉及其家庭及亲属，甚至种群的利益和风险，因此，在收集、储存和使用人类生物样本和遗传信息时，必须遵循知情同意原则。

基因知情同意权是知情同意原则在基因研究中的具体体现，基因知情同意权是指基因提供者了解自己的基因并决定是否准许他人利用其基因以及对侵犯其基因信息的行为寻求法律保护的权利。基因知情同意权包含两方面内容：一是知情，二是同意。知情内容包括：①研究的目的及意义；②研究的方法及过程；③参与研究可能带来的好处和风险；④可自由同意或拒绝参加研究，并可在任何时候不需要理由退出研究且不会因此受到惩罚或丧失其权益；⑤采取的生物样本的直接或间接用途；⑥研究人员对参与者提供医疗服务的责任范围；⑦基因研究结果和家庭遗传信息、防范泄露研究对象研究结果的相关措施；⑧有关研究问题或发生研究损伤时的联系对象和联系方式。同意则包括获得同意的条件、表达同意的方式（如书面同意或口头同意等，这些方式因不同环境和不同文化而异）以及同意的撤销。

2. 群体知情同意 针对人群的遗传研究以群体为对象，由于遗传信息的特殊性，在很大程度上涉及整个群体的遗传相似性，这些研究群体以集体形式出现，分担研究的利益和风险，群体所具有的利益在某种程度上不同于个人的利益。知情同意原则本质上是以尊重人的自主性，保护个人的权利和福利为出发点，那么是否应该获得群体知情同意，以及能否保护群体呢？

群体知情同意是指在对一群体进行遗传变异研究之前，除征求个人的知情同意外，还应征得群体的同意或意见。因为针对群体的遗传学研究，无论群体中的成员本人是否同意，但都具有同样的利益和风险，假若有人声称受试群体具有酗酒的遗传变异，那么则可能给整个人群带来遭受歧视的风险。因此，针对人群的遗传学研究必须遵循群体知情同意。群体知情同意是关乎群体共同的利益和风险的部分作决定，即对群体中每个个人共同部分作决定，并不关乎个人利益的部分。个人同意所表示的是个人与群体之间有利益差别的、群体同意所无法代替的部分。群体同意和个人同意代表的是不同层面的决定，但若个人意愿和权利与群体的决定发生冲突时，群体违反个人意愿和权利能否得到伦理辩护，取决于违反个人意愿引起的危害与坚持群体决定之善的大小。

三、基因技术应用伦理

（一）基因诊断中的伦理

1. 基因诊断（gene diagnosis）的概念 是指运用分子生物学方法，确定个体的基因型，从而对遗传疾病进行诊断和预测。以往依靠家系分析以及酶和蛋白质的生化检测诊断遗传疾病，现在可以用特定 DNA 探针与目的基因形成分子杂交机制，也可利用已知 DNA 顺序设计引物对目的基因进行 PCR 扩增，从 DNA 水平和 mRNA 的基因转录水平检测出遗传病等疾病基因的存在或缺陷。

基因诊断技术不仅能对某些遗传性疾病的病理状态做出确切诊断，而且也可以明确能导致某种病理状态的遗传特征，以及可能传递给后代的某种遗传突变。目前已有一千多种遗传性疾病可以通过基因技术进行诊断，基因诊断类型：携带者筛查、产前检测、新生儿筛查、迟发性遗传性疾病早期诊断等。如产前检测可早期检测出严重遗传性疾病唐氏综合征等；新生儿筛查可及早查出血红蛋白异常、血友病等。

2. 基因诊断伦理

（1）风险与收益：随着基因与疾病研究的深入，越来越多的人可以通过基因诊断获知自己的遗传信息和可能的疾病。及时获取遗传/基因信息可以让有遗传疾病倾向的人尽可能早地寻求医疗帮助，接受恰当的医疗干预，同时避免可能引发疾病的环境因素的进一步影响。但过早获知有遗传缺陷的信息可能增加个人的心理负担，尤其是那些能检测但尚无恰当治疗方法的基因检测结果，可能会给检测者带来极大的心理压力，甚至超过疾病风险本身所造成的压力。故对是否接受基因检测或是否获知检测结果所持态度并不一致。有些人为了不影响生活质量及情绪状态，拒绝获悉基因信息，更不想过早地知道未来可能罹患某些无法治愈疾病的信息。DNA 双螺旋结构发现者沃森博士就不愿分析一种叫 ApoE 的基因，因为这种基因的某种类型与阿尔茨海默病的发生有关，他不想预先知道这一结果以免产生负性情绪。被检测出携带某种缺陷基因或突变基因且无有效治疗方法，会让部分患者或检测者陷入莫名的恐慌之中，严重者甚至发生自杀。因此，基因诊断所做的预报，并非一定能使有遗传病风险的人对他们的未来做出理性的决定和安排。

（2）对家庭相关人员的影响：由于有遗传病风险的个人，其遗传信息会显示家族其他成员甚至种族群体的遗传倾向和信息，因此，这样的个体是否应该接受基因检测及检测结果尤其是有遗传风险的检测结果是否应该告知家人，是一个较为复杂的伦理问题。如果某人有亨廷顿病家族史，基因检测结果为阳性，此时他是否应该将其检测结果告诉正准备与其结婚的未婚妻呢？针对这些问题，伦理学家们建议对潜在的风险者尊重其自主选择是否参加基因检测的权利，并对检测结果提供非指令性遗传咨询，鼓励家庭成员间共享 DNA 信息。

（二）基因治疗中的伦理

1. 基因治疗的概念　基因治疗是指借助载体的帮助，将外源性功能基因定向地导入靶细胞，以置换或增补患者体内缺陷基因，从而达到治疗疾病之目的。根据基因干预的靶细胞和目的不同，可以将基因治疗分为生殖细胞基因治疗和体细胞基因治疗。生殖细胞基因治疗是将正常基因转移到患者的生殖细胞使其发育成正常个体，将新基因传递给患者后代，使遗传病得到根治。但生殖细胞的基因治疗技术复杂，涉及伦理法律问题较多，因此，如今开展的基因治疗仅限于体细胞基因治疗。

基因治疗技术的研发始于 20 世纪 70 年代，至 90 年代其可行性在实验中得到验证。1990 年美国 FDA 正式批准了第一个基因治疗临床试验之后，世界各国都掀起了基因治疗的研究热潮。截至 2014 年 7 月，全球共批准 2076 项基因治疗方案进入临床试验阶段，其中 400 多项已进入Ⅱ、Ⅲ期临床试验阶段。与美欧相比，我国是世界上较早开展基因治疗临床试验的国家，近些年基因临床试验发展迅速，已经有 24 个治疗方案处于临床试验阶段。基因技术在治疗严重威胁人类健康和生命的疾病方面，具有传统疗法所不具备的优势。

2. 基因治疗伦理　目前国际上基因治疗均还处在临床试验阶段，尚存在较大的风险。首先，基因导入系统尚不成熟，载体结构不稳定，治疗基因难以到达靶细胞；其次，常见复杂性疾病是由多基因突变所致，故难以从基因治疗中获得一劳永逸的疗效；最后，外源基因在靶细胞表达的可控性差，有激活致癌基因的潜在危害。1999 年，美国 18 岁青年 Gelsinger 在一次基因治疗临床试验中不幸死亡；2002 年，法国 2 个患病女孩在复合性免疫缺陷症基因治疗临床试验中，被怀疑得了白血病；2007 年，Jolee Mohr 在芝加哥大学医学中心接受基因治疗时意外死亡。由于部分科学家急功近利的行为及媒体不恰当的报道，导致患者对基因治疗产生了过高的期盼，而现实的临床试验结果却远低于人们的预期。

尽管基因治疗给某些目前尚无法治疗的疾病带来了希望，其蕴藏的巨大潜力是毋庸置疑的，但基因治疗尚存在很多亟待解决的技术问题，例如，目的基因在靶细胞染色体上随机整合、目的基因的引入可能激活细胞内的原癌基因或关闭靶细胞内正常基因的表达等问题。因此，开展基因治疗要有严谨的科学态度，不能急功近利，匆忙地向临床过渡，必须是在动物实验模型中有安全、有效的治疗效果，并经国家有关部门审批后方可进入临床试验和临床应用，同时，基因治疗必须遵循最后选择的原则，即对某种疾病在所有疗法都无效或微效时，才考虑使用基因治疗。

学习思考题

1. 胚胎干细胞研究引发了激烈的伦理争论，争论的核心问题究竟是什么？
2. 胚胎实验限定在囊胚发育 14 天内进行，试分析理由。
3. 基因治疗必须遵循最后选择的原则，试分析理由。
4. 试分析基因诊断所带来的收益及风险。

（杨小丽）

参 考 文 献

彼得·辛格.2005. 实践伦理学. 刘莘译.北京：东方出版社.

曹开宾，邱世昌，樊民胜.2004. 医学伦理学教程.上海：复旦大学出版社.

曹文妹，瞿晓梅.2005. 生命伦理与新健康.济南：济南出版社.

陈荣捷.2006. 中国哲学文献选编.杨儒宾等译.南京：江苏教育出版社.

陈晓阳，曹永福.2006. 医学伦理学.济南：山东大学出版社.

陈晓阳，曹永福.2010. 医学伦理学.北京：人民卫生出版社.

陈晓阳，王云岭，曹永福.2009. 人文医学.北京：人民卫生出版社.

陈元方，邱仁宗.2003. 生物医学研究伦理学.北京：中国协和医科大学出版社.

程新宇.2012. 生命伦理学前沿问题研究.武汉：华中科技大学出版社.

丛亚丽.2002. 护理伦理学.北京：北京大学医学出版社.

崔瑞兰.2017. 医学伦理学. 第 2 版.北京：中国中医药出版社.

杜治政.2000. 医学伦理学探新.郑州：郑州大学出版社.

恩格尔哈特.2006. 生命伦理学基础.范瑞平译.北京：北京大学出版社.

冯泽永.2000. 中西医学比较.北京：科学出版社.

冯泽永.2005. 医学伦理学.沈阳：辽宁大学出版社.

冯泽永.2006. 医学伦理学. 第 2 版. 北京：科学出版社.

冯泽永.2012. 医学伦理学. 第 3 版. 北京：科学出版社.

甘华刚.2002. 简明医学伦理学.重庆：重庆出版社.

宫福清.2013. 医学伦理学.北京：科学出版社.

龚玉秀，方珏.2013. 医学伦理学.北京：清华大学出版社.

顾剑.2012. 管理伦理学.上海：同济大学出版社.

郭照江.2004. 医学伦理学.西安：第四军医大学出版社.

郭照江.2007. 现代医学伦理学.北京：国防大学出版社.

郭照江.2009. 军医伦理学.北京：人民军医出版社.

郭自力.2002. 生物医学的法律和伦理问题.北京：北京大学出版社.

何伦、施卫星.2004. 临床生命伦理导论.南京：东南大学出版社.

何兆雄.1988. 中国医德史. 上海：上海医科大学出版社.

胡庆澧，陈仁彪，张春美.2009. 基因伦理学.上海：上海科学技术出版社.

黄应杭.1998. 伦理学新论.杭州：浙江大学出版社.

霍尔姆斯·罗尔斯顿.2000. 环境伦理学.杨通进译.北京：中国社会科学出版社.

霍华德·马凯尔（Howard Michael）.2003. 瘟疫的故事.罗尘译.上海：上海社会科学院出版社.

雷鸣选，徐萍风.2018. 医学伦理学.北京：科学出版社.

李本富，李曦.2007. 医学伦理学十五讲.北京：北京大学出版社.

李春秋.2002. 当代生命科技的伦理审视.南京：江苏人民出版社.

李功迎.2012. 医患行为与医患沟通.北京：人民卫生出版社.

李润华，刘耀光.2003. 医学伦理学.湖南：中南大学出版社.

梁万年.2003. 卫生事业管理学.北京：人民卫生出版社.

刘光明.2002. 企业文化.北京：经济管理出版社.

刘惠军.2013. 医学人文素质与医患沟通技能.北京：北京大学医学出版社.

卢美秀.2000. 护理伦理学.北京：科学技术文献出版社.

卢启华，邹从清，阮丽萍.2006. 医学伦理学. 武昌：华中科技大学出版社.

罗秉祥.2013. 生命伦理学的中国哲学思考. 北京：中国人民大学出版社.

罗国杰.1989. 伦理学.北京：人民出版社.

罗国杰.1996. 伦理学.北京：人民出版社.

马克思，恩格斯等.1972. 马克思恩格斯全集（第 26 卷第 1 册），北京：人民出版社.

马中良，袁晓君，孙强玲.2015. 当代生命伦理学.上海：上海大学出版社.

朋霍费尔.2012. 伦理学. 胡其鼎译. 北京：商务印书馆.

丘祥兴，孙福川. 2007. 医学伦理学. 第 3 版.北京：人民卫生出版社.

邱仁宗. 2010. 生命伦理学.北京：中国人民大学出版社.

邱祥兴. 2004. 医学伦理学. 第 2 版.北京：人民卫生出版社.

沈铭贤. 2003. 生命伦理学.北京：高等教育出版社.

孙福川，王明旭. 2013. 医学伦理学. 第 4 版. 北京：人民卫生出版社.

孙福川. 2007. 医学伦理学.北京：人民卫生出版社.

孙慕义. 2003. 新生命伦理学.南京：东南大学出版社.

孙慕义. 1999. 后现代卫生经济伦理学.北京：人民出版社.

孙慕义.2004. 医学伦理学. 第 5 版.北京：高等教育出版社.

汤姆·L. 彼彻姆. 1994. 哲学的伦理学. 雷克勒等译. 北京：中国社会科学院出版社.

唐凯麟，张怀承.1999. 成人与成圣——儒家伦理道德精粹. 长沙：湖南大学出版社.

唐凯麟. 2000. 西方伦理学名著提要.南昌：江西人民出版社.

唐凯麟. 2001. 伦理大思路. 长沙：湖南人民出版社.

万俊人. 1995. 现代西方伦理学史.北京：北京大学出版社.

汪一江，林晖. 2012. 新医学伦理学.合肥：安徽科学技术出版社.

王海明. 2008. 新伦理学.北京：商务印书馆.

王建立，程乐森. 2008. 医学伦理学.青岛：中国海洋大学出版社.

王雷刚，谢丽丽，孙巧妹. 2014. 医学生临床实习中的伦理问题审视.中国医学伦理学，27（1）：81.

王丽宇. 2013. 医学伦理学.北京：人民卫生出版社.

王明旭，赵明杰. 2018. 医学伦理学.北京：人民卫生出版社.

王明旭. 2008. 医患关系学.北京：科学出版社.

王明旭. 2010. 医学伦理学.北京：人民卫生出版社.

魏英敏. 1993. 新伦理学教程.北京：北京大学出版社.

吴菁. 2018. 医学伦理学.北京：科学出版社.

吴素香. 2007. 医学伦理学. 第 2 版.广州：广州高等教育出版社.

吴素香. 2013. 医学伦理学. 第 4 版. 广州：广东高等教育出版社.

伍天章. 2008. 医学伦理学.北京：高等教育出版社.

奚红. 2008. 医学伦理学.北京：中国中医药出版社.

习近平. 2017. 习近平谈治国理政（第二卷）.北京：外文出版社.

夏基松. 2009. 现代西方哲学.上海：上海人民出版社.

许志伟，朱晓红. 2006. 生命伦理对当代生命科技的道德评估.北京：中国社会科学院出版社.

雅克·蒂洛，基思·克拉斯曼. 2008. 伦理学与生活. 第 9 版. 程立显，刘建等译，上海：世界图书出版社.

杨波，王轩哲，蕲蓉. 2001. 论实习医师的伦理道德.中国医学伦理学，14（3）：33.

杨小丽. 2015. 医学伦理学. 第 4 版.北京：科学出版社.

姚文平. 1996. 关于效率与公平问题的讨论综述.江海学刊（4）：15.

尹梅. 2009. 护理伦理学.北京：人民卫生出版社.

约翰·M. 瑞斯特. 2012. 真正的伦理学——重审道德之基础（当代世界学术名著).向玉乔等译，北京：中国人民大学出版社.

约翰·罗尔斯. 1988. 正义论. 何怀宏等译. 北京：中国社会科学院出版社.

翟晓梅、邱仁宗.2005. 生命伦理学导论.北京：清华大学出版社.

曾繁荣. 2008. 护理伦理学.南昌：江西科学技术出版社.

张金钟，王晓燕. 2013. 医学伦理学. 第 3 版.北京：北京大学医学出版社.

张树峰，刘云章，武菊芳. 2004. 当代医学伦理学.石家庄：河北人民出版社.

张树峰. 2009. 医学伦理学.北京：人民军医出版社.

张锡勤. 1984. 中国近现代伦理思想史.哈尔滨：黑龙江人民出版社.

张忠元. 2012. 医学伦理学.北京：人民卫生出版社.

章海山. 2007. 市场经济伦理范畴轮.广州：中山大学出版社.

赵增福. 2007. 医学伦理学.北京：高等教育出版社.

周俊，何兆雄. 1994. 外国道德史.上海：上海医科大学出版社.

朱贻庭. 1996. 中国传统伦理思想史.上海：华东师范大学出版社.

朱贻庭. 2004. 伦理学小辞典.上海：上海辞书出版社.

J.P.蒂洛. 1985. 伦理学.北京：北京大学出版社.

附录　国内外医德文献

一、大 医 精 诚

（唐）孙思邈《备急千金要方》

世有愚者，读方三年，便谓天下无病可治；及治病三年，乃知天下无方可用。故学者必须博极医源，精勤不倦，不得道听途说，而言医道已了，深自误哉！

凡大医治病，必当安神定志，无欲无求，先发大慈恻隐之心，誓愿普救含灵之苦。若有疾厄来求救者，不得问其贵贱贫富，长幼妍媸，怨亲善友，华夷愚智，普同一等，皆如至亲之想，亦不得瞻前顾后，自虑吉凶，护惜身命。见彼苦恼，若己有之，深心凄怆，勿避崄巇，昼夜、寒暑、饥渴、疲劳，一心赴救，无作功夫形迹之心。如此可为苍生大医，反此则是含灵巨贼……其有患疮痍、下痢，臭秽不可瞻视，人所恶见者，但发惭愧凄怜忧恤之意，不得起一念带芥之心，是吾之志也。

夫大医之体，欲得澄神内视，望之俨然，宽裕汪汪，不皎不昧。省病诊疾，至意深心，详察形候，纤毫勿失，处判针药，无得参差。虽曰病宜速救，要须临事不惑，唯当审谛覃思，不得于性命之上，率尔自逞俊快，邀射名誉，甚不仁矣！又到病家，纵绮罗满目，勿左右顾眄，丝竹凑耳，无得似有所娱，珍馐迭荐，食如无味，醽醁兼陈，看有若无……

夫为医之法，不得多语调笑，谈谑喧哗，道说是非，议论人物，炫耀声名，訾毁诸医，自矜己德，偶然治瘥一病，则昂头戴面，而有自许之貌，谓天下无双，此医人之膏肓也。老君曰："人行阳德，人自报之；人行阴德，鬼神害之。"寻此二途，阴阳报施岂诬也哉？所以医人不得恃己所长，专心经略财物，但作救苦之心，于冥冥道中，自感多福者耳。又不得以彼富贵，处以珍贵之药，令彼难求，自炫功能，谅非忠恕之道。志存救济，故亦曲碎论之。学者不可耻言之鄙俚也。

二、医家五戒十要

（明）陈实功《外科正宗》

一戒：凡病家大小贫富人等，请观者便可往之，勿得迟延厌弃，欲往而不往，不为平易。药金毋论轻重有无，当尽力一例施与，自然阴骘日增，无伤方寸。二戒：凡视妇女及孀妇尼僧人等，必候侍者在旁，然后入房诊视，倘傍无伴，不可自看。假有不便之患，更宜真诚窥睬，虽对内人不可谈，此因闺阃故也。三戒：不得出脱病家珠珀珍贵等送家合药，以虚存假换，如果该用，令彼自制入之。倘服不效，自无疑谤，亦不得称赞彼家物色之好，凡此等非君子也。四戒：凡救世者，不可行乐登山，携酒游玩，又不可非时离去家中。凡有抱病至者，必当亲视用意发药，又要依经写出药贴，必不可杜撰药方，受人驳问。五戒：凡娼妓及私伙家请看，亦当正己视如良家子女，不可他意见戏，以取不正，视毕便回。贫窘者药金可壁，看回只可与药，不可再去，以希邪淫之报。一要：先知儒理，然后方知医理，或内或外，勤读先古明医确论之书，须旦夕手不释卷，一一参明融化机变，印之在心，慧之于目,凡临证时自无差谬矣。二要:选买药品,必遵雷公炮炙,药有依方修合者,又有因病随时加减者,汤散宜近备,丸丹须预制,膏药愈久愈灵,线药越陈越异,药不吝珍,终久必济。三要:凡乡井同道之士,不可生轻侮傲慢之心,切要谦和谨慎,年尊者恭敬之,有学者师事之,骄傲者逊让之,不及者荐拔之,如此自无谤怨,信和为贵也。四要:治家与治病同,人之不惜元气,斫丧太过,百病生焉,轻则支离身体,重则丧命。治家若不固根本而奢华,费用太过,轻则无积,重则贫窘。五要:人之受命于天,不可负天之命。凡欲进取,当知彼心顺否,体认天道顺逆,凡顺取,人缘相庆,逆取,子孙不吉。为人何不轻利远害,以防还报之业也?六要:里中亲友人情,除婚丧疾病庆贺外,其余家务,至于馈送来往之礼,不可求奇好胜。凡飧只可一鱼一菜,一则省费,二则惜禄,谓广求不如俭用。七要:贫穷之家及游食僧道衙门差役人等,凡来看病,不可要他药钱,只当奉药。再遇贫难者,当量力微赠,方为仁术。不然有药而无火食者,命亦难保也。八要:凡有所蓄,随其大小,便当置买产业以为根本,不可收买玩器及不紧物件,浪费钱财。又不可做银会酒会,有妨生意,必当一例禁之,自绝谤怨。九要:凡室中所用各样物具,俱要精备齐整,不得临时缺少。又古今前贤书籍,及近时明公新刊医理词说,必寻参看以资学问,此诚为医家之本务也。十要:凡奉官衙所请,必要速去,无得怠缓,要诚意恭敬,告明病源,开具方药。病愈之后,不得图求扁礼,亦不得言说民情,至生罪戾。闲不近公,自当守法。

三、医家十要

(明) 龚云林 (名廷贤) 《万病回春》

一存仁心,乃是良箴,博施济众,惠泽斯深。二通儒道,儒医世宝,道理贵明,群书当考。三精脉理,宜分表里,指下既明,沉疴可起。四识病原,生死敢言,医家至此,始称专门。五知气运,以明岁序,补泻温凉,按时处治。六明经络,认病不错,脏腑洞然,今之扁鹊。七识药性,立方应病,不辩温凉,恐伤性命。八会炮制,火候详细,太过不及,安危所系。九莫嫉妒,因人好恶,天理昭然,速当悔悟。十勿重利,当存仁义,贫富虽殊,药施无二。

四、希波克拉底誓言

希波克拉底 (Hippocrates,公元前 460 至公元前 377 年),古希腊医学家,西方医学奠基人。在西方,他首先把疾病看作发展着的现象,认为医生所医治的不仅是病而且是病人,改变了当时医学界以巫术和宗教为依据的观念,在西方被誉为"医学之父"。今天来读《希波克拉底誓言》会发现它带有两千多年前那个时代的印迹,也有个别之处不适当今时代要求,但它的基本精神和医学道德准则,现在乃至将来都有恒在价值,《希波克拉底誓言》的全文如下:

仰赖医神阿波罗,阿斯克勒庇俄斯及天地诸神为证,鄙人敬谨宣誓,愿以自身能力及判断力所及,遵守此约。凡授我艺者,敬之如父母,作为终身同业伴侣,彼有急需我接济之。视彼儿女,犹我弟兄,如欲受业,当免费并无条件传授之。凡我所知无论口授书传俱传之吾子,吾师之子及发誓遵守此约之生徒,此外不传与他人。

我愿尽余之能力与判断力所及,遵守为病家谋利益之信条,并检束一切堕落及害人行为，我不得将危害药品给予他人，并不作此项之指导，虽有人请求亦不与之。尤不为妇人施堕胎手术。我愿以此纯洁与神圣之精神，终身执行我职务。凡患结石者，我不施手术，此则有待于专家为之。

无论至于何处，遇男或女，贵人及奴婢，我之唯一目的，为病家谋幸福，并检点吾身，不做各种害人及恶劣行为，尤不做诱奸之事。凡我所见所闻，无论有无业务关系，我认为应守秘密者，我愿保守秘密。倘使我严守上述誓言时，请求神祇让我生命与医术能得无上光荣，我苟违誓，天地鬼神共殛之。

五、迈蒙尼提斯祷文

迈蒙尼提斯（Maimonides，1135—1204）中世纪犹太哲学家、医生、神学家，生于西班牙，后在埃及任萨拉丁的衔医，长期从事哲学研究行医，他写的祷文也是带有中世纪的时代印迹，但它爱医术、爱病人的精神，仍为今人所赞誉。迈蒙尼提斯祷之全文如下：

永生之上天既命予善顾世人之生命之康健，惟愿予爱护医道之心策予前进，无时或已。毋令食欲、吝念、虚荣，名利侵扰子怀，善此种种胥属真理与慈善之敌，足以使予受其诱惑而忘却为人类谋幸福之高尚目标。

愿吾视病人如受难之同胞。

愿天赐予以精力、时间与机会，俾得学业日进，见闻日广，盖知也无涯，渴褐日积，方成江河。且世间医术日新，觉今是而昨非，至明日又悟今日之非矣。

神乎，汝既命予善视世人之生死，则予谨以此身许职。予今为予之职业祷告上天：

> 事功艰且巨，愿神全我功。
> 若无神佑助，人力每有穷。
> 启我爱医术，复爱世间人。
> 存心好名利，真理日沉沦。
> 愿绝名利心，服务一念诚。
> 神请求体健，尽力医病人。
> 无分爱与憎，不问富与贫。
> 凡诸疾病者，一视如同仁。

六、医德十二篇

胡佛兰德（C.W.Hufeland，1762—1836），德国名医，他所著的胡佛兰德医德十二篇（Hufeland's Twelve Advice on Medical Morality），是医学道德的经典文献之一。

医德十二篇的内容如下：

1. 医生活着不是为的自己，而是为了别人，这是职业的性质所决定的。不要追求名誉和个人利益，而要用忘我的工作来救活别人，救死扶伤，治病救人，不应怀有别的个人目的。

2. 在病人面前，该考虑的仅仅是他的病情，而不是病人的地位和钱财。应该掂量一下有钱人的一撮金钱和穷人感激的泪水，你要的是哪一个？

3. 在医疗实践中应当时刻记住病人是你服务的靶子，并不是你所摆弄的弓和箭，绝不能去玩弄他们。思想里不要有偏见，医疗中切勿用狭隘的眼光去考虑问题。

4. 把你那博学和时兴的东西搁在一边。学习如何通过你的言语和行动来赢得病人的信任。而这些并不是表面的、偶然的或是虚伪的。切不可口若悬河、故弄玄虚。

5. 在晚上应当想一想白天所发生的一切事情,把你一天中所得的经验和观察到的东西记录下来,这样做有利于病人,有益于社会。

6. 一次慎重仔细的临床与查房,比频繁而又粗疏的临床检查好得多。不要怕降低你的威信而拒绝病人经常的邀请。

7. 即使病入膏肓无药救治时,你还应该维持他的生命,为解除当时的痛苦来尽你的义务。如果放弃,就意味着不人道,当你不能救他时,也应该去安慰他。要争取延长他的生命,哪怕是很短的时间。这是作为一个医生的应有表现。不要告诉病人的病情已处于无望的情况。要通过你谨慎的言语和态度,来避免他对真实病情的猜测。

8. 应尽可能地减少病人的医疗费用。当你挽救他的生命而又拿走了他维持生活的费用,那有什么意义呢?

9. 医生需要获得公众的好评。无论你有多大学问,多光彩的行为,除非你得到人民的信任,否则不能获得大众有利的好评。你必须了解人和人们的心理状态,一个对生命感兴趣的你,就应当听取那朴质的真理,就应当承认丢面子的过失,这需要高贵的品质和善良的性格。避免闲扯,沉默更为好些。不需再告诉你了,你应该去反对热衷赌博、酗酒、纵欲和为名誉而焦虑。

10. 尊重和爱护你的同行。如不可能,最低限度也应该忍让。不要谈论别人,宣扬别人的不足是聪明人的耻辱。只言片语地谈论别人的缺点和小小过失,可能使别人的名誉造成永久损害,应当考虑到这种后果。每个医生在医疗上都有他自己的特点和方法,不宜去作轻率的判断。要尊重比你年长的医生和爱护比你年轻的医生,更发扬他们的长处。当你还没有看过这个病人,你应当拒绝评论他们所采取的治疗。

11. 一次会诊不要请很多人,最多三名。要选合适的人参加。讨论中应该考虑的是病人的安全,不必作其他的争论。

12. 当一个病人离开他的经治医生和你商量时,你不要欺瞒他。应叫他听原来医生的话,只有发现那医生违背原则并确信在某方面的治疗有错误时,再去评论他,这才是公平的,特别在涉及对他的行为和素质的评论时更应如此。

七、南丁格尔誓约

弗洛伦斯·南丁格尔(Florence Nightingale, 1820—1910),英国护理学家,欧美近代护理教育的创始人,护理学的奠基人。1860 年在英国圣多马医院首创近代护理学校,她的教育思想和办学经验,为欧美及亚洲各国所采用。为纪念南丁格尔对护理学作的功绩和贡献,1912 年国际红十字会设立"南丁格尔奖章";国际护士会命名她的诞生——5 月 12 日为国际护士节。本誓约是南丁格尔为护士所立。

南丁格尔誓言内容如下:

余谨以至诚,于上帝及公众面前宣誓:终身纯洁,忠贞职守,竭力提高护理之标准;勿为有损之事,勿为有损之事,勿取服或故用有害之药;慎守病人及家务之秘密,竭诚协助医师之诊治,务谋病者之福利。

八、护士伦理学国际法

（国际护士协会在1953年7月的国际护士会议，通过了护士伦理学国际法，1965年6月，在德国福兰克福大议会修订并采纳。）

护士护理病人，担负着建立有助于康复的、物理的、社会的和精神的环境，并着重用教授和示范的方法预防疾病，促进健康。他们为个人、家庭和居民提供保健服务，并与其他保健行业协作。

为人类服务是护士的首要职能，也是护士职业存在的理由。护理服务的需要全人类性的。职业性护理服务以人类的需要为基础，所以不受对国籍、种族、信仰、肤色政治和社会状的考虑的限制。

本法典固有的基本概念是：护士相信人类的本质的自由和人类生命的保存。全体护士均应明了红十字原则及1949年日内瓦决议条款中的权利和义务。

本行业认为国际法规并不能包括护士活动和关系中的一切细节。有些人将受到个人哲学观和信仰的影响。

1. 护士的基本职责包括三方面：保存生命、减轻病痛和促进健康。
2. 护士应始终保持高标准的护理和职业实践。
3. 护士不仅应该有良好的操作，而且应把知识和技巧维持在恒定的高水平。
4. 病人的宗教信仰应受到尊重。
5. 护士应对信托给他们的个人情况保守秘密。
6. 护士不仅要认识到职责而且要认识到他们职业功能的限制。若无医嘱，不予推荐或给予医疗处理，护士在紧急情况下可给予医疗处理，但应将这些行动尽快地报告给医生。
7. 护士有理智地、忠实地执行医嘱的义务，并应拒绝参与非道德的行动。
8. 护士受到保健小组中的医生和其他成员的信任，对同事中的不适当的和不道德的行为应该向主管当局揭发。
9. 护士接受正当的薪金和接受例如契约中实际的或包含的供应补贴。
10. 护士不允许将他们的名字用于商品广告中或作其他形式的自我广告。
11. 护士与其他职业的成员和同行合作并维持和睦的关系。
12. 护士坚持个人道德标准，因这反映了对职业的信誉。
13. 在个人行为方面，护士不应有意识的轻视在她所居住和工作地区居民的风俗习惯和所做的行为方式。
14. 护士应参与并与其他公民和其他卫生行业所分担的责任，以促进满足公共卫生需要的努力，无论是地区的、州的、国家的和国际的。

九、纽伦堡法典（1946）

1. 受试者的自愿同意绝对必要。

这意味着接受试验的人有同意的合法权利；应该处于有选择自由的地位，不受任何势力的干涉、欺瞒、蒙蔽、挟持、哄骗或者其他某种隐蔽形式的压制或强迫；对于试验的项目有充分的知识和理解，足以做出肯定决定之前，必须让他知道试验的性质、期限和目的；试验方法及采取的手段；可以预料得到的不便和危险,对其健康或可能参与实验的人的影响。

确保同意的质量的义务和责任，落在每个发起、指导和从事这个实验的个人身上。这只是一种个人的义务和责任，并不是代表别人，自己却可以逍遥法外。

2. 实验应该收到对社会有利的富有成效的结果，用其他研究方法或手段是无法达到的，在性质上不是轻率和不必要的。

3. 实验应该立足于动物实验取得结果，对疾病的自然历史和别的问题有所了解的基础上，经过研究，参加实验的结果将证实原来的实验是正确的。

4. 实验进行必须力求避免在肉体上和精神上的痛苦和创伤。

5. 事先就有理由相信会发生死亡或残废的实验一律不得进行，实验的医生自己也成为受试者的实验不在此限。

6. 实验的危险性不能超过实验所解决问题的人道主义的重要性。

7. 必须作好充分准备和有足够能力保护受试者排除哪怕是微之又微的创伤、残废和死亡的可能性。

8. 实验只能由在科学上合格的人进行。进行实验的人员，在实验的每一阶段都需要有极高的技术和管理。

9. 当受试者在实验过程中，已经到达这样的肉体与精神状态，即继续进行已经不可能的时候，完全有停止实验的自由。

10. 在实验过程中，主持实验的科学工作者，如果他有几分理由相信即使操作是诚心诚意的，技术也是高超的，判断是审慎的，但是实验继续进行，受试者照样还要出现创伤、残废和死亡的时候，必须随时中断实验。

十、赫尔辛基宣言（2013）

——涉及人类受试者的医学研究伦理原则

（在 1964 年 6 月芬兰赫尔辛基第 18 届世界医学会大会通过，并在 1975 年 10 月日本东京第 29 届世界医学会大会、1983 年 10 月意大利威尼斯第 35 届世界医学会大会、1989 年 9 月中国香港第 41 届世界医学会大会、1996 年 10 月南非西萨摩赛特第 48 届世界医学会大会、2000 年 10 月苏格兰爱丁堡第 52 届世界医学会大会、2002 年 10 月美国华盛顿第 53 届世界医学会大会、2004 年 10 月日本东京第 55 届世界医学会大会、2008 年 10 月韩国首尔第 59 届世界医学会大会、2013 年 10 月巴西福塔雷萨第 64 届世界医学会大会修订。）

（一）前言

1. 世界医学会（WMA）制定《赫尔辛基宣言》，是作为关于涉及人类受试者的医学研究，包括对可确定的人体材料和数据的研究，有关伦理原则的一项声明。

本《宣言》应整体阅读，其每一段落应在顾及所有其他相关段落的情况下方可运用。

2. 与世界医学会的一贯宗旨相同，本《宣言》主要针对医生，但世界医学会鼓励涉及人类受试者的其他医学研究参与者采纳这些原则。

（二）总体原则

3. 世界医学会的《日内瓦宣言》用下列词语约束医生："患者的健康将是我的首要考虑。"而且《国际医学伦理准则》也宣告："医生在提供医护时应从患者的最佳利益出发。"

4. 促进和保护患者的健康，包括那些参与医学研究的患者，是医生的责任。医生的知识和良知应奉献于实现这一责任的过程。

5. 医学进步以科学研究为基础，而这些研究必然涉及人类受试者。

6. 涉及人类受试者的医学研究，其基本目的是了解疾病的起因、发展和影响，并改进预防、诊断和治疗干预措施（方法、操作和治疗）。即使对当前最佳干预措施也必须通过研究，不断对其安全性、有效性、效能、可及性和质量进行评估。

7. 医学研究应遵循哪些促进和确保尊重人类受试者、并保护他们的健康和权利的伦理标准。

8. 若医学研究的根本目的是为产生新的知识，则此目的不能凌驾于受试者个体的权利和利益之上。

9. 参与医学研究的医生有责任保护受试者的生命、健康、尊严、公正、自主决定权、隐私和个人信息。保护受试者的责任必须由医生或其他卫生保健专业人员承担，决不能由受试者本人承担，即使他们给予了同意的承诺。

10. 医生在开展涉及人类受试者的研究时，必须考虑本国伦理、法律、法规所制定的规范和标准，以及适用的国际规范和标准。本《宣言》所阐述的任何一项受试者保护条款，都不能在国内或国际伦理、法律、法规所制定的规范和标准中被削减或删除。

11. 医学研究应在尽量减少环境损害的情况下进行。

12. 涉及人类受试者的医学研究必须由受过适当伦理和科学培训，且具备资质的人员来开展。对患者或健康志愿者的研究要求由一名能胜任的并具备资质的医生或卫生保健专业人员负责监督管理。

13. 应为那些在医学研究中没有被充分代表的群体提供适当的机会，使他们能够参与到研究之中。

14. 只有当该研究潜在的预防、诊断或治疗被证明有价值，而且医生有充分理由相信患者作为受试者参加研究对其健康不会造成不良影响时，医生才可以使其患者参与到该研究中，将医学研究与临床医疗结合起来。

15. 必须确保因参与研究而受伤害的受试者能得到适当的补偿和治疗。

（三）风险、负担和受益

16. 在医学实践和医学研究中，绝大多数干预措施具有风险，并有可能造成负担。

只有在研究目的的重要性高于受试者的风险和负担的情况下，涉及人类受试者的医学研究才可以开展。

17. 所有涉及人类受试者的医学研究项目在开展前，必须认真评估该研究对个人和群体造成的可预见的风险和负担，并比较该研究为他们或其他受影响的个人或群体带来的可预见的益处。

必须考量如何将风险最小化。研究者必须对风险进行持续监控、评估和记录。

18. 只有在确认对研究相关风险已做过充分的评估，并能得到满意的控制时，医生才可以参与到涉及人类受试者的医学研究之中。

一旦发现研究的风险大于潜在的获益，或已获得了肯定的研究结论时，医生必须评估是继续、修改或是立即停止该研究。

（四）弱势的群体和个人

19. 有些群体和个人特别脆弱，更容易受到胁迫或者额外的伤害。

所有弱势的群体和个人都应得到特别的保护。

20. 唯有这项研究是针对弱势人群的健康需要或是此人群优先关注的问题，并且这项研究在非弱势人群中无法开展时，涉及这些弱势人群的医学研究才是正当的。此外，应该保证这些人群从研究结果，包括知识、实践和干预中获益。

（五）科学要求和研究方案

21. 涉及人类受试者的医学研究必须符合公认的科学原则，这应基于对科学文献、其他相关信息、足够的实验和适宜的动物研究信息的充分了解。实验动物的福利应给予尊重。

22. 每个涉及人类受试者的研究项目的设计和操作都必须在研究方案中有明确的描述。

研究方案应包括与方案相关的伦理考量的表述，应表明本《宣言》中的原则是如何得到体现的。研究方案应包括有关资金来源、申办方、隶属机构、潜在利益冲突、对受试者的诱导，以及对因参与研究而造成的伤害所提供的治疗和/或补偿条款等。

对于临床试验，研究方案还必须描述试验后如何给予适当的安排。

（六）研究伦理委员会

23. 研究开始前，研究方案必须提交给相关研究伦理委员会进行考量、评估、指导和批准。该委员会必须透明运作，必须独立于研究者、申办方及其他任何不当影响之外，并且必须有正式资质。委员会必须考虑到本国或研究项目开展各国的法律、法规，以及适用的国际规范和标准，但是本《宣言》为受试者所制定的保护条款决不允许被削减或删除。

委员会必须有权监督研究的开展，研究者必须向其提供监督所需的信息，特别是关于严重不良事件的信息。未经委员会的审查和批准，不可对研究方案进行修改。研究结束后，研究者必须向委员会提交结题报告，包括对研究发现和结论的总结。

（七）隐私和保密

24. 必须采取一切措施保护受试者的隐私并对个人信息进行保密。

（八）知情同意

25. 个人以受试者身份参与医学研究必须是自愿的。尽管与家人或社区负责人进行商议可能是恰当的，但是除非有知情同意能力的个人自由地表达同意，否则不能将其纳入研究中。

26. 涉及人类受试者的医学研究，每位潜在受试者必须得到足够的信息，包括研究目的、方法、资金来源、任何可能的利益冲突、研究者组织隶属、预期获益和潜在风险、研究可能造成的不适等任何与研究相关的信息。受试者必须被告知其拥有拒绝参加研究的权利，以及在任何时候收回同意退出研究而不被报复的权利。特别应注意为受试者个人提供他们所需要的具体信息，以及提供信息的方法。

在确保受试者理解相关信息后，医生或其他合适的、有资质的人应该设法获得受试者自由表达的知情同意，最好以书面形式。如果同意不能以书面形式表达，那么非书面的同意必须进行正式记录并有证明人在场。

必须向所有医学研究的受试者提供获得研究预计结果相关信息的选择权。

27. 如果潜在受试者与医生有依赖关系，或有被迫表示同意的可能，在设法获得其参与研究项目的知情同意时，医生必须特别谨慎。在这种情况下，知情同意必须由一位合适的、有资质的且完全独立于这种关系之外的人来获取。

28. 如果潜在受试者不具备知情同意的能力，医生必须从其法定代理人处设法征得知情同意。这些不具备知情同意能力的受试者决不能被纳入到对他们没有获益可能的研究之中，除非研究的目的是为了促进该受试者所代表人群的健康，同时研究又不能由具备知情同意能力的人员代替参与，并且研究只可能使受试者承受最小风险和最小负担。

29. 当一个被认为不具备知情同意能力的潜在受试者能够表达是否参与研究的决定时，医生在设法征得其法定代理人的同意之外，还必须征询受试者本人的这种表达。受试者的异议应得到尊重。

30. 当研究涉及身体或精神上不具备知情同意能力的受试者时（比如无意识的患者），只有在阻碍知情同意的身体或精神状况正是研究目标人群的一个必要特点的情况下，研究方可开展。在这种情况下，医生必须设法征得法定代理人的知情同意。如果缺少此类代理人，并且研究不能被延误，那么该研究在没有获得知情同意的情况下仍可开展，前提是参与研究的受试者无法给予知情同意的具体原因已在研究方案中被描述，并且该研究已获得伦理委员会批准。即便如此，仍应尽早从受试者或其法定代理人那里获得继续参与研究的同意意见。

31. 医生必须完全地告知患者在医疗护理中与研究项目有关的部分。患者拒绝参与研究或中途退出研究的决定，绝不能妨碍患者与医生之间的关系。

32. 对于使用可辨识的人体材料或数据的医学研究，通常情况下医生必须设法征得对收集、分析、存放和/或再使用这些材料或数据的同意。有些情况下，同意可能难以或无法获得，或者为得到同意可能会对研究的有效性造成威胁。在这些情况下，研究只有在得到伦理委员会的审查和批准后方可进行。

（九）安慰剂使用

33. 一种新干预措施的获益、风险、负担和有效性，必须与已被证明的最佳干预措施进行对照试验，除非在下列情况下：

在缺乏已被证明有效的干预措施的情况下，在研究中使用安慰剂或无干预处理是可以接受的；或者有强有力的、科学合理的方法学上的理由，使用任何比现有最佳干预低效的干预措施，或使用安慰剂，或无干预处理对于确定一种干预措施的有效性和安全性是必要的，并且接受任何比现有最佳干预低效的干预措施，或使用安慰剂，或无干预处理的患者，不会因未接受已被证明的最佳干预措施而遭受额外的、严重或不可逆伤害的风险。

要特别注意，对这种选择必须极其谨慎以避免滥用。

（十）试验后规定

34. 在临床试验开展前，申办方、研究者和主办国政府应制定试验后规定，以照顾所有参加试验，并仍需要获得在试验中确定有益的干预措施的受试者。此信息必须在知情同意过程中向受试者公开。

（十一）研究注册及研究结果的出版和发布

35. 每项涉及人类受试者的研究在招募第一个受试者之前，必须在可公开访问的数据库进行注册登记。

36. 研究者、作者、申办方、编辑和出版者对于研究成果的出版和发布都有伦理义务。研究者有责任公开他们涉及人类受试者的研究结果，并对其报告的完整性和准确性负责。他们的报告应遵守被广泛认可的伦理指南。负面的、不确定的结果必须和积极的结果一起发表，或通过其他途径使公众知晓。资金来源、机构隶属和利益冲突必须在出版物上公布。不遵守本《宣言》原则的研究报告不应被接受发表。

（十二）临床实践中未经证明的干预措施

37. 对个体的患者进行治疗时，如果被证明有效的干预措施不存在或其他已知干预措施无效，医生在征得专家意见并得到患者或其法定代理人的知情同意后，可以使用尚未被证明有效的干预措施，前提是根据医生的判断这种干预措施有希望挽救生命、重建健康或减少痛苦。随后，应对这种干预措施进行研究，旨在评估其安全性和有效性。在任何情况下，新信息都必须被记录，并在适当的时候公之于众。

十一、悉 尼 宣 言

（1968 年 8 月世界医学大会第 22 次会议采纳于澳大利亚悉尼。）

死亡的确定

1. 在大多数国家，死亡时间的确定将继续是医师的法律责任。通常，他可以用所有医师均知晓的经典的标准无需特别帮助地确定病人的死亡。

2. 然而近代的医学实践使得进一步研究死亡时间成为必要。①有能力人工地维持含氧血液循环通过不可恢复性损伤的组织。②尸体器官的应用，如作移植用的心或肾等。

3. 问题的复杂性在于：死亡是在细胞水平上逐渐进行的过程。组织对于氧供断绝的耐受能力是不同的。但是临床的兴趣并不在于维持孤立的细胞而在于病人的命运。这里，不同细胞或组织的死亡时刻不是那么重要的。因为不管采用什么复苏技术总归是确定无疑的不可恢复了。

4. 死亡的确定应建立在临床判断和必要时的辅助诊断上。近来最有帮助的是脑电图。然而还没有一种技术性的标准能完全满足目前医学的状况，也没有一种技术操作能取代医师的全面临床判断。若涉及器官移植，应由两名以上的医师做出死亡诊断，而且医生对死亡的决定不能与移植手术直接的联系。

5. 人的死亡时刻的确定使得停止抢救在伦理上被许可，以及在法律允许的国家内从尸体中取出器官被许可，并得以满足法律同意的需要。

十二、齿科医学伦理的国际原则

（1972 年 10 月，在墨西哥举行第十五次世界齿科医学会议，通过了齿科医学伦理的国际原则，并得到国际齿科联盟总会的承认，加以采用。）

齿科医学道德的国际原则应作为每位齿科医师的指南，可是原则本身不能囊括当地或民族传统的习惯。

因而，原则的条文必须是齿科医师品行的指导，而齿科医师除了恪守原则中已阐明的条文外，还有许多责任。可用一格言"按你应做的去做"概括该原则的精髓。齿科医师有责任通过患者、社会、职业来为齿科学的发展而不断地工作。

（一）患者

1. 齿科医师的首要任务为保护患者的健康，不考虑患者的民族、性别、种族、信仰、政治观念和社会及经济地位。

2. 齿科医师应记住做出有利于患者及有助于另一有资格的齿科医师或医务同行的一切可能的治疗。

3. 除了所在国有别的法令外，职业的秘密是绝对的。

4. 在委托做手术或非手术的助手时，齿科医师将在临床或手术时负完全的责任。

（二）社会

1. 齿科医师应促进改善公众可接受的齿科卫生措施。

2. 齿科医师应参与卫生教育，尤其是通过促进改善个人及社会两者都可接受的措施，来进行公众的口腔卫生教育。

3. 齿科医师只有通过对患者和社会服务，方可能提高齿科业务水平。

4. 齿科医师对患者生命应负有责任。

（三）职业

1. 齿科医师应维护职业荣誉、道德和诚实，同时避免作任何在公众眼里可能是轻率的举动。

2. 齿科医师应通过继续教育，保持自己的知识和技术。

3. 齿科医师在业务上有帮助他人的责任。

4. 当与患者的另一齿科医师会诊时，齿科医师应考虑可产生的任何危急情况，同时指定患者回到他或她的齿科保健医师处去，并告知该齿科医师已发现和治疗好的病情。

5. 齿科医师不应在患者面前毁谤、指责另一位齿科医师。

6. 齿科医师有责任通过科学的和专门的组织来支持齿科医学的发展，并观察齿科道德的规则。

7. 齿科医师有责任做有利于所有能保护或促进公众健康的发现及劳动成果。

十三、东京宣言

—— 关于对拘留犯和囚犯给予折磨、虐待、非人道的对待和惩罚时，医师的行为准则。（本宣言在 1975 年 10 月被第 29 届世界医学大会所采纳。）

序言

实行人道主义而行医，一视同仁地保护和恢复人体和精神的健康。去除他的病人的痛苦是医师的特有权利。即使在受到威胁的情况下也对人的生命给予最大的尊重，并绝不应用医学知识作相反于人道法律的事。

本宣言认为，折磨应定义为精心策划的、有系统的或肆意的给以躯体的或精神的刑罚。无论是个人或多人施行的，或根据任何权势而施行强迫他人供出情报，坦白供认等行为。

宣言

1. 不论受害者受什么嫌疑、指控，或认什么罪，也不论受害者的信仰或动机如何，医师在任何情况下（包括引起军事冲突和内战）绝不赞助、容忍或参与折磨、虐待或非人道的行为。

2. 医师绝不提供允诺、器械、物资或知识帮助折磨行为或其他虐待，非人道地对受害者或降低受害者的抵抗能力。

3. 医师绝不参与任何折磨、虐待、非人道的对待的应用或威胁。

4. 医师对其医疗的病人有医疗责任。在做治疗决定时是完全自主的。医师的基本任务是减轻他的病人的痛苦并不得有任何个人的、集体的或政治的动机反对这一崇高的目的。

5. 当囚犯绝食时，医生认为可能形成伤害和做出后果的合理判断时，不得给予人工饲喂。囚犯有无做出决定的能力，至少需有两位医师做出独立的证实性的判断。医师应向囚犯解释绝食的后果。

6. 世界医学会将支持、鼓励国际组织、各国医学会和医师，当这些医师和其家属在面临威胁，或因拒绝容忍折磨或其他形式的虐待，非人道的对待而面临报复时，世界医学会将支持他们。

十四、夏威夷宣言

（1977年在夏威夷召开的第六届世界精神病学大会上一致通过。）

人类社会自有文化以来，道德一直是医疗技术的重要组成部分。在现实社会中，医生持有不同的观念，医生与病人之间的关系很复杂。由于可能用精神病学知识、技术做出违反人道原则的事情，所以今天比以往更有必要为精神病科医生订出一套高尚的道德标准。

精神病科医生作为一个医务工作者和社会的成员，应探讨精神病学的特殊道德含义，提出对自己的道德要求，明确自己的社会责任。

为了确立本专业的道德内容，以指导和帮助各个精神病科医生树立应有的道德准则，兹作如下规定：

1. 精神病学的宗旨是促进精神健康，恢复病人自理生活的能力。

精神病科医生应遵循公认的科学、道德和社会公益原则，尽最大努力为病人的切身利益服务。

为此目的，也需要对保健人员、病人及广大的公众进行不断的宣传教育工作。

2. 每个病人应得到尽可能好的治疗，治疗中要尊重病人的人格，维持其对生命和健康的自主权利。

精神病科医生应对病人的医疗负责，并有责任对病人进行合乎标准的管理和教育。必要时，或病人提出的合理要求难以满足，精神病科医生即应向更有经验的医生征求意见或请会诊，以免贻误病情。

3. 病人与精神病科医生的治疗关系应建立在彼此同意的基础上。这就要求做到互相信任、开诚布公、合作及彼此负责。病重者若不能建立这种关系，也应像给儿童进行治疗那样，同病人的亲属或为病人所能接受的人进行联系。

如果医生和病人关系的建立，并非出于治疗目的，例如在司法精神病业务中所遇到的，则应向所涉及的人员如实说明此种关系的性质。

4. 精神病科医生应把病情的性质，拟做出的诊断、治疗措施，包括可能的变化以及预后告知病人。告知时应全面考虑，使病人有机会做出适当的选择。

5. 不能对病人进行违反其本人意愿的治疗，除非病人因病重不能表达自己的意愿，或对旁人构成严重威胁。在此情况下，可以也应该施以强迫治疗，但必须考虑病人的切身利益。且在一段适当的时间后，再取得其同意；只要可能，就应取得病人或亲属的同意。

6. 当上述促使强迫治疗势在必行的情况不再存在时，就应释放病人，除非病人自愿继续治疗。

在执行强近治疗和隔离期间，应由独立或中立的法律团体对病人经常过问，应将实行强迫和隔离的病人情况告知上述团体，并允许病人的通过代理人向该团体提出申诉，不受医院工作人员或其他任何人的阻挠。

7. 精神病科医生绝不能利用职权对任何个人或集体滥施治疗，也绝不允许以不适当的私人欲望、感情或偏见来影响治疗。精神病科医生不应对没有精神病的人采用强迫的精神治疗。如病人或第三者要求违反科学或道德原则，精神病科医生应拒绝合作。当病人的希望和个人利益不能达到时，不论理由如何，都应如实告知病人。

8. 精神病科医生从病人那里获悉的谈话内容，在检查或治疗过程中得到的资料均应予保密，不得公布。要公布得征求病人同意。如因别的普遍理解的重要原因，公布后随即通知病人有关泄密内容。

9. 为了增长精神病学知识和传授技术，有时需要病人参与其事。在病人服务于教学，将其病历公布时，应事先征得同意，并应采取措施，不得公布姓名，以保护病人的名誉。

在临床研究和治疗中，每个病人都应得到尽可能好的照料。把治疗的目的、过程、危险性及不利之处全部告诉病人后，接受与否，应根据自愿；对治疗中的危险及不利之处于研究的可能收获，应作适度的估计。

对儿童或对其他不能表态的病人，应征得其亲属同意。

10. 每个病人或研究对象在自愿参加的任何治疗、教学和科研项目中，可因任何理由在任何时候，自由退出。此种退出或拒绝，不应影响精神病科医生继续对此病人进行的帮助。

凡违反本宣言原则的治疗、教学或科研计划，精神病科医生应拒绝执行。

十五、关于联合国教科文组织世界人类基因组人权宣言（1997）

（1997 年 11 月 11 日联合国教科文组织大会第二十九届会议通过）

第一章　人的尊严与人类基因组

第一条　人类基因组是人类家庭所有成员根本统一的基础，也是承认他们生来具有的尊严与多样性的基础。象征地说，它是人类的遗产。

第二条

1. 每个人不管他们的遗传特征如何，都有权利尊重他们的尊严，尊重他们的权利。

2. 那种尊严使之绝对必要不能把个人简单地归结为他们的遗传特征,绝对必要尊重他们的独特性和多样性。

第三条　人类基因组就其性质是进化的，它易于发生突变。它具有的潜能是按照每个人的自然和社会环境包括个人的健康状况、生活条件、营养和教育而不同地表达出来的。

第四条　自然状态的人类基因组不应产生财务收益。

第二章 有关人员的权利

第五条

1. 影响一个人基因组的研究、治疗或诊断只应在对此后的潜在风险和好处进行严格的事先评估之后并依据国家法律的任何其他要求来进行。

2. 所有病例均应得到有关人员事先、自由的知情同意。如有关人员不处于同意的地位，则应在有关人员的最高利益下按法律规定的方式获得同意或授权。

3. 每个人决定是否被告知遗传检查的结果及由此带来的后果的权利应予以尊重。

4. 在进行研究的情况下，研究方案应另外提交按有关的国家和国际研究标准或准则进行事先评审。

5. 如按法律一个人不具备表示同意的能力，影响他或她基因组的研究只能在对他或她有直接健康好处的情况下进行，并受法律规定的授权与保护性条件的管辖。并无预期直接健康好处的研究只能作为例外，在极其严格的约束下进行，要使那个人仅面临最低的风险和最少的负担，而且如果这项研究是打算让同一年龄段或有同样遗传状况的其他人有健康的好处，并受法律规定的条件的管辖以及假如这项研究符合于保护个人的人权。

第六条 任何人都不应受到基于遗传特征的歧视，因为此类歧视是侵犯人权、基本自由和人类尊严的，或是有侵犯人权、基本自由和人类尊严的影响的。

第七条 与一位可识别的个人相关联的，并为研究目的或任何其他目的而保存或处理的遗传数据必须在法律规定的预知条件下予以保密。

第八条 每个人有权根据国际和国家法律对由于一种影响他或她基因组的干扰的直接或决定性的结果所遭受的任何损害要求公正的赔偿。

第九条 为保护人权和基本自由，鉴于国际公法和国际人权法范围内非信不可的理由，对同意与保密原则的限制只能由法律规定。

第三章 人类基因组的研究

第十条 涉及人类基因组的研究或其应用，尤其在生物学、遗传学与医学领域，不应该超越对个人或在适用时对有关群体的人权、基本自由与人的尊严的尊重。

第十一条 违背人的尊严的做法，如人类的生殖性克隆，是不能允许的。要求各国与有法定资格的国际组织合作鉴定这些做法，并在国家或国际水平采取为保证本《宣言》提出的原则得到尊重所必需的措施。

第十二条

1. 恰当尊重每个人的尊严与人权，涉及人类基因组的来自生物学、遗传学与医学进展的利益应为人人所享有。

2. 知识进步所必需的研究自由是思想自由的一部分。涉及人类基因组研究的应用，包括在生物学、遗传学和医学中的应用，应寻求解除病痛并改善个人及全人类的健康状况。

第四章 从事科学活动的条件

第十三条 鉴于人类基因组研究的伦理和社会影响，研究人员活动的固有责任，包括在进行他们研究及介绍和利用他们研究成果时的细致、谨慎、理性诚实与正直，应为人类基因组研究框架中予以特别关注的题目。公立和私立部门科学政策制订者也负有这方面特殊的责任。

第十四条　各国应在本《宣言》规定的原则的基础上，采取适当措施以培育有利于自由从事人类基因组研究活动的知识与物质条件，并考虑这种研究的伦理、法律、社会与经济的影响。

第十五条　各国应采取适当的步骤，在恰当尊重本《宣言》规定的原则上为人类基因组研究的自由操作提供框架，以捍卫尊重人权、基本自由和人的尊严并维护公众的健康。各国应努力确保使研究结果不被用于非和平目的。

第十六条　各国应承认在适当的不同水平上促使建立独立的、多学科的和多元化的伦理委员会，以评估由人类基因组研究及其应用所引起的伦理、法律与社会问题的价值。

第五章　团结互助与国际合作

第十七条　各国应尊重和促进对那些特别易患或已患有一种遗传性状疾病或残疾的个人、家庭和群体履行团结互助。各国应特别培育对有遗传基础的及受遗传影响疾病的鉴定、预防和治疗的研究，尤其是罕见病以及侵袭大量世界人口的地方病。

第十八条　各国应尽一切努力，在恰当并恰如其分地尊重《宣言》规定的原则下，继续促进关于人类基因组、人类多样性与遗传学研究的科学知识的国际传播，并在那个方面促进科学的与文化的合作，尤其是工业化国家与发展中国家之间的合作。

第十九条

1. 在与发展中国家进行国际合作的框架内，各国应鼓励采取措施使以下成为可能：

（1）评估开展人类基因组研究的风险与利益，并预防滥用。

（2）发展中国家开展人类生物学与遗传学研究的能力，考虑他们要发展和要加强的特殊问题。

（3）发展中国家要从科技研究成果得到好处，这就是使它们的应用有利于经济和社会的进步而使所有人受益。

（4）促进生物学、遗传学与医学领域科学知识和信息的自由交流。

2. 有关的国际组织应支持和促进各国为上述目的所采取的主动措施。

第六章　发扬《宣言》规定的各项原则

第二十条　各国应采取适当措施，通过教育和各种相关手段，尤其是通过跨学科领域的研究与培训以及通过促进各个层次特别是面向科学政策负责人的生命伦理学教育，来推广本《宣言》规定的原则。

第二十一条　各国应采取适当措施，鼓励开展其他各种形式的研究、培训和信息传播活动，这些将有助于提高整个社会及其所有成员对他们可由生物学、遗传学和医学领域研究及其应用引起的有关于捍卫人的尊严的基本问题责任感的认识。各国还应就该问题促进公开的国际讨论，保证各种社会文化、宗教和哲学意见的自由表达。

第七章　《宣言》的实施

第二十二条　各国应尽一切努力发扬本《宣言》规定的原则，并应通过一切适当的措施促进这些原则的实施。

第二十三条　各国应采取适当措施，通过教育、培训和信息传播，促使人们尊重上述原则并促进各国承认和有效应用上述各项原则。各国还应鼓励独立的伦理委员会在它们之间建立彼此的交流与联网。以促进全面合作。

第二十四条 联合国教科文组织的国际生命伦理学委员会努力传播本《宣言》提出的原则，并进一步研究由这些原则的应用和有关技术的演进所提出的问题。委员会应与有关方面如易受伤害的社群组织适当磋商。委员会应按联合国教科文组织的法定程序向大会提出建议，并就本《宣言》的后续工作特别是就鉴定可能违背人的尊严如种系干预那些做法提出意见。

第二十五条 本《宣言》中没有一条规定可被解释为替任何国家、团组或个人暗示任何要求去从事违背人权和基本自由，包括违背本《宣言》所规定的原则的任何活动或是执行任何法令。

十六、新世纪的医师专业精神——医师宣言

（新世纪的医师职业精神——医师宣言，以下简称《医师宣言》，是由美国内科学基金、ACP 基金和欧洲内科医学联盟共同发起和倡议，首次发表于 2002 年《美国内科医学年刊》和柳叶刀杂志。到目前为止，包括美国、英国、法国、德国、加拿大等国在内，已有 36 个国家和地区的 120 个国际医学组织认可和签署该宣言。中国医师协会在 2005 年正式加入推行《医师宣言》活动。）

前言

医师专业精神是医学与社会达成承诺的基础。它要求将患者的利益置于医师的利益之上，要求制定并维护关于能力和正直的标准，还要求就健康问题向社会提供专业意见。医学界和社会必须清楚了解医师专业精神的这些原则和责任。医学与社会达成承诺的本质是公众对医师的信任，这种信任是建立在医师个人以及全行业的正直基础上。

目前，医学界面临着科技爆炸、市场力量介入医疗体系、医疗卫生实施中存在的问题、生物恐怖主义以及全球化所带来的压力。结果，医师发现越来越难以承担他们对患者和社会所肩负的责任。在这种情况下，重申医师专业精神根本的、普遍的原则和价值——即所有医师追求的理想，变得尤为重要。

医学虽然植根于不同的文化和民族传统之中，但是医学工作者扮演的都是治病救人的角色，它的根源可以追溯到希波克拉底。实际上，医学界必须和错综复杂的政治力量、法律力量以及市场力量相抗争。而且，医疗的实施与实践具有很大的差异，任何普遍性的原则都可以因这些差异而表现出各种复杂而微妙的形式。尽管有这些差异存在，共同的宗旨仍然凸显出来并形成这一宣言的基础，它表现为 3 项基本原则以及一系列明确的职业责任。

基本原则

1. 将患者利益放在首位的原则。这一原则是建立在为患者利益服务的基础上。信任是医患关系的核心，而利他主义是这种信任的基础。市场力量、社会压力以及管理的迫切需要都绝不能影响这一原则。

2. 患者自主的原则。医师必须尊重患者的自主权。医师必须诚实地对待患者并使患者在了解病情的基础上有权对将要接受的治疗做出决定。只要这些决定和伦理规范相符合，并且不会导致要求给予不恰当的治疗，那么患者的这种决定就极为重要。

3. 社会公平原则。医学界必须在医疗卫生体系中促进公平，包括医疗卫生资源的公平分配。医师应该努力去消除医疗卫生中的歧视，无论这种歧视是以民族、性别、社会经济条件、种族、宗教还是其他的社会分类为基础。

职业责任

1. 提高业务能力的责任。医师必须终生学习并且有责任不断更新保证医疗质量所必需的医学知识、临床技巧和团队精神。更宽泛地说，医学界作为一个集体，必须努力保证每一位成员都富有能力，而且有恰当的机制使医师能够达到这一目标。

2. 对患者诚实的责任。医师必须保证在患者同意治疗之前以及治疗之后将病情完整而诚实地告诉他们。这一期望并非意味着患者应该参与到非常具体的医疗方案中去，而是指他们必须有权利对治疗做出决定。同时，医师也应该承认由于医疗而受到伤害时，应该立即将情况告知患者，因为不这样做将严重危害患者和社会对医师的信任。报告和分析医疗差错，为制定恰当的预防措施和改进措施提供了基础，并且也为受到伤害的患者提供恰当的补偿提供了基础。

3. 为患者保密的责任。为了赢得患者的信任和信心，当提及患者的有关情况时需要有恰当的保密措施。当不可能获得患者自己的同意时，这一责任可以通过和代表患者的有关人员进行商谈来解决。由于汇集患者资料的电子信息系统的广泛应用以及遗传信息越来越容易获得，现在履行保密的责任比以往都更为迫切。但是，医师也认识到他们为患者保密的责任偶尔也必须服从于公众利益的更高需要（比如当患者危及其他人时）。

4. 和患者保持适当关系的责任。由于患者固有的弱势和依赖性，医师和患者之间的某些关系必须避免。特别值得强调的是，医师绝不应该利用患者获取任何方面的利益，包括个人经济利益或其他的个人目的。

5. 提高医疗质量的责任。医师必须为不断提高医疗卫生质量而努力奉献。这一责任不仅要求医师保持他们的临床技能，而且要求医师和其他专业人员通过合作减少医疗差错，提高患者的安全性，减少医疗卫生资源的过度使用以及优化医疗结果。医师必须积极参与建立更好的医疗质量衡量办法，并应用这些办法去常规评价所有参与医疗卫生实践的个人、机构和体系的工作。医师个人或他们的专业组织必须对帮助建立并实施这一机制负有责任，其目的是为了医疗质量的进一步提高。

6. 促进享有医疗的责任。医师专业精神要求所有医疗卫生体系的目标是提供统一的、充分的医疗标准。作为个人以及作为整体，医师必须努力减少阻碍公平的医疗保健的障碍。在各种体系中，医师应该努力去消除那些基于教育、法律、财务、地域以及社会歧视的障碍。对公平负有责任而不考虑医师或行业的私利，不仅使公共卫生和预防医学得以提高，而且每个医师也因此而得到公众的拥护。

7. 对有限的资源进行公平分配的责任。满足患者个人的需要时，医师必须明智而有效地利用有限的临床资源为患者提供卫生保健。他们有责任和其他医师、医院以及医疗保健的付费方共同制定高效低耗的医疗保健指南。医师对合理分配资源所负有的职业责任要求他们谨慎小心地避免多余的检查和操作。提供不必要的服务不仅使患者可能受到本可避免的伤害，增加患者不必要的费用，而且减少了其他患者可以获得的资源。

8. 对科学知识负有责任。医学与社会之间的关系绝大部分是以完整而合理地应用科学知识与技术为基础的。医师有义务赞同科学的标准、促进研究、创新知识并保证知识的合理应用。医学界对知识的完整性负有责任，而这种完整性则是以科学证据和医师经验为基础的。

9. 通过解决利益冲突而维护信任的责任。医学工作者和他们的组织有许多机会因追求私利或个人的好处而危害他们的职业责任。当追求与营利性的产业相关时，包括医疗设备生产厂商、保险公司和医药公司，这种危害尤其严重。医师有责任认识、向大众揭发并处理责任范围内或工作中产生的利益冲突。产业和专业领导之间的关系应该予以公开，尤其当后者为制定临床试验标准、撰写社论或治疗指南者，或担任科学杂志的编辑。

10. 对职责负有责任。作为医师职业的成员，医师应该为最大限度地提高医疗水平而通力合作、互相尊重并参与自律，这包括对没有达到职业标准的成员给予纠正并为此制定标准。无论作为个人还是作为集体，医师有义务参加这些活动。这些义务活动包括参与内部评审并从专业工作的各个方面接受外界的检查。

总结

在所有文化和社会中，现代医学实践都面临着前所未有的挑战。改变医疗卫生体系与兼顾患者的需求，以及达到这些需求所需的有限资源都越来越多地依赖于市场的作用，其中以放弃将患者利益放在首位与传统职业责任之间的挑战最为突出。在这个经济迅猛发展的年代，为了维护医学对社会的承诺，我们认为有必要对医师重申医师专业精神的原则，并唤起他们的积极参与。这不仅要求医师个人对患者负责，而且要求他们作为集体去为社会的利益而努力，进而促进医疗卫生体系的改进。医师专业精神宣言的目的在于鼓励医师参与这项活动，并促进医学界制定一个统一的行动计划来达成这些责任。

十七、中国执业药师职业道德准则

（中国执业药师协会 2006 年 10 月 18 日）

（一）救死扶伤，不辱使命

执业药师应当将患者及公众的身体健康和生命安全放在首位，以我们的专业知识、技能和良知，尽心尽职尽责为患者及公众提供药品和药学服务。

（二）尊重患者，一视同仁

执业药师应当尊重患者或者消费者的价值观、知情权、自主权、隐私权，对待患者或者消费者应不分年龄、性别、民族、信仰、职业、地位、贫富，一律平等相待。

（三）依法执业，质量第一

执业药师应当遵守药品管理法律、法规，恪守职业道德，依法独立执业，确保药品质量和药学服务质量，科学指导用药，保证公众用药安全、有效、经济、合理。

（四）进德修业，珍视声誉

执业药师应当不断学习新知识、新技术，加强道德修养，提高专业水平和执业能力；知荣明耻，正直清廉，自觉抵制不道德行为和违法行为，努力维护职业声誉。

（五）尊重同仁，密切协作

执业药师应当与同仁和医护人员相互理解，相互信任，以诚相待，密切配合，建立和谐的工作关系，共同为药学事业的发展和人类的健康奉献力量。

十八、中华人民共和国医院工作人员守则和医德规范

（1981 年 10 月 18 日中华人民共和国卫生部颁发）

（一）守则

1. 热爱祖国，热爱共产党，热爱社会主义，坚持马列主义、毛泽东思想。
2. 努力学习政治，刻苦钻研业务，做到又红又专。
3. 发扬救死扶伤实行革命的人道主义精神，同情和尊重病人，全心全意为病人服务。
4. 带头遵守国家法令，模范地执行各项卫生法规。
5. 服从组织，关心集体，团结友爱，勇于开展批评与自我批评。
6. 对工作极端负责，严格规章制度和操作常规。
7. 廉洁奉公，坚守岗位，尽职尽责，自觉抵制不正之风。
8. 讲究文明礼貌，积极参加爱国卫生运动，美化环境，保持医院整洁肃静。

（二）规范

1. 遵守公德。公德是每个社会公民应该遵守社会主义道德。医务人员首先应该确立并遵守社会主义公德，要热爱祖国，热爱集体，热爱劳动和爱护社会主义财富，树立革命的人生观。一个有道德的人，会把祖国同自己的命运联系起来，努力工作，勤奋学习，为建设和保卫祖国而贡献自己的力量。

2. 热爱医学。医学是为人民健康服务的，医务人员是人民健康的保卫者，所以，医生的职业素来是受人民尊敬的。古话说：不为良相，则为良医。把良医比作对国家和人民有贡献的功臣。革命人民则称医务人员为"白衣战士"。说明医生的职业是纯洁、崇高和光荣的职业。我们应该热爱自己的医生职业，热爱医学科学。

3. 救死扶伤。医生工作关系到伤病员的命运，关系到他们家庭的悲欢离合，关系到他们所从事的革命事业，所以医务人员应把毛泽东同志关于：
"救死扶伤，实行革命的人道主义"的号召作为自身的最基本的一条职业道德。从革命的人道主义出发，应努力做到在技术上刻苦钻研，精益求精；在工作上认真负责，一丝不苟，具有强烈的责任感和事业心；对待病人全心全意，满腔热忱，积极主动。为挽救病人生命，要有一种坚韧不拔的意志和不畏艰难，不辞辛劳的精神。就是对病势垂危的病人，哪怕只有百分之一的希望，也是付出百分之百的努力去抢救。

4. 高度同情。病人在肉体上遭受着疾病的折磨，在精神上往往思虑重重，负担较重。在这种情况下，医务人员应具有高度同情心，对病人体贴入微，尽量使人心情愉快，保持良好的精神状态；并用自己的真诚与热情，博得病人对自己的依赖，增强病人与疾病做斗争的信心。如有出言不慎，会使病人丧失战胜疾病的信心，给病人的身心健康带来严重的影响，造成心身疾病或医源性疾病的发生。

5. 尊重病人。在社会主义社会里，医生面前的病人，既不是奴隶，也不是贵族；病人面前的医生，既不是雇佣者，也不是救世主。医务人员与病人的关系，是同志关系。医生应该尊重病人的人格、意志和权利。凡对病人进行检查、治疗或研究，都应事先对病人解释清楚（包括预期效果，可能发生的危险和采取的防护措施等），征得病人或亲属同意和

自愿，不能把自己的决定强加于病人。在病人或家属拒绝医生的正确意见时，要耐心说明动员。除了特殊情况（如紧急抢救、病人神志不清、无家属到场等）外，一般不应由医生单方面决定采取重要的诊疗措施。医务人员在接触病人时，要讲究文明礼貌，不能语言生硬，责备、训斥病人。医务人员在医疗工作中所接触到的有关病人个人、家庭、工作中不应向别人公开的情况，必须保守秘密。

6. 讲究卫生。讲究卫生，预防疾病，移风易俗，改造社会，是建设精神文明的重要方面，医务人员应该起模范带头作用，积极参加爱国卫生运动，搞好院内、外环境卫生，严格消毒隔离制度，防止院内交叉感染。讲究个人卫生，衣着整洁，仪表端庄，勤剪指甲，勤刮胡须，不随地吐痰，不在病室吸烟。

7. 廉洁奉公。廉洁奉公是对社会主义国家工作人员的起码要求，医务人员的应具备廉洁奉公的高尚情操，不为名，不为利，一切从病人利益出发，全心全意为病人服务。医生不应接受病人馈赠。反对以医生职权为资本搞交易、走后门的不正之风。更不允许乘人之危，产生任何邪恶杂念或进行违法乱纪的活动。

8. 团结互助。现代的医疗工作往往需要多种专门技术人员的密切配合，因此，要团结互助，搞好协作。反对抬高自己、贬低别人的不良作风。医生之间、医护之间、兄弟科室之间、兄弟医院之间，都应该以病人利益为重，尽力做到有求必应、主动配合、积极支援、互通有无。这样才能高水平、高质量、高效率地完成医疗任务。

十九、中华人民共和国医务人员医德规范及实施办法

（1988 年 12 月 15 日中华人民共和国卫生部颁布）

第一条　为加强卫生系统社会主义精神文明建设，提高医务人员的职业道德素质，改善和提高医疗服务质量，全心全意为人民服务，特制定医德规范及实施办法（以下简称"医德规范"）。

第二条　医德，即医务人员的职业道德，是医务人员应具备的思想品质，是医务人员与病人、社会以及医务人员之间关系的总和。医德规范是指导医务人员进行医疗活动的思想和行为的准则。

第三条　医德规范如下：

1. 救死扶伤，实行社会主义的人道主义。时刻为病人着想，千方百计为病人解除病痛。

2. 尊重病人的人格与权利，对待病人，不分民族、性别、职业、地位、财产状况，都应一视同仁。

3. 文明礼貌服务。举止端庄，语言文明，态度和蔼，同情、关心和体贴病人。

4. 廉洁奉公。自觉遵纪守法，不以医谋私。

5. 为病人保守医密，实行保护性医疗，不泄露病人隐私与秘密。

6. 互学互尊，团结协作。正确处理同行同事间的关系。

7. 严谨求实，奋发进取，钻研医术，精益求精。不断更新知识，提高技术水平。

第四条　为使本规范切实得到贯彻落实，必须坚持进行医德教育，加强医德医风建设，认真进行医德考核与评价。

第五条　各医疗单位都必须把医德教育和医德医风建设作为目标管理的重要内容，作为衡量和评价一个单位工作好坏的重要标准。

第六条　医德教育应以正面教育为主，理论联系实际，注重实效，长期坚持不懈。要实行医院新成员的上岗前教育，使之形成制度。未经上岗前培训不得上岗。

第七条　各医疗单位都应建立医德考核与评价制度，制定医德考核标准与考核办法，定期或者随时进行考核，并建立医德考核档案。

第八条　医德考核与评价方法可分为自我评价、社会评价、科室考核和上级考核。特别要注意社会评价，经常听取患者和社会各界的意见，接受人民群众的监督。

第九条　对医务人员医德考核结果，要作为应聘、提薪、晋升以及评选先进工作者的首要条件。

第十条　实行奖优罚劣。对严格遵守医德规范、医德高尚的个人，应予表彰和奖励。对于不认真遵守医德规范者，应进行批评教育。对于严重违反医德规范，经教育不改者，应分别情况给予处分。

第十一条　本规范适用用全国各级各类医院、诊所的医务人员，包括医生、护士、医技科室人员和工勤人员也要参照本规范的精神执行。

第十二条　各省、自治区、直辖市卫生厅局和各医疗单位和遵照本规范精神和要求，制定医德规范实施细则及具体办法。

第十三条　本规范自公布之日起实行。

二十、基因工程安全管理办法（中国）

（中华人民共和国国家科学技术委员会　1993年12月24日）

第一章　总则

第一条　为了促进我国生物技术的研究与开发，加强基因工程工作的安全管理，保障公众和基因工程工作人员的健康，防止环境污染，维护生态平衡，制定本办法。

第二条　本条例所称基因工程，包括利用载体系统的重组体 DNA 技术，以及利用物理或者化学方法把异源 DNA 直接导入有机体的技术。但不包括下列遗传操作：

1. 细胞融合技术，原生质体融合技术；

2. 传统杂交繁殖技术；

3. 诱变技术、体外受精技术、细胞培养或者胚胎培养技术。

第三条　本办法适用于在中华人民共和国境内进行的一切基因工程工作，包括实验研究、中间试验、工业化生产以及遗传工程体释放和遗传工程产品使用等。

从国外进口遗传工程体，在中国境内基因工程工作的，应遵守本办法。

第四条　国家科学技术委员会主管全国基因工程安全工作，成立全国基因工程安全委员会，负责基因工程安全监督和协调。

国务院有关行政主管部门依照有关规定，在各自的职责范围内对基因工程工作进行安全管理。

第五条　基因工程工作安全管理实行安全等级控制、分类归口审批制度。

第二章　安全等级和安全性评价

第六条　按照潜在危险程度，将基因工程工作分为四个安全等级：

安全等级Ⅰ，该类基因工程工作对人类健康和生态环境尚不存在危险；

安全等级Ⅱ，该类基因工程工作对人类健康和生态环境具有低度危险；

安全等级Ⅲ，该类基因工程工作对人类和生态环境具有中度危险；

安全等级Ⅳ，该类基因工程工作对人类健康和生态环境具有高度危险。

第七条　各类基因工程工作的安全等级的技术标准和环境标准，由国务院有关行政主管部门制定，并报全国基因工程安全委员会备案。

第八条　从事基因工程工作的单位，应当进行安全性评估，评估潜在危险，确定安全等级，制订安全控制和措施。

第九条　从事基因工程实验研究，应当对 DNA 供体、载体、宿主及遗传工程体进行安全性评价。安全性评价重点是目的基因、载体、宿主和遗传工程体的致病性、致癌性、抗药性、转移性和生态环境效应，以及确定生物控制和物理控制等级。

第十条　从事基因工程中间实验或者工业化生产，应当根据所用遗传工程的安全性评价，对培养、发酵、分离和纯化工艺过程的设备和设施的物理屏障进行安全性鉴定，确定中间实验者工业化生产的安全等级。

第十一条　从事遗传工程体释放，应当对遗传工程体安全性、释放目的、释放地区的生态环境、释放方式、监测方法和控制措施进行评价，确定释放工作的安全等级。

第十二条　遗传工程产品的使用，应当经过生物学安全检验，进行安全性评价，确定遗传工程产品对公众健康和生态环境可能产生的影响。

第三章　申报和审批

第十三条　从事基因工程工作的单位，应当依据遗传工程产品适用性质和安全等级，分类分级进行申报，经审批同意后方能进行。

第十四条　基因工程实验研究，属于安全等级Ⅰ和Ⅱ的工作，由本单位行政负责人批准；属于安全等级Ⅲ的工作，由本单位行政负责人审查，报国务院有关行政主管部门批准；属于安全等级Ⅳ的工作，经国务院有关行政部门审查，报全国基因工程安全委员会批准。

第十五条　基因工程中间试验，属于安全等级Ⅰ的工作，由本单位行政负责人批准；属于安全等级Ⅱ的工作，报国务院有关行政主管部门批准；属于安全等级Ⅲ的工作，由国务院有关行政主管部门审批，并报全国基因工程安全委员会备案；属于安全等级Ⅳ的工作，由国务院有关行政部门审查，报全国基因工程安全委员会批准。

第十六条　基因工程工业化生产、遗传工程体释放和遗传工程产品使用，属于安全等级Ⅰ至Ⅲ的工作，由国务院有关行政主管部门审批，并报全国基因工程安全委员会备案；属于安全等级Ⅳ的工作，由国务院有关行政主管部门审查，报全国基因工程安全委员会批准。

第十七条　从事基因工程工作的单位应当履行下列申报手续：

1. 项目负责人对从事的基因工程工作进行安全性评价，并填报申请书；

2. 本单位学术委员会对申报资料进行技术审查；

3. 上报申请书及提交有关技术资料。

第十八条　凡符合下列各项条件的基因工程工作，应当予以批准，并签发证明文件：

1. 不存在对申报的基因工程工作安全性评价的可靠性产生怀疑的事实；

2. 保证所申报的基因工程工作按照安全等级的要求，采取与现有科学技术水平相适应的安全控制措施，判断不会对公众健康和生态环境造成严重危害；

3. 项目负责人和工作人员具备从事基因工程工作所必需的专业知识和安全操作知识，能承担本条例规定的义务；

4. 符合国家有关法律、法规。

第四章 安全控制措施

第十九条 从事基因工程工作的单位，应当根据安全等级，确定安全控制方法，制定安全操作规则。

第二十条 从事基因工程工作的单位，应当根据安全等级，制定相应的治理废弃物的安全措施。排放之前应当采取措施使残留遗传工程体灭活，以防止扩散和污染环境。

第二十一条 从事基因工程工作的单位，应当制定预防事故的应急措施，并将其列入安全操作规则。

第二十二条 遗传工程体应当贮存在特定设备内。贮放场所的物理控制应当与安全等级相适应。

安全等级Ⅳ的遗传工程体贮放场所，应当指定专人管理。

从事基因工程工作的单位应当编制遗传工程体的贮存目录清单，以备核查。

第二十三条 转移或者运输的遗传工程体应当放置在与其安全等级相适应的容器内，严格遵守国家有关运输或者邮寄生物材料的规定。

第二十四条 从事基因工程工作的单位和个人必须认真做好安全监督记录。安全监督记录保存期不得少于十年，以备核查。

第二十五条 因基因工程工作发生损害公众健康或者环境污染事故的单位，必须及时采取措施，控制损害的扩大，并向有关主管部门报告。

第五章 法律责任

第二十六条 有下列情况之一的，由有关主管部门视情节轻重分别给予警告、责令停止工作、停止资助经费、没收非法所得的处罚：

1. 未经审批，擅自进行基因工程工作的；

2. 使用不符合规定的装置、仪器、试验室等设施的；

3. 违反基因工程工作安全操作规定的；

4. 违反本办法其他规定的。

第二十七条 审批机关工作人员玩忽职守、徇私舞弊的，由所在单位或者其上级主管部门对直接责任人员给予行政处分。情节严重，构成犯罪的，依法追究刑事责任。

第二十八条 违反本办法的规定，造成下列情况之一的，负有责任的单位必须立即停止损害行为，并负责治理污染、赔偿有关损失；情节严重，构成犯罪的，依法追究直接责任人员的刑事责任：

1. 严重污染环境的；

2. 损害或者影响公众健康的；

3. 严重破坏生态资源、影响生态平衡的。

第二十九条 审批机构的工作人员和参与审查的专家负有为申请者保守技术秘密的

责任。

第六章　附则

第三十条　本办法所用术语的含义是：

1. DNA，系指脱氧核糖核酸的英文名词缩写，是贮存生物遗传信息的遗传物质。

2. 基因，系控制生物性状的遗传物质的功能和结构单位，是具有遗传信息的 DNA 片段。

3. 目的基因，系指以修饰宿主细胞遗传组成并表达其遗传效应为目的的异源 DNA 片段。

4. 载体，系指具有运载异源 DNA 进入宿主细胞和自我复制能力的 DNA 分子。

5. 宿主细胞，系指被导入重组 DNA 分子的细胞。宿主细胞又称受体细胞。

6. 重组 DNA 分子，系指由异源 DNA 与载体 DNA 组成的杂种 DNA 分子。

7. 有机体，系指能够繁殖或者能够传递遗传物质的活细胞或者生物体。

8. 重组体，系指因自然因素或者用人工方法导入异源 DNA 改造其遗传组成的有机体。

9. 变异体，系指因自然或者人工因素导致其遗传物质变化的有机体。

10. 重组体 DNA 技术，系指利用载体系统人工修饰有机体遗传组成的技术，即在体外通过酶的作用将异源 DNA 与载体 DNA 重组，并将该重组 DNA 分子导入宿主细胞内，以扩增异源 DNA 并实现其功能表达的技术。

11. 遗传工程体，系指利用基因工程的遗传操作获得的有机体，包括遗传工程动物、遗传工程植物和遗传工程微生物。

下列变异体和重组体不属于本办法所称遗传工程体：用细胞融合或原生质体融合技术获得的生物；传统杂交技术获得的动物和植物；物理化学因素诱变技术改变其遗传组成的生物；以及染色体结构畸变和数目畸变的生物。

12. 遗传工程产品，系指含有遗传工程体、遗传工程体成分或者遗传工程体目的的基因表达产物的产品。

13. 基因工程实验研究，系指在控制系统内进行的实验室规模的基因工程研究工作。

14. 基因工程中间试验，系指把基因工程实验研究成果和遗传工程体应用于工业化生产（生产定型和鉴定）之前，旨在验证、补充相关数据，确定、完整技术规范（产品标准和工艺规模）或解决扩大生产关键技术，在控制系统内进行的试验或者试生产。

15. 基因工程工业化生产，系指利用遗传工程体，在控制系统内进行医药、农药、兽药、饲料、肥料、食品、添加剂、化工原料等商业规模生产，亦包括利用遗传工程进行冶金、采油和处理废物的工艺过程。

16. 遗传工程体释放，系指遗传工程体在开放系统内进行研究、生产和应用，包括将遗传工程体施用于田间、牧场、矿床和水域等自然生态系统中。

17. 遗传工程产品使用，系指遗传工程产品投放市场销售或者供人们应用。

18. 控制系统，系指通过物理控制和生物控制建立的操作体系。

物理控制，系指利用设备的严密封闭、设施的特殊设计和安全操作，使有潜在危险的 DNA 供体、载体和宿主细胞或者遗传工程体向环境扩散减少到最低限度。

生物控制，系指利用遗传修饰，使有潜在危险的载体和宿主细胞在控制系统外的存活、繁殖和转移能力降低到最低限度。

不具备上述控制条件的操作体系，称为开放系统。

第三十一条 国务院有关行政主管部门按照本办法的规定，在各自的职责范围内制定实施细则。

第三十二条 本办法由国家科学技术委员会解释。

第三十三条 本办法自发布之日起施行。

二十一、人类遗传资源管理暂行办法（中国）

（中华人民共和国科学技术部 卫生部 1998年9月25日）

第一章 总则

第一条 为了有效保护和合理利用我国的人类遗传资源，加强人类基因的研究与开发，促进平等互利的国际合作和交流，制定本办法。

第二条 本办法所称人类遗传资源是指含有人体基因组、基因及其产物的器官、组织、细胞、血液、制备物、重组脱氧核糖核酸（DNA）构建体等遗传材料及相关的信息资料。

第三条 凡从事涉及我国人类遗传资源的采集、收集、研究、开发、买卖、出口、出境等活动，必须遵守本办法。

第四条 国家对重要遗传家系和特定地区遗传资源实行申报登记制度，发现和持有重要遗传家系和特定地区遗传资源的单位或个人，应及时向有关部门报告。未经许可，任何单位和个人不得擅自采集、收集、买卖、出口、出境或以其他形式对外提供。

第五条 人类遗传资源及有关信息、资料，属于国家科学技术秘密的，必须遵守《科学技术保密规定》。

第二章 管理机构

第六条 国家对人类遗传资源实行分级管理，统一审批制度。

第七条 国务院科学技术行政主管部门和卫生行政主管部门共同负责管理全国人类遗传资源，联合成立中国人类遗传资源管理办公室，负责日常工作。

第八条 中国人类遗传资源管理办公室暂设在国务院科学技术行政主管部门。在国务院科学技术和卫生行政主管部门领导下，中国人类遗传资源管理办公室行使以下职责：

1. 起草有关的实施细则和文件，经批准后发布施行，协调和监督本办法的实施；

2. 负责重要遗传家系和特定地区遗传资源的登记和管理；

3. 组织审核涉及人类遗传资源的国际合作项目；

4. 受理人类遗传资源遗传出口，出境的申请，办理出口、出境证明；

5. 与人类资源管理有关的其他工作。

第九条 中国人类遗传资源管理办公室聘请有关专家组成专家组，参与拟定研究计划，协助审核国际合作项目，进行有关的技术评估和提供技术咨询。

第十条 各省、自治区、直辖市科学技术行政主管部门和卫生行政主管部门（以下简称地方主管部门）负责本地区的人类遗传资源管理工作。

国务院有关部门负责本部门的人类遗传资源管理工作。

第三章 申报与审批

第十一条 凡涉及我国人类遗传资源的国际合作项目，须由中方合作单位办理报批手续。中央所属单位按隶属关系报国务院有关部门，地方所属单位及无上级主管部门或隶属关系的单位报该单位所在地的地方主管部门，审查同意后，向中国人类遗传资源管理办公室提出申请，经审核批准后方可正式签约。

国务院有关部门和地方主管部门在审查国际项目申请时，应当征询人类遗传资源采集的地方主管部门的意见。

本办法施行前已进行但尚未完成的国际合作项目须按规定补办报批手续。

第十二条 办理涉及我国人类遗传资源的国际合作项目的报批手续，须填写申请书，并附以下材料：

1. 人类遗传资源材料提供者及其亲属的知情同意证明材料；
2. 合同文本草案；
3. 审批机关要求的其他材料；

第十三条 依本办法第十二条提出的申请，有下列情况之一的，不予批准：

1. 缺乏明确的工作目的和方向；
2. 外方合作单位无较强的研究开发实力和优势；
3. 中方合作单位不具备合作研究的基础和条件；
4. 知识产权归属和分享的安排不合理、不明确；
5. 工作范围过宽，合作期限过长；
6. 无人类遗传资源材料提供者及其亲属的知情同意证明材料；
7. 违反我国有关法律、法规的规定。

第十四条 重要人类遗传资源严格控制出口、出境和对外提供。

已审核批准的国际合作项目中，列出人类遗传资源材料出口、出境计划的，需填写申报表，直接由中国人类遗传资源管理办公室办理出口、出境证明。

因其他特殊情况，确需临时对外提供人类遗传资源材料的，须填写申报表，经地方主管部门或国务院有关部门审查同意后，报中国人类遗传资源管理办公室，经批准后合法出口、出境证明。

第十五条 中国人类遗传资源管理办公室对国际合作项目和人类遗传资源材料的出口、出境申请每季度审理一次，对于符合本办法要求，核发批准文件，办理出口、出境证明，并注明《商品名称及编码协调制度》中相对应的编码；不符合本办法要求的，不予批准；对于申请文件不完备的，退回补正，补正可重新申请。

第十六条 携带、邮寄、运输人类遗传资源出口、出境时，应如实向海关申报，海关凭中国人类遗传资源管理办公室核发的出口、出境证明予以放行。

第四章 知识产权

第十七条 我国境内的人类遗传资源信息，包括重要遗传家系和特定地区遗传资源及其数据、资料、样本等，我国研究开发机构享有专属持有权，未经许可，不得向其他单位转让。获得上述信息的外方合作单位和个人未经许可不得公开、发表、申请专利以及其他形式向他人披露。

第十八条 有关人类遗传资源的国际合作项目应当遵循平等互利、诚实信用、共同参与、共享成果的原则，明确各方应享有的权利和承担的义务，充分有效的保护知识产权。

第十九条　中外机构就我国人类遗传资源进行合作研究开发。其知识产权按下列原则处理：

1. 合作研究开发成果属于专利保护范围的，应由双方共同申请专利，专利权归双方共有。双方可根据协议共同实施或分别在本国境内实施该项专利，但向第三方转让或者许可第三方实施，必须经过双方同意，所获利益按双方贡献大小分享。

2. 合作研究开发产生的其他科技成果，其使用权、转让权和利益分享办法由双方通过合作协议约定。协议没有约定的，双方都有使用的权利，但向第三方转让须经双方同意，所获利益按双方贡献大小分享。

第五章　奖励与处罚

第二十条　对于发现和报告重要遗传家系和资源信息的单位或个人，给予表彰和奖励；对与揭发违法行为的，给奖励和保护。

第二十一条　我国单位和个人违反本办法的规定，未经批准，私自携带、邮寄、运输人类遗传资源材料出口、出境的，由海关没收其携带、邮寄、运输的人类遗传资源材料，视情节轻重，给予行政处罚直至移送司法机关处理；未经批准擅自向外方机构或个人提供人类遗传资源材料的，没收所提供的人类遗传资源材料并处于罚款；情节严重的，给予行政处罚直至追究法律责任。

第二十二条　国（境）外单位和个人违反本办法的规定，未经批准，私自采集、收集、买卖我国人类遗传资源材料的，没收所持有的人类遗传资源材料并处以罚款；情节严重的，依照我国有关法律追究其法律责任。私自携带、邮寄、运输我国人类遗传资源材料出口的、出境的，由海关没收其携带、邮寄、运输的人类遗传资源材料，视情节轻重，给予处罚或移送司法机关处理。

第二十三条　管理部门的工作人员和参与审核的专家负有未申报者保守技术秘密的责任。玩忽职守、徇私舞弊，造成技术秘密泄露或人类遗传资源流失的，视情节给予行政处罚直至追究法律责任。

第六章　附则

第二十四条　军队系统了根据本办法的规定，制定本系统的实施细则，报中国人类遗传资源管理办公室备案。武警部队按照本办法的规定执行。

第二十五条　本办法由国务院科学技术行政主管部门，卫生行政主管部门负责解释。

第二十六条　本办法自发布之日起施行。

二十二、人胚胎干细胞研究伦理指导原则（中国）

（中华人民共和国科学技术部、卫生部 2003 年 12 月 24 日发布）

第一条　为了使我国生物医学领域人胚胎干细胞研究符合生命伦理规范，保证国际公认的生命伦理准则和我国的相关规定得到尊重和遵守，促进人胚胎干细胞研究的健康发展，制定本指导原则。

第二条　本指导原则所称的人胚胎干细胞包括人胚胎来源的干细胞、生殖细胞起源的干细胞和通过核移植所获得的干细胞。

第三条　凡在中华人民共和国境内从事涉及人胚胎干细胞的研究活动，必须遵守本指导原则。

第四条　禁止进行生殖性克隆人的任何研究。

第五条　用于研究的人胚胎干细胞只能通过下列方式获得：

1. 体外受精时多余的配子或囊胚；

2. 自然或自愿选择流产的胎儿细胞；

3. 体细胞核移植技术所获得的囊胚和单性分裂囊胚；

4. 自愿捐献的生殖细胞。

第六条　进行人胚胎干细胞研究，必须遵守以下行为规范：

1. 利用体外受精、体细胞核移植、单性复制技术或遗传修饰获得的囊胚，其体外培养期限自受精或核移植开始不得超过 14 天。

2. 不得将前款中获得的已用于研究的人囊胚植入人或任何其他动物的生殖系统。

3. 不得将人的生殖细胞与其他物种的生殖细胞结合。

第七条　禁止买卖人类配子、受精卵、胚胎或胎儿组织。

第八条　进行人胚胎干细胞研究，必须认真贯彻知情同意与知情选择原则，签署知情同意书，保护受试者的隐私。

前款所指的知情同意和知情选择是指研究人员应当在实验前，用准确、清晰、通俗的语言向受试者如实告知有关实验的预期目的和可能产生的后果和风险，获得他们的同意并签署知情同意书。

第九条　从事人胚胎干细胞的研究单位应成立包括生物学、医学、法律或社会学等有关方面的研究和管理人员组成的伦理委员会，其职责是对人胚胎干细胞研究的伦理学及科学性进行综合审查、咨询与监督。

第十条　从事人胚胎干细胞的研究单位应根据本指导原则制定本单位相应的实施细则或管理规程。

第十一条　本指导原则由国务院科学技术行政主管部门、卫生行政主管部门负责解释。

第十二条　本指导原则自发布之日起施行。

二十三、人类辅助生殖技术和人类精子库伦理原则（中国）

（中华人民共和国卫生部　卫科教发 【2003】176 号）

（一）人类辅助生殖技术伦理原则

人类辅助生殖技术是治疗不育症的一种医疗手段。为安全、有效、合理地实施人类辅助生殖技术，保障个人、家庭以及后代的健康和利益，维护社会公益，特制定以下伦理原则。

有利于患者的原则

1. 综合考虑患者病理、生理、心理及社会因素，医务人员有义务告诉患者目前可供选择的治疗手段、利弊及其所承担的风险，在患者充分知情的情况下，提出有医学指征的选择和最有利于患者的治疗方案；

2. 禁止以多胎和商业化供卵为目的的促排卵；

3. 不育夫妇对实施人类辅助生殖技术过程中获得的配子、胚胎拥有其选择处理方式的权利，技术服务机构必须对此有详细的记录，并获得夫、妇或双方的书面知情同意；

4. 患者的配子和胚胎在未征得其知情同意情况下，不得进行任何处理，更不得进行买卖。

知情同意的原则

1. 人类辅助生殖技术必须在夫妇双方自愿同意并签署书面知情同意书后方可实施；

2. 医务人员对人类辅助生殖技术适应证的夫妇，须使其了解：实施该技术的必要性、实施程序、可能承受的风险以及为降低这些风险所采取的措施、该机构稳定的成功率、每周期大致的总费用及进口、国产药物选择等与患者做出合理选择相关的实质性信息；

3. 接受人类辅助生殖技术的夫妇在任何时候都有权提出中止该技术的实施，并且不会影响对其今后的治疗；

4. 医务人员必须告知接受人类辅助生殖技术的夫妇及其已出生的孩子随访的必要性；

5. 医务人员有义务告知捐赠者对其进行健康检查的必要性，并获取书面知情同意书。

保护后代的原则

1. 医务人员有义务告知受者通过人类辅助生殖技术出生的后代与自然受孕分娩的后代享有同样的法律权利和义务，包括后代的继承权、受教育权、赡养父母的义务、父母离异时对孩子监护权的裁定等；

2. 医务人员有义务告知接受人类辅助生殖技术治疗的夫妇，他们通过对该技术出生的孩子（包括对有出生缺陷的孩子）负有伦理、道德和法律上的权利和义务；

3. 如果有证据表明实施人类辅助生殖技术将会对后代产生严重的生理、心理和社会损害，医务人员有义务停止该技术的实施；

4. 医务人员不得对近亲间及任何不符合伦理、道德原则的精子和卵子实施人类辅助生殖技术；

5. 医务人员不得实施代孕技术；

6. 医务人员不得实施胚胎赠送助孕技术；

7. 在尚未解决人卵胞质移植和人卵核移植技术安全性问题之前，医务人员不得实施以治疗不育为目的的人卵胞质移植和人卵核移植技术；

8. 同一供者的精子、卵子最多只能使5名妇女受孕；

9. 医务人员不得实施以生育为目的的嵌合体胚胎技术。

社会公益原则

1. 医务人员必须严格贯彻国家人口和计划生育法律法规，不得对不符合国家人口和计划生育法规和条例规定的夫妇和单身妇女实施人类辅助生殖技术；

2. 根据《母婴保健法》，医务人员不得实施非医学需要的性别选择；

3. 医务人员不得实施生殖性克隆技术；

4. 医务人员不得将异种配子和胚胎用于人类辅助生殖技术；

5. 医务人员不得进行各种违反伦理、道德原则的配子和胚胎实验研究及临床工作。

保密原则

1. 互盲原则：凡使用供精实施的人类辅助生殖技术，供方与受方夫妇应保持互盲、供方与实施人类辅助生殖技术的医务人员应保持互盲、供方与后代保持互盲；

2. 机构和医务人员对使用人类辅助生殖技术的所有参与者（如卵子捐赠者和受者）有实行匿名和保密的义务。匿名是藏匿供体的身份；保密是藏匿受体参与配子捐赠的事实以及对受者有关信息的保密；

3. 医务人员有义务告知捐赠者不可查询受者及其后代的一切信息，并签署书面知情同意书。

严防商业化的原则

1. 机构和医务人员对要求实施人类辅助生殖技术的夫妇，要严格掌握适应证，不能受经济利益驱动而滥用人类辅助生殖技术。

2. 供精、供卵只能是以捐赠助人为目的，禁止买卖，但是可以给予捐赠者必要的误工、交通和医疗补偿。

伦理监督的原则

1. 为确保以上原则的实施，实施人类辅助生殖技术的机构应建立生殖医学伦理委员会，并接受其指导和监督；

2. 生殖医学伦理委员会应由医学伦理学、心理学、社会学、法学、生殖医学、护理学专家和群众代表等组成；

3. 生殖医学伦理委员会应依据上述原则对人类辅助生殖技术的全过程和有关研究进行监督，开展生殖医学伦理宣传教育，并对实施中遇到的伦理问题进行审查、咨询、论证和建议。

（二）人类精子库的伦理原则

为了促进人类精子库安全、有效、合理地采集、保存和提供精子，保障供精者和受者个人、家庭、后代的健康和权益，维护社会公益，特制定以下伦理原则。

有利于供受者的原则

1. 严格对供精者进行筛查，精液必须经过检疫方可使用，以避免或减少出生缺陷，防止性传播疾病的传播和蔓延；

2. 严禁用商业广告形式募集供精者，要采取社会能够接受、文明的形式和方法，应尽可能扩大供精者群体，建立完善的供精者体貌特征表，尊重受者夫妇的选择权；

3. 应配备相应的心理咨询服务，为供精者和自冻精者解决可能出现的心理障碍；

4. 应充分理解和尊重供精者和自冻精者在精液采集过程中可能遇到的困难，并给予最大可能的帮助。

知情同意的原则

1. 供精者应是完全自愿地参加供精，并有权知道其精液的用途及限制供精次数的必要性（防止后代血亲通婚），应签署书面知情同意书；

2. 供精者在心理、生理不适或其他情况下，有权终止供精，同时在适当补偿精子库筛查和冷冻费用后，有权要求终止使用已被冷冻保存的精液；

3. 需进行自精冷冻保存者，也应在签署知情同意书后，方可实施自精冷冻保存。医务人员有义务告知自精冷冻保存者采用该项技术的必要性、目前的冷冻复苏率和最终可能的治疗结果；

4. 精子库不得采集、检测、保存和使用未签署知情同意书者的精液。

保护后代的原则

1. 医务人员有义务告知供精者，对其供精出生的后代无任何的权利和义务；

2. 建立完善的供精使用管理体系，精子库有义务在匿名的情况下，为未来人工授精后代提供有关医学信息的婚姻咨询服务。

社会公益原则

1. 建立完善的供精者管理机制，严禁同一供精者多处供精并使五名以上妇女受孕；

2. 不得实施无医学指征的 X、Y 精子筛选。

保密原则

1. 为保护供精者和受者夫妇及所出生后代的权益，供者和受者夫妇应保持互盲，供者和实施人类辅助生殖技术的医务人员应保持互盲，供者和后代应保持互盲；

2. 精子库的医务人员有义务为供者、受者及其后代保密，精子库应建立严格的保密制度并确保实施，包括冷冻精液被使用时应一律用代码表示，冷冻精液的受者身份对精子库隐匿等措施；

3. 受者夫妇以及实施人类辅助生殖技术机构的医务人员均无权查阅供精者证实身份的信息资料，供精者无权查阅受者及其后代的一切身份信息资料。

严防商业化的原则

1. 禁止以盈利为目的的供精行为。供精是自愿的人道主义行为，精子库仅可以对供者给予必要的误工、交通和其所承担的医疗风险补偿；

2. 人类精子库只能向已经获得卫生部人类辅助生殖技术批准证书的机构提供符合国家技术规范要求的冷冻精液；

3. 禁止买卖精子，精子库的精子不得作为商品进行市场交易；

4. 人类精子库不得为追求高额回报降低供精质量。

伦理监督的原则

1. 为确保以上原则的实施，精子库应接受由医学伦理学、心理学、社会学、法学和生殖医学、护理、群众代表等专家组成的生殖医学伦理委员会的指导、监督和审查；

2. 生殖医学伦理委员会应依据上述原则对精子库进行监督，并开展必要的伦理宣传和教育，对实施中遇到的伦理问题进行审查、咨询、论证和建议。

二十四、人体器官移植条例（中国）

（中华人民共和国国务院令　第 491 号）

（《人体器官移植条例》已经 2007 年 3 月 21 日国务院第 171 次常务会议通过，现予公布，自 2007 年 5 月 1 日起施行。）

第一章　总则

第一条　为了规范人体器官移植，保证医疗质量，保障人体健康，维护公民的合法权益，制定本条例。

第二条　在中华人民共和国境内从事人体器官移植，适用本条例；从事人体细胞和角膜、骨髓等人体组织移植，不适用本条例。

本条例所称人体器官移植，是指摘取人体器官捐献人具有特定功能的心脏、肺脏、肝脏、肾脏或者胰腺等器官的全部或者部分，将其植入接受人身体以代替其病损器官的过程。

第三条　任何组织或者个人不得以任何形式买卖人体器官，不得从事与买卖人体器官有关的活动。

第四条　国务院卫生主管部门负责全国人体器官移植的监督管理工作。县级以上地方人民政府卫生主管部门负责本行政区域人体器官移植的监督管理工作。各级红十字会依法参与人体器官捐献的宣传等工作。

第五条　任何组织或者个人对违反本条例规定的行为，有权向卫生主管部门和其他有关部门举报；对卫生主管部门和其他有关部门未依法履行监督管理职责的行为，有权向本级人民政府、上级人民政府有关部门举报。接到举报的人民政府、卫生主管部门和其他有关部门对举报应当及时核实、处理，并将处理结果向举报人通报。

第六条　国家通过建立人体器官移植工作体系，开展人体器官捐献的宣传、推动工作，确定人体器官移植预约者名单，组织协调人体器官的使用。

第二章　人体器官的捐献

第七条　人体器官捐献应当遵循自愿、无偿的原则。

公民享有捐献或者不捐献其人体器官的权利；任何组织或者个人不得强迫、欺骗或者利诱他人捐献人体器官。

第八条　捐献人体器官的公民应当具有完全民事行为能力。公民捐献其人体器官应当有书面形式的捐献意愿，对已经表示捐献其人体器官的意愿，有权予以撤销。

公民生前表示不同意捐献其人体器官的，任何组织或者个人不得捐献、摘取该公民的人体器官；公民生前未表示不同意捐献其人体器官的，该公民死亡后，其配偶、成年子女、父母可以以书面形式共同表示同意捐献该公民人体器官的意愿。

第九条　任何组织或者个人不得摘取未满18周岁公民的活体器官用于移植。

第十条　活体器官的接受人限于活体器官捐献人的配偶、直系血亲或者三代以内旁系血亲，或者有证据证明与活体器官捐献人存在因帮扶等形成亲情关系的人员。

第三章　人体器官的移植

第十一条　医疗机构从事人体器官移植，应当依照《医疗机构管理条例》的规定，向所在地省、自治区、直辖市人民政府卫生主管部门申请办理人体器官移植诊疗科目登记。

医疗机构从事人体器官移植，应当具备下列条件：

1. 有与从事人体器官移植相适应的执业医师和其他医务人员；

2. 有满足人体器官移植所需要的设备、设施；

3. 有由医学、法学、伦理学等方面专家组成的人体器官移植技术临床应用与伦理委员会，该委员会中从事人体器官移植的医学专家不超过委员人数的1/4；

4. 有完善的人体器官移植质量监控等管理制度。

第十二条　省、自治区、直辖市人民政府卫生主管部门进行人体器官移植诊疗科目登记，除依据本条例第十一条规定的条件外，还应当考虑本行政区域人体器官移植的医疗需求和合法的人体器官来源情况。

省、自治区、直辖市人民政府卫生主管部门应当及时公布已经办理人体器官移植诊疗科目登记的医疗机构名单。

第十三条　已经办理人体器官移植诊疗科目登记的医疗机构不再具备本条例第十一

条规定条件的，应当停止从事人体器官移植，并向原登记部门报告。原登记部门应当自收到报告之日起2日内注销该医疗机构的人体器官移植诊疗科目登记，并予以公布。

第十四条　省级以上人民政府卫生主管部门应当定期组织专家根据人体器官移植手术成功率、植入的人体器官和术后患者的长期存活率，对医疗机构的人体器官移植临床应用能力进行评估，并及时公布评估结果；对评估不合格的，由原登记部门撤销人体器官移植诊疗科目登记。具体办法由国务院卫生主管部门制订。

第十五条　医疗机构及其医务人员从事人体器官移植，应当遵守伦理原则和人体器官移植技术管理规范。

第十六条　实施人体器官移植手术的医疗机构及其医务人员应当对人体器官捐献人进行医学检查，对接受人因人体器官移植感染疾病的风险进行评估，并采取措施，降低风险。

第十七条　在摘取活体器官前或者尸体器官捐献人死亡前，负责人体器官移植的执业医师应当向所在医疗机构的人体器官移植技术临床应用与伦理委员会提出摘取人体器官审查申请。

人体器官移植技术临床应用与伦理委员会不同意摘取人体器官的，医疗机构不得做出摘取人体器官的决定，医务人员不得摘取人体器官。

第十八条　人体器官移植技术临床应用与伦理委员会收到摘取人体器官审查申请后，应当对下列事项进行审查，并出具同意或者不同意的书面意见：

1. 人体器官捐献人的捐献意愿是否真实；

2. 有无买卖或者变相买卖人体器官的情形；

3. 人体器官的配型和接受人的适应证是否符合伦理原则和人体器官移植技术管理规范。

经2/3以上委员同意，人体器官移植技术临床应用与伦理委员会方可出具同意摘取人体器官的书面意见。

第十九条　从事人体器官移植的医疗机构及其医务人员摘取活体器官前，应当履行下列义务：

1. 向活体器官捐献人说明器官摘取手术的风险、术后注意事项、可能发生的并发症及其预防措施等，并与活体器官捐献人签署知情同意书；

2. 查验活体器官捐献人同意捐献其器官的书面意愿、活体器官捐献人与接受人存在本条例第十条规定关系的证明材料；

3. 确认除摘取器官产生的直接后果外不会损害活体器官捐献人其他正常的生理功能。

从事人体器官移植的医疗机构应当保存活体器官捐献人的医学资料，并进行随访。

第二十条　摘取尸体器官，应当在依法判定尸体器官捐献人死亡后进行。从事人体器官移植的医务人员不得参与捐献人的死亡判定。

从事人体器官移植的医疗机构及其医务人员应当尊重死者的尊严；对摘取器官完毕的尸体，应当进行符合伦理原则的医学处理，除用于移植的器官以外，应当恢复尸体原貌。

第二十一条　从事人体器官移植的医疗机构实施人体器官移植手术，除向接受人收取下列费用外，不得收取或者变相收取所移植人体器官的费用：

1. 摘取和植入人体器官的手术费；

2. 保存和运送人体器官的费用；

3. 摘取、植入人体器官所发生的药费、检验费、医用耗材费。

前款规定费用的收取标准，依照有关法律、行政法规的规定确定并予以公布。

第二十二条　申请人体器官移植手术患者的排序，应当符合医疗需要，遵循公平、公正和公开的原则。具体办法由国务院卫生主管部门制订。

第二十三条　从事人体器官移植的医务人员应当对人体器官捐献人、接受人和申请人体器官移植手术的患者的个人资料保密。

第二十四条　从事人体器官移植的医疗机构应当定期将实施人体器官移植的情况向所在地省、自治区、直辖市人民政府卫生主管部门报告。具体办法由国务院卫生主管部门制订。

第四章　法律责任

第二十五条　违反本条例规定，有下列情形之一，构成犯罪的，依法追究刑事责任：

1. 未经公民本人同意摘取其活体器官的；
2. 公民生前表示不同意捐献其人体器官而摘取其尸体器官的；
3. 摘取未满18周岁公民的活体器官的。

第二十六条　违反本条例规定，买卖人体器官或者从事与买卖人体器官有关活动的，由设区的市级以上地方人民政府卫生主管部门依照职责分工没收违法所得，并处交易额8倍以上10倍以下的罚款；医疗机构参与上述活动的，还应当对负有责任的主管人员和其他直接责任人员依法给予处分，并由原登记部门撤销该医疗机构人体器官移植诊疗科目登记，该医疗机构3年内不得再申请人体器官移植诊疗科目登记；医务人员参与上述活动的，由原发证部门吊销其执业证书。

国家工作人员参与买卖人体器官或者从事与买卖人体器官有关活动的，由有关国家机关依据职权依法给予撤职、开除的处分。

第二十七条　医疗机构未办理人体器官移植诊疗科目登记，擅自从事人体器官移植的，依照《医疗机构管理条例》的规定予以处罚。

实施人体器官移植手术的医疗机构及其医务人员违反本条例规定，未对人体器官捐献人进行医学检查或者未采取措施，导致接受人因人体器官移植手术感染疾病的，依照《医疗事故处理条例》的规定予以处罚。

从事人体器官移植的医务人员违反本条例规定，泄露人体器官捐献人、接受人或者申请人体器官移植手术患者个人资料的，依照《中华人民共和国执业医师法》或者国家有关护士管理的规定予以处罚。

违反本条例规定，给他人造成损害的，应当依法承担民事责任。

违反本条例第二十一条规定收取费用的，依照价格管理的法律、行政法规的规定予以处罚。

第二十八条　医务人员有下列情形之一的，依法给予处分；情节严重的，由县级以上地方人民政府卫生主管部门依照职责分工暂停其6个月以上1年以下执业活动；情节特别严重的，由原发证部门吊销其执业证书：

1. 未经人体器官移植技术临床应用与伦理委员会审查同意摘取人体器官的；
2. 摘取活体器官前未依照本条例第十九条的规定履行说明、查验、确认义务的；
3. 对摘取器官完毕的尸体未进行符合伦理原则的医学处理，恢复尸体原貌的。

第二十九条　医疗机构有下列情形之一的，对负有责任的主管人员和其他直接责任人员依法给予处分；情节严重的，由原登记部门撤销该医疗机构人体器官移植诊疗科目登记，该医疗机构 3 年内不得再申请人体器官移植诊疗科目登记：

1. 不再具备本条例第十一条规定条件，仍从事人体器官移植的；

2. 未经人体器官移植技术临床应用与伦理委员会审查同意，做出摘取人体器官的决定，或者胁迫医务人员违反本条例规定摘取人体器官的；

3. 有本条例第二十八条第（二）项、第（三）项列举的情形的。

医疗机构未定期将实施人体器官移植的情况向所在地省、自治区、直辖市人民政府卫生主管部门报告的，由所在地省、自治区、直辖市人民政府卫生主管部门责令限期改正；逾期不改正的，对负有责任的主管人员和其他直接责任人员依法给予处分。

第三十条　从事人体器官移植的医务人员参与尸体器官捐献人的死亡判定的，由县级以上地方人民政府卫生主管部门依照职责分工暂停其 6 个月以上 1 年以下执业活动；情节严重的，由原发证部门吊销其执业证书。

第三十一条　国家机关工作人员在人体器官移植监督管理工作中滥用职权、玩忽职守、徇私舞弊，构成犯罪的，依法追究刑事责任；尚不构成犯罪的，依法给予处分。

第五章　附则

第三十二条　本条例自 2007 年 5 月 1 日起施行。

二十五、中华人民共和国医学生誓词

（1991 年中华人民共和国国家教委高等教育司颁布）

健康所系，性命相托。

当我步入神圣医学学府的时刻，谨庄严宣誓：

我志愿献身医学，热爱祖国，忠于人民，恪守医德，尊师守纪，刻苦钻研，孜孜不倦，精益求精，全面发展。我决心竭尽全力除人类之病痛，助健康之完美，维护医术的圣洁和荣誉。救死扶伤，不辞艰辛，执着追求，为祖国医药卫生事业的发展和人类身心健康奋斗终生。

索　引